생기능의학

Biofunctional Medicine

전국한의과대학 진단·생기능의학교실

군자출판사

생기능의학
Biofunctional Medicine

첫째판 1쇄 인쇄 2008년 2월 20일
첫째판 1쇄 발행 2008년 2월 27일
첫째판 2쇄 발행 2014년 2월 25일

지 은 이 전국한의과대학 진단 · 생기능의학교실
발 행 인 장주연
출 판 기 획 장희성
편집디자인 임현주
표지디자인 진신아
발 행 처 군자출판사
등록 제 4-139호(1991. 6. 24)
본사 (110-717) 서울특별시 종로구 창경궁로 117 (인의동 112-1)동원회관 BD 6층
전화 (02) 762-9194/5 팩스 (02) 764-0209
홈페이지 | www.koonja.co.kr

ISBN 978-89-7089-198-9
정가 40,000원

집필진 (가나다 순)

전국한의과대학 진단·생기능의학교실 공저

경원대학교 한의과대학 진단학교실	김태희
경희대학교 한의과대학 진단·생기능의학교실	박영배, 박영재
대구한의대학교 한의과대학 진단학교실	김동훈
대전대학교 한의과대학 진단학교실	송철호, 김정규
동국대학교 한의과대학 진단학교실	박원환
동신대학교 한의과대학 진단학교실	박종기
동의대학교 한의과대학 진단학교실	김경철
상지대학교 한의과대학 진단학교실	김기왕
세명대학교 한의과대학 진단학교실	최진용
우석대학교 한의과대학 진단학교실	이광규
원광대학교 한의과대학 진단학교실	금경수

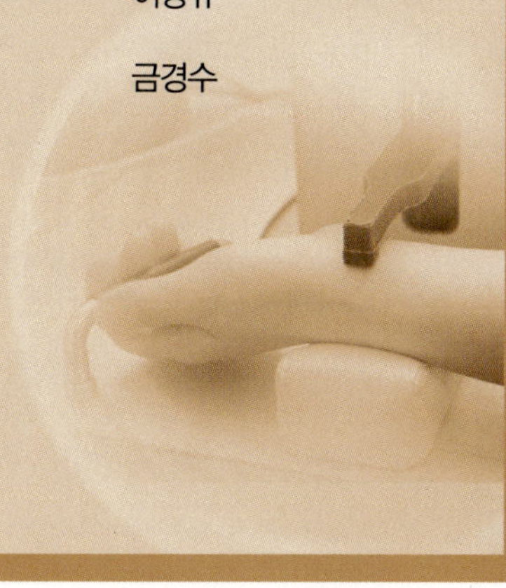

축사

한의학의 정체성을 잘 대변하는 용어들이 있다. 전일개념, 통합, 기능, 상호 연관성, 상대성, 유기체 등이 그것이다. 이러한 용어들은 바로 한의학의 정체성과 이어진다. 한의학은 정신과 육체를 이분법적으로 구분하지 않으며, 기능체계 중심으로 정신과 육체의 상호 통합적인 관점에서 전신적 상태 관찰을 강조한다. 특히 인체의 시공간적인 역동성은 한의학의 특징이라고도 할 수 있다.

그러나 역사적으로 인간이 추구하는 일정한 가치는 끊임없이 변화하고 반복한다. 어느 분야든지 끊임없는 변화와 개선이 요구되고, 그 시대가 요구하는 그 무엇을 충족해야 한다. 의학에서도 마찬가지라고 생각한다.

한의학은 그동안 국민 보건 향상에 일익을 담당해 왔고 한의학을 현대화하기 위해 많은 노력을 해 왔다. 한약의 제형화와 진단의 객관화 연구가 꾸준히 진행되고 있지만, 아직도 해결해야 할 과제들이 많다는 것은 부인할 수 없다. 특히 진단 영역에서 의료기기를 활용한 의료기술 확대는 한의학의 미래를 위해 한의계가 노력해야 할 중요한 과제 중 하나라고 생각한다.

이 땅에 한방 의료보험이 적용되기 시작하면서 한의학에도 많은 변화가 이루어지고 있다. 처방중심에서 행위중심의학으로 전환되었고, 각종 의료기기가 도입되어 진료방법이 옛날보다 다양화되어 생기능의학 분야는 이제 임상에서 중요한 위치를 차지하게 되었다. 의료기술의 객관성과 표준화된 의료행위는 이제 피할 수 없는 중심과제로 등장하고 있다.

이러한 상황에서 생기능의학은 매우 중요한 역할을 할 것으로 확신하며 생기능의학적 평가지표 개발과 방법론 구축은 선구자적 의미가 있다고 생각한다. 특히 진단 영역에서 기존의 전통적인 방법으로 인간 생체 기능의 이상 여부를 판별하는 데 부족하였던 점들을 생기능의학적 접근으로 보완할 수 있고, 그 해결책을 모색할 수 있을 것으로 기대해 본다.

생기능의학에서 '기능'을 평가 단위로 삼고, 건강한 사람을 "승강이 순조롭고, 호흡이 평온하고, 한열이 조화롭고, 순환이 원활하고, 활력이 충만하고, 형질이 충실하며, 정지가 안정적인 사람"으로 규정하고, 未病 관리와 治法, 醫案까지 전 과정을 설문조사나 측정을 통해 평가방법을 제시하고 있는 것은 새로운 지평을 보여주었다고 생각한다. 또한 한방 건강진단의 가능성과 모형을 제시한 것은 한의학 영역 확대 측면에서도 각별한 공헌을 하고 있다고 할 수 있겠다.

한의학의 정체성을 유지하고 한의학적 임상정보를 현대화하려는 노력이 문장 하나하나에서 느낄 정도로 이 책이 나오기까지 애써주신 전국 한의과대학 진단·생기능의학 담당 교수님들께 감사드리며 다시 한 번 귀한 책자의 발간을 진심으로 축하드린다.

2008년 2월

대한한의사협회장 유 기 덕

격려사

한의학은 오랜 세월에 걸쳐 많은 시련과 변화를 겪으면서 발전하여 왔다. 전통적인 진찰방법에서 의료기기를 사용하는 시대가 되었고 탕약은 엑스를 복용하는 시대로 변하였다. 특히 진단분야는 1950년대 말 일본에서 양도락측정기가 개발되고, 60년대 후반 국내에서 진맥계(診脈計)가 개발된 이후, 많은 발전을 이루게 되어 옛날보다 다양한 의료기기를 임상에 활용하는 단계에 이르렀다.

한의계에서 의료기기 사용이 무척 어려웠던 시절이 있었다. 요즘은 가정에서도 손쉽게 이용할 수 있는 혈압계도 당시에는 논란이 되었다. 더구나 우리 학계 내에서도 한의학의 정체성을 훼손할 수 있다고 주장하여 의료기기의 활용을 도외시하거나 거부하는 경우도 있었다.

이제 한의학이 세계적인 의학으로 인정받기 위해서는 새로운 도약이 필요하다. 의료기기 개발도 필요하고, 이미 상품화되어 있는 의료기기의 한의학적 응용에 대한 깊은 연구도 필요하다. 물론 여러 난제가 기다리고 있겠지만, 과거와 비교해서 주변 여건이 좋아졌고 관심도 많아졌다. 요즘은 사회와 환자들이 객관성과 근거중심 의학을 요구하고 있다. 사회에서 통용되는 언어 개발이 필요하고 의료보험체계에서도 근거중심 의학을 강조하고 있다.

그러나 이러한 요구와 필요성에 비해 충분한 교재가 늘 부족하여 아쉬움이 많았다. 이러던 차에 대한한의진단학회에서 전국 진단학 담당 교수들이 힘을 모아 생기능의학 교재를 발간하게 된 것은 참으로 반가운 소식이 아닐 수 없다.

생기능의학은 한의 진단학 분야의 하나인 진후학을 기반으로 출발하였다. 미병관리와 평가의 중요성을 강조하는 의학이며, 한의학과 현대의학뿐만 아니라 주변학문이 함께 어우러져 새로운 시각에서 접근하는 임상의학이다. 아직은 초기단계에 있어 부족하고 아쉬운 점이 있으나 추후 보완해 나간다면 훌륭하게 발전할 수 있을 것으로 믿는다.

많은 사람들이 같은 분야를 연구해 교재를 낸다는 것이 얼마나 장한 일인지 모른다. 이번 생기능의학 교재는 한의학의 새로운 분야를 개척할 수 있는 방법을 제시했다는 점에서 높이 평가하고 싶다. 또한 인체 기능에 대한 조절과 진단, 그리고 미병에 대한 개념을 실제 치료와 겸할 수 있도록 기술되어 생기능의학의 가치를 잘 표현한 교재라고 생각한다.

이 교재의 출판이 계기가 되어 향후 한의학이 세계적인 의학으로 비약할 수 있도록 생기능의학의 연구가 보다 심도있고 활발하게 이루어지기를 기대해 본다.

2008년 2월

대한한의진단학회 초대회장 한의학 박사 이 봉 교

발간사

생기능의학 교재가 출간되어 매우 기쁘다.

1996년 1월에 진단학회가 창립되고 벌써 10여년이 지났다. 진단학회가 생긴 이후로도 지속적으로 진단과 관련된 여러 학회가 한의학회 내에 생기는 등 진단학에 대한 관심이 여전히 높다. 최근에는 한의학에 있어 진단과 관련되는 문제들이 부각되면서 진단학 연구의 필요성이 더 절실히 요구되고 있다. 의학의 세계적 추세는 예방과 치료에서 보다 쉽고 편리하면서 개인에게 적합한 방법을 찾고 있다. 중국에서는 2004년에 아건강에 대한 학술대회를 개최하여 질병의 단계에 이르지는 않았으나 일상생활에 불편한 상태를 치료하는 미병 의학영역을 연구하기 시작하였다.

하지만 이러한 많은 관심과 실질적인 필요성에도 불구하고 진단학을 연구하는 데 필요한 현실적인 여건은 아직도 취약하다. 전문 인력도 부족하고 대학마다 연구의 방식이나 분야가 조금씩 달라 생기능의학을 진단학적인 시각에서 정리하는 작업 역시 쉽지 않았다. 그러나 이러한 내·외적으로 많은 어려운 상황에도 불구하고 공통교재는 만들어져야 한다는 의견 일치가 이루어졌고, 여러 교수님들의 노력이 결실을 맺어 출간된 교재이기에 생기능의학 교재는 더 의미가 크다고 하겠다. 진단학이 사진, 변증, 그리고 치법과 의안으로 구성되어 있으나 이러한 needs를 충족시키면서, 살아있는 의학이 되도록 그 영역을 넓혀가야 하는 시점에 이르렀다. 인체의 기능 상태를 분석하여 이를 진단·평가하여 건강을 관리하는 생기능의학은 진단학의 새로운 영역이다. 생기능의학 교재는 인체의 기능에 대해 객관적인 검사방법과 정상화 방안을 함께 갖추어 이에 대한 연구의 기초자료가 될 뿐 아니라 한의사의 진단 및 치료영역에 대한 가이드라인을 제공하고 있다. 그러나 객관적 검사방법과 그에 대한 한의학적 이론을 구비하였음에도 불구하고 아직은 완성도에 있어서 미흡한 점이 많다. 부족한 점은 앞으로 끊임없는 연구를 통해 변화에 대한 적극적인 대응을 해 나갈 것이며, 학문적 완성도를 지속적으로 높여 갈 것이다.

그 동안 전국한의과대학 진단학 교수님들께서 진단학 교재를 집필하기 위해 여러 차례 도의를 거쳐 자신의 주장을 양보하기도 하고 짐과 공을 같이 나누어 가지는 등 공통의 인식을 같이 하고 힘을 합치는 데 노력을 아끼지 않았음을 자랑스럽게 여긴다. 이런 과정을 통해 생기능의학 교재가 출간될 수 있었고, 이를 계기로 진단학 교수들의 워크숍을 지속적으로 개최하여 공통된 강의가 이루어지도록 합의하였다. 앞으로 계속적인 학문의 활성화와 현실에서 필요한 요구를 충분히 반영하고 살아있는 진단·생기능의학이 되도록 노력할 것을 집필진을 대신해 밝히는 바이다.

2008년 2월
대한한의진단학회장 / 경원대학교 한의과대학 교수
김 태 희

서문

한의학에서 인체는 역동성, 통합성, 차별성의 관점에서 전개된다. 정신과 육체를 이분법적으로 구분하지 않으며, 시공간의 역동적 기능현상을 거시적이고 통합적으로 관찰한다.

한의학은 패턴 정보를 취급하는 의학이다. 증후중심으로 구성되어 있으며, 병명 기반으로 접근하기보다는 증상의 특성과 개체의 특이성을 강조한다. 구조적인 이상 부위를 탐색하거나 특정 성분의 유무와 다소에 집중하기보다, 거시적 관점에서 의사의 오감을 이용하여 환자의 임상정보를 통합적으로 평가 관리하는 특징이 있다. 따라서 임상정보는 정성적이고 아날로그적 정보가 풍부하다.

그러나 패턴을 평가 관리하는 과정에서 인간의 유형 판별능력, 정성적 판별능력, 상대비교능력은 뛰어나지만, 정량적 측정, 인식의 재현성 등에서는 취약한 단점이 있다. 특히 오감에 의한 검출력, 변별력, 객관성, 안전성 등은 패턴 분석에서 한계가 있다. 따라서 한의학이 세계화되고 긍정적 발전을 위해서는 한의학의 정체성과 장점을 최대한 살리면서 현 시대가 요구하는 정보화된 임상정보와 근거중심의학이 무엇보다 필요하다.

지금은 정보화 시대이다. 예전에는 상상할 수 없을 만큼 커다란 변화가 의료 분야에서 진행되고 있다. 병원을 방문하지 않아도 건강을 관리할 수 있는 현장 중심의 원격진료와 U-Health의 개념이 도입되고 있고, 과거에 수십년 또는 수백년 걸려야 완성되는 새로운 지식도 정보의 가공과 분석을 통해 순식간에 이루어지는 정보화 시대가 되었다. 아울러 근거중심의학이 이제 피할 수 없는 시대적 흐름이 되었다.

정보화된 임상정보와 근거중심의학의 중심축에는 정량화 문제가 자리 잡고 있다. 정량적 정보만이 가공과 분석, 지식의 축적과 평가가 가능하고, 근거중심의학에서 요구하는 객관성을 기본적으로 확보할 수 있기 때문이다.

본서는 한의학의 정체성을 최대한 유지하면서 정보화 시대에 부응하고 근거중심의학의 기반을 마련한다는 취지에서 기획되었다. 1장에서는 건강의 개념을 언급하는 과정에서 미병의 개념을 새롭게 다루었고, 2장에서는 맥진, 설진 등 기존 한의학적 진찰 방법을 객관적으로 측정 분석하고 한의학적으로 평가·관리하는 방법을 소개하였다. 3장에서는 평가한 결과를 각종 의료기술을 통하여 관리할 수 있는 방법과 한의학적 건강진단을 함께 소개하였다. 생기능의학에서 평가와 관리는 별개의 사항이 아니며 임상정보를 처리하는 과정이 곧바로 치료와 직결되기 때문이다. 4장에서는 치법과 의안을 다루었으며, 마지막으로 5장에서는 의료정보의 중요성을 감안하여 의료정보에 관한 내용을 간략히 기술하였다.

본서가 출간되기에 앞서 한의학에 대한 이해가 부족함을 재삼 느끼게 된다. 일천한 식견과 성급한 판단으로 부지불식간에 오류가 있을지도 걱정된다. 내용 중에는 좀 더 토론을 거쳐야 할 주제들이 있다는 것을 인정한다. 이러한 문제들은 추후 연구를 통해 수정 보완해 나아갈 것을 다짐해 본다. 同道諸賢의 아낌없는 叱正과 鞭撻을 바란다.

본서가 생기능의학을 연구·학습하거나 임상에 활용하려는 독자들에게 조금이나마 도움이 된다면 더 할 수 없는 기쁨이 될 것이다.

끝으로 집필에 참여해 주신 전국한의과대학 진단학 담당 교수님들과 출판에 애써준 군자출판사 직원들에게 깊은 감사를 드린다.

2008년 2월

집필진 대표 박 영 배

목차

Chapter 1 생기능의학

Chapter 2 검사와 평가

모세혈관경(Capillaroscopy) / 256

모발미네랄(Tissue mineral analysis) / 261

생혈액(Live blood analysis) / 271

근전도(EMG; electromyography) / 278

자율신경기능(Autonomic function tests) / 291

설진(Tongue diagnosis) / 339

음성분석(Voice analysis) / 347

Chapter 3 임상관리

미병 / 355

허로 / 376

한방 건강진단 / 381

운기의학 / 386

의안각론 / 462

Chapter 5 한방 의료정보시스템

Chapter 1

생기능의학

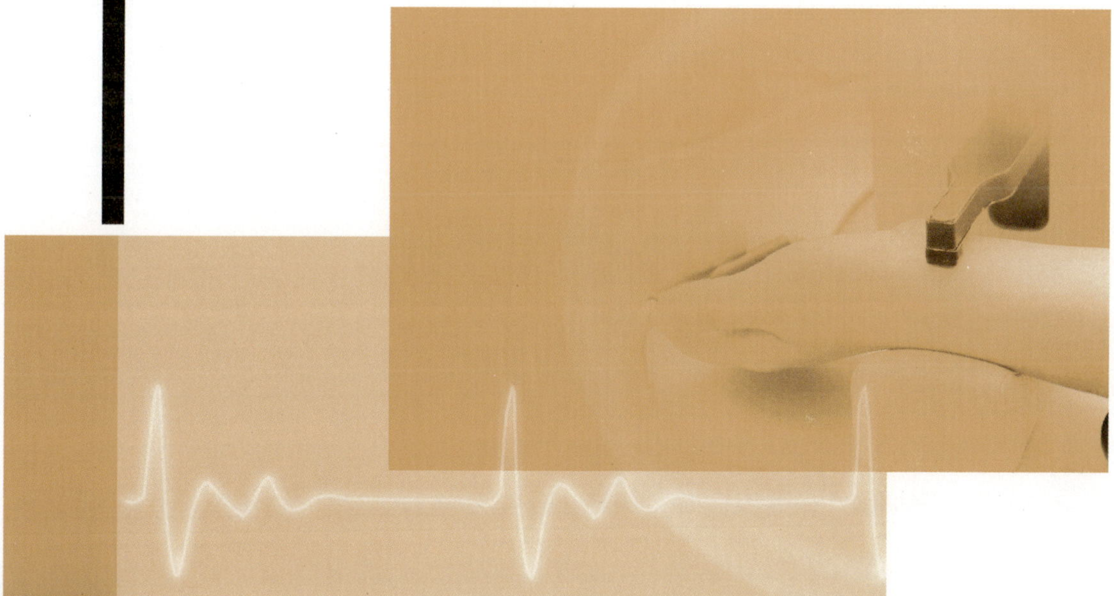

I 생기능의학의 개요

Biofunctional Medicine summary

생기능의학(生機能醫學)은 心身을 여러 기능 중심으로 한의학적 관점에서 평가하고 관리함으로써 未病관리 및 건강증진을 목적으로 하는 임상의학이다. 생기능의학은 역동적 생명력을 나타내는 'bio'와 안정적 기능상태를 의미하는 'function'을 결합하여 biofunctional medicine이라 한다.

생기능의학은 정신과 육체를 이분법적으로 구분하지 않으며 기능체계를 중심으로 성능개선에 주안점을 둔다. 정신과 육체의 상호 통합적인 관점에서 전신적 상태관찰을 강조하고 증상이나 각종 임상 지표의 從容상태를 중요시한다. 아울러 개인의 특이성을 인정하고 긍정적 삶을 추구하는 역동적 생명력을 지지한다.

1. 건강과 未病

세계보건기구(WHO)에 의하면 "건강이란 신체적, 정신적, 사회적으로 안녕한 상태이며 단순히 질병이나 허약증상이 없는 상태를 의미하지 않음"이라고 정의하고 있다. 그러나 건강하지 않은 상태가 곧 질병은 아니다. 임상에서 건강과 질병상태가 명확하게 구분되지 않는 경우도 많다. 최근에는 건강과 질병이 명확히 구분될 수 있는 異質的 개념이라는 종래의 생각에서 탈피하여, 일직선상에 위치한 연속적 개념이라는 인식이 주목받고 있다. 특히 피로, 스트레스 등과 같은 인체의 기능적 부조화의 경우, 이러한 개념이 더욱 설득력을 지닌다. 그러므로 다음과 같은 질문이 자연스럽게 제기된다. '건강과 질병을 명확하게 구분할 수 없으며, 건강과 질병이 연속적 개념이라면 건강과 질병사이의 경계가 어떤 의미가 있을까?' 이러한 의문과 이에 대한 해답을 제시하고자 하는 분야가 未病(mibyou)이다. 미병은 亞健康(sub-health)이라고도 불린다.

협의의 未病은 건강과 질병의 중간단계로서, 방치할 경우 질병으로 이환될 수 있는 일종의 건강저하 상태를 의미한다. 건강저하 상태는 사람의 타고난 기질〔體質〕 차이, 외부 환경인자 등에 의해 기능저하, 혹은 기능항진으로 나타나기도 하지만 많은 경우 기능저하와 기능항진이 混在하여 발현된다. 광의의 미병은 협의의 미병 개념뿐만 아니라, 기능저하 혹은 기능항진이 동반된 질병단계까지 포함한다. 광의의 미병에서는 환자의 기능부조화를 적극 조절하고 더 이상의 질병진행을 억제하여 보다 빠른 회복을 도모하는 관리방법을 중시한다. 〈內經, 素問, 四氣調神大論〉에 "聖人不治已病, 治未病, 不治已亂, 治未亂"이라 기재되어 있다. 이는 질병에 이르기 전에 아직 병이 되지 않은 상태에서 심신을 관리하라는 의미이다. 또한 〈內經, 靈樞, 逆順篇〉에는 "上工刺其未生者也, 其次刺其未盛者也, 其次刺其已衰者也...上工治未病 不治已病" 이라 기재되어 있는데, 이 역시 병이 더 진행되기 전에 미리 치료하라는 의미이다. 또한 〈內經, 素問, 刺熱論〉에 "病雖未發, 見赤色者刺之, 名曰治未病" 이라 기재되어, 병이 심해지기 전에 赤色이 나타나면 치료하라고 했으며, 이를 미병을 치료하는 것이라 했다. 이를 종합하면 內經에 개재된 미병 개념은 계절과 기후에 순응함으로써, 질병의 예방과 병의 진행을 미리 차단하는 포괄적 개념으로 이해할 수 있다.

2. 건강에 대한 인식

건강과 질병 사이에 미병 단계가 존재한다면 생기능의학적 관점에서 건강에 대한 정의를 보다 구체적으로 살펴볼 필요가 있다. 건강의 개념 및 범위가 구체화되어야 미병 상태에서 건강을 회복하기 위한 구체적 방안이 수립되기 때문이다.

건강에 대한 인식은 다음과 같이 세 가지 관점에서 접근할 수 있다. 첫째, 생의학적 모델(biomedical model), 둘째 생물-심리-사회 모델(bio-psycho-social model), 셋째 생성과 초월의 패러다임(salutogenic paradigm)이 그것이다. 생의학적 모델은 우리가 일반적으로 이해하는 건강 개념을 주장한다. 일정한 형태와 구조를 갖춘 몸이 그 구조에 합당한 생물학적 기능을 수행하는 상태를 건강으로 인식한다. 다시 말해 건강을 신체구조 및 기능의 생물학적 완성으로 보는 견해이다. 생물-심리-사회 모델에서의 건강은 WHO의 건강에 대한 정의를 기반으로 한다. 즉 육체적-정신적-사회적 안녕상태가 곧 건강이다. 이 관점에서는 생의학적 모델에서 주장하는 생물학적 신체에 한정된 건강을 정신 및 사회, 종교 영역까지 확장해야 한다고 주장한다. 다시 말해 우리가 건강하다는 의미는 우리가 신체뿐만 아니라 심리적, 사회적으로도 안녕상태를 유지하고 있음을 지적하는 것이다. 건강의 의미가 두 모델에 있어서 다르므로 질병에 대한 접근 및 치료방향도 차이가 있다. 생의학적 모델에서는 질병의 원인으로 세균, 바이러스, 발암물질, 음식 등의 생물학적 존재를 중시한다. 이러한 생물학적 실체를 효과적으로 최대한 빨리 제거하는 것이 생물학적 모델에서의 치료이다. 이에 비해 생물-심리-사회 모델에서는 생의학적 모델에서의 질병 원인뿐만 아니라 불안이나 빈곤과 같은 사회구성원의 심리 및 사회적 현상을 중시한다. 이 모델에서는 생의학적 모델의 질병 원인을 제거하는 것뿐만 아니라 심리 및 사회현상에 대해 사회 구성원 각각을 보살펴서 극복할 수 있도록 도와주는 것을 중시한다. 현재까지도 생의학적 모델이 서양의학의 주류인 반면, 생물-심리-사회 모델은 보건학, 위생학, 간호학 등과 같은 주변학문으로 발전되었다.

그런데 세 번째, 생성과 초월의 패러다임에서는 건강이 과연 산의 정상처럼 뚜렷한 목표 및 경계가 확실한 개념인지, 고정불변한 개념인지에 대한 의문을 제기하며, 건강에 대한 새로운 견해를 제시한다. 즉, 건강(salute)은 존재하는 것이 아니라 본인 스스로 만들어 가는(-genic) 과정이라는 견해이다. 건강은 고정불변한 대상이 아니며 본인의 삶의 질을 향상시켜나가는 과정 자체가 건강이다. 생성과 초월의 패러다임에서는 질병 역시 건강의 상대 개념이 아니다. 오히려 질병을 지닌 상태에서 질병을 극복해 나가는 주체를 중시한다. 이러한 극복 과정에서 우리는 새로운 삶으로의 질적 전환을 경험한다. 이렇게 병을 극복하고 삶을 개척하는 과정이 바로 치료과정이라고 인식한다. 그럼에도 불구하고 고전적 의미의 건강 개념은 여전히 중요하다. 대다수의 사회구성원은 건강이라는 목표를 향해 스스로 만들어 가는 과정을 꾸준히 수행하기에는 사회적 여건상 여러 제약을 받기 때문이다. 그러므로 생물-심리-사회 모델에 기반을 둔 건강진단 프로그램은 사회구성원의 전반적인 건강을 유지하기 위해 여전히 유효하다. 특히 미병의 관점에서 시행되는 한방 건강진단과 건강증진 프로그램은 생성과 초월의 패러다임과 주요 관점을 공유하면서 병행할 필요가 있다.

Ⅰ 이론적 배경

1. 한의학적 배경

생기능의학에서의 건강은 기본적으로 恒動觀, 全一觀 및 體質觀에 기초하고 있다. 恒動觀은 음양과 같은 상호보완적 성질이 시간적, 공간적으로 고정불변하지 않으며 끊임없이, 일정한 규율내에서 변화하면서 구현됨을 의미한다. 全一觀은 상호보완적 성질이 恒動하는 가운데 하나의 조화로운 생명체를 유지해 나감을 의미한다. 體質觀은 인간은 타고날 때부터 稟賦 및 臟腑 大小의 편차를 지니고 태어나므로, 각 체질에 따른 차별화된 생활관리 지침 및 치료방법이 적용되어야 함을 강조한다.

1) 恒動觀; 역동적 생명력

한의학에서 생명에 대한 인식방법은 음양에 바탕을 두고 있다. 음양은 상호협조, 상호제어를 동시에 수행하면서 균형을 이루고 있다. 우리의 몸과 마음, 오장과 육부, 전신을 유주하는 경락 역시 끊임없이 상호협조, 상호제어를 반복하면서 생명현상을 유지하고 있다. 예를 들어 우리 몸과 마음은 계절과 같은 비교적 긴 주기의 변화뿐만 아니라 특정 시간을 주기로 끊임없이 변화하고 있다. 〈內經素問, 瘧論〉에서 "衛氣者, 晝日行於陽, 夜行於陰"라고 한 것과 같이, 衛氣는 주야에 따라 행하는 위치가 다르다.

恒動觀은 서양의학적인 관점에서 봤을 때 항상성(homeostasis; 내적 환경의 안정성)과 일맥상통하는 면이 있다. 즉, 심신을 구성하는 각 부분이 서로 조화를 이루면서 적극적으로 균형을 회복하는 과정에서 생명현상이 유지되는 것이다. Franz Halberg는 의학분야에 생체리듬개념을 도입하여 시간생물학(chronobiology)이라 명명했다. 사람을 포함한 포유동물에서 생체시계는 시상하부 시교차상핵에 존재하는 것으로 알려져 있다. 생체시계에서 리듬신호의 발진은 상경부 교감신경절, 송과체에 연락되고 시교차상핵과 밀접하게 연관되어 시간기능을 조절한다. 또한 생체신호의 리듬성은 다중구조 성격을 나타낸다고 알려져 있다. 예를 들면 일중변동과·7일 주기성을 동시에 지니고 있다. 심박변이도 신호중 SDNN 지표를 관찰해 보면 일중변동 외에도 7일 주기가 관찰된다. SDNN은 월~화요일에 가장 작고, 목~금요일에 다시 급강한다. 7일 주기성 외에도 30일 주기, 1년 주기 등도 알려져 있다. 수축기 혈압을 지속적으로 관찰할 경우 7일 주기성, 30일 주기성, 3개월 주기성, 1년 주기성이 각각 일정 비율 관찰된다. 이러한 생체리듬 주기성의 관점에서 특정 질병의 발병이 주기와 연관이 있는지에 관한 연구가 진행되었다. Cornelissen 등은 10만 여건의 심근경색 발생에서의 시간분포를 분석한 결과 7일 주기와 3.5일 주기가 각각 관찰되었음을 보고했다. Sheth 등은 심근경색에 의한 심장사와 뇌경색 발생이 1월에 가장 많고 9월에 가장 적다고 했다. Boulay 등은 심부전환자의 사망률을 조사하여 겨울에 사망률이 높은 1년주기 리듬성이 존재한다고 보고하였다.

2) 全一觀

全一觀은 整體觀이라고도 한다. 전일관이란 인체의 구조와 기능을 서로 분리시켜 생각할 수 없으며, 육체와 정신을 분리시켜 생각할 수 없다는 의미이다. 구조의 문제는 필연적으로 기능적 문제를 야기하며, 이와 반대로 기능적 문제는 구조적 문제를 야기한다. 인체의 각 장기, 조직은 서로 밀접한 연계를 이루면서 생명현상이 발현되고 있다. 특정 장기 및 조직의 문제는 필연적으로 인체 전반에 걸쳐 영향을 미친다. 그런데 全一觀이 중요한 이유는 장기 및 조직의 구조 및 기능적 문제간 상호영향보다, 장부의 구조 및 기능의 문제는 필연적으로 정신적인 문제를 야기하며, 이와 반대로 정신적인 문제는 필연적으로 장부에 영향을 미치기 때문이다. 全一觀에서는 육체와 정신이 동전의 양면처럼 서로 맞물려 생명현상을 구현한다고 인식한다. 七情에 의해 장부는 해를 입기도 하고, 치유되기도 한다. 또한 장부의 이상으로 인해 七情에 변화가 생기기도 한다. 肝과 怒氣간 관계를 예로 들면, 노여움을 지나치게 품으면 간장이 손상되며, 역으로 간장이 손상될 경우 자기도 모르게 화가 자주 난다(易怒).

3) 體質觀

생기능의학은 개체 차이를 중시한다. 개개인은 태어날 때부터 유전적인 특징을 지니게 된다. 그 후 유전적 특징은 환경적 특이성과 결합하여 개개인의 정신적, 육체적 특징을 구현하는데 영향을 미친다. 물론 정신적, 육체적 특징은 상황에 따라 가변적이다. 생기능의학에서는 개개인의 특정 기능실조가 단일 病因에 의해 발생했다고 인식하지 않는다. 기능 실조는 개인의 타고난 특징-이를 유전적 특징으로 볼 수도 있고, 稟賦의 차이로 볼 수도 있다-의 바탕위에 환경적 요인-음식, 정신적인 문제, 기후, 생활습관-이 결합한 상태에서 나타난다고 인식한다. 물론 기존 변증 관점에서도 특정 증상에 대해서 몇 종류의 경우의 수, 즉 證型을 제시한다. 설사를 예로 들면, 소화기가 차서 발생한 경우, 간장의 기능에 문제가 발생한 경우, 신장의 양기가 부족한 경우, 대장에 濕熱이 낀 경우 등 여러 증형으로부터 설사가 발생할 수 있으며, 각 증형에 대한 특징을 분석하여 설사가 어느 증형으로부터 발생했는지 유추한다. 이를 증상감별진단이라 한다. 그런데 체질적 접근법에서는 특정 증상이나 질환에 있어서, 기존의 증형 감별법만으로는 한계가 있다고 주장한다. 즉, 특정 증형에 대한 진단표준을 모든 사람들에게 획일적으로 적용할 수 없으며, 타고난 장부의 강약을 감안하여 동일 증상이나 동일 질환의 치료를 위해서 체질별로 차별화된 치료방법 및 관리방안이 설정되어야 한다고 말한다. 선천적 개체 특이성으로 규정지을 수 있는 이러한 관점이 체질의학이다.

생기능의학은 개인의 타고난 특징을 분석하기 위한 방법으로서 五行體質과 八體質이론을 활용한다. 五行體質은 運氣體質이라고도 하는데, 오행체질은 종종 운기체질보다 더 포괄적인 개념으로 인식된다. 즉, 개개인의 타고난 오행적 성향을 유추함에 있어서 운기의학을 활용하는 접근법이 운기체질이다. 운기는 오운육기의 약어로서, 인간은 태어날 당시의 기후변화의 영향을 받아서, 시시각각으로 변화하는 오운육기에 따라 자신의 오행적 특성도 규정된다고 인식한다. 오운에 다섯 종류의 오행이 있으며, 육기에도 다섯 종류의 오행이 있다(육기내의 相火와 君火를 모두 火로 규정한다). 그리하여 총 25종류의 오행적 특성을 나타내게 된다. 운기체질의 장점은 일단 생년월일이 결정되면 개개인의 오행적 특성이 결정되므로 운기체질판단의 오류를 범하지 않게 된다. 또한 운기체질로부터 현재 환자의 병을 유추하기 때문에 병의 진행 정도를 파악할 수 있다. 병의 진행정도를 파악하는 것은 병의 심한 정도뿐만 아니라 치료기간을 결정하는 중요한 단서를 제공한다는 점에서 중요하다. 또한 각 운기체질에 따라서 서로 다른 섭생법을 제시할 수 있다는 점도 장점이다.

또 하나의 체질이론은 팔체질이다. 팔체질은 권도원선생에 의해 시작되었으며 그 후 많은 임상례를 통하여 하나의 체질이론을 제시하였다. 팔체질의학에서는 체질을 8종류로 구분하고 있다. 팔체질의 감별은 전적으로 맥진에 의존하는데, 최근에는 맥을 제외한 각 체질별 특성이 점차 밝혀지고 있는 추세이다. 팔체질의학에서는 진단시 전통적인 맥진을 사용하지 않으며, 팔체질의학 고유의 맥진법을 통해 8가지 패턴의 맥상을 구분한다. 팔체질이론의 장점은 침치료만으로도 강한 치료효과를 도출할 수 있다는 점이다. 또한 운기체질과 마찬가지로 각 체질에 따른 섭생법이 음식, 운동, 호흡, 색깔, 비타민 등의 방면에 다양하게 제시되어 있다.

2. 자율신경기능

1) 개요

생명은 항상성을 지니고 있음을 이미 언급하였다. 항상성이란 고정불변이 아니며 항상 변화하면서 내부환경을 일정한 상태로 유지하는 것이다. 자율신경계는 우리 몸 전체에 분포되어 있는 불수의적 신경계통으로 교감신경과 부교감신경으로 구성되는데, 우리 몸의 항상성 유지를 위해 끊임없이 활동하고 있다. 건강하지 않다는 의미는 항상성 유지 기전에 장애가 생겼음을 의미한다. 자율신경기능평가가 중요한 이유는 첫째, 항상성 유지기전이 음양의 상호제어작용 및 恒動觀과 매우 유사하며, 둘째 우리 몸 전체에 분포하여 각 부위가 유기적으로 연계되어 기능을 수행하고, 특히 정신과 육체간 상호관계를 중시하는 것이 全一觀에 부합하고, 셋째 여러 종류의 부하에 따른 반응에 개인별 차이가 있다는 개체특이성을 중시하기 때문이다. 지금까지 개발된 자율신경기능검사는 심혈관계, 발한, 피부혈관계, 호흡, 수면, 눈, 위장관, 배뇨 및 성기능, 생화학적 검사, 조직병리학적 검사 등 다양하다.

2) 자율신경의 특징

자율신경계(ANS; autonomic nervous system)는 인체를 자율적으로 조절하는 신경계이다. 여기서 자율적이라는 의미는 수의적으로 조작하지 않아도 인체 스스로 조절기능을 갖추고 있음을 의미한다. 자율신경계가 하는 역할은 광범위하다. 모든 장기에 있는 평활근, 심장 및 각종 분비선에 분포하여 혈압조절, 소화관 운동기능 및 분비활동 조절, 배뇨, 발한, 체온조절 등의 역할을 수행한다. 이러한 각종 조절은 의외로 신속하면서도 강력하게 수행된다. 예를 들어 몇 초 이내로 심장 박동수는 2배 정도 증가될 수 있다. 혈압의 경우 10~15초 이내로 2배 증가될 수 있다. 앞서 두 경우는 교감신경의 항진에 의한 것이다. 자율신경계는 크게 교감신경계와 부교감신경계로 나뉜다.

교감신경계는 인체가 스트레스 상태에 놓여있을 때 활성화된다. 여기서 말하는 스트레스는 육체적, 정신적 스트레스를 모두 포괄한다. 교감신경계가 활성화될 때의 인체상태는 흔히 '싸움 혹은 도주'를 준비하는 상태에 비유할 수 있다. 우리가 싸움이나 도주를 준비할 경우 근육은 더욱 활성화되어 평소보다 더 많은 산소 및 에너지를 필요로 한다. 기관지는 더 많은 공기를 취할 목적으로 확장한다. 심장은 더 강하고 빠르게 뛴다. 심장과 수의근에 혈액을 공급하는 혈관은 확장하며, 피부와 말초에 혈액을 공급하는 혈관은 수축한다. 간은 신속한 에너지 공급을 위해 글리코겐 분비를 촉진한다. 위장관의 연동운동은 느려지는데 이는 급박한 상황에서 소화를 위한 에너지를 쓸 여력이 없기 때문이다. 동공은 확장하며, 털은 곤두서며 땀을 흘리게 된다. 부교감신경계는 교감신경과 반대로, 인체가 이완 및 편안한 상태에 있을 경우 활성화된다. 동공은 축소되고 심박동은 느려지며 위장관 연동운동이 활성화되며 다른 소화기능 역시 활성화된다.

자율신경계에서 교감신경과 부교감신경중 어느 한쪽이 항진하는 경우는 외부로부터의 갑작스러운 상황에 대한 방어기전이 작동하는 경우이며, 일반적으로 교감신경과 부교감신경은 일정한 범위내에서 일정 수준의 스트레스에 대해 동시에 지속적으로 작용하는데, 이 지속성을

'긴장'이라고 부른다. 피험자가 어떤 일정한 조건에 있을 때 긴장도의 합을 기초활동이라 부른다. 우리가 일상생활을 하면서 생명유지에 필요한 혈압, 체온 조절기전이 끊임없이 작동한다. 만일 기능저하나 기능항진이 나타나면 각종 자율신경 조절기전에도 이상이 나타날 수 있다. 자율신경 조절기전의 이상은 자율신경검사로 검출한다. 특별한 자극이 없는, 즉 일상생활에서의 지속적인 자율신경 조절에는 특별한 이상이 없어도, 일정량의 외부자극에 지나치게 민감하게 반응하거나, 혹은 지나치게 둔하게 반응하는 것도 문제가 될 수 있다. 외부로부터 인체에 부하(자극)를 가했을 때 인체는 부하로부터 다시 회복하기 위해 반응을 나타내며, 이를 '반응성'이라 한다. 이때 부하를 가하는 것을 부하검사(stress test)라 한다. 부하 도구는 지금까지 다양하게 개발되었다. 냉자극, 온자극, 호흡 멈춤, 달리기, 자세 변경, 약물 복용, 음식섭취 등이 모두 부하도구로 활용될 수 있다. 자율신경의 반응성을 검사할 때 다음과 같은 점에 유의해야 한다. 첫째, 개인에 따른 반응성 정도에 차이가 있다. 즉 반응성이 낮거나 높다고 해서 무조건 이상소견으로 간주해서는 안된다. 둘째, 부하전후 변화를 차이로 표시할 수 있는 지표와 변화율로 표시해야 하는 지표를 구분해야 한다. 차이로 표시할 수 있는 지표는 심박수, 혈압 등이 대표적이며, 변화율로 표시해야 하는 지표는 발한양, 피부혈류량, 헤모글로빈빈도 등이 대표적이다.

3) 생기능의학과 자율신경

대부분의 생기능검사가 자율신경의 활동성 및 반응성 검사와 유관하다. 심박변이도, 뇌혈류초음파, 맥파, 맥률 등은 심혈관계의 자율신경조절과 직접적인 관련이 있다. 양도락, 피부전기자율반응은 교감신경 활동성에 의한 발한기능과 직접적인 관련이 있다. 적외선체열검사는 교감신경의 피부혈류량 조절과 관련이 있다. 특히 피부전기 자율반응검사는 검사 자체가 2회에 걸쳐 반복되기 때문에 첫 번째 검사가 두 번째 검사에 대한 부하로 작용한다. 이 외에도 적외선 체열검사시 냉수에 손, 발 등을 냉각시켜서 냉각후 피부온도 회복 정도를 살핀다.

자율신경검사항목이 생기능의학의 7개 기능단위와 어떤 상관성이 있는지에 관해 연구가 진행되었다. 심박변이도 지표중 저주파, 총전력은 활력기능과 양의 상관성이 있다는 연구보고가 있었다. 맥률은 한열기능과 상관성이 있다는 연구보고가 있었다. 위전도는 승강기능과 상관성이 있다는 연구보고도 있었다.

자율신경검사지표중 대체로 교감신경 활성과 연관이 있는 지표는 陽의 성질을, 부교감신경 활성과 연관이 있는 지표는 陰의 성질을 나타낸다. 예를 들어 양도락, 피부전기자율반응검사는 교감신경 활성에 의한 발한 정도에 의해 발현된다. 만일 두 검사지표가 하강하면 陽의 기능이 저하되었음을 의미한다. 특히 피부전기자율반응은 측정값의 하강을 activity가 저하되었다고 해석한다. 심박변이도의 고주파성분은 부교감신경활성에 의한 심장박동의 안정도와 관련이 깊다. 만일 고주파성분이 저하되면 심장 박동의 안정성에 문제가 생김으로써 심발작의 위험이 높아진다. 이는 陰陽의 관계에서, 陰의 기능저하로 인해 陽의 이차적으로 항진되었음을 의미한다. 고주파성분 저하는 심신의학에서 우울정도의 증가와 연관이 있다고 인식한다. 이는 자율신경의 음양론적 접근이 장부에 국한되지 않고 七情의 평가에까지 확대될 수 있음을 의미한다.

4) 자율신경검사시 주의사항

자율신경검사시 주의사항은 다음과 같다. 첫째, 교감신경, 혹은 부교감신경은 인체 전체에 걸쳐 동일한 방향으로 작동하지 않는다. 예를 들어 냉자극을 피부에 가하면 피부부위에 교감신경이 활성화되지만 심장, 내장신경에는 교감신경이 오히려 억제된다. 이와 같이 불균일한 반응을 자율신경의 지역성(regional differentiation)이라 한다. 둘째, 연령과 성별에 따라 자율신경의 활동성과 반응성에 차이가 있다. 대체적으로 나이가 듦에 따라 자율신경의 활동성과 반응성은 저하되며, 여성이 남성에 비해 활동성, 반응성이 낮다. 셋째, 검사전 충분히 안정할 수 있는 시간이 필요하다. 지금까지 확정된 안정화 시간이 제시되지 않았지만 임상에서는 대략 30분 정도의 안정을 권유한다. 마지막으로, 검사시 피험자의 심리상태, 음료수나 약의 복용 유무, 검사전 수면 및 육체적, 정신적 활동 정도, 검사실 환경 등이 검사결과에 영향을 미칠 수 있으므로 각 요인의 영향을 최소화해야 한다. 때에 따라서는, 검사 외부환경을 일정하게 유지하는데 한계가 있으므로, 이에 대한 대처방안으로서 각종 부하검사(stress tests)를 활용하기도 한다. 부하검사는 동일한 부하를 각 피험자에게 시행한 후 부하로 인한 자율신경 변화양상을 평가하는 것이다. 부하의 종류에는 찬물 혹은 더운물(마시거나 특정 부위를 물에 노출시킴), 약물, 운동 등이 대표적이다. 부하검사가 생기능의학에서 중요한 이유는 생기능 검사가 인체 개개인의 타고난 특성을 중시하기 때문이다. 예를 들어 특정 검사지표의 정상범위를 모든 피험자에게 동일하게 적용할 수 있을까? 생리적인 편차를 인정할 경우, 부하가 시행되지 않은 자율신경 평가결과를 직접 비교하는 것은 타당치 않다. 이때, 동일 부하를 시행하여 검사전후의 차이로써 자율신경기능을 평가하는 것이 타당하다.

5) 자율신경의 심혈관계, 발한, 위장관 기능조절

자율신경계의 심혈관계조절은 혈압 및 혈액순환을 일정하게 유지하며, 돌발적인 체내, 체외 상황에서 적절하게 대처하기 위한 필수기전이다. 심장은 압감수성 반사, 화학감수성 반사 등을 통해 혈압 및 혈중 산소농도의 변화에 빠르게 대처한다. 혈액량의 조절시 심장박동의 조절도 대개 병행된다. 심박출량 증가가 요구될 경우 심박수는 증가한다. 심장과 함께 체내 혈관도 순환의 항상성을 유지하기 위해 끊임없이 작동하고 있다. 예를 들어, 안정시에도 혈관이 일정한 긴장상태(tone)를 유지하는 것은 평활근 자체의 긴장특성과 함께 연수 및 뇌교에 분포되어 있는 혈관운동중추로부터 긴장성 흥분이 지속적으로 방출되기 때문이다. 이러한 심혈관계의 조절시 대뇌피질의 활동도 연관되어 있다. 변연엽에서 기시하여 시상하부, 간뇌에 이르는 신경 일부는 혈관운동중추에 도달한다. 만일 흥분, 분노 등의 감정적 변화가 있으면 변연엽이 활동, 시상하부 후측 기시 교감신경을 자극하고 결과적으로 혈압이 상승하며 심박수는 증가한다. 이 경우 혈관수축신경이 활성화되어 동맥벽은 일시적으로 탄성이 저하된다. 생기능검사중 심박변이도, 가속도맥파, 맥파전달속도검사는 심혈관계의 자율신경지배와 밀접한 연관을 지닌 검사이다. 또한 경두개초음파 검사 역시 뇌내 혈류가 전체 혈액순환의 영향을 받으므로 검사시 전체 혈액순환 상태를 고려해야 한다.

발한은 일반적으로 온열자극에 의해 발생하는 자율신경반사의 일종이다. 이는 체온조절에 관여하는 온열성 발한과 정신적 긴장시 나타나는 정신성 발한으로 대별된다. 온열성 발한은 손바닥, 발바닥을 제외한 전신에서 나타나며, 정신성 발한은 주로 손바닥, 발바닥 피부에서 나타난다. 온열성 발한이 체온조절에 기여하는데 비해, 정신성 발한은 위기상황에서 방어반응에 기여하는 것으로 생각되고 있다. 최근 연구에서 정신성 발한의 중추는 편도체-해마-변연계의 흥분으로 발생한다고 밝혀졌다. 더위에 노출될 경우 피부 세동맥이 확장하고, 땀샘에 충분한 혈액을 공급하여 발한을 유도하고 피부표면 증발을 늘린다. 또한 피부온도 자체를 상승시켜 증발효율을 올린다. 생기능검사중 적외선체열검사, 양도락, EAV, 피부전기자율반응검사는 체온조절 및 정동변화에 의한 발한과 연관이 있다. 특히 피부전기 자율반응검사는 정신성 발한과 직접적인 연관이 있다.

평활근 수축운동은 전기적 활동에 의해 제어되므로, 만일 특정 평활근의 전기적 활동을 기록한다면 그 기록은 그 부위 평활근 수축운동을 반영한다. 이 원리는 위장에도 그대로 적용된다. 위전도는 복벽에 부착한 전극으로 위의 전기활동을 기록하는 비침습적 검사이다. 일반적으로 교감신경 활성시 위운동성은 저하되며, 부교감신경 활성시 위운동성은 상승한다. 그동안 연구에 의하면 일정량의 음식물을 섭취했을 때의 위운동성의 활성 정도가 기능성 소화장애와 연관이 있음이 밝혀졌다.

생기능검사중 일부는 자율신경기능과 직접적으로 연관이 있다. 그런데 직접적인 연관이 없는 생기능검사, 예를 들면 뇌파의 경우에도 최근 명상과 연관된 임상연구를 통해 자율신경기능과 간접적인 연관이 있음이 밝혀지고 있다. 명상을 수행하면 심리적 이완을 도모할 수 있으며, 이때 뇌파중 α파 성분이 증가하면서 부교감신경 지표인 심박변이도의 HF성분이 증가한다. 그러므로 생기능검사를 시행할 경우 항상 자율신경과의 연관성에 주의하면서, 자율신경이 생기능검사 결과에 영향을 미칠 수 있는 환경적 요인을 충분히 고려해야 한다.

3. 기능의학(FM; functional medicine)

1) 개요

최근 서양의학에서는 조직병리학적으로 정의되는 질병의 진행이 시작됨을 알려주는 생리 기전의 변화를 정의하기 위해서 새로운 의학적 모델에 관심을 가지고 있다. 이 새로운 의학적 모델은 생리 기전의 변화와 관련된 만성적인 기능 부전의 상태를 정의하기 위해서 심신증을 넘어서는 의미로서 'function'이란 단어를 사용한다.

기능의학(functional medicine)은 복잡한, 만성적인 질병을 관리, 예방 및 평가하기 위한 역동적인 접근법이다. 기능의학에서는 만성질병에 선행해서 거의 항상 인체 시스템의 하나 이상의 부분에서 오랜 기간의 기능감소가 있다는 사실을 인식한다. 그러한 기능부조는 평생 동안 우리의 환경, 생활습관, 유전적 경향 등이 우리 각각에 대해서 상호작용을 일으킨 결과이다. 그러므로 기능의학에서는 환자를 진단하고 치료함에 있어서 기존의 구조중심적 진단에 앞서 환자의 핵심적인 임상적 불균형(clinical imbalances), 기본적 생리 기전(fundamental physiological process), 환경 인자(environmental input), 유전적 경향(genetic predispositions) 등을 고려한다. 기존의 구조중심적 진단이 기능의학에서 배제되는 것은 아니지만, 인간의 기능적 핵심을 증진시키고 이해하는 것이 치료의 시작점으로서 강조된다.

기능의학을 실천하는 사람들은, 생리기전의 손상이 교정되지 않는다면 본질적인 인체 시스템에서 심각한 임상적 불안정을 야기할 수 있음을 암시하는 강력한 과학적 증거들을 지지한다. 만일 기능 부조의 상태에 머문다면, 그러한 임상적 불안정은 때때로 진단이 가능한 질병 상태의 실제적 지표나 전조가 될 수 있는 더 심각한 징후나 증후군으로 발전한다. 이러한 기본적인 기전에서 균형과 기능을 증진시키는 것은 건강을 향한 추진력을 발생시킨다.

전통적 의학은 일반적으로, 진단이 내려지거나 혹은 증상이나 증후군이 의학적 개입을 요구할 정도로 충분히 심각해야 그 기능을 한다. 기능의학을 하는 사람들은 진단이 이미 내려진 경우에도 개입을 하지만, 훨씬 전 단계에서도 기능성을 평가함으로써 때때로 질병이 발병하거나 이차적인 효과가 생기는 것을 예방하거나 상당 시기 그 진행을 늦춘다. 그리고 모든 경우에 있어서 기능의학 임상의들은 기능 부조화된 시스템의 근간을 이루는 생리 기전을 강화하고, 그 시스템을 자양하거나 약하게 한 환경적 변수들을 조절함으로써 그 균형을 되찾는데 초점을 맞춘다. 이러한 접근법은 기능의학의 치료법들이 단순히 증상과 증후군을 조절하기보다는 건강과 기능을 회복시키는데 초점을 맞추도록 한다.

그러므로 기능의학은 보다 근원적인 의학 혹은 기본으로 돌아가는 의학이다. 즉, 기능의학은 증상만을 관리하는 것이 아니라, 환자의 생활습관, 질병의 근원에 놓인 기전을 중시함으로써 사람들을 근본적으로 건강해지기를 바라는 것이다.

2) 생기능의학과 기능의학

생기능의학은 기능의학(functional medicine)과 여러 공통점이 있다. 첫째, 인체를 기능적 관점에서 바라본다는 점, 둘째, 개체 특이성을 중시한다는 점, 셋째, 인체를 전일적 관점에서 바라본다는 점, 넷째, 음식과 환경과 같은 주변 인자를 중시한다는 점, 다섯째 구조적 문제 역시 기능적 문제를 야기할 수 있으며, 이와 반대로 기능적 문제가 구조문제를 야기할 수 있다고 인식하는 점, 여섯째 질병 이전에 나타나는 기능적 부조화를 관리하는 미병관리개념의 도입이 그것이다. 이와 동시에 생기능의학과 기능의학에는 명확한 차이점이 있다〈표 1〉.

첫째, 기능 단위의 차이를 들 수 있다. 기능의학에서의 기능단위는 여전히 세포, 장기 및 유전자 등 서양의학의 핵심인 구조에 근거하고 있다. 다만, 과거에 등한시 했던 여러 구조단계에서의 기능부조화에 관심을 가지고 있다. 최근 여러 구조단계에서의 기능부조화를 정량적으로 평가하는 몇 가지 지표가 개발되었다. 미토콘드리아 활성 및 항산화효소 발생 지표는 인체의 기능, 해독 작용이 어느 정도 유지되는지 정량적으로 나타내는 지표이다. 최근 약리학을 중심으로 특정 약물이 개개인의 유전자 특성과 연관이 있다는 보고가 발표되고 있다. 또한 특정 음식물에 의한 독소작용이 특정 유전자와 연관 있다는 보고도 발표되었다. 이와 같이 기능평가, 개체 특이성 평가에 있어서 기능의학은 여전히 세포단위의 기능평가에 근거하고 있다. 이에 비해 생기능의학의 평가단위는 '기능'이다. 기능이란 생기능 검사항목 중심으로 정량화된 생기능 평가단위이며, 현재까지 7종류의 기능이 제시되고 있다. 그러므로 기능을 중심으로 건강인을 정의하면, 기능의학에서 건강인이란 세포단위를 기초로, 여러 기능이 적절히 유지되고 있는 사람이며, 생기능의학에서 건강인이란 각 기능의 수준 및 조화가 적절히 유지하고 있는 사람이다. 그런데 생기능의학에서도 세포단위의 기능평가를 배제하지 아니한다. 그러므로 생기능의학에서의 기능은 세포 수준에서부터 거시적인 체형 수준에 이르기까지 다양한 수준의 기능을 포괄하는 개념이다.

둘째, 개체특이성에 대한 접근방법의 차이이다. 기능의학에서의 개체특이성은 유전인자의 차이로부터 발생하는데 비해, 생기능의학에서의 개체특이성은 체질에 기인한다. 이러한 차이에도 불구하고 개체특이성으로 인한 인체의 문제에 대한 인식은 매우 유사한 점도 주목할 만하다. 즉, 특정 음식 및 약물에 대한 개개인의 반응이 다른 점, 특정 질병의 발생이 개체특이성과 연관이 있다는 점, 따라서 질병 치료 및 건강관리시 개체특이성을 고려해야 한다는 점을 공통적으로 강조한다.

셋째, 기능실조의 관리방법의 차이-한약, 침구치료 등-이다. 기능의학에서는 질병치료 및 건강관리를 위해 다양한 미네랄, 비타민 및 건강기능식품을 권한다. 다만, 기능의학에서 권하는 관리방법은 개체특이성을 고려한 분류체계가 아직 정립되어 있지 않으며, 단순히 특정 식품내에 함유된 특정 물질이 좋다는 연구보고가 있었다는 내용에 근거하고 있다. 이에 비해 생기능의학에서의 관리방법은 우선 약물, 침치료가 체질에 근거하여 차별적으로 적용되며, 음식 역시 체질에 근거하여 차별적으로 적용된다. 음식뿐만 아니라 생기능의학에서는 체질을 고려하여 각종 이완요법, 운동요법 등에 대한 관리방법을 제시한다.

표 1. 생기능의학과 기능의학의 차이점

항목	기능의학	생기능의학
기본 요소	세포/유전자	기능(세포~체형)
측정지표 특성	생화학(biochemistry)	생물리학(biophysics)
관찰성향	미시적	거시적
평가방법	단편적/일시적	통합적/경시적(經時的)
평가단위	해독, 대사율, 항산화, 위장관 흡수	각종 기능
관리방안	영양제, 건강기능식품	약물・침구치료, 테이핑, 음악요법, 색채요법, 이완요법 등

기능론

기능은 생기능의학에서의 평가단위이다. 기능이 원활하게 수행되는지 여부는 성능을 통해 평가한다. 미병에서 관심을 가지는 분야는 각 기능의 성능이 저하된 경우이다. 성능저하는 기능저하, 혹은 기능항진에 의해 야기된다. 그러므로 미병관리는 각 기능의 성능을 개선하는데 있다. 현재 각 기능의 성능 평가를 위해 여러 가지 검사방법이 활용되고 있다. 각각의 검사는 특정 기능의 성능평가를 위한 기초 자료가 된다. 하나의 검사가 여러 기능의 성능 평가시 응용되기도 한다. 성능의 관점에서 봤을 때, 생기능의학에서의 건강은 결국 '각 기능의 성능이 균형 상태에 있으며, 각 기능간 조화가 유지되고 있는 상태'라 할 수 있다. 그러므로 임상에서는 각 기능에 대한 평가가 중요하며, 미병 관리 및 건강증진의 평가도구로서 기능별 평가가 병행되어야 한다. 다만, 인간은 끊임없이 내외적 환경인자에 의해 변화하는 존재이며, 각 생기능검사 수치는 대부분 經時的 성능 상태보다 특정시각의 성능상태를 반영하므로 생기능검사에 의한 각 기능별 성능 평가시 신중해야 한다. 현재 기능은 승강기능, 호흡기능, 한열기능, 순환기능, 활력기능, 형질기능, 정지기능의 총 7 종류가 개발되었다. 임상에서 기능 단위로 심신을 평가하면 다음과 같은 이점이 있다. 첫째, 특정 기능의 성능 문제를 구체적, 정량적으로 평가할 수 있다. 둘째, 각 생기능검사의 임상활용도를 극대화할 수 있다.

1. 昇降기능

昇降은 체내 기혈 및 水穀의 상하교류이다. 昇은 기혈의 상승함을 의미하며 降은 기혈의 하강을 의미한다. 기혈의 상승을 주도하는 장부는 비장이다. 비장과 함께 간장, 신장의 명문화가 기혈의 상승을 주도한다. 기혈의 하강을 주도하는 장부는 위장이다. 위장과 함께 폐장의 肅降작용이 기혈의 하강을 주도한다. 만일 승강기능중 일정부분에 이상이 생기면 기혈이 역상하거나 기혈이 하함, 혹은 일탈한다. 승강기능의 기본은 비위기능이다. 만일 비위기능에 이상이 생기면 食積이 형성된다. 그러므로 건강의 조건중 하나는 승강기능의 순조로움이다.

2. 呼吸기능

호흡은 폐장의 주도에 의해 청기를 흡입하고 탁기를 배출하는 작용이다. 특히 폐장에 의한 호흡은 경락과 밀접한 관계가 있다. 수태음 폐경은 12경맥 순환의 시발점이며, 진액의 순환을 주도한다(肺朝百脈, 通調水道). 또한 비장으로부터 생성된 水穀精微와 폐장에서 흡입된 淸氣가 혼합되어 宗氣가 생성된다. 宗氣가 원활히 생성됨으로써 장부 및 경락으로 기혈이 충분히 공급될 수 있다. 호흡에 이상이 생기면 기혈순환이 원활해지지 않으며 숨참, 활력저하, 신지불안 등 여러 문제를 야기한다. 그러므로 건강의 조건중 하나는 호흡기능의 평온함이다.

3. 寒熱기능

脾胃에서 생성된 衛氣는 주로 肌肉을 따뜻하게 유지하며, 신장의 命門火는 비위의 腐熟 및 運化作用을 도와 위기생성에 간접적으로 관여한다. 또한 명문화는 간, 비, 폐장의 도움을 받아 심장의 君火와 더불어 체내의 熱源을 유지시킨다. 그러므로 몸이 차고 더운 정도인 한열의 균형을 살펴 건강상태를 평가할 수 있다. 만일 몸이 차가운 경향으로 변화하면 발열기전을 담당하는 장부의 기능이 저하되었을 것이다. 만일 몸이 뜨거운 경향으로 변화하면 外邪의 침입이나, 스트레스로 인한 氣鬱, 진액의 부족(陰虛) 등을 의심해봐야 한다. 건강한 경우 인체의 열원이 배꼽아래 3촌(단전)에 위치하여 아랫배가 따뜻하고 가슴이나 머리부위는 서늘하다. 이 상태에서 따뜻한 기운이 원활하게, 적절히 온 몸으로 순환된다. 만일 건강에 이상이 생기면 열기가 가슴이나, 양 손발바닥, 머리 부위로 과도하게 분포한다. 이와 함께 아랫배는 차가와져서 더 이상 열원으로서 역할을 못하게 된다. 이를 上熱下寒이라 하며 한열 부조화의 대표적 증상으로 간주된다. 그러므로 건강의 조건중 하나는 한열기능의 조화이다.

4. 循環기능

앞서 언급한 승강, 호흡, 한열기능이 원활하면 기혈생성 및 순환, 배설 역시 양호하다고 할 수 있다. 그런데 승강, 호흡, 한열기능에 이상이 생기면 기혈생성 및 순환, 배설과정중 어느 단계에 이상이 발생한다. 그 결과 나타나는 2차적인 노폐물을 통상 어혈, 담음이라 한다. 어혈은 혈로부터, 담음은 기로부터 파생되는 병리적 산물이다. 어혈과 담음은 병리적 산물뿐 아니라 기혈순환 저체 자체를 의미하기도 한다. 어혈 및 담음의 정도가 심할수록 건강하지 않음을 의미한다. 그러므로 건강의 조건중 하나는 순환기능의 원활함이다.

5. 活力기능

활력은 일상생활 및 업무수행시 주어진 상황 및 업무를 무의식적으로든 의식적으로든 얼마만큼 충실히 수행할 수 있는지에 관한 능력이다. 그러므로 육체적, 정신적 집중력과 연관된다. 또한 끊임없이 지속되는 상황 및 업무해결시 이에 대한 부담을 느끼지 않을 수 있는 지구력도 활력에 해당한다. 건강한 상태라는 의미는 활력이 충실하다는 의미이다. 활력유지를 위해서는 비장, 신장의 역할이 중요하다. 비장은 수곡의 정미로부터 기혈을 생성하며, 신장은 元氣를 저장하고 있기 때문이다. 또한 간장은 혈을 저장하며 근육활동을 주도하기 때문에 육체적 활력과 연관이 깊다. 건강에 문제가 생겼다고 느끼는 가장 중요한 증상중 하나는 활력저하이다. 과거보다 상황해결 및 업무수행시 집중력, 지구력이 저하되거나 일정시간 휴식을 취해도 피로가 풀리지 않음은 활력이 저하되었기 때문이다. 그러므로 건강의 기준중 하나는 활력기능의 충만함이다. 단, 實證에 있어서 일시적으로 과로해도 피로하지 않고 졸리지 않으며 식욕이 왕성한 상황과 활력과는 구분해야 한다.

6. 形質기능

형질은 신체의 肥瘦, 체형균형을 포괄한다. 한의학적으로 진액이 모손되거나 허화가 상염하는 경우 신체는 마르게 되며, 습담이 저체되는 경우 신체는 비만하게 된다. 또한 양기부족이나 어혈시 부종이 발생하기도 한다. 체형은 건강한 상태에서는 상하, 좌우, 전후 균형이 유지되지만, 다른 기능의 부조화가 장기간 지속될 경우 이러한 체형균형에 이상이 나타난다. 예를 들어 장기간 활력저하는 체형의 상하, 전후균형 부조화를 야기하여 척추의 전반적인 만곡에 영향을 준다. 그 결과 대부분 경추, 요추 과전만(hyperlordosis) 및 흉추 과후만(hyperkyphosis)을 야기한다. 이러한 척추만곡 부조화는 이차적으로 과호흡, 근막통증증후군 등의 지속인자로서 역할을 한다. 그러므로 건강의 조건중 하나는 形質의 충실함이다.

7. 情志기능

內傷七情은 喜怒憂思悲驚恐이 지나치면 오장의 기운을 상하게 하여 병이 됨을 의미한다. 기쁨은 심장의 기운을, 노여움은 간장의 기운을, 사고는 비장의 기운을, 근심과 슬픔은 폐장의 기운을, 놀람이나 두려움은 신장의 기운을 상하게 한다. 이와 같이 기운이 특정 장부를 상하게 하면 대개 火로 변화하여 기혈의 순환을 억제한다. 최근 Takeichi의 연구에 의하면 불안 정도가 심할수록 피로도가 증가한다는 연구결과를 발표했다. 이는 활력기능과 정지기능간 임상적으로 유의한 상관관계가 있음을 의미한다. 그러므로 건강의 조건중 하나는 情志의 안정이다.

이상을 종합하면, 생기능의학에서의 건강인의 조건을 다음 〈표 2〉와 같이 요약할 수 있다.

표 2. **생기능의학에서 제시하는 건강인의 조건**

건강인은 昇降이 순조롭고, 呼吸이 평온하고, 寒熱이 조화롭고, 循環이 원활하고, 活力이 충만하고, 形質이 충실하며, 情志가 안정적인 사람이다.

▌참고문헌▐

1. 李鳳教, 朴英培, 金泰熙. 漢方診斷學. 成輔社. 1988.
2. 朴英培, 金泰熙. 運氣醫學. 成輔社. 2005.
3. 김영설, 박영배. 자율신경기능진단. 군자출판사. 2007.
4. 강신익. 질병, 건강, 치유의 역사와 철학. 의철학연구. 2006;1:17-39.
5. David S. Jones, MD. Textbook of Functional Medicine. Institute for functional medicine. 2005.
6. 김영설, 박영배. 미병의 동서의학. 군자출판사. 2008.
7. 이마니시 지로우. 未病の醫學. 醫歯薬出版株式會社. 2001.

Chapter 2

검사와 평가

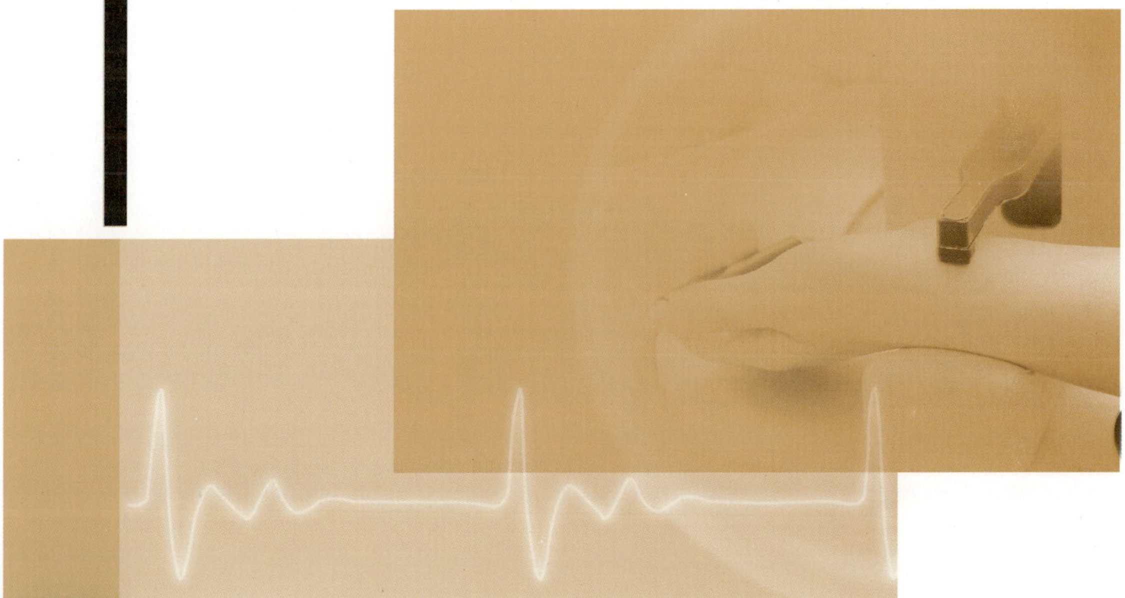

설문지

Questionnaire

1. 개요

한의학의 진단과 치료는 辨證에 근거하고 있으며 辨證은 病因, 病機, 치료방향을 결정하는 일련의 통합된 의학체계이다. 이는 현대의학에 비해 한의학의 이론과 임상체계를 구별 짓는 특징이기도 하다. 辨證의 실질적 효시는 傷寒論에서 시작되었다. 明淸代에 이르러 溫病學波를 중심으로 三焦辨證, 衛氣營血 辨證體系가 형성 발전되었고 淸代에 이르러 八綱 辨證體系가 확립되면서 보편적이고 실용화된 辨證運用이 臨床에서 가능해졌다. 변증의 표준화와 객관화는 여러 연구자와 임상의 그리고 전체 사회 구성원들 간의 원활한 의사소통이 가능해질 수 있는 근거일 뿐만 아니라, 동일한 질병이나 증상에 대해서도 다양한 변증으로 진단치료가 이루어진다는 점을 비추어볼 때 향후 한의학의 임상과 연구에 있어서 중요한 선결과제라 할 수 있다.

변증의 표준화를 위해 지금까지 진행된 연구로는 이론적 검토를 통해 변증지표를 설정하는 작업, 임상연구로서 설문과 통계적인 기법을 활용한 방법, 변증지표나 설문에 의한 변증결과를 검사기기에 의한 소견이나 기존에 알려진 지표와 대조함으로써 각 변증에 따른 생리적인 특징을 확인해 보는 연구로 大別해 볼 수 있다.

변증설문지를 개발하는 것은 한의 진단의 객관화를 도모하는데 중요한 분야이다. 설문 작업을 거쳐서 축적된 자료는 의료정보학 분야의 핵심적 기초 자료로 활용되어 근거중심의학의 학문적 바탕이 되고, 임상 통계의 연구 자료로 사용될 수 있으며, 향후 표준화된 내용에 따라 증상이 분류되고 진단과 치료가 체계적으로 이루어진다면 주요 질병, 증상 등에 있어서 임상적 효율성을 입증하는데 중요한 역할을 할 것으로 기대된다.

환자가 호소하는 자각증상은 定量的 관찰이 용이하지 않기 때문에 객관화되어야 辨證의 定量化에 도움을 줄 수 있다. 설문지(questionnaire)는 일련의 질문들을 체계적으로 담은 작은 책자 혹은 서류형식이라고 정의하는데, 보통 말하는 설문지는 응답자가 직접 대답을 기입하는 것을 말하며, 조사자가 응답자에게 내용을 읽어주고 응답을 기입하는 형태로 만들어진 것은 면접조사표(interview schedule)라고 구분하는 것이 보통이다. 질문서, 질문지 등도 설문지와 같은 의미로 사용되는 말이며, 앙케이트(enquette)도 거의 같은 의미로 쓰인다. 현재 설문지 개발을 통해 寒熱, 熱辯證, 瘀血, 痰飮, 보중익기탕증, 평위산증 설문이 개발되었다.

2. 한열설문지

요약

寒熱은 팔강변증의 일부로서 임상에서 중시된다. 한열에 관한 한의서 기재내용을 발췌한 후 문진이 가능한 증상을 중심으로 설문문항을 구성한 후 임상한의사의 한열변증 결과와 상관성을 통해 타당도를 검증했으며, 델파이 기법을 통해 각 설문문항의 가중치를 산출하였다. 최종적으로 열증문항설문 8개, 한증문항설문 7개로 이루어진 한열설문이 개발되었으며, 남녀에 따라 한점수, 열점수 평가함수가 추가로 산출되었다. 한열설문지는 한열기능 등의 평가에 활용된다.

1) 개요

한열은 팔강의 한 범주로서, 내경시대부터 〈靈樞, 論疾診尺篇〉에서 "陰主寒, 陽主熱" 이라 하였고, 〈素問, 調經論篇〉에서 "陽虛卽外寒, 陰虛卽內熱, 陽盛卽外熱, 陰盛卽內寒"이라 하여 음양의 허실에 따라 발현되는 중요한 증후로 인식되었다. 한열 변증을 포함한 팔강 변증은 현재 한의학 임상에서 多用되고 있다. 八綱의 개념은 〈金匱要略〉, 〈傷寒論〉에는 아직 그 명칭과 내용이 계통화되어 있지 않고 병용되기도 하여, 치료처방 도출로 연결되는 과정이 시대와 의가에 따라 매우 복잡하였다. 한열 변증은 '陰陽, 表裏, 寒熱, 虛實'이라는 팔강의 범주중 하나이지만, 팔강 변증의 구조를 분석해 보면 실제로는 8개의 같은 層次의 진단 개념이 아니고, '세 쌍의 음양적인 진단개념' 즉, 음양이라는 綱과 층차가 다른 나머지 3개의 하위 범주로 구성되어 있다.

2) 內經에서의 한열에 대한 고찰

(1) 寒熱과 陰陽

〈素問, 陰陽應象大論〉에서는 "陽化氣, 陰成形"라 하여 분해와 합성에 의한 대사과정으로 한열발생을 이해하여 形으로 물질화되면 에너지가 흡수되고 따라서 운동의 쇠퇴와 寒이 발생하며, 체성분의 분해로 생체에너지가 생산되면 이에 운동의 항진과 에너지 소비의 산물로 열이 발생됨을 설명하였다. 또한 〈靈樞, 論疾診尺篇〉에 "陰主寒, 陽主熱", 〈素問, 陰陽應象大

論〉에 "陽盛則熱, 陰盛則寒", 〈素問, 調經論〉에 "陽虛則外寒, 陰虛則內熱, 陽盛則外熱, 陰盛則內寒"이라 하여 陰은 寒과, 陽은 熱과 관계되며, 寒熱은 陰陽盛衰의 표현이며 陰陽虛實에 의한 내외의 寒熱 발생기전을 설명하고 있다.

(2) 寒熱과 氣血

〈素問, 刺志論篇〉에 "氣實者熱也, 氣虛者寒也", 〈靈樞, 禁服篇〉에 "盛則爲熱, 虛則爲寒"이라 하여, 氣의 허실로 한열의 발생을 설명하고 있는데, 한열의 발생은 氣血중 氣와 연관이 깊으며, 虛實과도 직접적인 연관이 있다는 것을 설명한다.

(3) 內經에 나타난 한열 발생 기전

代謝異常亢進時의 발열은 胃脘의 陽, 즉 영양섭취로 일어나는 일상생활 에너지에 의해 발생하는 熱로서, 이것이 축적되면 實熱로 체온이 상승하고 放散이 과다하면 陽虛로 체온이 하강하여 寒해지는 것이요, 代謝異常沈衰時의 발열은 少陰腎陽 즉 三焦火를 근거로 하는 代償발열로, 방산되면 亡陽이 되는 虛熱로 방산을 억제하고 열생산을 증대시켜 歸源시켜야 하는 열이다. 그러므로 오장육부의 實熱은 胃脘의 陽을 근거로 하는 열로 오장육부의 병증에 발한 것이요, 오장육부의 虛熱은 腎陽을 근거로 하는 열로 오장육부의 병증이 있으면 오장육부의 虛熱이 된다.

3) 〈醫學心悟〉에서의 열의 개념

위에서 〈內經〉에서의 寒熱에 대해서 살펴보았는데 임상에서는 환자의 증상에 대해서 진찰을 통해 病因을 알아내고 治法과 處方으로 이어져야 한다. 이에 임상에서 실제로 診斷과 治療法을 정할 수 있도록 火熱을 정리한 〈醫學心悟, 火字解〉의 내용을 살펴보았다. 〈醫學心悟〉에서는 三因중 外因과 內因에 의해 熱證의 病因을 구분하고 그 治法과 處方類를 설명하고 있다.

4) 寒熱의 개념과 분류 및 증상

표 1. **寒實證, 虛寒證, 實熱證, 虛熱證**

寒實證	寒邪壅盛 陽氣被遏	惡寒, 四肢厥冷, 腹冷痛, 有時便秘, 舌質淡, 苔白, 脈沈弦或沈遲有力
虛寒證	陽氣虛衰 陰寒內盛	形寒怕冷, 四肢發凉, 面色白, 精神萎頓,下利淸穀, 小便淸長, 舌淡而胖,苔薄潤, 脈遲細或微細
實熱證	熱邪熾盛	壯熱, 煩渴, 神昏譫狂, 腹脹滿疼痛拒按, 大便閉結, 舌紅苔黃厚燥, 脈數或洪數
虛熱證	陰虛火旺	潮熱, 盜汗, 消瘦, 乏力, 五心煩熱, 咽乾口燥, 不欲飮, 舌紅少苔, 脈細數

표 2. 眞寒假熱과 眞熱假寒

	眞寒假熱	眞熱假寒
望診	兩觀軟紅, 唇色淡白, 有時煩燥, 精神萎縮, 身體倦怠, 舌淡而滑, 舌雖乾而質淡, 舌雖黑而潤滑	面色雖多晦滯, 但目光炯炯有神, 純紅或焦 神志昏沈, 有時躁擾, 揚手擲足, 形强有力 舌苔白厚乾燥, 舌苔黃燥起刺, 舌苔黑而乾燥
聞診	氣冷息微, 語聲無力, 身無穢臭氣味, 大便無熱臭氣	氣熱息粗, 聲音響亮, 口氣臭穢
問診	口雖渴, 但不欲飮, 或喜熱飮, 身熱反慾得衣, 小便淸白, 大便自利或便秘, 咽喉或痛, 但不紅腫	口渴引飮, 喜冷飮, 身大寒反不欲近衣, 小便黃赤, 大便秘結, 肛門灼熱, 腹脹滿, 咽喉紅腫疼痛
切診	脈雖數大而不鼓擊於指下 按之無力, 腹筒按之不灼手	脈滑數按之鼓指, 或雖沈而按之有力, 胸腹熱, 按之灼手
病機	陰盛於內, 中氣虛衰陽鬱於表	陽鬱於內, 格陰於外
治法	甘溫補虛, 助陽除熱	淸泄裏熱, 疏通氣機

표 3. 寒熱錯雜證

寒熱錯雜	上熱下寒	胸中煩熱, 咳嗽痰粘, 口舌生瘡 : 腹痛綿綿, 喜溫喜按, 大便溏泄, 尿淸而白
	上寒下熱	胃脘拘急冷痛, 嘔吐淸水, 呃逆頻數 : 小腹疼痛脹悶, 尿痛頻急, 尿色黃赤
	裏寒表熱	浮腫, 惡寒便溏, 四肢厥冷 : 口渴,咽喉腫痛
	裏熱表寒	煩躁不安, 大便秘結, 口渴咽乾 :身體疼痛, 發熱惡風寒

5) 한열설문문항

표 4. 한열설문지*

번호	설문문항*
	〈열증〉
1	덥거나 운동을 하지 않아도 자주 갈증을 느낀다.
2	물이나 음료수를 자주 마신다.
3	대변을 하루에 1회 이상 본다.
4	일이 생각대로 되지 않아서 짜증이 잘 난다.
5	할 일이 있으면 빨리 해버려야 마음이 편하다.
6	자주 마음이 답답해진다.
7	대변보기가 힘들다.
8	대변이 딱딱한(또는 단단한) 편하다.
	〈한증〉
9	추위를 잘 탄다.
10	손발이 자주 시리다.
11	찬 음식보다는 따뜻한 음식이 더 좋다.
12	따뜻하게 옷을 입는 것을 좋아한다.
13	추울 때는 밖에 잘 안나간다.
14	따뜻한 곳에 있는 것이 좋다.
15	손발이 차가운 편이다.

* : 지난 1달 동안 느꼈던 몸 상태에 대한 질문임.
** : 1점; 전혀 아니다, 2점; 아니다, 3점; 아닌 편이다. 4점; 보통이다, 5점; 그런 편이다, 6점; 그렇다, 7점; 매우 그렇다.

표 5. 성별에 따른 한열평가

男性 熱點數 誘導公式 = 0.792×(煩燥요인) + 0.676×(口渴요인) + 0.282×(便秘요인)
男性 寒點數 誘導公式 = 0.940×(惡寒-喜煖요인) + 0.722×(手足冷요인) + 0.040×(泄瀉요인)
女性 熱點數 誘導公式 = 0.692×(煩燥요인) + 0.822×(口渴요인) + 0.377×(便秘요인)
女性 寒點數 誘導公式 = 0.944×(惡寒-喜煖요인) + 0.749×(手足冷요인) + 0.059×(泄瀉요인)

6) 임상활용

한열변증설문지를 이용한 연구는 良導絡과 陰陽, 寒熱에 관한 연구, 心機圖의 測定指標와 寒熱에 관한 연구, 건강 검진 결과와 寒熱에 관한 연구, 神門穴 자극과 寒熱性向이 心博變移度에 미치는 영향에 관한 연구, 구취의 한열변증 분석에 관한 연구 등 진단과 치료의 평가에 있어서 다각도로 한열설문지를 사용하여 설문지의 유효성을 확인하였다.

3. 열증설문지

요약

임상에서 熱證의 생성기전 및 발현양상은 寒證에 비해 복잡하다. 그러므로 기존 한열변증설문중 열변증 설문에 대한 보완작업을 진행하여 열증 설문지가 개발되었다. 이를 위해 內經, 동의보감 등을 중심으로 열증 설문문항을 발췌한 후 델파이 기법을 수차례 실시하여 문항을 정리했으며, 그 후 임상한의사 열증 변증결과와 열변증 설문간 상관성 분석 등을 통해 신뢰도, 타당도분석을 진행하였다. 그 후 각 설문문항점수를 바탕으로 열점수 판별방정식을 산출했다. 열변증 설문지는 한열기능 등의 평가에 활용된다.

한열변증은 임상에서 활용범위와 활용빈도가 높은 변증방법이다. 따라서 객관적인 한열변증설문문항개발은 중요한 연구가 된다. 기존에 개발한 한열변증설문지는 임상에서 흔히 접하게 되는 虛熱 및 그 외 다양한 熱證에 대한 診斷에 어려움이 있을 수 있다. 이에 寒熱의 개념을 문헌고찰을 통하여 살펴보고 熱에 대한 개념을 규정하고 실제 임상에서 熱의 개념에 부합하는 설문을 개발하였다. 열변증설문지 개발을 위해 사전작업으로 원전을 중심으로 寒熱의 개념을 고찰하고, 델파이기법을 통해 내용타당도 검증작업 및 설문문항을 선정하였다. 그리고 임상한의사 3명의 熱證 판정과 熱辨證說問紙開發간의 통계적 분석을 통해 설문문항을 확정하고 熱證 정량화 공식을 도출하였다.

표 6. 열변증 설문문항

설문문항
1. 몸에서 열이 난다.
2. 밤과 낮에 모두 열이 난다.
3. 열이 나면서 저절로 땀이 난다.
4. 발목 아래 열이 있어서 이불을 덥거나 양말 신는 것을 싫어한다.
5. 얼굴의 일부나 전체가 붉거나 혹은 잘 붉어진다.
6. 가슴과 손바닥 발바닥에 열이 나고 안타깝다.
7. 콧김이 뜨겁다.
8. 종기가 잘 난다.

표 7. 열증 평가

열점수 = 0.750 × 身熱 − 0.393 × 晝夜發熱 + 0.429 × 身熱自汗 + 0.330 × 足熱
+ 0.442 × 面赤 + 0.463 × 五心煩熱 − 0.358 × 鼻氣熱 − 0.340 × 腫氣

4. 어혈설문지

요약

한의학에서 어혈에 대한 개념은 瘀積不行한 停滯된 血, 汚穢不潔한 더러운 血毒·惡血의 血, 離經脈하여 體內에 停留된 血로 이해할 수 있다. 瘀血은 血滯, 血毒·惡血, 離經之血이다. 결국 瘀血은 혈의 흐름이 저체된 상태, 혹은 경락으로부터 일탈된 혈, 그 후 특정 부위에 저체되어 고정되어 있는 유형의 혈을 모두 포괄하는 개념이다. 최근 연구에서 어혈설문문항을 델파이기법을 통해 취합한 후 통계분석을 통해 신뢰도, 타당도를 일정수준 확보한 어혈설문문항을 개발했다. 어혈설문지는 순환기능 등의 평가에 활용된다.

1) 개요

'瘀'자에 대한 文獻上의 最古 記錄은 기원전 著作된 戰國時代의 〈楚辭〉에 "形鎖而瘀傷"이 嚆矢로 後漢代의 史書인 許愼의 〈說文解字〉에는 이 '瘀'를 "瘀, 積血之病也"라 하여 積滯의 의미로 해석하였고, 金代 劉完素는 〈傷寒直格〉에서 "瘀於預切積也, 又音於"라 하여 瘀血이 곧 蓄血이라 하여 瘀血과 蓄血을 동의어로 사용하였다. 近代 著作인 東洋醫學大辭典에서도 '瘀'는 "血之停滯"라 하여 瘀血은 곧 蓄血이라 하였으며, 최근 중국에서 편찬된 中醫大辭典에서는 '瘀'는 "瘀積"이라 하여 일반적으로 혈액의 정체를 가리키는 것이라 하여 瘀血을 停滯의 개념으로 인식하였다.

漢韓大辭典에서는 이 '瘀' 字에 대하여 "① 病, 瘀, ② 瘀血, 瘀"라고 하여 한 곳에 뭉친 惡血이라 하였고, 瘀血이란 피가 順하게 돌지 못하고 한곳에 뭉쳐 생기는 병이라 하였으며 이는 흔히 타박상에 의하여 발생한다 하였다. 또, 國語大辭典에서는 타박상 등으로 혈액순환이 잘 되지 못하여 피부 밑에 멍이 들어 피가 맺혀 있는 일, 또 그러한 병, 積血, 蓄血이라 하여 血滯와 循環障碍의 의미로 기술하였다.

日本에서는 湯本求眞이 1927년에 그의 저서 〈黃漢醫學〉에서 瘀血의 瘀는 汚穢의 뜻으로 瘀血은 더러워진 非生理的 血液으로 細菌培養基가 되는 有害한 毒性을 가진 혈액이라고 하여 瘀血을 惡血, 血毒이라 하였다. 또 矢數道明은 〈瘀血에 대한 고찰〉에서 "瘀는 汚이며 烏와같이 黑血"이라 해석하여 湯本求眞과 같이 非生理的 혈액으로 인식하였다. 그러나 1939년에 津間駿輔는 〈文字의 發達과 傷寒論에 관하여 생각되는 일들〉이란 題下에서 "瘀는 滯(停滯), 溜(溜滯)"라 하여 湯本求眞 등이 瘀를 汚穢의 非生理的 血液으로 본 것과는 달리 停滯 또는 流涕의 血液循環障碍의 개념으로 인식하였다.

이와 같이 字意 解釋에 따라 瘀血에 대한 인식은 학자마다 시대적으로 그 내용에 차이가 있다. 즉 王肯堂, 湯本求眞 등은 瘀血을 汚穢의 더러운 피인 血毒, 惡血로 인식하였고, 葉天士, 王淸任 등은 久病入絡이 곧 瘀血이라 하였으며 唐容川은 離經之血이 瘀血이라 하여 血管에서 出血되어 혈관밖으로 離脫된 혈액을 新舊에 관계없이 모두 瘀血이라 하였다. 이러한 역대 의학자들의 瘀血에 대한 인식을 종합적으로 고찰하여 보면 瘀血은 첫째 瘀積不行한 停滯된 血, 둘째 汚穢不潔한 더러운 血毒·惡血의 血, 셋째 離經脈하여 體內에 停留된 血로 이해할 수 있다. 요약하면 瘀血은 血滯, 血毒·惡血, 離經之血이다.

2) 瘀血의 원인

生成原因은 情志所傷, 外傷, 外感, 出血, 年老, 久病, 飮食失宜 등이다〈그림 1〉.

(1) 情志所傷

情志가 損傷 받으면 臟腑機能과 陰陽氣血에 영향을 끼쳐 氣血이 逆亂하게 된다. 〈內經, 百病始生〉에 "陽氣者, 大怒則形氣絶, 而血菀於上", "卒然外中於寒, 若內傷於憂怒, 則氣上逆, 氣上逆則六輸不通, 溫氣不行, 凝血蘊裹而不散"이라 하여, 성내거나 슬퍼하는 등 七情이 抑鬱되면 氣가 鬱하여 不暢하게 되고 氣機가 上逆하여 血液이 不行하고 凝結되어 瘀를 이루게 된다고 기술하였다.

(2) 外傷

外傷은 瘀血을 발생하게 하는 중요한 원인이다. 跌仆, 扭挫, 閃撞, 墮墜, 金創 등 각종 외상은 인체의 일정 부위에 손상을 주는데, 脈絡이 損傷을 받으면 出血되어 運行이 不利해지므로 瘀血을 형성할 수가 있다. 〈靈樞, 邪氣臟腑病形〉에 "人有所墮墜, 惡血留內不去", 〈繆刺論篇〉에 "人有所墮墜, 惡血留內, 腹中滿脹, 不得前後, 先飮利藥, 此上傷厥陰之脈, 下傷少陰之絡"이라 하였으며, 明의 皇甫中 〈名醫指掌, 瘀血編〉에 "跌仆損傷, 或 被人打撞, 或物相撞, 或取閃朒, 或奔走努力, 或受困屈, 或發惱怒, 一時不覺, 過至半日或一二三日, 而發者有之, 十數日或半月, 一月而發者有之"라 하였는데, 이는 損傷當時에는 瘀血의 증상이 나타나지 않더라도 실제적으로는 體內에 이미 瘀血이 형성되어 일정한 시일이 지나면서 발병되는 것을 지적한 것이다.

(3) 外感

外感六淫, 즉 風寒暑濕燥火 역시 瘀血의 病因이 되고 그 중 寒邪가 가장 많은 영향을 끼친다. 〈內經, 癰疽〉에 "寒邪客於經絡之中, 則血泣, 血泣則不通"이라고 하였으니, 寒氣가 入裏하면 脈이 通하지 않게 되고 不通하면 痛한다.

〈內經, 百病始生〉에서 "腸外有寒, 汁沫與血相搏, 則幷合凝取不得散, 而積成矣"이라 하였고, 王淸任이 "血受寒卽凝結成塊"라고 한 것처럼 陽氣가 虛衰하여 寒邪가 內生하면 血脈의 運行이 不利해져서 血이 凝聚하여 瘀血을 만든다.

또한 火燥熱邪가 血을 상하게 한 후 시일이 경과하여 血이 汚濁해 지거나, 傷寒에 熱邪가 裏로 들어가 熱과 血이 鬱結되면 蓄血의 病이 된다. 〈傷寒論〉에 "陽明證, 其人喜忘者, 必有畜血. 所以然者, 本有久瘀血, 故令喜忘", "發熱七八日, 雖脈浮數者, 可下之. 假令已下, 脈數不解, 合熱則消穀喜飢, 至六七日不大便者, 有瘀血, 宜抵當湯"는 邪熱이 裏로 傳하여 少腹膀胱에 結하고 脈絡을 損傷시키면 血液이 熱을 받아 外溢케 되어 脈外에 殘留하여 瘀血이 形成된다고 하였는데 이것은 脈絡外의 瘀血을 말한다.

熱病 과정중에서도 瘀血의 형성을 볼 수 있다. 〈溫熱論〉에서는 "營分受熱, 卽血液受劫", "瘀血與熱爲伍"고 하였는데 이는 邪熱이 入裏하여 脈絡이 灼傷되어 血液이 凝結함으로써 瘀血이 형성됨을 설명하고 있다.

(4) 出血

離經之血은 體外로 배출된 血이나 體腔·肌膚에 停滯되어 있는 血로 모두 혈액이 滯留停積되어 瘀血이 된다. 繆希雍은 "止之則血凝, 血凝卽發熱, 惡食, 病日痼矣"라고 하였는데 이것은 출혈의 치료가 잘못된 것으로 근원을 살피지 않고 오로지 止澁만 생각하여 寒冷한 약을

過用함으로써 離經之血로 하여금 凝하여 體外로 배출되지 못하게 하고 아직 經을 벗어나지 않을 血까지도 運行이 不利해짐으로써 瘀血을 형성케 한다는 것이다.

(5) 久病

〈內經, 痺論篇〉에 "其不痛不仁者, 病久入深, 榮衛之行澁, 經絡時踈, 故不通"이라 하였으니, 痺症을 비롯해 五臟의 各種 慢性病에 의해서 五臟의 機能이 低下되면 陰陽氣血이 失調되고 血行이 阻滯되어 瘀血을 생기게 하고 病이 된다.

(6) 年老

〈內經, 營衛生會〉에 "老者之氣血衰, 其肌肉枯, 氣道澀"라 하였으니, 老年이 되면 氣가 虛하여 血을 運行시키지 못하고, 血虛하며 脈空虛하여 血行이 無力하고 또한 瘀血證이 생긴다.

(7) 飮食失宜

暴飮・暴食・滋食肥甘・偏食五味 모두 血脈을 損傷하여 血行에 영향을 미쳐 瘀血을 생기게 한다.

〈內經, 生氣通天論〉에 "高梁之變, 足生大丁", 〈五藏生成篇〉에 "是故多食鹹, 則脈凝泣而變色", 〈五味論〉에 "血與鹹相得, 則凝"이라 하여 鹹味을 過服하는 등, 飮食이 不節하면 역시 瘀血이 생길 수 있다고 하였다.

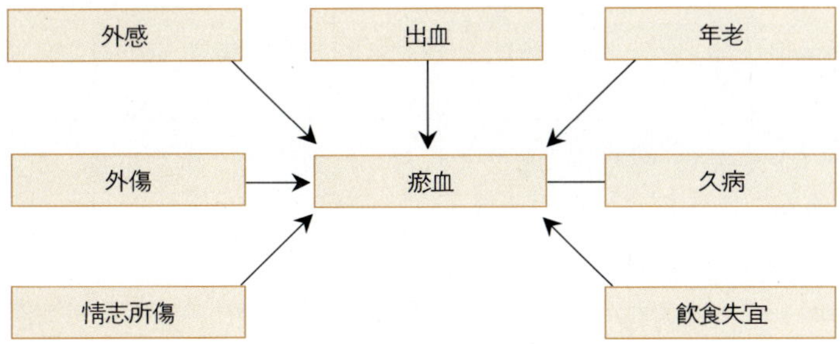

그림 1. 어혈의 원인

3) 瘀血의 임상특징

臨床特徵은 疼痛, 出血, 寒熱, 腹部·脇下 不便感 或 硬滿, 腹部腫塊, 神志症狀, 口中燥渴, 大便色黑, 面·脣·舌·鼻·皮膚·指甲 등의 表現(面黑, 舌色紫暗, 鞏膜瘀斑, 口脣 및 眼瞼下의 青紫, 淺表 血管의 擴張, 指甲·鬚髮·皮膚粗糙 및 色澤의 변화), 脈狀의 變化(澁, 沈, 遲, 細) 등으로 나타난다〈그림 2〉.

(1) 疼痛

瘀血은 脈度를 阻滯하므로 血行이 不暢케 되면서 不通하면 痛症을 일으킨다. 따라서 疼痛은 瘀血病의 常見 症狀이다. 〈醫林改錯〉에는 "痛不移處, 凡肚腹疼痛, 總不移動, 是血瘀"라고 하였으며, 痛이 頭, 胸, 脇, 腰, 四肢 等에 나타나며 그 疼痛은 夜間에 더 甚하다.

(2) 出血

出血은 瘀血을 형성하는 원인도 되고, 또 瘀血病의 증상이기도 하다. 瘀血이 형성된 후에는 脈絡을 損傷하여 出血이 멈추지 않게 된다. 衄血, 齒齦出血, 吐血, 咯血, 血便, 血尿, 崩漏, 皮下出血 等의 증상이 나타나며, 〈血證論〉에 "故凡血證, 總以去瘀爲要"라 하여 出血이 瘀血停留로 인한 경우가 많다고 하였다.

(3) 寒熱

瘀血이 形成되면 氣機를 沮礙하고 鬱하여 寒熱을 일으키기도 하고 熱로 火하므로 熱症및을 일으킬 수가 있다. 예를 들면 〈血證論〉에 "瘀血在腠理, 則榮衛不和, 發熱惡寒, 腠理在半表半裏之間, 爲氣血往來之路, 瘀血在此, 傷榮氣則惡寒, 傷衛氣則惡熱, 是以寒熱如瘧之狀"이라고 하였다. 那達安은 〈名醫別錄, 瘀血編〉에서 "跌仆…一般寒熱交作…或一時傷重取發寒熱"이라 하였고, 〈金匱要略〉에서는 "產後七八日, 無太陽證, 少腹堅痛, 此惡露不盡, 不大便, 煩躁發熱, 切脈微實, 再倍發熱"이라 하여 婦女의 產後瘀血로 인한 發熱을 분석하였다. 이로 볼 때 熱狀이나 寒熱은 瘀血의 중요한 증상중 하나이다.

(4) 腹部·脇下 不便感, 硬滿

瘀血로 인한 腹部의 不便에는 두 가지의 경우가 있는데, 하나는 환자가 腹內 脹滿感을 호소하나 겉으로는 脹滿이 없는 것으로 이는 瘀血의 증상이다. 〈傷寒論〉에 "傷寒有熱, 少腹滿, 應小便不利, 今反利者, 爲有血也"라고 하였으며, 〈金匱要略〉에 "腹不滿, 其人言我滿, 爲有瘀血"이라고 한 것과 같다. 이 외에도 腹部硬滿이 있는데 按하여도 역시 硬滿感이 있는 것이다. 예를 들면 〈傷寒論〉에 "太陽病, 身黃, 脈沈結, 少腹硬, 小便不利者, 爲無血也. 小便自利, 其人如狂者, 血證諦也"라 하였고, 〈金匱要略〉에 "婦人少腹, 滿如敦狀, 小便微難而不渴生後者, 此爲水與血俱結, 在血室也"라 한 것이 그것이다.

또한 瘀血은 積滯되면 脇下에 모이는데, 肝은 藏血하며 脇下는 少陽의 部位로서 肝에 해당하기 때문이다. 脇下의 硬滿 및 壓痛은 瘀血의 일부 증상일 수 있다. 그리고 腹診時 대체로 어혈은 下腹部 左側의 大横穴과 그 부위에 腫脹과 저항을 촉지하게 되며, 심한 壓痛을 느낀다.

(5) 腹部腫塊

〈內經〉에서는 腫塊가 "氣血稽留"로 말미암은 것으로 인식하였으며, "積聚", "石瘕" 등이라고도 하였다. 〈金匱要略〉에서는 "乾血著臍下"와 "癥痼害"를 有形의 덩어리로 보았으며, 王淸任은 〈醫林改錯〉에서 "無論何處, 皆有氣血, 氣有氣管, 血有血管, 氣無形不能結塊, 結塊者, 必有形之血也"라고 하였다.

(6) 神志症狀

瘀血로 神志의 증상이 나타나는데, 〈傷寒論〉에 "其人發狂者, 以熱在下焦, 少腹當硬滿, 小便自利者, 下血乃愈. 所以然者, 以太陽隨經, 瘀熱在裏故也"라고 하였으며, 〈諸病源候論〉에서는 "夫有瘀血者, 其人喜忘"라 하여 瘀血證에 정신증상을 주의깊게 살펴야 함을 알 수 있다. 또한 王淸任은 〈醫林改錯〉에 "癲狂一症, 哭笑不休, 詈罵歌唱, 不避親疏, 許多惡能, 乃氣血凝滯, 腦氣與臟腑氣不接"이라 하였으며, 〈血證論〉에 "瘀血攻心, 心痛頭暈, 神氣昏迷, 不省人事"라 하였다. 心氣의 推動으로 氣血의 運行이 이루어지는데 心氣는 또한 心脈中의 氣血充養에 依支하게 된다. 만일 瘀血이 心脈을 攻하면 氣血의 運行이 滯澁하고 脈道가 不通하므로 心失血養하게 되어 神氣昏迷하게 된다.

(7) 口中燥渴

瘀血病에 口燥와 口渴이 나타나지만, 오히려 물을 마시려 하지 않는 것은 역시 중요한 내용이다. 〈諸病源候論〉에 "口燥, 但欲漱水不欲咽, 無熱, 脈微大來遲, 腹不滿, 其人言我腹滿, 爲有瘀血"이라고 하였다.

(8) 大便色黑

瘀血病에 또한 大便色이 漆처럼 검을 수가 있는데 검으면서 밝은 것은 瘀血이다. 〈類證治裁〉에서도 "蓄血下黑如漆"이라고 하였다.

(9) 面・脣・舌・鼻・皮膚・指甲 등의 表現

瘀血病은 面・脣・舌・鼻・皮膚 및 指甲도 표현되며 望診으로 진단할 수 있다. 예를 들어 〈靈樞〉에 "脈不通則血不流, 血不流則髦色不澤, 故其面黑如漆柴者, 血先死, 任篤癸死, 水勝火也"라고 하였으며, 〈諸病源候論〉에 "夫有瘀血者…昏萎舌青"이라 하고 있다.

① 面黑

〈靈樞〉에 "脈不通則血不流, 血不流則髦色不澤, 故其面黑如漆柴者, 血先死"라 하여, 面色이 全體的으로 青灰色이나 青黑色으로 黧黑이 되며, 부분적으로 보면, 口脣이 青紫하며, 양눈이 暗黑하여 神氣가 없으며 顔面에 蜘蛛狀血管이 나타날 수도 있다.

② 舌色紫暗

전체 舌面이 暗紫色이거나 혹은 舌의 邊緣이 紫色이며 青紫色의 斑塊가 있기도 하고 혹은 舌下 靜脈이 怒脹充血되어 있다. 急性的인 瘀血인 경우에는 전체 舌面에 나타나는 것이 많고 慢性的인 경우에는 舌의 邊緣에 주로 나타난다.

③ 鞏膜瘀斑

鞏膜에 瘀斑이 있는 것은 慢性 瘀血 症狀인 경우가 많다.

④ 口脣 및 眼瞼下의 青紫

面色蒼黑, 皮膚暗褐, 色素沈着, 或 白斑, 口脣青紫는 臨床的으로 心肺氣虛로 血行이 無力한 경우에 많이 나타나고, 眼瞼下青紫는 婦女의 月經不調, 外傷, 手術後에 많이 나타난다.

⑤ 淺表 血管의 擴張

面頰部에 毛細血管擴張 혹은 蜘蛛狀 血管이 나타난다. 〈醫林改錯〉에서 肝硬化시 復水로 인하여 腹壁에 青筋이 나타난 것을 "青筋暴露, 非筋也, 現於皮膚者, 血管也. 血管青者, 內有瘀血"이라 하였고. 酒皶鼻(鼻尖部의 毛細血管 擴張)는 "色紅是瘀血"이라고 하였다.

⑥ 指甲・鬚髮・皮膚粗糙 및 色澤의 변화

瘀血病이 皮膚에 나타나게 되면, 첫째는 青紫色의 瘀点이 생기거나 혹은 肌肉이 腫脹하여 덩어리가 생기고, 둘째는 皮膚가 물고기의 비늘처럼 되는데, 과거에는 "其身甲錯", "肌膚甲錯" 등으로 불렀다. 또 毛髮이 갑자기 말라 누렇게 되고 빠지거나 혹은 指甲이 青紫暗紅色으로 변하는 것도 있다.

(10) 脈狀의 變化

古代의 文獻에 瘀血病의 脈象에 대한 언급이 많다. 예를 들면 〈金匱要略〉에 "脈微大來遲 … 爲有瘀血"이라 하였고, 朱學敏은 "凡瘀血初期, 脈多見弦, 兼洪者易治, 短澁者難治"라 하였다.

일반적으로 瘀血의 脈象은 크게 두 가지로 나눌 수 있다. 하나는 瘀血證이 主가 되는 것으로 脈象이 대개 澁을 위주로 하여 沈, 遲, 細 등이 함께 나타나고, 다른 하나는 瘀血이 咳喘, 經閉, 腫脹, 黃疸 등 다른 질병으로 인한 症狀과 같이 출현하는 것으로 脈狀은 대개 弦澁, 細澁, 細滑 등으로 나타난다.

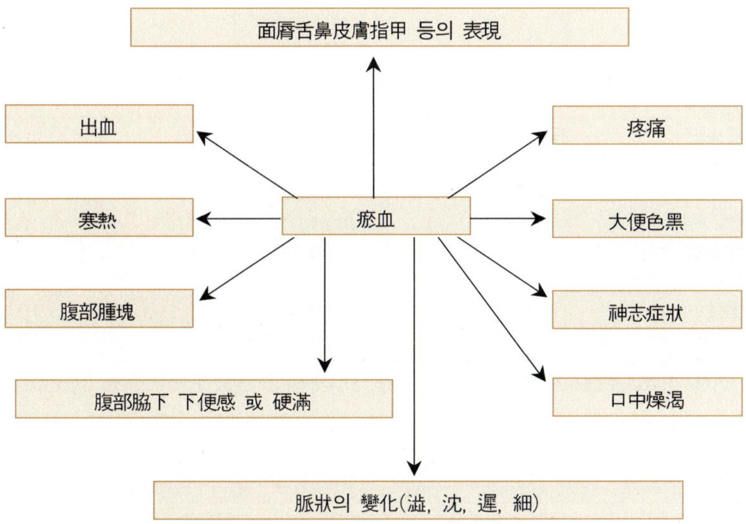

그림 2. 어혈의 임상적 특징

4) 瘀血의 평가도구

한의학에서 瘀血證은 體內의 一定部位에 血液이 瘀滯되어 있는 病症을 뜻하는데, 瘀血證을 판별하기 위한 도구로는 면접조사표성격의 國際瘀血證診斷基準表, 瘀血證 진단을 위한 정량표준표가 있고, 자가기입식(self-reported)방식의 瘀血辨證說問紙도 개발되어 있다.

(1) 國際瘀血證診斷基準表

점수는 증상이 뚜렷이 나타나면 해당점수를, 정도가 가벼우면 1/2을 각각 배정한다. 〈표 8〉과 같다.

표 8. 국제 어혈 진단기준

증상	점수	증상	점수
舌質紫暗	輕8 重10	手術病歷	5
少腹部抵抗壓痛	輕8 重10	齶粘膜呈陽性	輕4 重5
脈澁	10	肢體偏癱	輕5 重7
黑便	10	情神異常	煩燥4 狂躁8
病理性腫塊	10	皮膚稠粘	輕4 重5
舌下脈曲張	輕8 重10	全血粘度增價	10
脈結代	8	血漿粘度增價	5
無脈	10	體外血栓乾重 增加	10
腹壁靜脈曲張	10	體外血栓濕重 增加	8
皮下 瘀血斑	輕8 重10	血小板凝固性 增加	10
月經色黑有塊	輕8 重10	血栓彈力度 異常	8
持續性 心絞痛	10	微循環障碍	10
一般固定性 疼痛	8	血液動力學 障碍	10
口脣齒齦暗紅	6	纖溶活性 低下	10
細絡	5	血小板放出機能亢進	10
手足痲木	5	病理切片示血瘀證	10
		新技術顯示血管阻塞	10

判定基準 19점 이하: 非瘀血病態, 20-49: 經度 瘀血病態, 50점 이상: 重症 瘀血病態(총 340점)

(2) 瘀血證 진단을 위한 정량표준표

國際瘀血證診斷基準表를 보완하여 병리진단기준표가 마련되었다〈표 9〉.

표 9. 표준화된 어혈점수

증상	남	여	증상	남	여
眼圈着色	10	10	左臍傍壓痛抵抗感	10	10
顔面黑色	2	2	右臍傍壓痛抵抗感	10	10
肌膚甲錯	2	5	正中臍傍壓痛抵抗感	5	5
口脣暗紅	2	2	回盲部壓痛抵抗感	5	2
齒齦暗紅	10	5	乙狀結腸部壓痛抵抗感	5	5
舌質紫暗	10	10	季肋部壓痛抵抗感	5	5
細絡	5	5	痔疾患	5	5
皮下出血	2	10	月經障碍	10	5
手掌紅斑	2	5			

판정기준 20점 이하: 非瘀血病態, 21점 이상: 瘀血病態, 40점 이상: 重症 瘀血病態

(3) 瘀血辨證說問紙

위 서술된 瘀血판별도구는 문항의 중요도에 따른 가중치 부여에 관련기준이 모호하고, 설문 조사시 대상집단의 선정, 설문지의 내용타당성에 대한 검증이 없는 실정이다. 이에 양 등은 임상한의사와 전문가가 델파이기법을 내용타당성을 확보하고, 설문지와 실제 瘀血證을 가진 환자의 정도를 비교하여 판별하였다. 그리고 瘀血證과 피검자가 작성한 설문지와의 연계성을 통계적으로 검증하여 판별식을 유도한 瘀血辨證說問紙를 개발하였다〈표 10〉. 사용법은 瘀血辨證說問紙를 작성하게 하여 각각 문항에 해당하는 점수를 〈표 11〉의 판별식에 적용하면 瘀血點數를 산출할 수 있다.

표 10. 어혈 설문문항

설문문항
1. 발목이나 손목, 허리가 삐끗한 일로 증상이 있다.*
2. 최근 넘어지거나 교통사고 등 심하게 부딪친 일로 증상이 있다.
3. 일정 부위의 저림 증상이 오래도록 낫지 않는다.
4. 몸이 쑤시듯이 아프다.
5. 아랫배가 아프다.
6. 옆구리가 아프다.
7. 야간에 쑤시고 아파서 잠자기 힘들다.
8. 복부에 덩어리가 느껴진다.
9. 멍이 잘 든다.
10. 얼굴색이 검다.
11. 입술이나 혀, 잇몸의 색이 푸르거나 자주색을 띠며 어둡다.
12. 눈밑이 푸르거나 자주색을 띠며 어둡다.
13. 대변색이 검다.
14. 수술횟수
〔참조〕 수술횟수 0회: 1점, 1회: 2점, 2회: 3점, 3회: 4점, 4회: 5점, 5회: 6점, 6회 이상: 7점.

*: 1점, 전혀 그렇지 않다; 2점, 그렇지 않다; 3점, 그렇지 않은 편이다; 4점, 보통이다;
5점, 약간 그렇다; 6점, 그렇다; 7점, 매우 그렇다

표 11. 판별분석에 의한 어혈 평가

瘀血점수=0.097×捻挫傷+0.322×打撲傷+0.055×久痺症+0.633×刺痛−0.151×小腹痛−0.098×脇痛+0.164×夜間痛+0.295×腹部腫塊感+0.195×易血凝 −0.132×面黑−0.211×口唇舌紫暗+0.329×眼瞼下靑紫+0.223×便黑+0.129×手術回數

5. 담음설문지

요약

협의의 痰飮은 呼吸道에서 咳出된 一種의 粘稠汚濁한 分泌物로서, 痰濁이라고도 한다. 광의의 痰飮은 俠義의 痰飮외에도 體內에 停滯된 水濕으로 말미암아 凝聚되어진 痰液水邪 및 無形의 痰飮病症이 이에 屬한다. 痰飮은 瘀血과 더불어 순환기능의 성능을 저하시키는 주요인자이다. 이에 한의서에 수록된 담음에 관련된 내용을 발췌하여 설문으로 작성한 후, 델파이기법을 통해 재정리하고 정리된 설문내용을 바탕으로 임상한의사의 담음 평가결과를 통해 타당도를 분석했다. 그 후 판별분석을 통해 각 설문문항을 바탕으로 담음 판별식을 도출했다. 痰飮설문지는 순환기능 평가에 활용된다. 또한 최근 연구결과에 의하면 호흡기능실조 증상중 상당 부분이 痰飮證과 상관성이 높았으며, 形質기능 실조중 肥滿의 상당 부분은 痰飮證과 연관이 있으므로, 호흡기능과 형질기능 평가 등에 활용할 수 있다.

1) 개요

俠義의 痰飮은 기도에서 분비, 혹은 분출된 일종의 粘稠汚濁한 분비물로서, 痰濁이라고도 한다. 廣義의 痰飮은 俠義의 痰飮외에도 체내에 停滯된 水濕으로 말미암아 응축된 痰液水邪 및 無形의 痰飮病症이 이에 속한다. 痰飮은 聚散不定, 流動不擧하는 특성이 있어서 전신를 유주하면서 발병한다. 임상적으로 痰飮에 의해 일어나는 病證에 많으며 百病의 근원이라는 說이 있을 정도이다. 痰飮은 有形과 無形의 두가지가 존재하며 그 所在部位에 따라 부르는 名稱이 달라질 정도이고, 양상은 呼吸器疾患에서 精神科的 疾患, 筋骨格系 疾患에 이르기까지 여러 양상으로 病變化 된다.

2) 痰飮學說

(1) 完全有形說

痰飮을 形態學的으로 있다는 學說로서 李梴 등이 제기하였으며 청백색에서 濁度는 묽고, 형상이 淡淡하다. 뱉거나 삼키려 해도 용이하지 않으며, 목에 잘 걸리는 편이다.

(2) 近接有形說

有形이지만 형태학적으로 불충분한 것으로서 張介賓 등이 제기하였다. 체중감소가 있고 漉漉有聲하며 四肢에 浮腫이 나타나고, 몸이 나른하며 호흡장애가 있다.

(3) 病症說

痰飮을 일종의 귀납적 혹은 연속적인 병증으로 인식하는 것으로서, 孫思邈 등이 제기하였다. 痰飮, 懸飮, 溢飮, 支飮의 4종류로 분류하여 논하고 있고, 無形說보다는 오히려 有形說에 가까운 이론이다.

3) 原典에서의 痰飮의 槪念

(1) 痰者, 津液之異名, 潤養肢體也〈周命新, 醫門寶鑑〉
(2) 痰者, 津液因熱而成, 熱則津液薰蒸而稠濁, 故名爲痰也〈許俊, 東醫寶鑑〉
(3) 陰成爲飮, 陽成爲痰〈吳謙外, 醫宗金鑑〉
(4) 飮病由寒邪而生, 痰病由熱邪而生〈陸靑節, 萬病醫學門〉
(5) 濁者爲痰, 稀者爲飮〈徐學山, 醫學內經〉
(6) 痰者, 人之津液, 無非水穀之所也〈張介賓, 景岳全書〉

4) 痰飮의 생성기전

痰飮의 생성원인에 대하여 張介賓 등은 飮水多 혹은 食少飮多를 들고 있는데 이에 대하여 錢松은 "痰之來, 由於胃氣之虛, 痰之成也, 因於水氣, 所感"이라고 하였고, 다시 더욱 자세히 설명하기를 "脾虛하여 運化機能이 低下되었을 때 음식을 섭취하면 水穀은 消化되나 水分이 消化되지 않고 이것이 위에는 있지 못하고 장에 머물러 漉漉有聲하는 飮을 發한다"고 했다. 이외에도 張機는 脾虛의 證狀에 대한 言及없이 水分過多攝取를 주장하기도 하였다.

서양의학에서의 객담은 염증성 산물, 병적 붕괴물, 세포성분, 세균흡인된 이물질, 상기도 이물질, 타액 등으로 인식하여 한의학적 담음과 차이를 나타낸다.

5) 痰飮의 증상

(1) 無形의 痰飮

痰證의 증상으로서 咳喘, 喀痰, 胸悶, 心悸, 神魂, 癲狂, 惡心嘔吐, 痞滿不舒, 痰咳, 瘰癧, 肢體痲木, 半身不遂, 眩暈, 昏冒 등을 들 수 있다. 飮證의 증상으로서 水腫, 胸脇脹痛, 咳嗽咽痛, 咳喘氣息, 不能平臥, 腸鳴, 服滿食少 등을 들 수 있다.

(2) 有形의 痰飮

咳嗽, 喘息, 喉中痰作聲響, 咳嗽有膿血, 咳嗽而多嗽涎沫而無膿 증상 등을 들 수 있다.

6) 분과별 痰飮에 대한 증상

(1) 精神科 症狀

精神恍惚, 혹 心悸怔忡, 驚悸, 不安焦燥, 혹 失志, 癲狂 등의 증상을 나타내기도 하고, 或 꿈을 꾸면 奇怪하고 昏昧한 형상들이 나타난다. 또는 이유 없이 분노하기도 한다.

(2) 神經科 症狀

전신에 벌레가 기어 다니는 것 같고(蟲行感), 或 偏頭風, 前頭風, 太陽頭痛을 발하기도 하고, 혹 背中常有一點하여 如冰冷痛 하고, 혹 搔痒症이 發하거나 痛處가 이곳저곳 돌아다니며 手足이 重滯하고, 혹 風痺, 脚氣와 같은 증상을 發하기도 한다. 甚하면 半身不遂에 이른다.

(3) 眼科症狀

目昏하여 눈앞이 깜깜하기도 하고, 或 眼沿이 痒澁하기도 하고 또는 眼이 생강이나 벌레 자극에 의해 쏘는 것 같이 아프고 눈꼽이 많이 낀다.

(4) 口腔 및 咽喉科症狀

口燥, 咽乾 등이 발하거나 혹은 梅核氣 증상이 나타난다.

(5) 鼻 및 耳科症狀

鼻塞 또는 鼻聞焦臭, 耳鳴 등의 증상이 나타난다.

(6) 心臟 및 血液, 血管系統症狀

胸腹間이 답답한 증상과 心煩, 眩暈 증상 등이 나타난다.

(7) 呼吸器系統症狀

勞瘵, 喘嗽, 혹 肺癰, 호흡곤란 등의 증상이 나타난다.

(8) 泌尿器系統症狀

大便膿, 小便閉塞 등의 증상이 나타난다.

(9) 骨 및 關節系統

四肢骨節에 통증이 느껴지고 挫閃과 같은 증상이 나타난다.

(10) 外科症狀

結核, 不腫不紅, 或 頸項結核 등의 증상이 나타난다.

7) 痰飮의 診斷

(1) 脈法, 其脈皆弦微沈滑〈大成〉

(2) 沈弦細滑, 大小不嘔, 皆痰氣爲病〈醫鑑〉

(3) 病人百藥不效, 關上脈伏而大者, 痰也〈微義〉

(4) 左右關脈大者, 膈中有痰也〈綱目〉

(5) 外候, 凡有痰者, 眼皮及, 眼下必有烟灰黑色出〈微義〉

(6) 難治證, 痰成塊, 客土不出, 氣鬱滯者, 難治〈丹溪〉

8) 痰飮의 治法

(1) 無形의 痰飮

급성기에는 祛痰, 順氣하고 만성기에는 補脾, 補肺, 補腎한다.

(2) 有形의 痰飮

급성기에는 淸熱, 除濕, 祛痰하고 만성기에는 補肺, 補腎한다.

9) 痰飮辨證說問紙

박 등은 痰飮證은 정량화하고자 임상한의사로 구성된 전문가 집단을 대상으로 델파이기법을 통해 내용타당성을 확보하고, 설문지와 실제 痰飮證을 가진 환자의 담음 정도를 비교하여 판별하였다. 그리고 痰飮證과 피검자가 작성한 설문지와의 연계성을 통계적으로 검증하여 판별식을 유도한 痰飮辨證說問紙를 개발하였다〈표 11〉. 사용법은 痰飮辨證說問紙를 작성하게 하여 각각 문항에 해당하는 점수를 〈표 12〉의 판별식에 적용하면 痰飮點數를 산출할 수 있게 하였다.

표 11. 담음 설문문항

설문문항
1 머리가 아플 때가 있다.*
2. 소화가 안된다.
3. 가슴이 답답하다.
4. 자주 숨이 차다.
5. 가래가 끓는다.
6. 술을 즐기는 편이다.
7. 어지러움증을 느낀다.
8. 어깨나 무릎 관절통이 있다.
9. 귀에서 소리가 난다.
10. 옆구리가 당기듯이 아프다.
11. 목에 뭔가 걸려서 뱉거나 삼키려 해도 잘 안된다.
12. 대변이 묽고 끈끈한 편이다.
13. 가슴이 두근거린다.
14. 얼굴색이 누런 편이다.

*: 1점, 전혀 그렇지 않다; 2점, 그렇지 않다; 3점, 그렇지 않은 편이다; 4점, 보통이다; 5점, 약간 그렇다; 6점, 그렇다; 7점, 매우 그렇다

표 12. 판별분석에 의한 담음 평가

痰飮점수 = 0.346 × 두통 +1.177 × 소화불량 + 0.998 × 흉민 - 0.967 × 숨이참 + 1.146 × 가래 - 0.367 × 술을 즐김+ 0.645 × 현훈 - 0.363 × 견비통,슬통 - 0.585 × 이명 + 0.335 × 옆구리당기고 통증 - 0.388 × 매핵기 - 0.382 × 대변묽고, 끈끈함 + 0.280 × 가슴두근- 0.218 × 얼굴색이 누렇다.

6. 보중익기탕증 설문지

요약

勞倦이란 지나치게 일하거나 思慮過度 혹은 房室過度 등으로 인해 形體의 피곤과 臟腑機能의 손상이 초래된 것이며 활력기능과 밀접한 관계가 있다. 補中益氣湯은 勞倦을 치료하는 대표처방이다. 이에 보중익기탕증을 정량화하고자 한의서에 수록된 노권에 관한 증상을 발췌한 후 정리하여 34개의 설문문항으로 정리했다. 정리된 설문문항을 2회에 걸쳐, 50여 명의 임상한의사들에게 의뢰하여 중요도에 관한 델파이기법을 진행하였다. 그 결과 총 25개의 문항이 임상적 타당성이 있는 문항으로 선별되었다. 보중익기탕증 설문지는 활력기능 등의 평가에 활용된다.

1) 개요

勞倦이란 지나치게 일하거나 思慮過度 혹은 房室過度 등으로 인해 形體의 피곤과 臟腑機能의 손상이 초래된 것을 말한다. 李東垣은 〈內外傷辨惑論〉에서 "喜怒憂恐, 勞役過度하여 耗傷元氣하면 脾胃虛衰로 元氣가 부족하여 心火獨盛을 일으킨다"고 하였다. 이는 勞倦의 개념을 설명한 것으로 심리적, 육체적인 과로로 인해 氣虛가 된다는 말이다. 勞倦은 한의학 辨證체계의 하나인 病因論의 일부분이다.

病因論이란 병의 症狀에 따라 치료하는 것이 아니라 原因에 따라서 치료하는 것을 말한다. 病因論은 병의 原因을 크게 外因, 內因, 不內外因으로 나눈다〈그림 3〉. 外因은 外感과 飮食傷이 해당되고, 內因은 食積, 勞倦, 房勞, 七情, 痰飮, 瘀血이 해당되며, 不內外因은 外傷이 해당된다. 病因論은 의사학적으로 볼 때 역대 의가들의 경험과 지식이 축적되어 완성되었다고 할 수 있다. 外感은 장중경이 완성하였고, 內傷은 金元四大家에 이르러 보완되었다. 여기에 八綱인 陰陽表裏寒熱虛實의 개념을 추가하여 病因論이 완성되었다. 수많은 원전들의 내용들이 대부분 病因論에 근거를 두고 있다. 이 중 임상에서 가장 많은 비중을 차지하는 것은 內因이다. 內因 중에서 勞倦은 복잡하고 변화가 빠른 현대사회를 살면서 과로, 스트레스로 인한 질병이 많은 현대인들에게 잘 부합되는 개념이다.

病의 原因에 대한 연구는 동서고금을 막론하고 지속적으로 진행되고 있다. 病의 原因을 밝히는 것은 치료와 직결되기 때문에, 原因을 파악하는 것은 의료의 핵심이라 할 수 있다. 症狀이 달라도 原因이 같으면 치료법은 동일하다. 그렇기 때문에 病因論에 입각한 辨證은 중요한 의의가 있다. 그러므로 勞倦에 대한 평가를 위해 病因論적 관점에서 접근하는 것이 임상에서 유효하다. 왜냐하면 症狀이 아니라 原因에 따라 치료법이 결정되기 때문이다.

病因論			
外因	內因	不內外因	八綱
外感 飮食傷	食積, 勞倦 七情, 房勞 痰飮, 瘀血	外傷	陰陽 表裏 寒熱 虛實

그림 3. 病因論의 개요

2) 補中益氣湯證 설문개발

補中益氣湯은 勞倦을 치료하는 대표처방이다. 補中益氣湯에 대한 최근의 연구들을 살펴보면 補中益氣湯과 그 가감방이 항알레르기 및 항균작용에 미치는 영향, 補中益氣湯의 항스트레스 효과에 대한 실험적 연구, 補中益氣湯이 면역세포 배양에 미치는 영향 등이 있다. 이중 정동욱 등은 동물실험에서 補中益氣湯 엑기스 투여 후 Histamin, serotonin에 의한 혈관투과성반응, 요중 catecholamine 함량 측정, 실험동물의 비장세포 증식의 측정 등을 통해 항알레르기, 항균, 항스트레스, 면역세포 배양 등이 유효하다고 검증하였다. 하지만 이런 증후중심적인 연구들은 補中益氣湯과 직접적으로 연관된 勞倦에 대한 病因을 파악하는데 한계를 지니고 있다. 그러므로 補中益氣湯證을 중심으로 설문을 개발하는 것이 補中益氣湯證의 임상적 활용도를 제고하기 위한 방안이 될 것이다. 〈표 13〉은 補中益氣湯證 설문지 개발의 전단계로서, 病因論을 근거로 설문문항을 개발하여 Delphi 기법을 통해 정리, 보완한 연구성과다.

표 13. Delphi 방법에 의한 보중익기탕증 설문문항의 중요도

설문문항	중요도 평균
체력에 비하여 일을 무리하게 많이 합니까?	6.55*
감기가 오랫동안 낫지 않습니까?	6.08
식사를 거르면 힘이 쭉 빠집니까?	5.96
감기가 자주 걸립니까?	5.91
몸이 항상 피곤하고 나른합니까?	5.85
말을 많이 하면 힘들어서 목소리가 작아집니까?	5.64
항문이 아래로 빠지거나 빠지는 느낌이 있습니까?	5.60
(산모의 경우)출산 후 음문이 빠지거나 빠지는 느낌이 있습니까?	5.60
일 하고나면 몸이 아픕니까?	5.51
땀이 많이 납니까?	5.49
평소 팔다리가 무겁고 힘이 없습니까?	5.28
(부인의 경우)생리가 아닌데도 하혈이 있습니까?	5.19
(임산부의 경우)임신 중에 복통, 하혈이 있습니까?	5.13
입맛이 없습니까?	5.09
식사 후에 몸이 나른하고 피곤합니까?	5.06
일을 하면 숨이 찹니까?	5.00
오래 서 있거나 걷기가 힘듭니까?	4.91
일하는 시간이 불규칙합니까?	4.87
몸에서 열이 자주 납니까?	4.85
코피를 자주 흘립니까?	4.81
일하는데 스트레스를 많이 받습니까?	4.72
소화가 잘 됩니까?	4.58
목이 자주 잠깁니까?	4.45
식사를 제 시간에 합니까?	4.43
기억력이 점점 떨어집니까?	4.17

*: 리커트 7점 척도 평균값.

7. 평위산증 설문지

요약

食積은 飽食, 혹은 飢食, 生冷物, 膏粱厚味, 堅硬之物, 腐敗, 變質食物의 過食으로 인해 飲食이 運化되지 못한 채 胸腹에 停滯되어 있는 상태로, 임상에서 흔히 볼 수 있는 病의 原因 중 하나이다. 平胃散은 食積에 사용되는 消化器系의 대표처방이다. 이에 평위산증을 정량화하고자 食積에 관한 내용을 한의서에서 발췌한 후 이를 설문문항으로 작성했다. 작성된 각 문항을 2회에 걸쳐 각각 50여 명의 임상 한의사에게 의뢰하여 가중치를 분석한 후 임상적으로 의미 있다고 생각되는 총 20개의 평위산증 설문문항을 개발했다. 평위산증 설문지는 승강기능 평가 등에 활용된다.

1) 개요

食積은 飽食, 혹은 飢食, 生冷物, 膏粱厚味, 堅硬之物, 腐敗, 變質食物의 過食으로 인해 飲食이 運化되지 못한 채 胸腹에 停滯되어 있는 상태로서, 임상에서 흔히 볼 수 있는 病의 原因중 하나이다. 平胃散은 食積에 사용되는 소화기계의 대표처방으로, 宋代인 970년경에 陳 등이 王命을 받아 교정하여 엮은 〈太平惠民和劑局方〉에 처음 수록되었으며 蒼朮, 陳皮, 厚朴, 甘草, 生薑, 大棗로 이루어진 처방으로 "脾胃不和, 不思飲食, 心腹脹痛, 口苦短氣, 惡心噯氣, 呑酸, 面黃體瘦, 嗜臥體痛, 霍亂吐瀉 等證을 치료한다"고 하였다. 이후 李의 〈醫學入門〉에서는 "和脾建胃, 扶根固本한다"고 하였고, 許의 〈東醫寶鑑〉에서는 "和脾健胃, 能進飲食하여 脾胃不和, 不思飲食, 心腹脹痛, 嘔噦惡心, 噫氣呑酸, 面黃肌瘦, 怠惰嗜臥, 常多自利, 或發霍亂, 及五噎八痞, 膈氣反胃 等證에 效가 있다"고 하였고, 張의 〈景岳全書〉에는 "濕勝氣滯而痞者에 사용한다"고 하였으며, 金의 〈病因論〉에서는 "食積과 濕을 다스리는 要藥이다"라고 하였다. 본 處方은 蒼朮을 重用하여 君藥으로 하는데, 그 苦溫性燥로써 除濕運脾케 하고, 厚朴은 行氣化濕하여 消脹除滿하므로 臣藥으로 하였으며, 陳皮는 理氣化滯하므로 佐藥으로 하였고, 甘草는 甘緩和中하고 諸藥을 調和하며, 生薑과 大棗는 脾胃를 調和하므로 使藥으로 하였다.

2) 평위산증 설문개발

食積은 단순히 몇 가지 증상으로만 판단하기는 어려우므로 5종의 문헌과 관련논문을 참고하고 실제 임상에서 辨證할 때 나타나는 환자들의 특징을 기초로, 일반인들이 이해하기 쉬운 용어와 표현을 사용하여 24개의 문항을 선정하였다. 이후 델파이 기법을 적용하여 임상한의사에게 연구의 목적과 방법을 설명하고, 2회에 걸쳐 설문문항의 중요도를 리커드 7점 척도로 평가하게 하고 그 결과를 바탕으로 문항을 개발하였다.

표 14. Delphi 방법에 의한 평위산증 설문문항의 중요도

설문문항	중요도 평균
명치끝을 눌렀을 때 아프십니까?	6.18*
식사 후에 배가 더부룩하십니까?	6.07
평소 식탐이 있습니까?	4.82
눕고만 싶고, 만사가 귀찮습니까?	5.34
소변을 자주 보십니까?	4.75
몸이 잘 붓습니까?	5.39
팔다리에 관절통이 있습니까?	4.88
자주 체하지는 않습니까?	6.09
다른 지역에 가서 물갈이하면 복통, 설사를 하십니까?	5.02
특정음식에 두드러기가 난적이 있습니까?	5.43
술마신 후 배가 더부룩하거나 설사를 하십니까?	4.84
식사후 바로 배가 아프십니까?	5.52
식사후 바로 대변을 보십니까?	5.05
트림을 자주 하십니까?	5.18
평소 대변이 묽은 편에 속합니까?	4.68
체중이 점점 늘어납니까?	4.71
식사후에 피곤이 더 심해지십니까?	5.00
속이 메슥거려 구역감이 있습니까?	4.79
신물이 올라오십니까?	4.79
(부인의 경우)냉대하가 있습니까?	4.84

*: 리커트 7점 척도 평균값.

❙참고문헌❙

1. 강순수. 한의학에서의 어혈(瘀血)에 대한 개념. 대한한의학회지. 1984;5(1):138-140.
2. 강재훈. 보중익기탕이 면역세포 배양에 미치는 영향-전탕액과 약침액 비교를 중심으로-. 경희대학교 한의과대학 대학원. 1999년.
3. 고병희, 송일병. 사상체질변증 방법론연구. 대한한의학회지. 1987;8(1):146-160.
4. 김구영, 병인론. 도서출판 선, 2001.
5. 金東圭. 痰飮에 관한 文獻的 考察. 동서의학. 1986(11-3):50-61.
6. 김동훈, 양동훈, 김은정, 남동우, 박연철, 박영재, 이상철, 박영배. 神門穴 刺戟과 寒熱性向의 交互作用이 心朴變移度에 미치는 影響. 대한침구학회지. 2006;23(1):25-38.
7. 김선호, 고병희, 송일병. 사상체질분류검사(QSCC)의 타당화 연구. 사상의학회지. 1993; 5(1):61-80.
8. 김숙경, 남동현, 박영배. 한열변증 설문지 개발을 위한 타당성 연구(Ⅰ). 대한한의진단학회지, 2002;6(2): 141-156.
9. 김숙경, 박영배. 한열변증설문지 개발. 대한한의진단학회지. 2003;7(1):64-75.
10. 김숙경, 임재중, 박영재, 박영배. 寒熱이 心機圖의 測定指標에 미치는 影響. 대한한의진단학회. 2004;8(2): 135-153.

11. 김영일, 강순수. 어혈에 관한 문헌적 고찰. 방제학회지. 1992; 3(1):39-51.
12. 김완희. 한의학에 있어서의 한열발생 기전에 관한 연구. 황제의학. 1978:8.
13. 김완희. 고혈압치료의 변증에 관한 연구. 대한한의학회지. 1982:3(2):3-15.
14. 김완희. 한의학적 한열발생기전. 대한한의진단학회지. 2000;4(1):19-31.
15. 김윤관. 平胃散과 平胃散 構成藥物의 組合이 摘出臟器, 抗瀉下作用 및 中樞神經系에 미치는 影響, 慶熙大學校 大學院, 1999.
16. 김정범, 도인승기탕 및 그 구성 단미제가 瘀血병태에 미치는 영향, 97국제瘀血심포지움논문집, 1997:75-104.
17. 김태엽. 보중익기탕의 항스트레스 효과에 대한 실험적 연구. 경희대학교 한의과대학 대학원. 1990.
18. 문준전, 안규석, 최승훈. 동의병리학. 고문사. 1990.
19. 박상현. 平胃散과 그 構成藥物 組合이 胃腸管, 肝損傷 및 血壓에 미치는 影響. 慶熙大學校 大學院. 2000.
20. 박영배, 김태희. 변증진단학. 성보사. 1995.
21. 박영재, 박영배. 통계기법을 활용한 변증 정량화연구. 대한한의진단학회지, 2001;5(2): 306-330.
22. 박영재, 남동현, 박영배. 변증과 자율신경기능의 상관성 연구-피부저항변이도 및 한증, 열증, 허증을 중심으로-. 대한한의진단학회지. 2002;6(1):123-134.
23. 박재성, 양동훈, 김민용, 이상철, 박영재. 痰飮辨證 說問 開發. 대한한의진단학회지, 2006;10(1):64-77.
24. 박찬국. 병인병기학. 전통의학연구소. 1992:169-174.
25. 배경미, 조혜숙, 김규곤, 강창완, 이인선. 한방부인과 변증진단 설문지에 대한 평가와 연구. 대한한방부인과학회지. 2002;15(4):111-127.
26. 배노수, 박영재, 오환섭, 박영배. 寒熱辨證說問紙開發 개발을 위한 寒熱 고찰. 대한한의진단학회지. 2004;9(1): 99-111;
27. 배노수, 양동훈, 박영재, 박영재, 이상철, 오환섭. 열변증설문지개발. 대한한의진단학회지. 2006;10(1):98-108.
28. 백태선, 박영재, 박영배 박재형, 임재중. 한열변증 설문지와 일반적 건강 검진 결과와의 상호 연관성에 관한 비교 연구. 대한한의진단학회. 2005;9(2):145-152.
29. 小川新. 國際瘀血證診斷基準試案. 제4,5회 瘀血종합과학연구회 논문집. 1988:106-116.
30. 孫一奎. 赤水玄珠全集. 인민위생출판사. 1986.
31. 신민규, 김완희. 체온조절과 심신기능의 상관성에 관한 연구. 동서의학. 1980:14.
32. 양기상. 한의진단명과 진단요건의 표준화연구(II). 한국한의학연구소, 1996;2(3):55-63.
33. 양동훈, 박영재, 박영배. 瘀血辨證說問開發을 위한 基礎研究. 대한한의진단학회지, 2005; 9(1):84-97.
34. 양동훈, 박영재, 박영배, 이상철. 瘀血辨證說問紙 開發. 대한한의진단학회지, 2006;10(1):141-152.
35. 양윤준, 홍명호, Delphi방법을 이용한 일차의료 고혈압 진료지침 개발 및 적용, 한국의료QA학회지. 1995;2(1):64-84.
36. 염태환. 한방처방해설. 행림출판사. 1967:189.
37. 오수진, 박영재, 박영배. 양도락 패턴별 음양, 한열 특성에 관한 연구. 대한한의진단학회지. 2004;8(1):86-108.
38. 윤길영. 동의임상방제학. 명보출판사. 1985:303-307.
39. 이고 외. 동원십종의서. 대성출판사. 1983.
40. 이봉교, 박영배, 김태희. 한방진단학. 성보사. 1988.
41. 이상목. 보중익기탕의 효능에 관한 실험적 연구. 경희대학교 한의과대학 대학원. 1987.
42. 이상범, 최경미, 박영배. 설문에 의한 음향성향이 지첨용적맥파에 미치는 영향. 대한한의진단학회지. 2003; 7(1): 90-102.
43. 이상범, 최경미, 박영배. 8體質의 臨床的 特徵에 대한 研究. 대한한의진단학회지 2002;6(2):165-192.
44. 이상인, 김동걸, 김영판, 노승현, 박선동, 이영종, 주영승. 방제학. 영림사. 1990
45. 이선령, 김진성, 김소연, 허원영, 엄국현, 김현경, 이준석, 윤상협, 류봉하. 구취의 한열변증 분석: 구취는 위열증으로 발생하는가?. 대한한방내과학회지. 2006;27(2):500-509.
46. 이원철 역. 國譯醫學深悟. 서원당. 1994.
47. 이의주, 고병희, 송일병. 사상변증내용 설문조사지(Ⅰ)의 타당화 연구. 사상의학회지. 1995; 7(2):89-100.
48. 인창식, 박히준, 서병관, 박영배, 고형균. 조습□설문개발을 위한 연구Ⅰ. 대한한의진단학회지, 2004;8(1): 206-214.
49. 임준규, 안규석, 문준전. 어혈(瘀血)의 병리에 관한 문헌적 고찰. 동서의학. 1980;5(1): 43-48.
50. 張介賓. 景岳全書. 대성출판사. 1993.
51. 전국한의과대학병리학교실 編. 한방병리학. 일중사. 2001.
52. 전국한의과대학 비계내과학교수공저. 비계내과학. 그린문화사. 1994

53. 전병훈 외. 어혈의 개념에 관한 동의학적 고찰. 병리학회지. 1989;4(1):93-102.
54. 程國彭. 醫學心悟. 일중사. 1994.
55. 정동욱. 보중익기탕과 그 가감방이 항알레르기 및 항균작용에 미치는 영향. 경희대학교 한의과대학 대학원. 1991.
56. 程紹恩 外12人. 中醫診斷學. 인민위생출판사. 1987.
57. 조기호, 김영석, 배형섭. 어혈(瘀血)의 개념 및 원인에 관한 문헌적 고찰. 한방내과학회지. 1988; 9(1):25-35.
58. 진승희, 최경미, 박영배. 여성 비만의 유발유형 분류방법 연구. 대한한의학회지. 2003;24(1):122-132.
59. 陳言. 三因極一病證方論. 人民衛生出版社. 1957.
60. 최경주, 최양식, 차재훈, 황민우, 이수경, 고병희, 송일병. 改定된 四象體質分類檢査紙II의 信賴度와 妥當度에 대한 研究. 사상체질의학회지. 2006;18(1):62-74
61. 최선미, 양기상. 한의진단명과 진단요건의 표준화 연구. 한국한의학연구소. 1995;1(1): 101-125.
62. 최승훈. 황제내경에서의 어혈의 인식에 대한 이론적 연구. 병리학회지. 1988 3(1):12-17.
63. 한경숙, 박영배. 증후연구 동향분석. 대한한의진단학회지. 2003;7(1):55-63.
64. 한경숙, 김태희, 박영배. 증후연구 동향분석(II). 대한한의진단학회지. 2003;7(2):55-66.
65. 한경숙, 신상훈, 김태희, 박영배. 증후연구에 관한 문헌적 분석. 대한한의진단학회지. 2004; 8(2): 57-79.
66. 한국한의학연구소 기초이론연구실. 한의진단명과 진단요건의 표준화 연구(I). 한국한의학연구소. 1995:73-80.
67. 허준. 東醫寶鑑. 남산당. 1991.
68. 황도연. 방약합편. 남산당 1985.
69. 황도연. 의종손익. 의학사. 1976.
70. 홍원식. 한의학대사전. 한의학고전연구소. 1989.
71. Danielle Cabral, Jeffery N. Katz, Michael E. Weinbatt, Gladye Ting, Jerry Avorn, Daniel H. Solomon. Development and Assessment of Indicators of Rheumatoid Arthritis Severity:Results of a Delphi Panel. Arthritis & Rheumatism. 2005; 53(1): 61-66.
72. Fick DM, Cooper JW, Wade WE, Waller JL, Maclean JR, Beers MH. Updating the Beers criteria for potentially inappropriate medication use in older adults: results of a US consensus panel of experts. Arch Intern Med. 2003; 163: 2716-24.
73. Gibson JM. Using the Delphi technique to identify the content and context of nurse's continuing professional development needs. J Clin Nurs. 1998;7:451-9.
74. Hasson F., Keeney S., McKenna H., Research guidelines for the Delphi survey technique. journal of Advanced Nursing. 2000;32(4):1008-1015.

맥파

Pulse wave

요약

맥파는 대동맥이 확장되면서 생성된 일종의 파동이다. 맥파는 시간에 따른 동맥의 압력 변화, 용적의 변화를 검출하는 센서를 통해 기록된다. 압력의 변화를 기록한 맥파를 압맥파, 용적의 변화를 기록한 맥파를 용적맥파라고 한다. 압맥파 및 용적맥파는 동맥 경화가 진행될 경우 파형이 변화한다고 알려져 있다. 특히 심혈관계 질환에 있어서 중요한 선행지표로 인식되고 있다. 그동안 한의학적 이론에 입각한 脈象과 맥파 지표간 일정한 상관성이 있다는 여러 연구결과가 보고되었다. 특히 기존 맥파의 개념에서 전통적인 맥상을 이해하기 위해 가압조건이 주어질 경우에는 맥상파라 한다. 맥진검사는 순환기능, 승강기능, 활력기능, 한열기능 평가 등에 활용된다.

1. 개요

맥파(pulse wave)는 좌심실로부터 혈액이 대동맥으로 구출(ejection)됨과 동시에 대동맥이 확장되면서 생성된 위치에너지가 운동에너지로 상호전환되면서 혈관벽을 따라 말초로 이동하는 일종의 파동을 의미한다. 위치에너지와 운동에너지의 상호전환을 흔히 windkessel 모델로 설명한다〈그림 1〉.

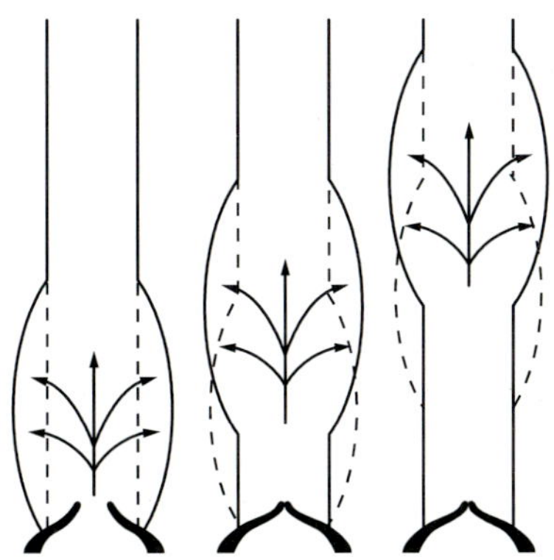

그림 1. Windkessel 기능과 맥파의 전도 기전

맥파의 흐름은 일종의 파동 형태이며 또한 이동하기 때문에 속도를 갖게 된다. 이를 맥파전달속도(pulse wave velocity)라 한다. 맥파전달속도는 혈류속도보다 훨씬 빠르다. 동일한 시각에 좌심실로부터 구출된 혈액과 대동맥벽에서 생성된 맥파의 속도를 비교해보면, 혈액이 대동맥궁을 지날 때, 동시에 출발한 맥파는 이미 말초동맥에까지 도달한다. 그러므로 혈액의 흐름과 맥파의 흐름은 어느 정도 독립적이다. 맥파가 대동맥판에서 손가락 끝까지 전달되는데 약 0.16초 정도 소요되며, 심박출혈액의 말초도달시간은 약 1~2초 정도 소요되므로, 혈류속도는 맥파전달속도에 비해 약 10배 정도 느리다.

맥파는 검출방법에 따라 압맥파(pressure wave)와 광용적맥파(PPG; photoplethysmograph)로, 측정 부위에 따라 단일부위와 다중부위로, 센서의 수에 따라 단일센서와 다체널센서로 대별된다. 이 외에도 분석방법에 따른 분류로서, 기존 압맥파, 혹은 용적맥파를 일차미분함으로써 얻어지는 속도맥파, 이차 미분함으로써 얻어지는 가속도맥파를 들 수 있다. 압맥파는 동맥이 박동하는 피부 윗부분에 센서를 부착한 후, 센서가 동맥을 일정한 압력으로 압박하면 시간에 따른 동맥의 압력변화가 센서를 통해 기록되는 신호이다. 초기 압맥파 연구에서는 sphygmograph를 사용했는데, sphygmograph는 이후 혈압측정기구로 발전하게 된다. 최근에는 압맥파를 측정하기 위해 주로 applanation tonometer를 사용한다. 광용적맥파는 광센서를 통해서 피부 근처에 분포하는 모세혈관들의 시간에 따른 혈액 용적변화를 기록한다. 초기 맥파연구가 압맥파 중심이었던데 비해 최근에는 용적맥파 검출방법의 용이성때문에 용적맥파 위주의 맥파연구가 진행되고 있는 추세이다.

맥파연구의 역사를 살펴보면, 1860년대 Etienne-Jules Marey가 요골동맥파형을 기록할 수 있는 장비를 개발했다. 그 후 10년이 지나 1870년대에 Frederick Mahomed는 고혈압에 수반되는 증상들에 대한 연구에 맥파기기를 사용했다. 그는 정상인의 요골동맥 파형을 제시했으며, 요골동맥파형이 경동맥파형과 차이가 있음을 밝혀냈다. 또한 맥파가 연령증가에 따라 퇴화(arterial degeneration)한다고 했다. Mahomed가 개발한 sphygmogram이나 그 후 개발된 Dudgeon sphygmogram은 여러 사람들의 주목을 받았으나 artifact가 수반된다는 한계를 지니고 있었다. 현재 사용되고 있는 tonometer system은 piezo-electric 방식으로서 초기 방식에 비해 정확하며 신뢰도가 높고 사용하기 편리하다.

광용적맥파(PPG; photoplethysmography)는 1936년 Molitor와 Hanzlik에 의해 각각 독립적으로, 혈액의 용적변화를 측정할 수 있는 장비로서 개발되었다. 1937년 Alrick Hertzman은 피검자에게 Valsalva 검사, 운동, 한랭노출을 시행하면서 피검자 손가락끝에서 혈액용적변화를 측정했다. 그후 Hertzman은 용적맥파 성분중 AC성분과 DC성분을 분리하여 각각 기록하는데 성공했다. 당시 그가 사용한 광원은 torch bulb였는데 국소가열, 산소포화도에 따른 오차 및 지나치게 넓은 측정 범위 등의 문제를 지니고 있었다. 이에 비해 최근에 개발된 광용적맥파 시스템은 광원으로서 LED(light emitting diodes)를 사용하여 발열의 문제를 최소화하였다.

일차미분맥파에 대한 연구는 1970년대 초반부터 이봉교박사에 의해 진행되었다. 그는 최초로 한의학적 이론과 연계된 일차미분맥파의 임상적 의의에 관한 연구결과를 발표하였다. 1972년 Ozawa는 지첨용적맥파의 변곡점을 용이하게 인식하기 한 방법으로서 가속도 맥파를 소개하였다. 6년 후 그는 가속도맥파가 연령증가에 따라 일정한 패턴으로 변화함을 관찰하고 가속도맥파를 생물학적 혈관 연령을 추정하는 지표로 활용될 수 있음을 제시하였다. 1988년 Sano 등은 819명을 대상으로 가속도 맥파 측정지표들의 정량화 연구에서 연령증가에 따른 측정지표들의 변화패턴에 일정한 방향성이 있음을 보고하였다.

2. 맥파측정 원리

1) 압맥파(Pulse pressure wave)

압맥파를 측정하는 방법은 크게 침습적(invasive) 방법과 비침습적 방법이 있다. 침습적 방법은 전기압력계(electro manometer)를 혈관내에 삽입한 후 압력의 변화를 기록한다. 비침습적 방법은 동맥이 박동하는 부위의 피부표면에 센서를 부착한 후 일정한 압력을 유지하면서 압력 변화를 기록한다. 센서가 동맥외벽-정확하게는 동맥과 최단거리에 위치한 피부표면-을 일정한 압력으로 압박하기 위한 장치로 공기 cuff, 일정 무게의 추, 혹은 컴퓨터로 제어되는 압력계가 사용되기도 한다. 최근에는 안압을 측정하기 위해 상용화된 applanation tonometer를 요골동맥에 접촉하여 압맥을 측정한 여러 임상연구결과가 보고되었다.

2) PPG(광용적맥파)

빛과 생체조직간 상호작용은 복잡한데, 여기에는 산란(scattering), 흡수(absorption), 반사(reflection), 전도(transmission), 형광(fluorescence) 현상이 포함된다. 광용적맥파 시스템구조는 상당히 단순하다. 즉, 광원(light source), 광원을 다시 받아들이는 수광기(photodetector), 받아들인 빛을 전기적 신호로 변환한 후 필터링하고, 다시 증폭하는 시스템으로 구성된다. 피부에 방사하는 광원의 파장에 대한 연구가 그동안 진행되었다. 그 결과 체내 water 성분에는 흡수되면서 혈액성분은 쉽게 통과할 수 있는 광원의 파장영역이 적색 가시광선 및 근적외선 영역대임이 밝혀졌다. 또한 산화헤모글로빈(HbO_2)과 헤모글로빈(Hb)의 빛에 대한 흡수율이 다르다고 알려져 있는데, 근적외선 영역은 이 둘의 흡수율 차이가 미미하다고 밝혀졌다. 또한 광원의 강도에 따라 피부로부터 체내에 침투되는 깊이가 다르므로 광원의 강도 역시 참조해야 한다.

광원의 선택은 중요하다. LEDs는 전기에너지를 빛에너지로 전환시키는 장치이며 좁은 single bandwidth(50nm)를 가지고 있다. LEDs는 크기가 작고 매우 긴 작동시간(>105h)을 가지고 있다. 또한 비교적 심한 온도 변화에서도 peak-emitted wavelength가 작으며, 기계적으로 안정적이다. 수광기(photodetector) 역시 중요하다. 수광기는 빛에너지를 전기에너지로 전환하는 장치이며, 근적외선 장치가 자연광필터에 싸여있다. 수광기는 다시 증폭기와 필터링 회로장치를 포함하는 low noise장치와 연결되어 있다.

광용적맥파는 작동방식에 있어서 두 종류로 분류된다. 즉, 전도형(transmission)과 반사형(reflection)이 그것이다. 전도형은 측정하려고 하는 생체조직-예를 들어 손가락 끝-이 광원과 수광부 사이에 놓이게 된다. 반면 반사형은 광원과 수광부가 서로 나란히 부착되어 있으며, 일단 광원에서 생체조직으로 빛을 방사한 후 반사된 빛을 수광부가 동일한 방향에서 받아들이게 된다. 전도형은 생체조직을 통과해야 하므로 반사형에 비해 측정부위의 제한이 상대적으로 크다. 즉, 손가락 부위와 같이 조직의 두께가 얇은 부위에 한정되어 응용된다. 그러므로 최근 광용적맥파 작동방식은 반사형이 주류를 이루고 있다.

광용적맥파 파형으로부터 일정한 GTF(general transfer function) 과정을 통하여 압맥파 파형을 유추할 수 있다. 최근 연구에 의하면 이러한 과정을 통하여 유추된 압맥파형과 실지로 측정한 압맥파형을 비교한 결과 거의 동일한 결과를 얻었다는 보고가 있었다.

3. 맥파의 일반적 특징

1) 부위별 맥파 파형의 차이

초기 광용적맥파연구는 단일부위(single site)에서 진행되었다. 단일부위로 많이 응용된 부위는 귀, 손가락, 발가락이었는데, 이러한 부위가 비교적 용적맥파를 검출하기 용이했기 때문이다. 그 후 2부위, 3부위, 6부위로부터 광용적맥파를 동시에 검출하는 임상연구가 진행되었다. Allen 등은 좌우 귓불, 검지손가락, 엄지발가락 등 6부위로부터 동시에 광용적맥파를 검출했다. 그 결과 좌우 맥파 파형의 차이가 임상적 의의가 있다고 보고했다.

정상인의 각 부위별 맥파파형을 비교했을 때 부위에 따라 맥파 파형의 차이가 있다. 경동맥에서 상완동맥, 요골동맥으로 이행할수록 맥파파형은 더 첨예화된다. 그러나 수지, 족지에서 측정된 맥파는 요골동맥 맥파에서의 첨예성이 소실되어 뭉툭해진다. 임상에서는 대동맥궁(aortic arch)에서의 혈관특성을 맥파자료를 통하여 살피는 것이 중요하다. 그런데 대동맥궁 부위의 맥파정보를 검출하기가 쉽지 않다. 최근 연구에 의하면 일정한 GTF(general transfer function)를 통하여 말초부위의 압맥파 정보로부터 대동맥궁 부위의 압맥파 정보를 매우 높은 정확도(>90%)로 유추할 수 있다는 연구보고가 있었다.

2) 맥파검출방법의 신뢰성연구

다양한 요인들이 맥파검출의 반복성(reporducibility)에 영향을 미친다. 여기에는 검출센서가 피부에 부착되는 압력, 맥파 증폭기의 주파수 영역대(bandwidth), movement artifact의 최소화, 피검자의 자세, 정신적, 육체적 이완, 호흡, 검사실 온도, 순응(acclimatization) 등이 포함된다. Jago 등은 맥파검출의 반복성, 재현성을 연구했다. 그 결과 단일부위보다 양측 부위를 측정하는 것이 보다 반복성이 우수하다고 보고했다. 이 이유에 대해서 맥박수, 호흡 및 혈압이 우리 인체의 좌우 부위의 영향을 모두 받기 때문이라고 했다. Allen 등은 최소 60회 심박수 동안의 맥파 정보를 평균하는 방법이 신뢰도를 높이는 방법이라고 보고했다.

압맥파 측정은 특히 동맥 박동부위의 정확한 접촉 및 일정압력을 유지함에 있어서 검사자의 숙련도가 신뢰성 확보의 관건이 된다. Parker 등은 요골동맥, 경동맥 압맥파를 측정함에 있어서 검사자내 신뢰성 및 검사자간 신뢰성에 대한 수치를 변이계수로 제시했다.

3) 부하(stress test)에 따른 맥파의 특성

부하, 혹은 부하시험은 일정량의 스트레스를 인체에 가한 후 스트레스 전후의 평가지표 변화를 분석하는 방법이다. 맥파 역시 하나의 평가지표이며, 다양한 부하방법을 통해 부하 전후의 맥파 변화를 살펴볼 수 있다. 특히, 맥파를 검출할 때 검사자가 의도하지 않았음에도 피검자에게 특수한 부하가 가해질 수 있으므로 부하시험에 활용되는 부하의 종류는 맥파검사의 재현성을 높이기 위해, 검사시 배제시키는 방법도 역으로 생각할 수 있다.

上肢를 심장 높이보다 더 높이 올리면 원래 맥파보다 파고가 증대되며, 반대로 상지를 아래로 내리면 파고가 감소한다. Tilt test와 같은 체위 변환검사에서는 head-up tilt에서 파고의 증대가, head-down에서 파고의 감소가 나타난다. 운동 부하에 의해 파고는 증대한다. 심부전 상태에서는 파고 감소가 나타난다. 레이노드 현상을 나타내는 指尖에서는 냉수 부하(섭씨 4도, 1분 정도)시 맥파가 소실된다. 암산 부하, 주의 집중, 정신 긴장, REM 수면 등에서 파고가 감소하고 음주상태, non-REM 수면 등에서 파고증대가 나타난다.

4) 기타 요인에 따른 맥파의 특성

Janneke(2000) 등은 특정 맥파지표가 성별에 따른 차이가 있다고 보고했다. 혈관의 경화 정도를 나타내는 지표중 상완동맥부위 지표는 여성에 있어서 연령증가시 오히려 증가한다고 했다. Tamara(2001) 등은 남성보다 여성에 있어서 대동맥 경화정도가 더 증가한다고 보고했다. 또한 대동맥 경화지표가 난포자극호르몬 농도와 강한 상관관계가 있다고 보고했다.

Pantelis(2005) 등은 체질량지수(BMI)와 혈관경화 지표간 상관성을 연구했다. 그 결과 체질량지수가 높을수록 혈관경화정도도 증가한다고 보고했다. 그런데 내경동맥, 상완동맥의 경화정도와 BMI는 성별, 연령의 분포와 무관하게 일정한 상관관계를 나타냈으나, 대동맥의 경화정도와 BMI는 특히 중년여성군에서 일정한 상관관계가 나타나므로, 부위에 따른 연령, 성별 특성을 고려해야 한다고 했다. Gerd(2005) 등은 혈관경화지표가 일중변동을 하는지 연구했다. 그 결과 아침에 측정한 경화지표가 정오, 오후에 각각 측정한 값보다 유의하게 높았으며, 이는 교감신경활성도가 아침에 증가되어 있다는 기존 이론에 부합한다고 했다.

4. 맥파 분석 방법

초기 맥파 분석은 종이, 자기 테이프 등을 활용했으나 최근 컴퓨터 소프트웨어기술의 발달로 보다 정교한 맥파분석이 가능해졌다. MATLAB은 맥파분석에 적합한 디지털신호처리기술을 제공한다. 맥파는 환자나 탐촉자(probe)-조직간 움직임에 기인하는 artifact에 영향을 받는다. 이러한 artifact를 본래 신호로부터 분리해내는 기술은 컴퓨터 처리과정중 상당히 중요하다. 컴퓨터에 기반을 둔 필터링, 파형 추출, 파형 평균화과정(averaging)이 맥파분석에 도입되었는데 대표적인 예는 주파수 분석, 인공 신경망(artificial neural network), 기능 모델링(function modelling), 주성분 분석(PCA; principal component analysis), 비선형 및 카오스 이론(nonlinear and chaos theory), 교차상관(cross correlation) 등이 있다. 특히 맥파를 미분과정을 통해 분석하여 미분된 파형의 임상의의를 살피는 연구가 진행되었는데, 초기 이봉교 박사의 일차미분파형 연구, 최근의 이차미분파형 연구가 대표적이다.

1) 일차미분파(속도맥파)

Dawber 등이 절흔의 발달 정도를 중심으로 맥파를 4단계로 분류했으나 실제로 임상에서는 반사파에 의한 변곡점 위치를 정확히 파악하는데 한계가 있다. 특히 혈관유순도가 상당히 감소한 경우 맥파의 형태는 단순한 삼각형 형태를 나타내므로 혈관경화의 진행상태를 정량적으로 평가하기 어렵다. 이에 대한 하나의 제안은 기존의 맥파를 일차미분하는 것이다. 이는 시간에 따른 압력의 변화(압맥파)인 dp/dt, 혹은 시간에 따른 혈액용적의 변화(용적맥파)인 dv/dt를 의미하므로 일차미분파라 불린다. 일차미분파를 흔히 속도맥파라고도 하는데, 속도라는 의미는 원맥파를 일차미분하였음을 의미하는 것이며 맥파전달속도와 같이 실질적인 속도개념은 아니다.

속도맥파는 기존 맥진연구에서 변곡점 위치지정의 어려움을 보완할 수 있다〈그림 2〉. 원맥파에서 승각시간(upstroke time)인 S-P간 거리를 구함에 있어서 최정점인 P를 지정하기란 쉽지 않다. 특히 반사파가 좌심실 구출성분의 최정점과 중복될 경우 최정점 P는 둥근 원형을 나타내는 경우가 있다. 이때 원 맥파를 일차미분하면 승각시간을 비교적 쉽게 산출할 수 있다. 즉, 속도맥파에서 S-P_O간 거리가 승각시간이 된다. 이때 P_O는 기선(baseline)과 교차하는, 즉 높이가 0이 되는 지점이다.

2) 이차미분파(가속도맥파)

속도맥파가 기존의 맥파를 일차미분하여 검출되는 데 비해, 가속도맥파는 기존의 맥파를 이차미분하여 검출된다. 일차미분파와 마찬가지로 가속도의 의미는 원맥파를 이차미분하였음을 의미하는 것이며 물리량으로서의 가속도개념은 아니다. 원맥파(여기에서는 압맥파를 사용했다), 일차미분파, 이차미분파간 차이를 〈그림 2〉에 나타냈다.

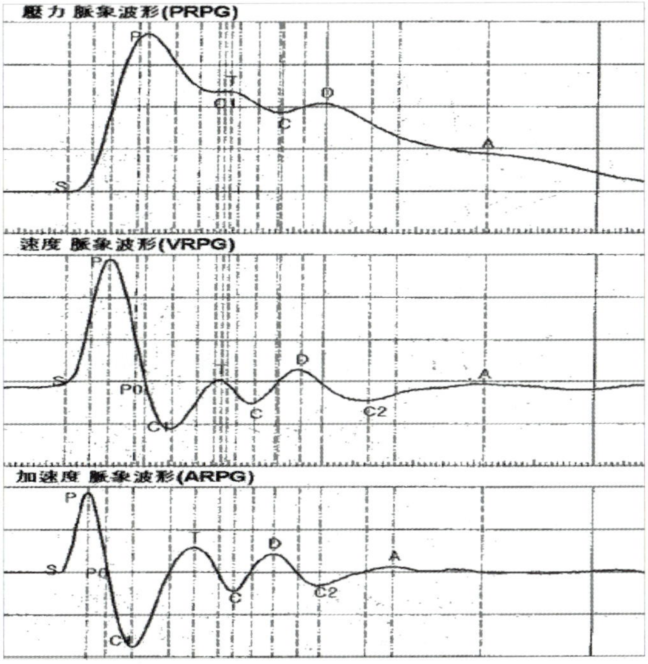

그림 2. 위에서부터 차례로 원맥파(여기에서는 압맥파를 활용했다), 속도맥파, 가속도맥파이다. 각 맥파 그림에서 동일한 용어가 사용된 지표 부위가 시간적으로 일치하지 않음에 주의하라. 예를 들어 충격파 정점인 P점은 속도맥파에서 원맥파보다 先行하며, 가속도맥파에서의 P점은 속도맥파의 P점보다 先行한다.

5. 맥파의 지표

1) 맥파 검출과정

용적맥파는 AC성분과 DC성분을 포함하고 있다. AC성분은 기본적인 파형을 분석하거나 주파수를 분석하기 위해 검출되며 통상 1Hz내외이다. DC성분은 호흡이나 혈관운동성, 혈관수축 등과 연관하여 변화하는 성분이다. 적절한 필터링과 증폭을 통해 AC, DC 성분을 용적맥파에서 추출할 수 있다〈그림 3〉.

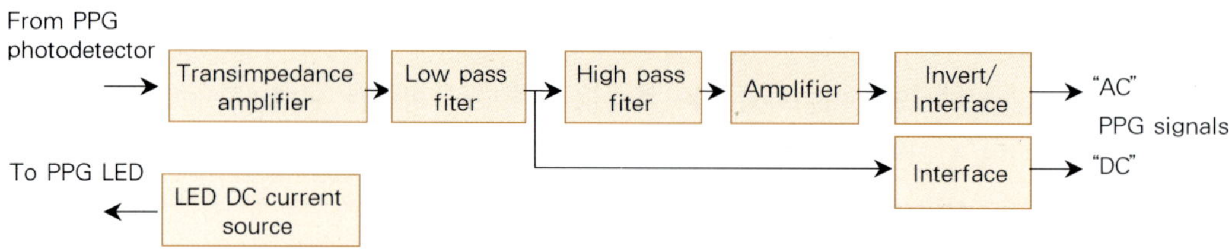

그림 3. 맥파 검출과정

2) 기본 맥파파형 및 생성기전

〈그림 4〉에서 X축은 시간축이며 Y축은 압맥파의 경우 맥압을, 용적맥파의 경우 혈액용적을 나타낸다. 우측 그림에서와 같이 동일한 부위-여기에서는 요골동맥을 예로 들면- 압맥파형과 용적맥파형이 일치하지 않음을 알 수 있다.

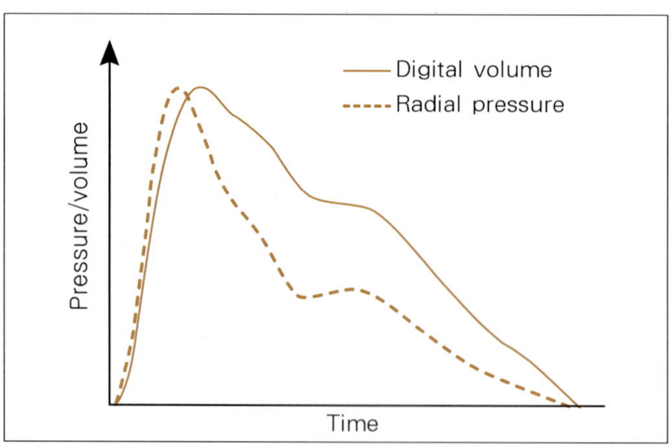

그림 4. 압맥파와 용적맥파의 관계

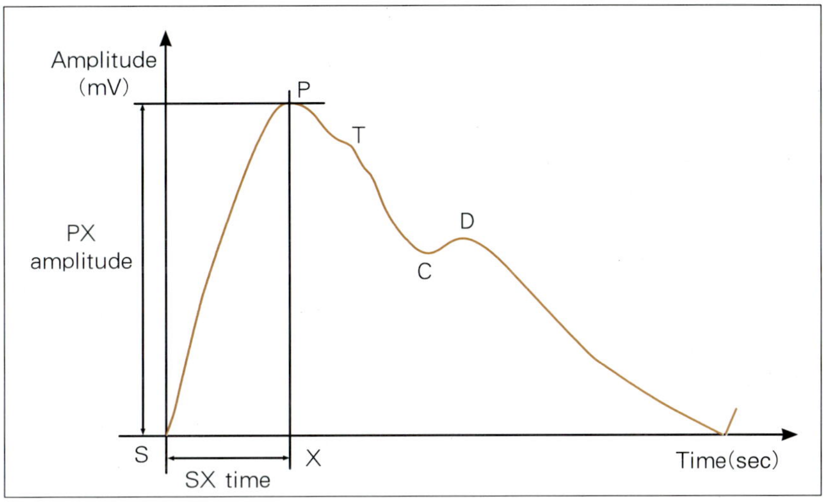

그림 5. 기본 맥파파형

기본 맥파파형을 〈그림 5〉에 圖示하였다. 좌심실이 수축하면서 좌심실내압이 상승하면 대동맥판이 개방된다. 대동맥판이 개방되면서 좌심실의 혈액이 대동맥궁으로 구출(ejection)된다. 이 시점이 S점이다. 그 후 좌심실로부터 대동맥궁으로 혈액이 빠른 속도로 유입된다. 이 때 혈관내 압력과 혈관용적이 최대에 이른다. 이 시기가 P지점이다. 그 후 혈액의 구출량은 감소함으로써 압력과 용적 역시 감소하는데, 어느 시점에 이르면 잠시 감소의 속도가 늦춰진다. 이 점이 T점이며 조랑파(tidal wave)라 한다. T점의 생성원인에 대해서는 이전에 생성되었던 맥파성분이 말초 분지에서 다시 반사되어 되돌아옴으로써 압력과 용적에 영향을 미친다고 생각되고 있다. 그 후 좌심실내압이 대동맥궁으로 혈액을 구출하기 위한 압력보다 충분히 낮아질 경우 대동맥판막이 폐쇄되면서 우심방이 수축하고 좌심실은 이완된다. 대동맥판이 폐쇄되는 지점이 C점이며, 절흔(incisura)이라 한다. 대동맥판이 폐쇄된 이후 동맥내 압력 및 용적이 근소하게 상승한다. 이 지점을 D점이라 하며 중복파(dicrotic wave)라 한다. 중복파 이후 다음 주기의 S점까지 좌심실은 이완하며 좌심방으로부터 혈액을 공급받는다. 이첨판이 폐쇄되면서 좌심실이 수축하고 일정한 압력 이상으로 상승하여 대동맥판이 개방되면 S점이 반복된다.

파고(amplitude)는 기선(baseline)에서부터 최대값까지의 높이이다. 압맥파에서는 압력이 최대가 되는 지점이며, 용적맥파에서는 혈액용적(blood volume)이 최대가 되는 지점이다. 동일부위에서 압맥파의 정점이 용적맥파의 정점보다 근소한 간격으로 선행한다고 알려져 있다. 앞서 기술한 바와 같이 용적맥파로부터 간단한 GTF를 적용하면 매우 높은 정확도로써 압맥파형을 유추할 수 있다. 심혈관계질환의 진행에 병행하여 혈관의 탄성이 감소하는 현상은 잘 알려져 있다. 이와 같이 혈관탄성이 감소되면 파형의 파고가 감소하여 기선과 정점간 구분이 모호해진다. 이를 감폭(減幅; damping)이라 한다. 감폭현상은 혈관의 탄성 감소뿐만 아니라 말초저항(peripheral resistance) 증가와도 연관이 있다고 알려져 있다.

3) 승각시간

맥파연구 초기인 1940대부터 이미 S점에서부터 최대 정점인 P점에 이르는 시간인 SX time에 대한 임상적 의의가 알려져 있었다. SX time을 일반적으로 upstroke time이라 칭하며, crest time이라고도 한다. 승각시간은 혈관상태나 심장의 수축력과 관련이 있다. 심부전, 대동맥판협착증, 대동맥의 동맥경화, 고혈압 등과 같이 혈관저항이 심수축력보다 상대적으로 증가하는 경우 승각시간은 연장된다. 승각시간은 심박동에 의해 영향을 받아서 서맥인 경우 연장되며, 빈맥인 경우 단축된다.

4) 조랑파와 증강지수(AI; augmentation index)

동맥계는 혈관직경에 따라 혈관 구성성분에 차이가 있다고 알려져 있다. 대동맥과 같이 굵은 혈관은 elastin과 collagen이 풍부하게 함유되어 있으며, 작은 직경의 동맥은 smooth muscle이 풍부하다. 굵은 혈관에 풍부하게 함유되어 있는 elastin은 낮은 압력에서도 혈관이 기계적 힘을 발휘하는 역할을 하며, collagen은 높은 압력에서 대부분의 힘을 저장한다. elastin성분에 의해 대동맥궁과 같은 굵은 동맥은 좌심실 이완기에도 비교적 일정한 속도로 혈액을 말초로 이동시키는 역할을 한다(windkessel 모델참조). 또한 좌심실 이완기에 대동맥에서 나타나는 elastic 반동현상(recoil)은 관상동맥 관류(perfusion)에 중요한 역할을 한다. 만일 혈관의 탄성에 이상이 발생하면 관상동맥질환의 위험이 증가한다.

유순도(compliance)는 단위 혈압변화에 따른 용적변화로 정의되며 동맥의 기능적 특성을 정량적으로 나타내는 개념중 하나이다. 유순도가 저하된다는 의미는 혈관이 경화(stiffness)된다는 의미이며, 연령의 증가나 심혈관계 질환이 진행할수록 유순도는 저하된다고 알려져 있다. 연령이 증가하면서 굵은 혈관내에 풍부하게 함유되어 있는 elastin은 감소하면서 collagen성분이 증가한다.

조랑파는 반사파(reflective wave)에 의해 생성된다. 그림에서 보는 바와 같이 반사파가 배제된 대동맥궁 부위의 원래 압맥파 파형(incident wave)은 파고정점이 날카롭지 않다. 두 번째 반사파 파형은 맥파가 동맥계 분지에서 반사되어 다시 되돌아온 성분이다. 원래의 압맥파 파형과 반사파 파형이 결합하여 실지로 검출되는 압맥파형이 형성된다(resultant wave).

정상인에 있어서는 좌심실 수축이 최대에 이르는 정점(first systolic peak) 이후에 조랑파(second systolic peak)가 생성되는 것이 일반적이다. 만일 유순도가 감소하여 혈관이 정상인에 비해 더 경화되면 반사파가 좌심실 수축이 최대(second systolic peak)에 이르는 시간인 upstroke time보다 선행하여 도달하게 된다(first systolic peak)〈그림 6〉. 증가지수(AI; augmentation index)는 반사파의 파고를 최고 정점으로 나눈 비이다〈그림 7〉. 이는 반사파에 의한 변곡점이 최대정점에 선행하여 나타나든지, 혹은 뒤에 나타나든지 동일하게 적용된다. 증가지수가 파고에 대한 개념인데 비해 반사파 도달시간(Rt)은 기시점에서부터 반사파가 나타나기까지 소요된 시간이다〈그림 8〉. 혈관 유순도가 감소하면 증가지수가 증가한다고 알려져 있다. 증가지수의 증가는 수축기 혈압을 상승시킴으로써 좌심실에 과도한 부담을 주게 된다. 증가지수는 심박수와 신장에 반비례한다고 알려져 있다. 반사파 도달시간은 유순도가 감소할수록 감소한다〈그림 9〉.

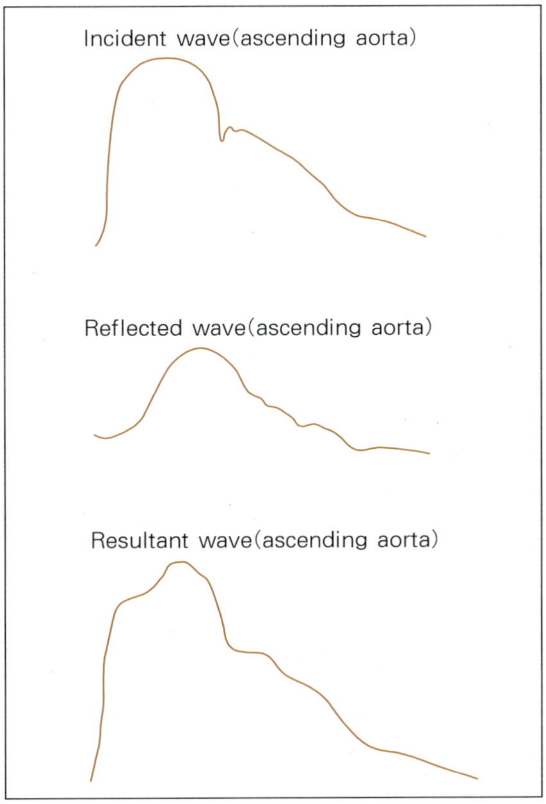

그림 6. **유순도 저하로 인한 반사파 도달시간의 단축**

유순도 저하가 심해질수록 반사파는 승각시간과 근접한다(incident wave). 유순도 저하가 더 진행되면 반사파 도달시간과 승각시간이 일치하여 서로 융합된다(reflected wave). 만일 유순도 저하가 이 상태에서 더 진행되면 반사파 도달시간이 오히려 승각시간보다 단축되어 맥파 파형에서도 반사파 도달이 선행하여 표현된다(resultant wave).

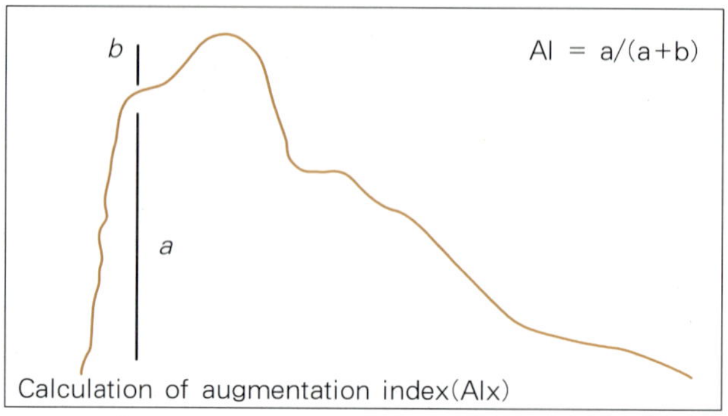

그림 7. 증가지수(AI)는 반사파의 파고(a)를 최고 정점(a+b)로 나눈비이다.

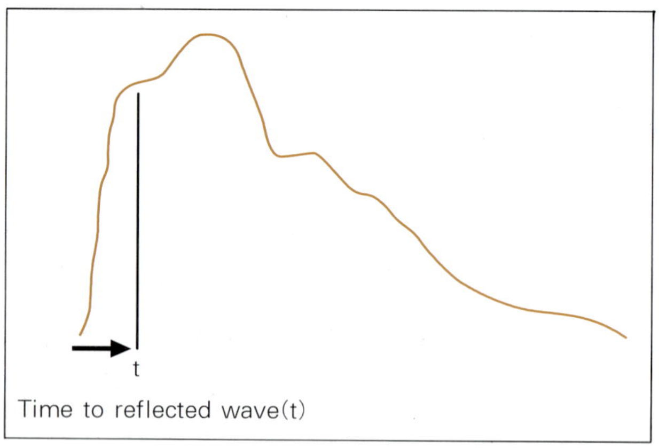

그림 8. 반사파 도달시간(Rt, 혹은 Δt)은 맥파기시부에서 반사파가 나타날 때까지의 시간으로 정의한다.

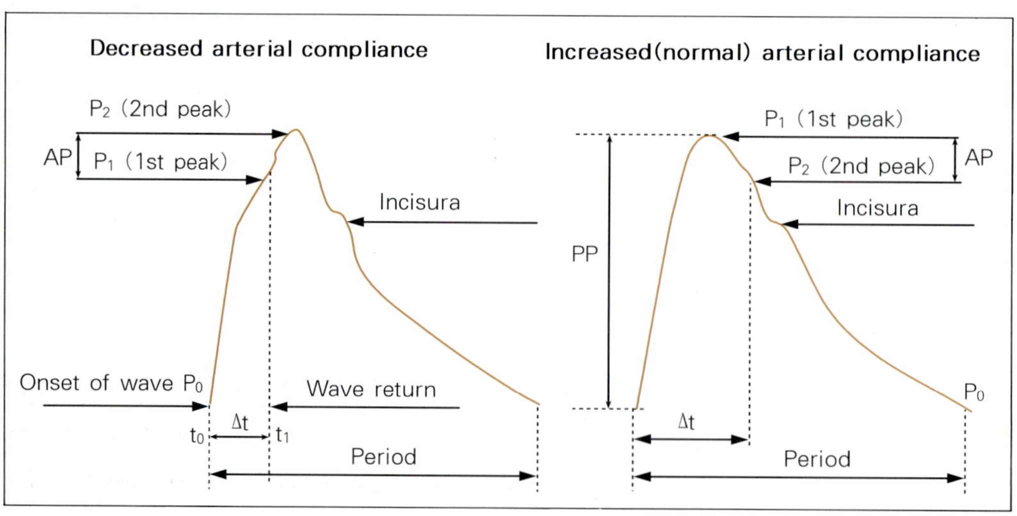

그림 9. 혈관유순도와 반사파도달시간(Δt)간 상관성

5) 절흔(Incisura or dicrotic notch)

절흔은 좌심실내압이 하강하여 대동맥판을 통해 구출되던 혈액의 흐름이 멎으면서 대동맥판이 폐쇄되는 시점이다. 기시점에서 절흔까지의 시간을 구혈기간(ejection time)이라고 한다. 절흔 높이에 대한 최대 systolic peak의 비(C/P ratio)를 절흔계수(coefficient of incisura)라 한다〈그림 10〉. 정상인의 경동맥 압맥파형에서 측정된 절흔계수는 약 0.67이다. 절흔계수는 말초혈관저항과 비례관계에 있다. 대동맥판 폐쇄부전증이나 대동맥판 역류(aortic regurgitation)에서는 좌심실내압이 하강하여도 대동맥판의 폐쇄가 완전히 이루어지지 않기 때문에 맥파상에서 절흔이 소실된다. 대동맥판 폐쇄에 이상이 있는 경우 이외에도 동맥경화증과 같이 혈관의 유순도가 심하게 저하된 경우에도 절흔이 소실될 수 있다. Dawber 등은 1,778명을 대상으로 용적맥파 파형을 분석하여 총 4단계의 class로 파형을 분류했다〈그림 11〉. Class 1에서 Class 4로 이행될수록 절흔이 감약되며, 혈관유순도가 저하된다.

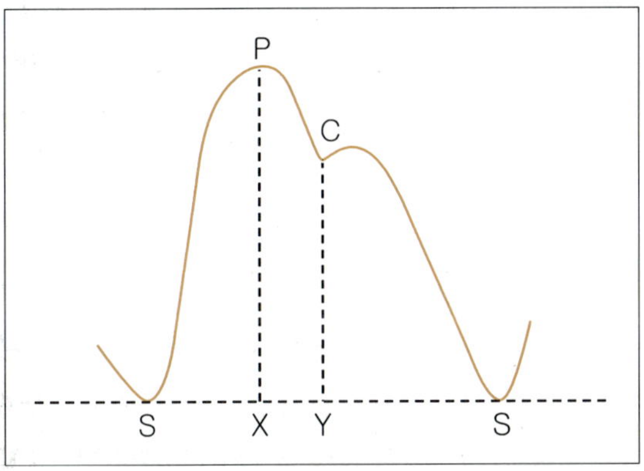

그림 10. 절흔계수는 맥파 최고 정점(PX)에 대한 절흔 높이(CY)의 비를 백분율로 표시한 값이다. 즉 절흔계수=(CY/PX)×100(%).

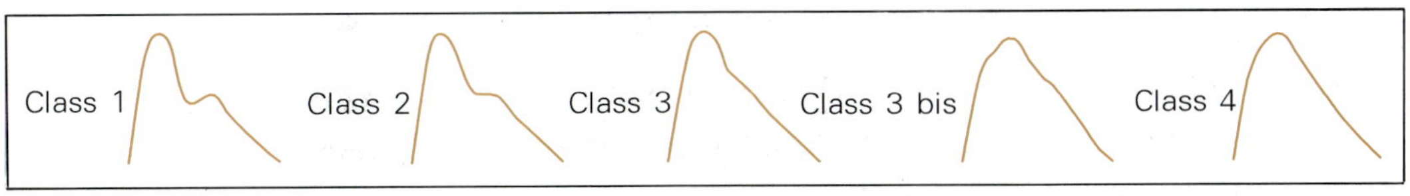

그림 11. Dawber 등에 의해 제시된 절흔의 변형에 따른 4종류의 맥파패턴
Class 1에서 Class 4로 진행할수록 절흔이 감약되며, 혈관유순도가 저하된다.

Class 1에서는 절흔이 명확하며, 절흔후 상승과 하강곡선-이는 중복파(dicrotic wave)이며 후술한다- 역시 명확하다. Class 2에서는 절흔의 발달이 미약하며 절흔후 편평한 성분이 나타난다. Class 3에서는 절흔이 거의 소실되지만 절흔후 변곡점이 잔존한다. Class 4에서는 절흔 및 절흔후 곡선 변화가 사라지고 일직선의 하강직선으로 나타난다. 이 연구에서는 연령의 증가 및 관상동맥질환시 Class 4의 발현빈도가 높았으며, 65~74세 남성 심근경색환자 중 Class 4의 맥파를 나타낸 환자가 Class 1의 맥파를 나타낸 환자에 비해 4배 많았다고 보고했다.

6) 중복파(Dicrotic wave)

중복파는 대동맥판이 폐쇄된 직후 대동맥 내압이 일시적으로 높은 값을 유지하면서 생성된다. 이렇게 내압이 높게 유지되는 이유는 windkessel 작용과 연관이 있다고 인식한다. 즉, 충분히 확장된 대동맥벽의 위치에너지가 운동에너지로 전환하면서 대동맥내의 혈액이 일시적으로 이미 폐쇄된 대동맥판막으로 힘을 작용하여 혈관이 진동하면서 중복파가 생성된다는 의견이 제시되고 있다. 다른 견해로서, 조랑파와 유사하게 동맥계 분지에서의 반사파가 중복파를 형성한다는 의견도 있다. 즉, 혈관의 유순도가 저하되면 반사파가 돌아오는 시간이 빠르므로 상대적으로 조랑파 성분이 증가한다. 이에 비해 유순도가 상승하면 반사파가 돌아오는 시간이 지연되므로 조랑파 성분은 감소하며 중복파 성분이 증가한다. 좌심실 수축기에 대동맥내의 비교적 높은 압력은 관상동맥 관류를 유지하는데 중요한 역할을 담당한다.

7) 가속도맥파의 측정지표

(1) 각 지표의 특징

원맥파를 2차 미분하면 그림과 같이 총 5개의 파형이 새롭게 형성된다〈그림 12〉. 5개의 파형을 좌측으로부터 순차적으로 a, b, c, d, e wave로 명명한다. 통상 a, c, e wave는 양의 방향으로 볼록한 굴곡을 형성하며, b, e wave는 음의 방향으로 볼록한 굴곡을 형성한다. 각 wave와 더불어 b/a, c/a, d/a, e/a ratio가 임상에서 활용된다. a wave와 b wave는 혈관이 left ventricle로부터 밀려나온 blood가 처음 반응할 때 early systolic component에 속한다. 이 단계에서는 대부분 반사파(reflected wave)가 생성되지 않기 때문에 b/a ratio는 혈관의 팽창성을 나타낸다. 고령자는 b wave가 상대적으로 협소하여 b/a ratio가 높게 나타나는데, 이는 고령자의 혈관 팽창성이 낮음을 의미 한다. d/a ratio는 말초로부터 반사된 wave의 강도로서, d/a ratio의 감소는 반사파의 증가를 나타낸다. 반사파의 증가 요인은 functional wall tonus와 wall stiffness로 인한 organic change이다. 이것은 d/a

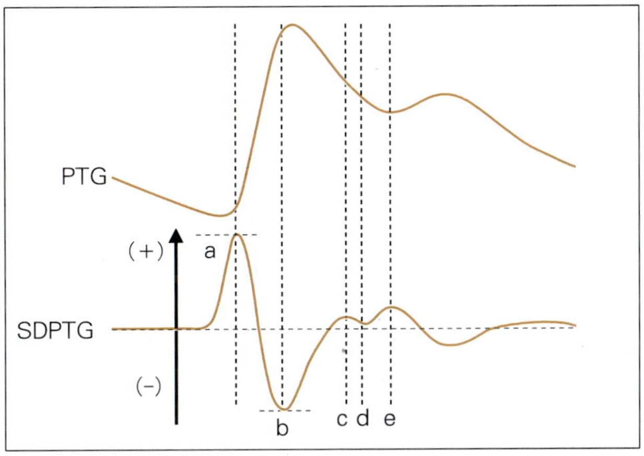

그림 12. Measurement of the waveform

The initial Positive wave (a), early negative wave (b), late upsloping wave (c), late downsloping wave (d), and diastolic positive wave (e) are shown. The shift from the baseline to the top of each wave is measured. Then the b/a ratio is defined as the ratio of the height of the b wave to that of the a wave.

ratio가 혈압의 증가와 혈관벽의 변질로 인해 저하됨을 의미한다. 가속도맥파의 aging index(AGI)는 (b-c-d-e)/a로 정의한다. 문헌에 따라 e/a를 제외한 (b-c-d)/a를 AGI로 정의하기도 한다. b/a ratio는 나이에 따라 증가하고, c/a , d/a , e/a ratio는 나이에 따라 감소하므로, 결국 AGI는 e/a의 삽입 여부에 관계없이 연령의 증가에 따라 증가한다. b/a 비율은 연령, 수축기혈압, 심박수, BMI, 성별과, d/a 비율은 성별, 평균동맥압, 심박수와, AGI는 수축기혈압, 심박수, BMI, 연령과 각각 독립적인 상관관계가 있다고 보고되었다.

(2) 영향인자

현재까지 가속도맥파에 영향을 주는 인자에는 나이, 성별, 신장, 몸무게, 수축기 혈압, 이완기 혈압, 평균동맥압, 심박수, 총콜레스테롤, HDL 콜레스테롤, 글리코헤모글로빈(HbA1c) 등이 있는 것으로 밝혀졌다. 각각의 인자들에 대한 가속도맥파의 영향을 간략하게 정리하면, 남성은 여성에 비해 AGI가 낮고, b/a ratio가 높다. 혈압은 d/a ratio, AGI와 양의 상관관계가 있고, b/a ratio와 음의 상관관계가 있다. 혈압이 상승하면 b/a ratio가 증가한다(즉, 혈관 팽창성의 감소를 의미). 이는 혈관노화가 가속화됨을 의미한다. 수축기혈압은 d/a ratio, AGI와 양의 상관관계에 있고, b/a ratio와 음의 상관관계에 있다. 총콜레스테롤은 d/a ratio, 가속도맥파 연령지수(AGI)와 양의 상관관계에 있고, b/a ratio와 음의 상관관계에 있다. 몸무게는 d/a ratio와 유의한 관계가 있다. 심박수는 b/a ratio와 양의 상관관계에 있고, d/a ratio, AGI와 음의 상관관계에 있다. 가속도맥파는 동맥뿐 만아니라 심박출량과 같은 좌심실의 기능에도 의존하기 때문에 심박수와 유의한 관계가 있다. $HbA1_C$는 d/a ratio와 양의 상관관계에 있다.

(3) 가속도 맥파의 파형 타입 분류

b/a 비율은 혈관벽의 신전도를, d/a 비율은 동맥반사파의 상태를 반영하며, 전자는 기질적 동맥경화, 후자가 기능적 혈관수축확장기능의 지표로 활용된다. 1985년 Sano 등에 의해 가속도맥파의 파형 타입이 분류되었다. 이러한 보고중 연령 증가에 따른 파형변화는 〈표 1〉과 같다. 전체 연령층에서 가속도맥파의 파형 정상영역은 A, B, C로 생각할 수 있다. 연령 증가에 따라 개인차가 커진다. 실제로 초고령자, 고령자 인구는 여성이 압도적으로 많으며 평균생존연령도 여성이 높다는 것은 주지하는 사실인데, 가속도맥파의 파형과 파고비 b/a비율을 살펴보면, 성인기에서는 여성 쪽이 비교적 고령인 경향이 있다. 그러나 고령화가 진행될수록 성별차는 70대에서 역전되어 남성이 보다 고령화 경향을 나타낸다〈그림 13〉.

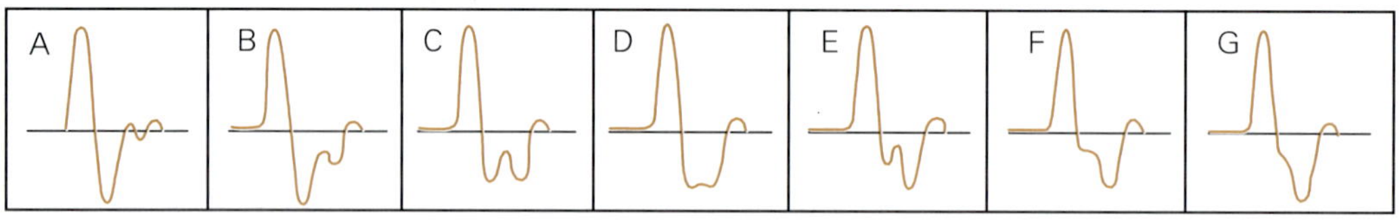

그림 13. classification of SDPTG type

표 1. Age-related differences on SDPTG type

연령대	가속도맥파 지표 특성
신생아	(after one's birth) F-E-D-C-B
영유아	(no information)
초등~중학생	A〉B〉〉C〉D
고등학생	A: male〈female, B: male〉female
대학생, 청년층	A: male〉female, B: male〈female
중년층	A〈B〈C
장년층	B〈C〈D〈E
노년층	C〈D〈E〈F〈G

8) 맥파도달시간(PAT; pulse arrival time), 맥파전달시간(PTT; pulse transit time) 및 맥파전달속도(PWV; pulse wave velocity)

맥파는 일정한 파동의 형태이므로 대동맥에서 생성된 맥파로 이동하기 위해서는 일정한 시간이 소요된다. 실시간으로 심전도(ECG)와 맥파신호를 검출할 경우, 어느 시점에서 심전도 신호가 생성된후 약간의 시간이 흐른 후 맥파가 검출되며, 이때 소요된 시간을 맥파도달시간이라 정의한다. 맥파전달시간은 동맥계 두 지점에서 맥파가 이동하는데 소요된 시간으로 정의한다. 그러므로 맥파도달시간은 맥파전달시간의 특수한 경우—즉, 두 지점중 한 지점이 맥파가 생성된 대동맥궁으로 고정-로 이해할 수 있다. 혹은 두가지 개념이 혼재되어 사용되기도 한다. 〈그림 14〉에서는 심전도 R wave와 맥파 기시점간 맥파전달시간을 PTTf로, 심전도 R wave와 맥파 정점간 맥파전달시간을 PTTp로 각각 표시했다.

맥파전달속도(PWV)는 동맥계 두 지점간 거리를 이동하는데 얼마만큼의 시간이 소요되었는지를 나타낸다. 속도(velocity)는 거리를 시간으로 나눈 물리량이므로 맥파전달속도는 동맥계의 두 지점이 길수록, 맥파전달시간이 단축될수록 증가한다.

맥파전달속도는 동맥의 유순도가 저하되어 경화가 진행될수록, 심박수가 증가할수록, 수축기 혈압이 상승할수록 증가한다고 알려져 있다. 그러므로 만일 맥파전달속도를 통해 동맥의 경화도를 유추하고자 할 경우 심박수와 수축기혈압으로 교정해야 한다. 대동맥의 맥파전달속도는 심혈관계의 발병률과 사망률을 예측하는 인자로 의미있다고 알려져 있다. 또한 대동맥

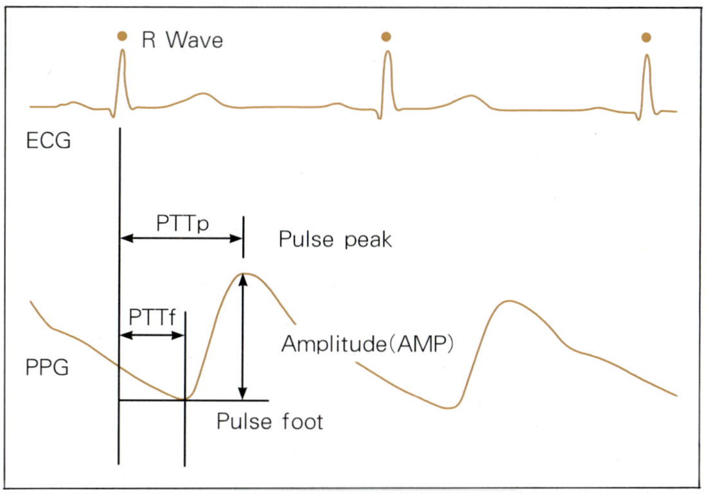

그림 14. 심전도와 용적맥파로부터 맥파전달시간 산출방법

의 맥파전달속도가 1m/sec 증가할수록 심혈관질환이 발병할 가능성이 39% 증가한다는 연구보고도 있다. 그런데 elastin이 풍부한 대동맥에 비해 smooth muscle이 풍부한 소동맥 부위의 맥파전달속도는 심혈관계 질환의 진행정도를 잘 반영하지 않는 것으로 알려져 있다. 그러므로 맥파전달속도를 측정할 경우 대동맥계에 국한하여 측정하는 것이 바람직하며, 최소한 대동맥계를 포함하여 측정하는 것이 권장된다.

맥파전달시간은 맥파전달속도와 일반적으로 반비례관계에 있다. 연령의 증가에 따라 맥파전달속도는 증가하며, 맥파전달시간은 감소한다고 알려져 있다. 그런데 아이들을 대상으로 맥파전달시간을 연구한 결과 연령증가에 따라 맥파전달시간이 증가한다는 연구보고가 있으며, 그 이유로서 청소년기에는 연령 증가에 따라 혈압과 성장으로 인한 측정되는 두 부위의 길이의 증가가 맥파전달시간 증가에 기여한다고 했다.

Yasmin(1999) 등은 혈관경화 평가에 있어서 AI와 PWV의 유사점과 차이점을 분석했다. 그 결과 AI와 PWV는 의미있는 양의 상관관계가 있었으며(r=0.29), 이들의 상관관계는 성별로 분석했을때 더 높아졌다. 또한 여성에게 있어서 AI가 남성보다 7배 높았다. 이런 차이는 AI와 신장간 음의 상관관계(r=-0.45)에 의해 부분적으로 설명될 수 있을 것이다. AI는 PWV보다 더 강하게 심박수와 혈압의 영향을 받는다고 했다.

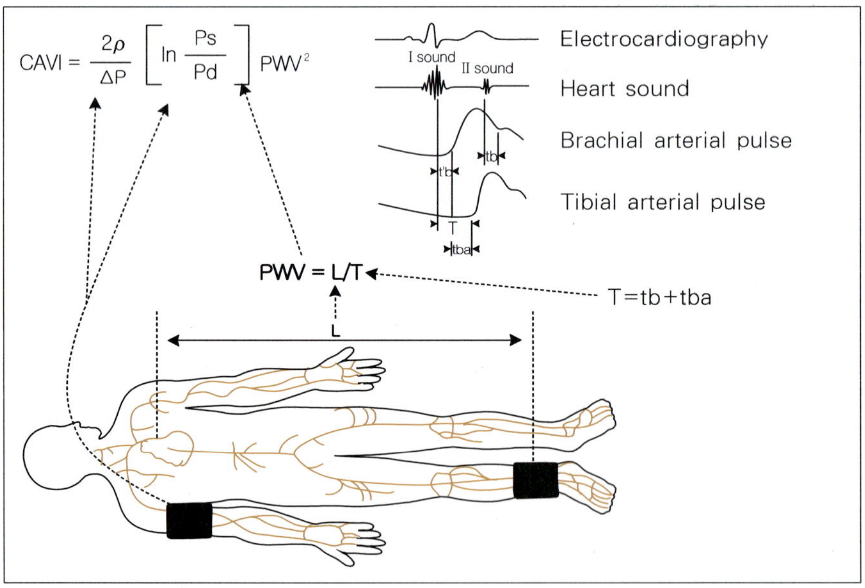

그림 15. 심장에서부터 경골까지 맥파가 도달한 속도 산출법은 다음과 같다. 먼저 대동맥판에서 발목까지의 거리를 구한다. T는 대동맥판이 개방된 이후, 즉 맥파가 생성된 이후 발목부위 경골동맥에 이른 시간이다. 이때 t'b는 대동맥판 개방음인 I 심음을 검출하기가 용이하지 않기 때문에 대동맥판 폐쇄시점의 II 심음과 상완동맥 절흔간 시간인 tb로 대체한다. 왜냐하면 t'b와 tb는 동일하기 때문이다. 그 후 tba, 즉 상완동맥 기시점과 경골동맥 기시점간 맥파전달시간을 산출한다. 그리하여 tba와 tb를 합하여 T를 구한다.

이봉교박사는 770명의 한국인을 대상으로 연령증가에 따른 맥파전달속도의 증가에 대한 회귀식을 산출했다. 즉 남성인 경우 Y=0.088X+4.285, 여성인 경우 Y=0.068X+5.226 (Y=맥파전달속도, X=연령)의 회귀식을 도출했다. 두 식을 X에 대해 정리하면 검출된 맥파전달속도로부터 자신의 실제 나이와 맥파전달속도로부터 유추된 혈관나이를 비교할 수 있다.

CAVI(cardio-ankle vascular index)는 PWV의 일종으로서, 수축기 및 이완기 혈압, 심전도, 심음도, 상완동맥 맥파, 경골동맥 맥파를 동시에 측정하여 대동맥에서 경골동맥에 이르는 동맥계의 경화도를 산출한다〈그림 15〉. CAVI 측정장비는 기존 PWV 측정장비에 비해 별도로 혈압을 측정하지 않아도 된다는 편의성이 있으므로 최근 활용예가 증가하고 있다. 다만, 기존 PWV에 비해 CAVI 지표는 elastin위주의 대동맥계뿐만 아니라, smooth muscle 위주의 동맥계-즉 고동맥에서 경골동맥까지-를 포함하고 있으므로 해석에 신중을 기해야 한다.

6. 맥파의 임상적 의의

맥파는 그 동안 여러 임상분야에 응용되었다. 대표적으로 생체신호 모니터링(혈중 산소포화도, 심박수, 혈압, 심박출량, 호흡), 심혈관계 평가(동맥 질환, 동맥 유순도, 혈관 노화, 혈관 내막 기능, 정맥 기능, 혈관경련), 자율신경 기능(혈관운동기능, 온도조절, 혈압 및 심박변이도, orthostatic intolerance, 신경학적 문제, 기타 심혈관계 변이 평가)에 맥파가 응용되었다. 이러한 성과를 간략하게 소개한다.

1) 생체신호 모니터링

(1) 혈중 산소포화도(Blood oxygen saturation)

혈중 산소포화도 모니터링은 압맥파로는 알 수 없는, 광용적맥파 고유의 기능이다. 혈중산소는 적색과 근적외선을 생체조직에 조사하여 측정할 수 있다. 이때 두 파장 범위를 빠르게 교차시키면서 조사한다. 각 파장의 파고는 혈중산소농도 변화에 민감하다. 왜냐하면 두 파장영역대에서의 Hb와 HbO_2의 광 흡수율(light absorption)이 다르기 때문이다. 파고의 변화비는 용적맥파 DC성분으로 검출하며, 이를 바탕으로 혈중산소포화도가 산출된다. 여기에는 경험적으로 계산된 인자가 포함된다. 단, 헤모글로빈 기능부전증, 혹은 낮은 혈중산소포화도 상황에서는 정확성이 저하된다.

(2) 심박수

맥파의 AC성분은 심장박동과 동조하므로 심박수 정보를 제공한다. 산소포화도 측정기구는 대부분 산소포화도와 함께 심박수를 표시한다. 그런데 심한 artifact나 부정맥이 존재하면 검출된 심박수의 정확도가 저하된다. 심박수 측정시 또 다른 문제는 호흡신호 성분과의 개재이다. 이 문제는 간단한 디지털 필터링과 zero cross detection으로 해결할 수 있다.

(3) 혈압과 ABI(Ankle-brachial index)

심박동에 따른 혈압변화를 모니터링하는 것은 자율신경기능평가나 혈관질환에서의 혈압측정 등에서 중요시된다. 맥파를 기반으로는 혈압측정방법들에 대해 간략히 소개하면 다음과 같다. Finapres(for FINger Arterial PRESsure) 기술은 1980년대 초반 소개되었는데, 이 방법은 손가락 끝에 PPG 센서가 부착된 손가락 cuff를 부착한다. 이 방법은 그동안 주로 마취상태에서의 혈압 모니터링, 자율신경기능평가에 활용되어왔다. 다른 혈압측정방법은 박동에 따른 PTT를 사용하여 혈압변화를 모니터링한다. Chen 등은 PTT에 있는 고주파 성분과 수축기혈압성분중 저주파성분을 결합하는 방법을 소개했다. 이 방법은 실지 측정된 혈압과 10% 내외의 오차를 나타냈다.

맥파 센서와 양 상완, 발목에 cuff를 병행하여 수축기 혈압을 측정하는 방법은 전통적으로 팔, 다리의 혈압을 측정하는데 사용되었던 doppler 초음파 검사법에 비해서 상대적으로 경제적이다. 이 방법은 1970년대 초반에 이미 소개되었으며, 2005년 Jonsson 등은 PPG와 doppler방법을 사용, 혈압을 측정했는데 두 방법간 큰 차이가 없다고 보고했다. 이 방법의 임상적인 의의는 상완, 발목의 혈압을 동시에 측정하여 ABI(ankle-brachial index)를 구하는데 있다. ABI(ankle-brachial index)는 양측 경골동맥의 수축기혈압을 양측 상완동맥의 수축기혈압으로 나눈 비(ratio)로 정의한다. ABI가 0.9보다 작은 경우 말초동맥질환이 있다고 강하게 의심된다. 또 다른 연구에서는 ABI가 1.0 미만인 경우에도 1.0 이상인 경우보다 의미 있게 심혈관계 질환의 발병율에 차이가 있다는 보고도 있었다. 비교적 말초부에서 측정된 ABI는 전체 혈관계에서의 죽상동맥경화의 위험인자로 간주된다. ABI는 관상동맥경화와 유의하게 연관이 있는 것으로 연구되었으며, 낮은 ABI군은 관상동맥 질환, 뇌혈관질환에 이환된 가능성이 2~5배 높은 것으로 보고되었다. 진행된 당뇨병이나 신장질환에서는 혈관이 석회화(calcification)됨으로써 정확한 ABI값을 산출하기 어렵다. 이에 대한 대안으로써 발목부위 대신 발가락 부위를 활용할 수 있다는 보고가 있었다.

Woo(2005) 등은 2000명의 홍콩인들을 대상으로 ABI 0.9를 기준으로 다변량분석을 시행한 결과 고연령, 여성, 심혈관질환에 이환된 경우, 인지능력 손상, 6m 보행시간 지연, 흡연, 알코올 섭취가 ABI<0.9 기준과 양의 상관관계를 나타냈으며, 하루 100mg 이상의 비타민 C섭취는 음의 상관관계를 나타냈다고 보고했다. Matthew(2006) 등은 평균연령 65.8세인 279명을 대상으로 ABI를 측정하고, 7년뒤 ABI 검사값과 관상동맥질환의 강한 예측인자

인 관상동맥칼슘침착정도(CAC; coronary artery calcium)간 상관성을 분석했다. 그 결과 여성에 있어서 ABI<1.0인 경우 CAC증가량이 그렇지 않은 군에 비해 2.7배가량 높았다. 남성 역시 증가소견이 나타났지만 통계적으로 유의성은 없었다고 보고했다. Mahyar(2007) 등은 475명을 대상으로 AI와 ABI간 상관성을 분석했다. 그 결과 AI와 ABI간 음의 상관성이 있었으며, 특히 ABI<1인 경우, 65세 이상의 고령군에서 상관성이 높았다고 보고했다.

(4) 심박출량

심박출량은 박동마다 맥파의 형태를 분석하여, 여기에 심박수를 곱하여 산출한다. 그동안 몇가지 방법이 개발되었는데, PRAM(pressure recording analytical method), ModeFlow 방법이 대표적이다. PRAM은 전통적인 측정법인 Fick법 및 thermodilution방법과 비교했을 때 통계적으로 유의하지 않은 평균차이를 나타냈다. ModeFlow 방법은 비선형적인 windkeddel 모델을 채용하고 있는데, 이 방법 역시 thermodilution방법과 비교했을 때 타당도가 있는 것으로 보고되었다.

(5) 호흡수

호흡수의 모니터링은 중환자 간호, 신생아 간호, 수면 연구, 마취시 호흡관찰 등의 목적에 사용되므로 임상적인 중요성이 크다. 호흡은 말초 순환에서 변화를 야기하므로 용적맥파 센서로 호흡을 관찰할 수 있다. 호흡으로 인한 저주파 성분 강도변화(RIIV; respiratory-induced intensity variations)는 비교적 쉽게 기록할 수 있다. RIIV는 흉곽내압의 변화에 의한 심장으로의 정맥환류 및 피부 혈관의 교감신경의 변화로 인한 것으로 생각되고 있다. 하지만 RIIV의 생리적 기전은 아직도 명확히 알려져 있지 않다. 최근 연구에서는 RIIV 진폭이 tidal volume과 상관성이 있다고 보고되었다. 맥파로부터 호흡수를 산출할 수 있을 뿐만 아니라 호흡제어시 맥파의 변화를 모니터링할 수도 있다. 예를 들어 수면과 관련된 호흡질환 환자에 있어서 흡기노력에 대한 평가시 맥파 변화를 살펴볼 수 있으며, 호흡제어를 통한 자율신경기능평가시 맥파 변화를 살펴볼 수 있다.

2) 혈관 기능평가(Vascular assessment)

(1) Arterial disease

죽상 동맥경화는 말초 폐색성 동맥질환(PAOD; peripheral arterial occlusive disease)이라고 불리는데, 연령에 따라, 특히 40대 이후 발병율이 증가한다. PAOD는 관상동맥 질환과 뇌졸중의 증가된 위험인자와 연관이 있으며, 경미한 PAOD라 하더라도 삶의 질을 저하시킬 수 있다. 맥파를 통한 질병의 평가가 가능하며, 혈관질환의 심각도가 증가할수록 맥파는 감폭(dampened)되고 최고 정점에 이르는 시간이 지연되며(delayed), 진폭이 감소한다. 만일 좌우 대칭부위의 맥파-예를 들어 양측 엄지발가락에 부착된 센서에서 검출된-를 비교할 경우 환측 맥파의 변형으로 양측 맥파의 비대칭성(bilateral dissimilarity)이 나타난다.

Risetime, 즉 upstroke time은 맥파연구 초기부터 관심대상이었다. Simonson(1955) 등은 이 지표가 연령에 따라 변화가 있으며, 순환에 문제가 발생하면 감폭된다고 했다. 또한 감폭은 혈관질환의 종류보다는 심각도와 연관있다고 했다.

Sherebrin(1990) 등은 맥파의 주파수분석을 통하여 연령이 증가할수록 고주파 harmonic이 감소하며, 이는 고령자에 있어서 절흔의 소실과 병행한다고 했다. 그는 정상적인 연령에 관련된 맥파특성을 도출했다. Oliva(1983) 등은 맥파의 기선에서 최정점 높이의 2/3 지점에서의 맥파폭을 산출했으며, 이를 맥박수에 의해 보정했다. 이 방법으로 81%의 협착과 100%의 협착을 진단했다. Carter(1996) 등은 발가락에서 맥파를 검출하여, 맥파 진폭이 질환을 감별하는데 도움이 된다고 했다. 그는 또한 피부온도가 맥파 진폭에 영향을 미칠수 있으므로 인체 피부가 외계온도에 순응되지 않으면, 춥다고 느끼는 정상인도 마치 혈관이 막힌 것처럼 해석될 수 있다고 언급했다.

Allen(1993) 등은 인공신경망(ANN; artificial neural network)을 이용하여 맥파를 분석했다. 그 결과 pilot study에서는 하지의 혈관질환을 90% 정확도로 진단했으며, 다수를 대상으로(266명)한 전향적 연구에서는 80%의 민감도를 나타냈다. Multi-body site PPG 측정법이 그동안 말초 혈관질환 감별방법으로 제안되었다. Allen(2000) 등은 양측 귓불, 엄지손가락, 엄지발가락부위에서 맥파를 동시에 측정했다. 그 후 교차상관(cross correlation)분석을 통해 편측 동맥질환을 앓고 있는 환자의 양측 맥파차이와 정상군의 양측 맥파차이를 분석했다. 그리하여 양측 맥파차이는 artifact보다 병리적 문제-혈관 질환-와 더 연관이 있다고 했다. 그는 또한 정상군의 연령대별 양측 맥파차이 참고값을 구했다(2005). 맥파형태분석뿐만 아니라 양측 맥파전달시간 차이도 임상적인 의의-하지 혈관질환 감별-가 있다고 알려졌다.

내경동맥 혈관질환이 상안와(supraorbital) 맥파연구를 통해 진행되었는데, 88%의 정확성으로 혈류역학적으로 의미있게 질환을 감별한다고 보고되었다. 상지 동맥의 폐색성 질환은 상대적으로 하지혈관에 비해 드물다. Gergoudis(1980) 등은 흉곽출구증후군에 대해 전통적인 검사방법(Adson's costoclavicular and hyperabduction maneuver)과 맥파를 비교연구했다. 그런데 정상군에 있어서도 동맥폐색에 해당하는 맥파가 검출되었기 때문에 이에 대한 추가연구가 필요하다.

(2) 혈관 유순도 및 혈관노화

동맥의 경화(stiffening or hardening)는 건강한 사람도 10대, 혹은 20대부터 시작된다. 또한 신장질환, 당뇨와 같은 질환에서는 경화속도가 더 빠르다. 혈관노화를 객관적으로 측정하는 것은 매우 중요한데, 왜냐하면 혈관경화는 뇌졸중과 심장질환의 위험인자인 고혈압과 연관되기 때문이다. 혈관이 경화될수록 맥파전달속도도 증가하며, 증가지수(AI) 역시 증가한다.

일반적으로 맥파전달시간은 맥파전달속도와 음의 상관관계를 나타낸다. 맥파전달시간은 귓불, 손가락, 발가락 부위에서 연령에 따라 모두 감소하는데, 특히 발가락부위의 맥파전달시간 감소가 연령증가와 가장 상관성이 높았다. Foo(2002) 등은 청소년들의 맥파전달시간은 성인과 달리 증가하는데 이는 신장, 성장, 혈압과 같은 여러 복합인자가 관여한다고 했다.

심장에서 말초에 이르는 맥파전달시간뿐만 아니라 동맥계 두 부위간 맥파전달시간도 혈관경화를 평가하는데 사용될 수 있다. Loukogeorgakis(2002) 등은 동맥계중 다른 부위간 맥파의 지연시간을 측정했는데 도플러 초음파에 의한 혈류 파형과 압맥파형 결과와 잘 일치했다.

연령과 관련된 맥파의 형태변화 연구도 심혈관계에 대한 진단 정보를 줄 수 있다. 용적맥파 파형분석은 Dillon과 Hertzman(1941)의 연구까지 거슬러 올라간다. 그들은 crest time과 절흔높이를 기술했다. 고혈압이나 동맥경화환자들에 있어서 crest time이 변화하면서 맥파는 삼각형(triangulation) 형태로 나타난다. 전반적인 혈관수축시 절흔 높이는 상승하며, 혈관이완약물 투여시 절흔높이가 감소된다는 연구결과가 보고되었다. Millasseau(2002)는 경화지수(SI; stiffness index)와 반사지수(RI; reflection index)를 활용하여 지첨용적맥파 파형을 정량화했다. 경화지수는 신장을 용적맥파의 최정점에서 반사파가 도달하는데 걸리는 시간으로 나눈 값이며, 반사지수는 맥파의 최정점 높이에 대한 절흔 높이의 비를 백분율로 표시한 것이다. 반사지수(RI)는 전술한 절흔계수(IC)와 동일한 개념이다.

맥파는 혈관질환과 혈관노화를 평가하기 위해 가속도 맥파형태로 전환될 수 있다. Takazawa(1998)는 가속도맥파성분을 수축기에 해당하는 a, b, c, d성분과 이완기에 해당하는 e성분으로 분리했다. 또한 (b-c-d-e)/a를 ageing index로 정의했는데, 당뇨, 고혈압, 고지혈증, 허혈성 심질환에 이환된 환자의 ageing index가 같은 연령대의 정상군에 비해 높게 나타났다. 최근 Hashimoto(2005) 등은 가속도맥파가 관상동맥질환 위험성을 평가하는데 유용하다고 보고했다.

용적맥파 파형과 압맥파 파형간 비교연구도 진행되었는데, 이러한 연구는 주로 transfer function analysis를 사용한다. Allen(1999) 등은 압맥파를 input으로, 용적맥파를 output으로 설정하여 시스템을 모델링했다. 이 연구에서 단순 선형(linear) 모델과 복잡 비선형 신경망에 바탕을 둔 선형모델이 비교되었다. 두 가지 모델링을 통해 예측된 용적맥파 파형과 실지로 측정된 용적맥파파형간 차이를 root mean square(RMS) 차이를 통해 각각 분석했는데, 그 결과 신경망 모델이 더 우수한 파형 예측모델이었다.

용적맥파는 volume elastic modulus와 같은 viscoelastic 특성을 연구하는데도 활용되었다. 울혈성 심부전환자가 혈관확장약물을 복용할 경우 elastic modulus가 감소했다는 보고가 있었다.

Janneke(2000) 등이나 Gary(2004) 등은 상완동맥을 주요대상으로 연령과 성별에 따른 혈관특성을 연구했다. 그 결과 대동맥의 유순도는 연령에 따라 감소하지만, 상완동맥의 유순도는 연령과 상관성이 없었다. 다만 상완동맥 직경은 연령에 따라 증가했으며, 이는 여성에서 두드러졌다.

(3) 혈관내막 기능평가

내막(endothelium)은 혈관의 내측에 위치하여 순환혈액과 혈관벽에서 기능을 수행한다. 내막 세포들은 전체 순환계, 즉 심장에서부터 모세혈관에 걸쳐 분포한다. 내막세포들은 혈관수축, 혈관확장, 혈액응고, 죽상동맥경화, 혈관생성, 염증, 융기 등과 같은 많은 종류의 혈관변화에 관여한다. 내막의 기능부전은 죽상동맥경화시 초기에 나타나는 변화이며, 심혈관계질환의 주요 위험인자와 관련이 있다.

내막기능은 주로 상완동맥 압박전후 상완동맥 직경을 초음파로 측정함으로써 살펴본다. 이때 압박전후 혈관직경변화는 혈류에 의해 매개되는(flow-mediated) 혈관확장이다. 그런데 이 기법은 검사자에 의존하며 범용으로 사용하기에 초음파 검사 자체가 저렴하지 않다는 문제점이 있다. 용적맥파는 내막기능을 평가하는데 유효하면서도 초음파 검사방법보다 저렴하다. 파형과 관련된 정보가 반응성 충혈(reactive hyperaemia)에 의한 혈관확장효과를 정량화하기 위해 맥파파형으로부터 추출될 수 있다. 이러한 분석은 반사지수(RI)를 비교하거나, 최대 맥파 감폭의 정도를 정량화하는 작업을 포함할 것이다.

혈관확장효과에 대한 맥파의 반응을 니트로글리세린에 대한 혈류역학적 반응을 통해 살핀 연구가 있다. 이 연구에서는 혈관확장약물을 투여한 후 절흔 특성변화를 수 시간 동안 기록했다. 또 다른 연구에서는 시간에 따른 혈관확장제 투여 효과를 보기 위하여 절흔계수를 실시간으로 기록했다.

(4) 정맥평가(Venous assessment)

맥파의 DC성분은 하지의 만성 정맥부전(CVI; chronic venous insufficiency)의 평가수단으로 활용될 수 있다. 자세에 따른 혈액량의 변화는 맥파로 추적될 수 있다. 이러한 연구는 광반사 혈류계(LRR; light reflection rheography)를 활용하여 수행된다. LRR를 활용한 연구에서, 발목운동 부하검사후 맥파신호가 기선으로 회복되는데 소요되는 시간은, 정맥압 측정의 표준방법인 침습적 방법과 비교했을 때 의미 있는 상관성을 나타냈다. 정맥 맥파는 임상에서 여러 분야에 걸쳐 활용되었다. 다리 궤양환자의 정맥관련약물에 대한 미세순환 반응성을 평가한 연구, 종아리 근육의 펌프기능의 연령에 따른 변화 평가, 자세에 따른 변화의 재현성 평가 등의 연구가 진행되었다.

(5) 혈관경련 평가

레이노드 현상으로 알려진 혈관경련, 혹은 한랭민감성 조건에 대해 맥파를 이용한 연구가 진행되었다. Cooke(1985) 등은 건강인과 레이노드 환자를 대상으로 맥파파형연구를 진행하였다. 그 결과 맥파의 진폭과 상승각도가 중요한 지표라고 했다. 맥파 진폭은 또한 적외선 체열평가 결과와도 높은 상관성을 나타냈다. 또한 절흔의 소실을 보고했으며 이 현상을 혈관유순도 감소와 연관있다고 하였다. 한랭노출시 맥파 진폭변화는 진동성 수지 창백증(VWF; vibration white finger or HAVS; hand arm vibration syndrome) 평가의 중요한 수단으로 알려져 왔다. 이를 바탕으로 다채널 맥파연구결과는 손을 냉각했을 때 피부의 변화를 시각적으로 나타내는 palesthesiometry 결과와 잘 일치했다.

맥파를 기반으로 혈관경련기전을 이해하기 위한 연구도 진행되었다. 소위 '혈관운동 제어 시스템'이 Trafford(1982) 등에 의해 설계되었다. 이 연구에서는 열자극을 측정하고자 하는 손에 각각 다른 주파수로 가했으며, 이 과정중 반대쪽 손에서 맥파변화를 관찰했다. 그 결과 레이노드 환자의 맥파는 건강인에 비해 다른 반응을 보였다. Tordoir(1986) 등은 다채널 맥파장비를 통해 손에 열자극, 한자극을 가했을 때 손가락 수축기 혈압의 변동을 관찰했다. 그 결과 레이노드 환자는 다른 말초혈관 폐색성질환과 다른 양상을 나타냈다. 또한 한자극을 가했을 때 레이노드 환자는 수축기혈압 하강이 나타나지 않았는데 비해 다른 말초혈관 폐색성질환 환자는 혈압하강소견이 나타났다. Suichies(1992) 등은 레이노드 현상의 평가시 용적맥파와 레이저 도플러 혈류계 지표간 높은 상관성이 나타난다고 보고했다.

(6) 모세혈관 혈류 및 조직 생존력

모세혈관 순환 정도를 평가하기 위한 많은 기술들이 개발되었는데, 여기에는 동위원소 청소율, 적외선체열영상, 모세혈관경(capillaroscopy), 레이저 도플러 혈류계, 초음파, 맥파 등이 포함된다. 모세혈관의 혈액 흐름은 해부학적으로나 생리학적으로 복잡하며, 국소적 차이가 있다. Tur(1983) 등은 해부학적 자세를 기준으로 인체에서 50부위의 피부를 대상으로 기초 관류량을 측정했다. 그 결과 보다 높은 관류량을 나타낸 곳은 귀, 손가락, 손바닥, 얼굴이었다. 용적맥파 파고는 레이저 도플러의 유량과 자주 상관성을 나타냈다. Lee(1979) 등은 조직의 치유능력에 대한 객관적 지표로 맥파를 활용할 수 있으며, 만일 맥파신호가 박동성(pulsatile)으로 나타나면 치유될 수 있고, 박동성이 사라지면 치유가능성이 적다고 했다.

3) 자율신경기능평가(Autonomic function)

맥파는 본래 혼합된 신호이다. 즉, 호흡, 혈압조절, 체온조절과 연관된 저주파성분과 심장박동과 연관된 고주파성분이 그것이다.

(1) 혈관운동기능과 체온조절

Nitzan(1994) 등은 맥파의 저주파 성분과 신호의 연속된 변동에 관한 연구를 진행했다. 그들은 교감신경활동성과 관계된 맥파의 진폭변화를 분석하기 위해 파워스펙트럼분석, 상관분석 등을 적용했다. 맥파의 변동이 교감신경활성과 연관 있다는 다른 증거로서 경막마취시 나타나는 맥파전달시간의 증가, 흉추 교감신경차단술시 나타나는 맥파 저주파성분 감소 등이 있다.

(2) 기립성(orthostasis) 연구

기립성 평가는 자율신경기능평가중 중요한 영역이다. 특히 실신 클리닉 등에서 중요하게 인식한다. Nasimi(1991) 등은 당뇨에 이환된 환자를 대상으로 supine-to-standing 자세 변화시 맥파주파수 특성변화를 관찰했다. 그 결과 건강한 사람들은 기립시 저주파성분의 변화가 있었으나 환자군의 변화가 미미했다.

(3) 신경학(neurology) 분야 관련

뇌의 자율신경 조절은 비대칭적이라고 알려져 있다. 즉, 좌반구는 부교감신경에, 우반구는 교감신경에 더 영향을 미친다. 편두통환자에 있어서 자율신경 기능은 양측 이마부위에서 맥파를 측정하되, 혈관확장제 반응에 대한 삼차신경-부교감신경 반사(trigemino-parasympathetic reflex)를 평가하는 방법을 사용한다. Avnon(2003) 등은 다양한 편두통 환자를 대상으로 맥파를 측정한 결과 양측성 편두통 환자가 더 심한 혈관확장 특성을 나타냈다고 보고했다.

(4) 기타 심혈관계의 변이(variation) 평가

Dutch(1983) 등은 정신적 스트레스시 심혈관계 활동을 연구했다. 그런데 한랭-압박 검사, 비디오게임, 문제풀기 등을 시행할 때 PTT는 감소했다. 음악을 들을 때 기분의 변화와 맥파간 상관성 연구, 성기능 저하시, 투석시, 저혈당 경향의 환자에게 보행부하시 맥파의 변화를 살핀 연구도 보고되었다.

4) 가속도 맥파의 임상 의의

(1) PWV(pulse wave velocity)와 가속도 맥파의 상관성 연구

PWV는 중추의 정보를 제공하며, 가속도맥파는 말초의 정보를 제공한다. BAPWV (brachial-ankle pulse wave velocity)와 가속도맥파는 정상혈압군에서는 상호관계가 있으나 고혈압군에서는 관계가 없으며, 이것은 BAPWV와 가속도맥파는 서로 다른 기전에 의해 조절되기 때문으로 추측된다.

(2) 좌심실비대 환자에 있어서 가속도 맥파에 관한 연구

AI(augmentation index)는 맥박에서 좌심실의 방출에 의해 야기되는 초기 수축기의 정점에 대한, 말초 반사파에 의해 증가되는 후기 수축기 정점의 높이의 비율이다. 좌심실비대는 연령, 성별, 혈압과 고혈압의 기왕력에 의해 영향을 받는다. 그런데 LVMI(the left ventricular mass index)는 PTG의 AI와 -d/a ratio와 양의 상관관계가 있다 이러한 발견들은 반사파에 의해서 야기되는 상행 대동맥 AI의 증가는 좌심실 비대에 대한 정보를 포함하고 있을 가능성을 지적한다.

PTG의 AI와 가속도맥파의 -d/a ratio는 쉽고 비침습적으로 측정 가능한 말초 반사파지표이다. 이 두 가지는 상완 동맥의 맥박에 의해 측정되는 좌심실 후부하(afterload)를 결정하는데 유용하다. LVMI(left ventricular mass index)는 PTG의 AI와 가속도맥파의 -d/a와 양의 상관관계가 있다. 그러므로 주로 말초 반사파로 구성되는 후기 수축기 load는 고혈압이 있는 환자들의 좌심실비대의 형태를 가지고 있을 가능성이 있다. 고혈압의 의학적인 소견에서 PTG의 AI와 가속도맥파의 -d/a의 측정은 좌심실 비대의 예측을 가능하게 해준다.

(3) 어린이들의 가속도 맥파에 관한 연구

어린이 및 청소년은 나이가 증가함에 따라 b/a ratio와 가속도맥파의 AGI는 감소한 반면 c/a와 e/a ratio는 증가하였다. b/a ratio는 18세까지 감소하였고, 이후에 증가하였다. c/a, d/a ratio는 18세까지 증가하였고, 이후에 감소하였다. e/a ratio는 16세까지 증가하였고 이후에 감소하였다. 나이의 증가에 따른 가속도맥파의 AGI는 J curve 형태의 곡선을 나타내며, 이는 청소년기의 성장에 따른 키의 변화와 연관이 있다.

(4) Post-challenge hyperglycemia와 가속도 맥파의 상관성에 관한 연구

Post-challenge hyperglycemia는 동맥 stiffness의 독립적인 결정인자이며, 감소된 동맥 compliance의 독립적인 위험요소이다. PPG(post-challenge plasma glucose)는

FPG(fasting plasma glucose)보다 동맥 stiffness의 요소를 측정하는데 보다 유용한 지표이며, 당뇨병 전단계와 초기 당뇨를 인식하는데 중요하다.

(5) CHD(coronary heart disease)와 가속도 맥파의 상관성에 관한 연구

SDPTG indices는 몇몇 관상동맥 위험 요소와 독립적인 관련이 있고 Framingham risk score와 유의한 상관성이 있다. 더욱이 b/a ratio는 CHD의 고위험군을 증명하는데 기여한다. 증가된 b/a ratio와 감소한 d/a ratio는 대동맥의 stiffness와 말초 혈관 저항의 증가와 연관이 있음이 알려져 있다. 또한 가속도맥파는 Framingham risk score와 유의한 상호 관계가 있다. 그러나 이들 사이의 유의한 상호관계는 여성에서 독립적으로 나이에 의해 관찰되었으나, 남성에서는 발견되지 않았다. d/a ratio는 CHD의 위험 요소를 선별하는데 덜 유용하며, b/a ratio가 CHD의 위험요소를 선별하는데 더 유용하다.

(6) 편두통과 가속도 맥파의 상관성에 관한 연구

b/a ratio, d/a ratio, 가속도맥파 AGI의 지표가 정상군에 비해 편두통환자군에서 의미있게 높았다. 가속도맥파 지표는 편두통환자군에 있어서 두통이 발생하지 않는 기간 동안에도 정상군과 차이를 나타냈다. 그러므로 가속도맥파지표는 편두통환자들의 말초 순환 부전을 발견하는데 활용될 수 있다.

7. 맥진연구

맥진 연구대상은 기본적으로 맥파(pulse wave)이다. 여기에 位數形勢와 같은 한의학적 맥진개념을 정량화하려는 노력이 추가되어 연구되었다. 1970년대 초반부터 이봉교박사는 맥파개념에 전통적인 맥진이론을 도입하여 맥상파를 제시하고, 임상에 활용하였다. 이때 맥상을 분석하기 위해 적절한 가압조건 등 맥파와 다른 한의학적 맥상 특유의 개념이 도입되므로, 이를 단순히 맥파라 하지 않고 맥상파(脈象波)라 칭하였다. 우흔 등이 초음파를 이용하여 요골동맥의 심박동에 따른 위치이동을 정량적으로 평가한 연구는 기존 맥파연구가 심박동에 따른 동맥의 측방 위치이동 자체는 중시하지 않았던 점을 살펴봤을 때 주목할 만하다. 한의학에서의 맥상중 긴맥 등은 맥의 측방이동이 주요 변수일 가능성이 크다. 하지만 최근 맥진 연구는 맥파 성분 분석 및 다양한 분석 알고리즘 활용에 집중되고 있는 추세이다.

맥파 성분의 명칭이 한국, 중국, 영문 표기에 차이가 있으므로 먼저 각 논문에 수록된 맥파 각 성분의 명칭을 비교하는 작업이 필요하다. 맥파 각 성분의 표기는 〈그림 16〉과 같으며, 국내외 맥진 연구자간 용어의 차이는 〈표 2〉와 같다. 이를 바탕으로 맥파 성분을 활용하

여 脈象을 정량화하기 위한 연구가 진행되었다. 이러한 연구중 세 명의 연구자가 제시한 脈象 정량화 지표는 〈표 3〉과 같다.

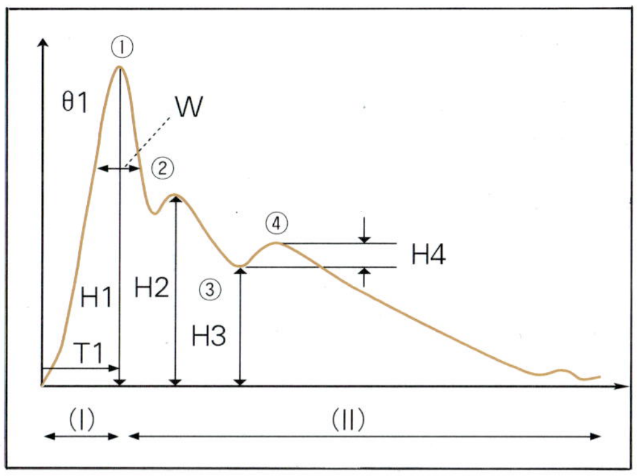

그림 16. 맥파의 각 성분

표 2. <그림 16>의 맥파 각 성분에 근거한 국내외 맥진 연구자간 용어 차이

	(I)	①	②	③	④	(II)
상해중의학원	升支	主波	重博前波	降中峽	重搏波	降支
호남중의학원	升支	主波	潮波	降中峽	重波	降支
북경	升支	主波	潮波	降中峽	降中波	降支
이봉교	上昇脚	衝擊波	潮浪波	切痕	重複波	下降脚

표 3. 맥파 성분에 의한 脈象의 정량화

勢	滑脈	澁脈	弦脈	緊脈	濡脈	革脈	芤脈
1)	* θ1: 예리학각 * H3: 작다 * H4: 크다	* θ1: 둔각 * (I), (II): 완경사	* H2: 크다 * H3: 크다 * H4: 작다 ②波는 ①波에 접근 또는 융합됨	✓	* H1: 낮음 * (I), (II): 완경사 ①波, ②波, ④波가 명확히 분리됨	✓	✓
2)	* θ1: 17°~22° * H4〉2mm * H3/H1〈0.5 * T1: 0.07~0.09초	* θ1: 28°~50° * T1: 0.09~0.16초 ②波, ④波가 불분명	* θ1: 42° * H3〉6mm * H4〈0.5mm * H3/H1〉0.5 * T1〉0.09초	* H1〉22mm 기타 특성은 현맥과 동일	* H1〈9mm * H3/H1〉0.55	* θ1〈48° 기타 특성은 규맥과 동일	* (I)에 꺽임이 없고 수직에 가까움 * T1: 0.06~0.09ch * θ1 20°~48° * (II): 급경사 * H3/H1〉0.15
3)	①波, ④波만 두드러져 보임	✓	* W가 크다 * 맥파 전달 속도가 유의하게 증가함	✓	✓	✓	✓

1) 비조복 2) 육소좌 3) 서원경

맥상 분석 알고리즘 활용에 있어서는 기존 시간 영역 분석법 이외에도 주파수영역분석, 다인자 도해법, 미분법, 수학모형설정, 인공지능 등의 방법을 적용했다. 주파수영역분석을 활용한 예는 비교적 많은데, 여기에는 특정 질환에 있어서 주파수 특성이 다르다는 보고와 특정 맥상에 따라 주파수 특성이 다르다는 연구보고가 있었다. 다인자 도해법은 맥상을 표현하고자 할때 여러 차원을 설정하여, 특정 맥상을 표현하는 것이 합리적이라는 견해이다. 예를 들어 이경당은 손가락 끝에서 느껴지는 감각이 모호한데, 촌관척 삼부에서 4종의 맥상도해가 가능하다고 하였으니, 맥파-맥위에 관련된 그림, 맥상파형도, 맥률도, 맥도형태도시가 그것이다. 미분법은 기존 맥파를 일차미분하여 경사율을 분석한 것이며, 수학모형설정은 기존 유체역학, 생물역학 이론등을 활용하여 맥박파형의 수학모형을 추출한 것이다. 인공지능 방법은 최근 발전된 신경망 회로 등을 이용하여 맥상 변별을 시도하는 것이다.

脈率은 단위호흡당 맥동수로서, 맥의 遲數에 대한 정량적 지표이다. 脈學에서 遲脈은 寒證을, 數脈은 熱證을 주관하며 緩脈은 平脈의 개념으로 인식되어 있다. 〈瀕湖脈學〉에서는 일회 호흡당 맥동수가 4회인 경우는 緩脈, 3회 이하인 경우는 遲脈, 6회 이상인 경우 數脈으로 판단한다고 기재되어 있다. 맥의 遲數을 임상에서 흔히 단위시간당 평균 맥동수로 판단하는데, 이는 한의학적 개념의 맥의 지삭이 아니다. 즉, 환자의 호흡수에 대한 맥동수가 전통적 맥의 遲數인 것이다. 맥률은 일회 호흡 주기값에 대한 맥동주기값의 비로서 정의한다.

맥률을 측정하기 위해서는 피검자의 호흡과 맥동을 동시에 측정해야 한다. 우선 22~28℃의 실내에서 피검자는 편안한 상태로 10~15분간 안정을 취한 후 臥位에서 호흡도와 맥파, 심전도, 근전도, 뇌파 등의 신호를 실시간으로 검출한다. 근전도와 뇌파를 통해 심신의 안정성 여부를 평가한다. 맥파신호는 지첨용적맥파, 혹은 요골동맥의 압맥파로부터 검출하고, 호흡은 피검자의 鼻腔部나 흉곽에 센서를 부착하여 측정한다. 심전도는 전통적인 방식으로 측정한다. 정상인의 맥률은 4.30±1.03, 최소맥률과 최대맥률의 범위는 2.64~7.23, 표준편차내에서의 맥률은 3.27~5.33로 보고되고 있다. 갑상선기능항진증 및 저하증 환자에서 緩脈, 遲脈, 數脈의 맥률은 각각 4.28±0.20, 3.32±0.44, 5.76±1.26이었다.

❙ 참고문헌 ❙

1. 박영배, 허웅. 緩脈의 동서의학적 해석: 脈率을 중심으로. 대한한의학회지. 1997;18(1):143-156
2. 박영배, 허웅. 遲·緩·數脈의 脈率연구. 대한한의진단학회지. 1999;3(1):20-27.
3. 신상훈, 김기왕, 박영배. 중국의 맥진 객관화 연구동향. 대한한의진단학회지. 2004;8(2):45-56.
4. 신상훈, 박영배. 중국의 맥상파 연구동향II: 임상활용분야. 대한한의진단학회지. 2005;9(1):47-58.
5. 이봉교. 진맥 현대화의 이론과 실제. 성보사. 2003.
6. 허웅, 박영배. 脈率檢出장치의 개발과 임상적 의의. 대한한의진단학회지. 1997;1(1):95-102.
7. Sandrine C. Millasseau. Contour analysis of the photoplethysmographic pulse measured at the finger. Journal of Hypertension. 2006(24-8):1449-1456.
8. B Jani. Ageing and vascular ageing. Postgraduate Medical Journal. 2006(82): 357-362.
9. Pantelis E. Zebekakis. Obesity is associated with increased arterial stiffness from adolescence until old age. Journal of Hypertension. 2005(23):1839-1846.
10. Tamara K. Waddell. Women exhibit a greater age-related increase in proximal aortic stiffness than men. Journal of Hypertension. 2001(19): 2205-2212.
11. Cary F. Mitchell. Changes in arterial stiffness and wave reflection with advancing age in healthy men and women. Hypertension. 2004(43): 1239-1245.
12. Janneke J. van der Heijden-Spek. Effect of age on brachial artery wall properties differs from the aorta and is gender dependent. Hypertension. 2000(35): 637-642.
13. Michael F. O'Rourke. Pulse wave analysis. Journal of Clinical Pharmacology. 2001(51):507-522.
14. Sandrine C. Millasseau. Noninvasive assessment of the digital volume pulse comparison with the peripheral pressure pulse. Hypertension. 2000(36):952-956.
15. Justine Ina Davies. Pulse wave analysis and pulse wave velocity: a critical review of their strengths and weaknesses. Journal of Hypertension. 2003(21):463-472.
16. Mattew A. Allison. Association between the ankle-brachial index and future coronary calcium(the rancho bernardo study). American Journal of Cardiology. 2006.
17. Mahyar Khaleghi. Aortic augmentation index is associated with the ankle-brachial index: a community-based study. Atherosclerosis. 2007;195(2):248-53.
18. John Allen. Photoplethysmography and its application in clinical physiological measurement. Physiological Measurement. 2007;(28):1-39.
19. M.H. Sherebrin. Frequency analysis of the peripheral pulse wave detected in the finger with a photoplethysmograph. IEEE transactions on biomedical engineering. 1990:37 (3):313-317.
20. Bodlaj G, Berg J, Biesenbach G. Diurnal variation of arterial stiffness and subendocardial perfusion noninvasively assessed using applanation tonometry in healthy young men. Wien Klin Wochenschr. 2005;117:348-352.
21. Kase N, Suzuki H. Accelerated plethysmography in patients with diabetes mellitus. Nippon Rinsho. 1990;48(Suppl):601-606.
22. Bortolotto LA, Blacher J, Kondo T, Takazawa K, Safar ME. Assessment of vascular aging and atherosclerosis in hypertensive subjects: second derivative of photoplethysmogram versus pulse wave velocity. Am J Hypertens. 2000;13(2): 165-171.
23. Pannier BM, Avolio AP, Hoeks A, Mancia G, Takazawa K. Methods and devices for measuring arterial compliance in humans. Am J Hypertens. 2002;15:743-753.
24. Ozawa T. Relationship between accelerated plethysmogram and systolic time intervals. Sphygmology. 1978;8:22-31. (in Japanese).
25. Sano Y, Kataoka T, Wada M, Imano H, Kawamura K, Watanabe T, Nishida A, Osanai H. Evaluation of peripheral circulation with accelerated plethysmography and its practical application- Quantification of inflection points of a waveform. Bull Phys Fitness Res Inst. 1988;68:17-25.
26. Nagatomo I, Takigawa MInter. Relationship between carotid arterial blood flow and accelerated plethysmogram in the aged. Med J. 1988;5:269-272.
27. Iketani Y, Iketani T, Takazawa K, Murata M. Second derivative of photoplethysmogram in children and

young people. Jpn Circ J.. 2000;64(2):110-116.

28. Hashimoto J, Chonan K, Aoki Y, Nishimura T, Takayoshi O, Hozawa A, Suzuki M, Matsubara M, Michimata M, Arakj T, Imai Y. Pulse wave velocity and the second derivative of the finger photo-plethysmogram in treated hypertensive patients: their relationship and associating factors. J Hypertens. 2002;20:2415-2422.
29. Komatsu K, Fukutake T, Hattori T. Fingertip photoplethysmography and migraine. Journal of the Neurological Sciences. 2003;216:17-21.
30. Ohshita K, Yamane K, Ishida K, Watanabe H, Okubo M, Kohno N. Post-challenge hyperglycaemia is an independent risk factor for arterial stiffness in Japanese men. Diabet. Med. 2004;21: 636-639.
31. Otsuka T, Kawada T, Katsumata M, Ibuki C. Utility of Second Derivative of the Finger Photoplethysmogram for the Estimation of the Risk of Coronary Heart Disease in the General Population. Circ J. 2006;70:304-310.

심박변이도

HRV; heart rate variability

요약

심박변이도는 시간에 따른 심박수의 변이를 정량적으로 나타낸 것이다. 초기에는 심박수 변화의 정도를 나타내는 시간영역분석법을 주로 사용했으나, 최근에는 파워스펙트럼분석과 같은 주파수분석법을 다용하는 추세이다. 심박변이도는 자율신경기능, 그 중 심장의 자율신경기능을 나타낸다고 알려져 있으며, 특히 심혈관계 질환의 예측인자로서 임상적인 의의가 있다고 알려져 있다. 심혈관계 질환뿐 아니라 심신증, 명상 등과 같은 정신활동 지표로 활용할 수 있다는 여러 연구도 보고되었다. 최근 연구에서는 피로를 주증으로 하는 허증설문지와 심박변이도 특정 지표간 상관성이 있다고 보고되었다. 심박변이도 검사는 순환기능, 활력기능, 情志기능 등의 평가에 활용된다.

1. 개요

심박변이도는 일반적으로 연속한 심박의 변이, 혹은 연속한 RR간격의 변이를 의미한다. 자율신경계는 인체 내부, 외부 환경변화에 즉시, 혹은 서서히 대처하는 기능을 수행한다. 심장은 여러 신체조건의 변화와 주위 환경에 대응하여 비교적 규칙적이며 조율성을 가지고 박동하며, 이러한 심장박동조절에 대해 자율신경계가 관여한다. 일반적으로 건강한 사람에게서 안정시에도 심장의 박동수는 완전히 일정하지 않으며, 성인의 경우 안정시에 70회/분 내외로 박동한다. 심장 박동수는 여러 가지 신체조건의 변화, 즉 순환계통의 반사수용체에서의 변화, 자세의 변화, 약물의 투여 등에 따라 신경계 또는 호르몬의 조절에 의해 변화한다. 그리고 주위환경에 따라 즉, 대기압의 변화, 체감온도의 변화, 돌발적인 위급상황 등에 의해서도 변화한다. 다시 말해서 심장 박동수는 외부환경의 변화에 대응하여 체내의 항상성을 유지하고자 끊임없이 변동하는 것이다.

심장 박동수는 동방결절(SA node; sinoatrial node)의 세포막에서 일어나는 일련의 과정에 의해서 조절되며, 자율신경계의 교감신경과 부교감신경은 동방결절의 세포막에 작용하는 것으로 알려져 있다. 부교감신경 절후섬유 말단에서 분비되는 아세틸콜린은 무스카린성 아세틸콜린 수용체와 결합하여 세포막 표면의 포타슘 채널(K channel)을 활성화하여 동방결절의 탈분극을 억제한다. 이 결과 심박수는 감소한다. 반면, 교감신경 절후섬유 말단에서 분비되는 노르에피네프린은 동방결절 세포막에 존재하는 β_1수용체와 결합하여 심박동수를 증가시키게 된다. 또한 신경전달반응은 여러 종류의 뉴로펩타이드에 의해도 조절되는데, 동방결절에 작용하는 대표적인 뉴로펩타이드인 neuropeptide Y는 자율신경 말단에서 분비되는 아세틸콜린이나 노르에피네프린과 함께 발견된다.

심호흡(deep respiration)에 따라 심박수가 변하는 것은 생리적인 현상이며 이를 호흡성 동성부정맥(RSA; respiratory sinus arrhythmia)이라 한다. 흡기시(inspiration)에 심박수가 상승하며 호기시(expiration)에 심박수가 감소한다.

심장 박동수는 대부분 동방결절에 작용하는 자율신경계에 의해 직접적으로 조절되지만 다른 요인들에 의해서도 영향을 받을 수 있으며, 특히 부신에서 분비되는 카테콜라민에 의해서 큰 영향을 받게 된다. 이 밖에 renin-angiotensin system에 작용하는 호르몬 등에 의해서도 영향을 받게 되는데, 심지어 심장으로 가는 자율신경을 모두 절단한 상태에서도 호르몬에 의한 심장 박동수의 변화는 나타나는 것으로 보고되고 있다. 동방결절에 영향을 미치는 원심성 교감신경 및 미주신경은 심박동주기마다 중추성(vasomotor and respiratory centers) 및 말초성(oscillation in arterial pressure and respiratory movements) 변동인자의 영향을 받는다. 그러므로 심박동주기에 대한 분석은 central oscillators, sympathetic and vagal efferent activity, humoral factors, sinus node의 기능과 상태에 대한 분석을 모두 포함한다〈그림 1〉.

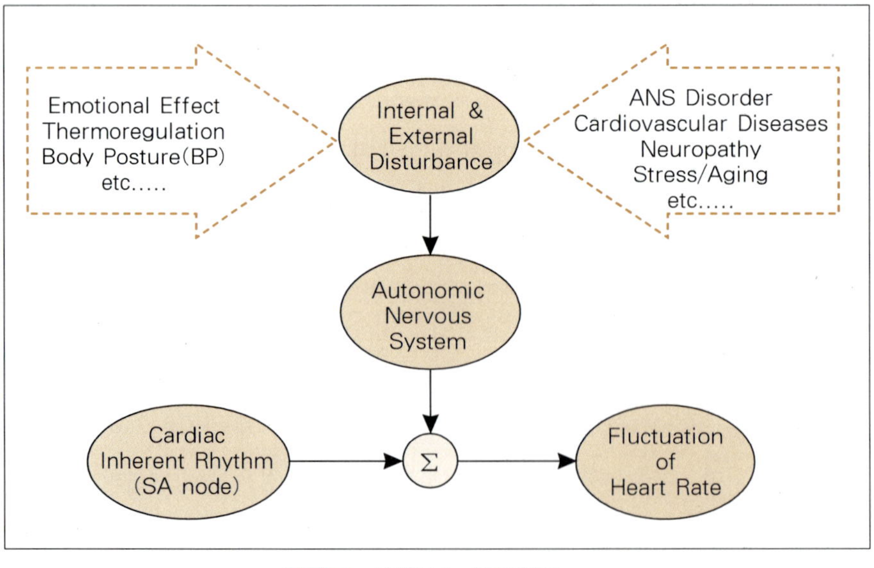

그림 1. 심박동수 조절인자

최초의 심박동 변화의 관찰은 Reverend Stephen Hales(1677-1761), Albrecht von Haller(1708-1777)에 의해서라고 알려져 있다. 이후 Hon(1965) 등은 fetal distress가 나타나기 이전에 심박수 자체의 변화보다 선행하여 심박변이도가 저하됨을 발표했다. 1970년대 Ewing 등은 당뇨환자의 자율신경 신경변성에 심박변이도를 활용했다. Wolf 등은 심근경색이후 사망률이 높을 때 심박변이도가 감소함을 보고했다(1977). Akselrod 등은 기존의 시간영역 심박변이도 분석법을 확장하여 파워스펙트럼분석법을 도입함으로써 이후 심박변이도 영역을 한층 넓혔다(1981).

2. 측정과 분석법

1) 측정방법

심전도 장비를 사용하여 일정시간(일반적으로 5분) 동안 심전도 신호를 기록한 후, 기록된 심전도 신호를 소프트웨어를 활용하여 여러 방법으로 분석한다. 최근 짧은 시간의 심박변이도 기록뿐만 아니라 장시간(일반적으로 24시간)의 심박변이도 기록도 의미가 있다고 밝혀졌다. 장시간의 심박변이도 기록은 holter 등을 활용하여 피검자에게 착용시킨 후, 24시간 후에 제거하여 심전도 신호로부터 심박변이도를 추출, 분석한다.

최근 심전도신호뿐만 아니라 맥파(pulse wave)로부터 맥파신호의 변이를 측정하는 장비가 상용화되어 사용되고 있다. 심박간격와 비교해서 맥박간격의 변이도는 맥박변이도(PRV; pulse rate variability)라 한다. 심박변이도와 맥박변이도는 몇몇 특수한 경우를 제외하고, 상관성이 매우 높다고 알려져 있다. 그러므로 맥파, 특히 용적맥파의 검출 용이성으로 인해 임상에서 심전도보다 맥파신호에서 검출된 맥박변이도를 심박변이도 대용으로 활용하고 있는 추세이다.

장시간 기록 시간인 24시간에 대해서는 특별한 異論이 없지만, 단시간 기록시간은 5분뿐만 아니라 연구에 따라 10분, 45분 등 다양하다. 또한 각 측정시간의 심박변이도 지표가 임상에서 재현성, 반복성을 획득할 수 있을 만큼 충분한 시간인지의 검토가 중요하다. 최근 김 등은 15분 이상 안정을 취한후 측정된 5분간 심박변이도 지표중 HF값이 재현성과 반복성이 우수했다고 보고했다.

심박변이도 측정시 자세 역시 중요하다. 와위, 좌위, 입위에 따라 동일한 피검자에 있어서 심박변이도는 큰 차이를 나타낸다. 자세에 따른 심박변이도의 변화는 자세로 인한 자율신경 기능의 변화에 기인한다. 그러므로 자세변화를 일종의 부하시험(stress test)으로 간주하여 임상연구를 진행하기도 한다. 심박변이도 연구결과 보고서 작성시 자세를 반드시 명시하고,

각 피검자에게 동일 자세를 유지시키는 것이 중요하다.

(1) 측정 및 결과해석시 유의사항

① ECG상으로 분석할 때 단시간 지표와 장시간지표의 의미를 명확히 구분해야 한다. 각 지표의 의미는 후술하기로 한다.

② 주파수영역 분석을 시행하기 위해서는 시간영역 분석보다 더 높은 sampling rate가 확보되어야 한다. 따라서 최소 250Hz 이상의 sampling rate를 확보해야 한다.

③ Baseline과 trend removal은 스펙트럼의 저주파성분에 영향을 미친다. 따라서 심박변이도 결과에서 tachogram을 관찰했을 때 baseline이 불안정하면 저주파성분이 과장되었을 가능성을 배제할 수 없다.

④ QRS complex의 기시점을 정하는 것이 중요하다. 최근 상용화된 기기들은 자동으로 각 기시점을 선정한다. 다만 ectopic beats, arrhythmic events, missing data, noise 등은 기시점 자동추출 알고리즘에 bias를 야기한다. 이는 시간영역분석 지표뿐만 아니라 주파수영역분석 지표에도 영향을 미친다. 이들을 최소화하는 방법중 하나는 단시간 분석방법을 사용하는 것이다. 그런데 단시간 분석방법은 selection bias를 야기할 수 있다.

(2) 측정시 평가지표의 안정성(stability) 연구

여러 연구에 의하면, 단기간 HRV 지표는 가벼운 운동, 단시간 작용 약물투여, 일시적 관상동맥 폐색과 같은 자극후 빨리 기선(baseline)으로 회복한다고 알려져 있다. Gerritsen 등은 단기간(1~3분) HRV의 stability를 연구했다. Sub-sample의 stability는 중등도에서 높은 수준이었다. 이 연구에서는 stability를 높이기 위하여 diurnal rhythms을 제거할 것을 권했다. Nolan 등은 24시간 심전도로부터 추출된 심박변이도를 대상으로 정상인과 심허혈환자군에 대해 2~16주후 재검사를 실시하여 반복성을 분석했다. 그 결과 높은 장기간 반복성을 나타냈다. Pizalis는 10분간 심전도로부터 추출된 심박변이도를 대상으로 단기간(2주), 장기간(7개월)사이의 반복성을 연구했다. 그 결과 높은 집단간 상관성을 나타냈다.

2) 분석법

분석법은 크게 시간영역분석법(time domain methods), 주파수영역분석법(frequency domain methods), 비선형 분석법(nonlinear methods)으로 대별된다.

(1) 시간영역 분석법(Time domain methods)

시간영역 분석법은 특정 시간내 특정 시각에서의 심박수, 혹은 연속적인 정상 심전도 사이

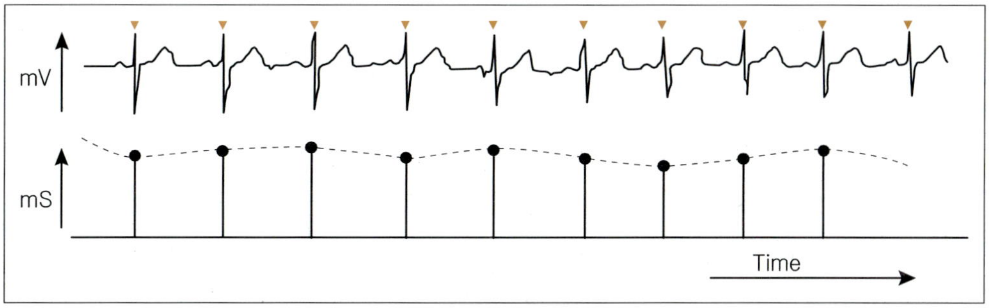

그림 2. **시간영역 분석법**

R-R interval을 시간에 따라 측정한 후 각 간격을 순차적으로 표시한다.

의 간격을 측정한다. 여기에는 다시 statistical methods, geometric methods로 나눌 수 있다〈그림 2〉.

① Statistical methods

i. SDNN

NN interval의 표준편차. 통상 24시간 데이터로부터 산출된다. SDNN을 비교하려면 측정시간이 동일해야 한다. 측정시간이 길어질수록 SDNN값은 높게 산출되기 때문이다. 최근에는 5분간, 혹은 24시간 동안의 측정값을 사용한다.

ii. SDANN

5분간 측정된 NN interval 평균값의 표준편차.

iii. RMSSD

인접한 NN interval의 차이의 제곱의 평균을 다시 제곱근한 것.

iv. NN50

인접한 NN interval이 50ms를 넘는 총 숫자.

v. pNN50

NN50을 인접한 NN interval의 총 숫자로 나눈 값.

vi. CV(coefficient of variation)

CV는 변동계수, 혹은 변이계수라고 한다. 이는 일정기간동안의 산술평균값에 대한 표준편차의 비(ratio)를 백분율로 표시한 값이다. 즉, CV(%) = SD/M×100 (단 SD: standard deviation, M: mean)이다. 흔히 변이계수는 특정 지표가 시간에 따라 얼마만큼 일관성을 유지하는지 평가할 때 사용한다.

② Geometrical methods

i. HRV triangular index

밀도분포를 최대 밀도의 NN interval로 나눈 값. 최소 20분 이상은 측정해야 하며, 통상 24시간 측정값을 사용한다. 주파수분석 지표중 HF보다 LF성분과 더 연관이 있다고 알려져 있다.

표 1. 시간영역 분석지표

Variable	Units	Description
		Statistical measures
SDNN	msec	Standard deviation of all NN intervals.
SDANN	msec	Standard deviation of the averages of NN intervals in all 5 min segments of the entire recording.
RMS-SD	msec	The square root of the mean of the sum of the squares of differences between adjacent NN intervals.
NN50 count		Number of pairs of adjacent NN intervals differing by more than 50 msec in the entire recording. Three variants are possible counting all such NN intervals pairs or only pairs in which the first or the second interval is longer.
pNN50	%	NN50 count divided by the total number of all NN intervals.
CV	%	Standard deviation divided by the mean of 100 NN intervals
		Geometric measures
HRV triangular index		Total number of all NN intervals divided by the height of the histogram of all NN intervals measured on a discrete scale with bins of 7.8125 msec(1/128 sec).

(2) 주파수영역분석법(Frequency domain methods)

시간의 변이에 따른 심박수의 변화는 일종의 tachogram으로 표현할 수 있다. tachogram에 대한 다양한 스펙트럼 분석기법이 발달되었다. 파워스펙트럼 분석(PSA; power spectral analysis)은 어떻게 파워(분산)가 주파수로써 분포하는지 나타내는 기본 정보이다.

파워란 삼각함수적 파장을 갖는 시계열에서 진동의 폭을 자승한 값에 비례한다는 의미이다. 시계열의 경우는 분산의 총 파워(total power)로 간주되므로 결국 파워스펙트럼 분포함수는 총 파워, 즉, 분산이 진동수에 따라 어떻게 분포되어 있는 것으로 이해 할 수 있다. 이때 스펙트럼이 그래프로 표현될 경우 스펙트럼 밀도함수 아래 부분으로 정의되는 면적은 시계열의 분산과 같아지며 만약 봉우리를 갖고 있다면 인근의 진동수들이 시계열의 분산(총변동량)에 기여하는 비중이 가장 높다는 것을 의미한다〈그림 3〉.

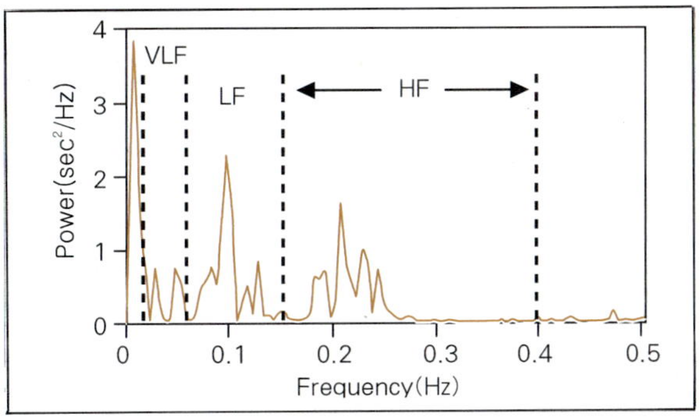

그림 3. 5분간 측정한 심박수 tachogram으로부터 추출된 파워스펙트럼

스펙트럼은 크게 초저주파, 저주파, 고주파 영역(band)으로 나뉜다.

① Short-term recordings

2~5분간 측정된 스펙트럼에서 3가지 주요 지표가 추출되며, 각각 초저주파(VLF; very low frequency), 저주파(LF; low frequency), 고주파(HF; high frequency)라 한다. VLF는 coherent property를 지니고 있지 않은 nonharmonic component로 추측되며 단기간 ECG검사로부터 추출된 파워스펙트럼에서는 해석하기 어렵다.

② Long-term recordings

24시간의 NN interval로부터 스펙트럼을 분석할 수 있다. 장기간 기록에는 VLF, LF, HF 외에도 ULF가 포함된다. 심박변이도를 이와 같이 장기간 기록할 경우 'stationarity'가 문제가 된다. 즉, 24시간 기록시 LF, HF power값이 안정적이지 않다는 것이다. 이는 검사값이 autonomic modulation의 평균값을 설명하며, autonomic tone을 설명하지 않음을 의미한다.

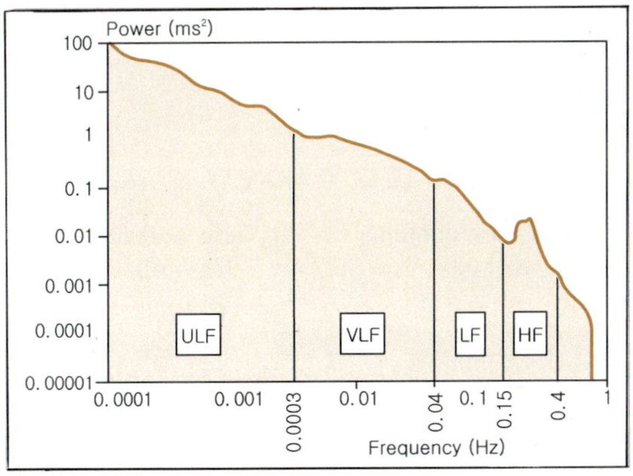

그림 4. 24시간 동안 관찰된 주파수영역의 심박변이도 지표

LF, HF성분은 5%에 불과하며, 두 성분이 spectrum의 peak에 해당된다.

표 2. 주파수영역 분석지표

Variable	Units	Description	Frequency range
		Analysis of short-term recordings	
5 min total power	ms^2	The variance of NN intervals over the temporal segment	approximately ≤0.4Hz
VLF	ms^2	Power in very low frequency range	≤0.04Hz
LF	ms^2	Power in low frequency range	0.04-0.15Hz
LF norm	n.u.	LF power in normalized units LF/(Total Power-VLF) ×100	
HF	ms^2	Power in high frequency range	0.15-0.4Hz
HF norm	n.u.	HF power in normalized units HF/(Total Power-VLF) ×100	
LF/HF		Ratio LF [ms^2]/HF [ms^2]	
		Analysis of long-term recordings	
Total power	ms^2	Variance of all NN intervals	approximately ≤0.4Hz
ULF	ms^2	Power in the ultra low frequency range	≤0.003Hz
VLF	ms^2	Power in the very low frequency range	0.003-0.04Hz
LF	ms^2	Power in the low frequency range	0.04-0.15Hz
HF	ms^2	Power in the high frequency range	0.15-0.4Hz

③ 시간영역 지표와 주파수영역지표간 상관성

단시간 기록에 있어서는 시간영역분석과 주파수영역분석지표간 상관성 해석시 많은 경험과 이론적 지식이 있어야 한다. 그런데, 장시간 기록에 있어서는 시간영역분석지표와 주파수영역분석지표간 상관성에 대한 결과가 어느 정도 확립되어 있다. 24시간(장시간) 기록을 바탕으로 심박변이도를 분석할 경우, 주파수분석보다 시간영역분석법을 사용하는 것이 권장된다. 물론 log-log slope와 같은 주파수분석에 특화된 지표인 경우는 예외이다〈표 3〉.

표 3. 장시간 심박변이도의 시간영역 분석지표와 주파수영역 분석지표간 상관성

Time domain Variable	Frequency domain variable	Time domain Variable	Frequency domain variable
SDNN	Total power	RMSSD	HF
HRV triangular index		SDSD	
TINN		NN50 count	
SDANN	ULF	pNN50	
SDNN index	Mean of 5-minute total power	Differential index	
		Logarithmic index	

(3) 비선형 분석방법(Nonlinear methods)

심전도의 R－R간격 변동 스펙트럼을 이용해 저주파(LF), 고주파(HF)성분을 추출하여 교감신경, 부교감신경 기능을 평가할 수 있다. 이 분석을 장기간(24시간) 행하면 양 성분의 주파수 및 스펙트럼 밀도(PSD; power spectral density) 자체가 지속적으로 변동하고 있는 것을 알 수 있다. 이 변동은 생체 신호의 시계열 데이터의 특징인, 다중적으로 진입하는 프랙탈 구조로 표현될 수 있다. 이러한 표현방식이 비선형 현상을 설명하는 기법, 즉 비선형분석이다. "생체에 대해 어떤 입력을 주면 일정한 출력 응답이 있다"라고 하는 선형 모델로 설명하는 생체 현상은 이해하기 쉽다. 기존의 R－R간격 스펙트럼 해석은 특정 시간 범위에서 생체 시스템이 선형이고 불변인 것을 전제로 하고 있다. 그런데 복잡한 계에서 변동을 나타내는 비선형 현상은 초기값에 예민하게 영향을 받음과 동시에 노이즈에 대해 안정성을 나타낸다. 따라서 간단한 입력이라도 그 응답은 복잡하고 예측 불가능하기 때문에 선형 모델의 개념으로 표현할 수 없다. 이 복잡한 변동을 설명하는 방법이 비선형 분석이다. R－R간격 변동의 시계열 데이터는 자율신경 시스템을 주축으로 하는 복잡한 계로 변동하는 비선형 현상인 것은 확실하다.

비선형분석방법이 HRV의 생리적 해석 및 돌연사 위험성 평가시 의미 있는 정보를 제공할 것이라 추측되어왔다. HRV의 비선형 지표로는 1/f scaling of Fourier spectra, H scaling exponent, coarse graining spectral analysis(CGSA)가 있다. 또한 D2 correlation dimension, Lyapunov exponents, Kolmogorov entropy도 비선형 지표로 활용된다. Data를 표현하기 위해 Poincare sections, low-dimension attractor plots, singular value decomposition, attractor trajectories 등을 활용하기도 한다. 비선형 분석방법의 대부분은 적분 방법을 응용했던데 비해 최근 scaling index method와 같은 지표는 미분 방법을 응용한 것이다.

비선형 분석을 시행하기 위해서는 먼저 시계열 데이터를 검출해야 한다. 이를 위해서 심전계 혹은 홀터 심전도를 이용하고 아날로그-디지탈 변환기(ADC; analog-digital converter)를 장착한 퍼스널 컴퓨터 시스템에서 R－R간격 시계열 데이터를 작성한다. R－R간격이 직접 마이크로칩에 기록되는 장치를 이용해도 괜찮다. 1,000Hz로 샘플링 된 심전도 파형에서는 지수 스펙트럼이 검출되지 않는다. 1,000Hz보다 정밀도가 높은 샘플링에서는 해석되지 않기 때문에 심전도 파형에 카오스 시계열특성이 없는 것인지, 정밀도의 문제인지는 불명확하다. 그러나 125Hz의 홀터 심전도에서 작성된 시계열 데이터에 대해 고속 퓨리에 변환(FFT)이나 MEM에 의해 1/fβ스펙트럼을 검출 할 수 있다고 알려져 있다.

검출된 시계열 데이터를 바탕으로 비선형 분석을 진행한다. 비선형 분석지표로 대표적인 것은 로렌츠 플롯, 프랙탈차원, wavelet 변환법이다. 로렌츠 플롯법(Lorentz plot method)

은 R–R간격 변동에 있어 선행 R-R간격을 X축, 연결 R-R간격을 Y축으로 잡아, 한번의 심박마다의 R–R간격의 추이를 이차원 평면상에 표시해, 복잡한 변동을 시각적으로 파악하는 기법이다. 플롯은 y=x의 직선상에 분포해 분포의 부푼 정도(W)와 퍼진 정도(L)는 통상의 자율 신경 기능 검사의 지표와 상관한다. 프랙탈 차원법은 시계열 데이터의 어트랙터에 자기상관 구조가 존재하는 경우, 자기 상관성의 정량화에 이용되는 지표가 프랙탈 차원이다. 여기에는 상관 적분의 개념으로부터 상관차원(CD; correlation dimension)을 계측하는 방법과, box counting법으로부터 점상관 차원을 계측하는 방법이 있다. Wavelet 변환법은 비정상적인 시계열에 있어서 주파수 정보의 시간 변화를 파악하는 시간-주파수 해석이다. 즉, 10 여초로부터 수십 초 정도의 비교적 단시간의 시계열로부터 주파수 성분을 추출해 시간축상에서 변동하는 PSD나 위상의 정보를 얻을 수 있다. 따라서 HUT 검사, 운동 부하, 약물부하 등 혈압, 심박이 과도하게 크게 변해, 자율 신경 기능이 수초부터 수십 초 정도의 단시간에 변화하는 경우, 그 변화를 평가하는 것이 가능하다. 비선형 분석방법 및 분석지표의 활용은 앞으로 추가 연구가 필요하다.

3. 심박변이도의 일반적 특성

1) 심박변이도(HRV)와 맥박변이도(PRV; pulse rate variability) 간 상관성

심박변이도는 심전도신호를 분석하여 NN interval을 추출하며 맥박변이도는 수지단에서 검출된 맥파(pulse wave)신호를 분석하여 peak간 간격을 추출한다. 맥파가 심전도에 비해 검출이 용이하므로 많은 임상연구에서 맥박변이도로써 심박변이도를 대체하였는데, 실제로 맥박변이도가 심박변이도를 대체할 수 있는지에 관한 연구는 많지 않다.

Nicholas 등은 일정 수의 피검자를 대상으로 안정상태 및 약한 정신적 스트레스를 가했을 경우 심박변이도와 맥박변이도를 동시에 측정했다. 그 결과 안정상태에서는 심박변이도와 맥박변이도 지표간 상관성이 높게 나타났는데, 전반적으로 맥박변이도 지표가 심박변이도 지표에 비해 높게 나타났다(고주파, 저주파 성분). 스트레스 상태에서는 심박변이도와 맥박변이도 지표간 상관성이 저하되었다. 이 연구에 의하면 임상연구시 가급적 맥박변이도보다 심박변이도를 활용할 것이며, 특히 부하검사시 심박변이도를 활용할 것을 권하고 있다.

Takayuki 등은 피검자의 자세를 변경하면서(와위, 좌위, 입위) 심박변이도와 맥박변이도를 비교분석했다. 그 결과 안정상태에서는 맥박변이도가 심박변이도를 대체할 수 있는데 서 있는 경우 두 지표간 상관성이 저하되었다.

2) 정상인 심박변이도

Bonnermeier 등은 엄격한 기준(심혈관 질환, 당뇨, 과체중, 고혈압, 기타 신경학적 내지는 정신질환이 없으며 특별한 약을 복용하고 있지 않은 자)을 적용하여 정상인들의 부교감신경지표를 24시간 ECG데이터로부터 산출했다〈표 4〉. 이 결과에 의하면 두 가지 부교감신경지표들은 연령이 증가함에 따라 감소의 특성을 나타낸다.

표 4. Effects of aging on vagally-modulated 24h HRV parameters by decade

Decade	rMSSD (ms)	sNN50
20-29	46.3 (17.9)	810.1 (395.6)
30-39	35.5 (15)	555.1 (419.6)
40-49	26.1 (9.1)	273.7 (208.9)
50-59	24.2 (10.9)	218.3 (279.8)
60-70	18.8 (6.8)	109.4 (155.8)

Fukusaki 등은 373명을 대상으로 연령에 따른 LF, HF성분의 정상범위를 산출했다〈표 5〉. 이 결과에 의하면, HF의 경우 여성이 남성에 비해 높으며, LF의 경우 남성이 여성에 비해 높다. 그런데 이러한 성별에 따른 차이는 50대 이후에는 거의 나타나지 않는다.

표 5. Normative data of log-transformed short-term frequency-domain measures

Age group		30 - -39	40 - -49	50 - -59	60 - -69
HF(ln) (ms^2)	Male	4.5 (1.2)	4.3 (0.7)	3.9 (1.0)	3.4 (1.3)
	Female	5.0 (1.2)	4.5 (1.0)	4.1 (1.2)	3.9 (0.8)
LF(ln) (ms^2)	Male	5.4 (1.2)	5.4 (1.0)	5.2 (1.0)	4.6 (1.1)
	Female	5.4 (0.9)	4.8 (1.3)	5.0 (0.9)	4.6 (1.1)

Values are mean S.D. HF, high frequency; LF, low frequency, both are logtransformed.

100세 이상의 고령자를 대상으로 HRV 지표를 연구한 결과 41~60, 61~80, 81~100세군에 비해서 HF값이 더 높음이 나타났다. 이는 HF가 연령증가에 따라 지속적으로 감소하다가 어느 순간 다시 상승하는 U-shape curve의 특성을 나타냄을 의미한다. 그런데 이러한 해석은 주의를 요한다. Rotterdam study에서는 RSA를 동반하지 않는 HF값의 상승은 HF의 저하와 마찬가지로 허혈성 심질환에 의한 사망과 연관이 있다는 보고가 있다.

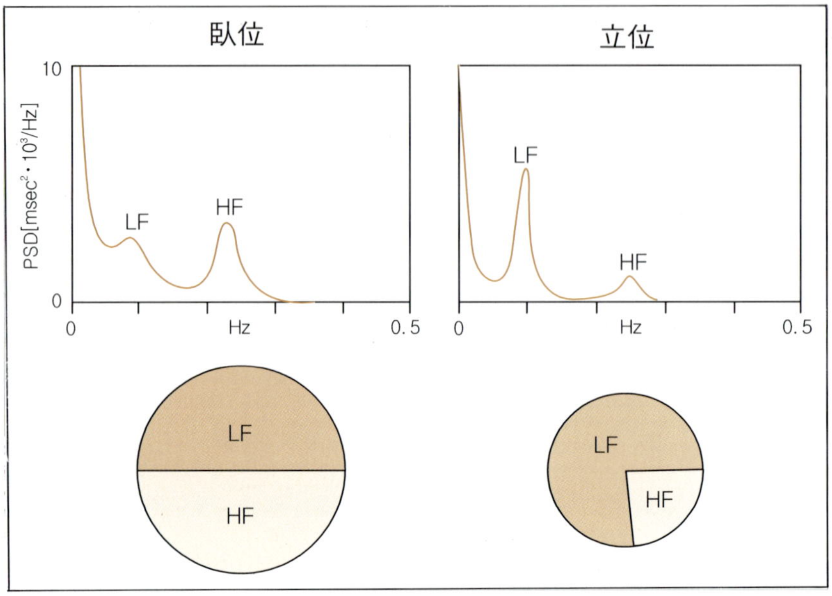

그림 5. **건강한 사람이 누워있을 때와 90도로 머리를 들고 있을 때 스펙트럼 분석표**

머리를 들고 있을 때 LF성분이 주를 이루지만 총전력은 감소한다. 결국 LF성분의 절대값은 누워있을 때와 차이가 없다. LF, HF값을 정규화하면 차이가 나타난다. 즉, 머리를 들고 있을 때 정규 LF값이 증가한다. 원형의 넓이는 총 전력을 의미한다. 누워있을 때 총전력은 1201ms^2, VLF, LF, HF는 각각 586ms^2, 310ms^2, 302ms^{2}였다. 정규LF, 정규HF는 각각 48.95, 47.78이었다. LF/HF비는 1.02였다. 머리를 들고 있을 때 총전력은 671ms^{2}이었다. VLF, LF, HF는 각각 265ms^2, 308,ms^2 95ms^{2}였다. 정규LF, 정규HF는 75.96, 23.48이었으며 LF/HF비는 3.34였다.

3) 자세에 따른 심박변이도 변화

자세 변화에 따른 심박변이도 특성은 총전력, 저주파, 고주파, 정규저주파(LF norm; normalized LF), 정규고주파(HF norm; normalized HF)가 자세변화에 따라 어떻게 변화하는지 살펴봄으로써 알 수 있다. 이 외에도 LF/HF ratio 역시 자세변화에 따라 현저한 차이를 나타낸다〈그림 5〉.

4. 평가지표의 해석

여러 연구를 통해 원심성 미주신경 활성도가 고주파성분에 기여한다고 알려져 있다. 저주파성분은 현재 교감신경과 부교감신경 모두에 영향을 받는다는 것이 일반적인 인식이다. 몇몇 경우에 교감신경 흥분시 저주파성분의 절대값이 감소하는 것이 관찰된다. 교감신경 흥분시 나타나는 빈맥은 대체로 총전력값이 저하됨으로써 발생한다. 〈그림 5〉에 나타난 바와 같이 저주파 성분의 절대값이 변하지 않음에도 불구하고 정규 저주파성분은 증가한다.

24시간 기록으로부터 산출된 저주파, 고주파성분은 주기적 특성(circadian rhythm)을 나타낸다. 저주파는 낮에, 고주파는 밤에 상승한다. 24시간 기록의 HRV성분중 저주파와 고주파가 차지하는 비율은 5%이며 나머지 95%는 ULF, VLF이다. 전술한 바와 같이 ULF, VLF에 대한 생리적 의의는 아직도 명확하지 않다.

심박변이도는 자율신경 신호(autonomic input)가 심장으로 전달됨에 있어서의 변동 정도(fluctuation)를 설명하는 것이며, 자율신경 신호의 평균값을 설명하는 것이 아니다. 그러므로 자율신경 억제(autonomic withdrawal)나 교감신경이 심하게 항진되면 심박변이도는 감소한다.

1) 시간영역 분석지표

(1) SDNN

SDNN은 전체 심박간격의 표준편차이다. 분산은 수리적으로 주파수영역분석에서의 total power와 유사한 의미를 가지며, 기록되는 기간동안 변화를 가져오게 하는 모든 주기적인 요소들이 반영된다. SDNN의 의미는 전체 심박주기의 표준편차이므로 각각의 심박주기가 평균과 얼마나 많은 차이를 나타내는가를 의미하는데, SDNN이 큰 경우에는 심박변동신호가 그만큼 복잡하다는 것을 의미하며, 반대로 SDNN이 작다는 이유는 심박변동신호가 그만큼 단조롭다는 것을 의미한다. 특히 SDNN이 매우 낮은 경우에는 환자를 주의 깊게 관찰할 필요가 있다. 건강 상태가 좋지 못하고 만성 질환을 가지고 있을 가능성 높으며, SDNN의 현저한 저하는 관상동맥의 허혈성 질환 및 심정지로 인한 돌연사의 위험을 가지고 있음을 시사한다.

(2) RMS-SD

RMS-SD는 인접한 심박주기의 차이를 제곱한 값의 평균의 제곱근이다. 일반적으로 시간영역분석에서 심장에 대한 부교감신경 조절을 평가하는데 이용된다. 즉 RMS-SD는 심장에 관여하는 자율신경 중 부교감 신경의 활동을 평가하고자 할 때 가장 흔하게 이용되는 변수이다. 심장에 관여하는 부교감 신경의 활동은 심장의 전기적인 안정에 관여하며 심장에 이상이 있는 경우나 이상 징후가 나타나기 전에 RMS-SD는 건강한 사람에 비해 저하된다. 뿐만 아니라 SDNN의 감소와 더불어 RMS-SD의 감소는 심장 질환의 발병 위험이 높다는 것을 시사한다.

(3) CV

CV(변동계수)는 100개 심박의 R-R간격의 평균치(M) 및 표준 편차(SD)를 구한 후 평균값에 대한 표준편차의 비(ratio)를 백분율로 표시한 것이다. CV는 부교감 신경 기능 상태를 반영하고 있다고 생각된다. CV는 정상인에서도 연령증가에 따라 감소한다. 따라서 피험자의 연령을 충분히 고려하여 이상 여부를 판단할 필요가 있다. 본 검사는 일반적으로 부교감 신경계의 기능을 반영하고 있다고 생각되고 있지만 교감신경계의 영향도 받고 있다고 알려져 있다. 체위 변동 연구에서, 청년 정상인을 대상으로 臥位시 CV값 6.6%가 立位에서 4.0%로 감소했다는 연구보고도 있다.

당뇨병성 신경장애 환자의 CV 특성 연구에서는, 30세부터 60세 미만 및 60세 이상의 2군으로 나누어 CV를 각각 검토했다. 그 결과 두 군 모두 당뇨병 환자의 CV가 작았다. 또, 당뇨병 환자를 마비감, 아킬레스건 반사의 감약 내지 소실, 진동감각 장애 등의 체성 신경장애의 유무에 의해 2군으로 나누어 보면, 신경장애가 없는 경우는 2.4%, 신경장애를 가지는 경우는 1.2%로 체성 신경장애가 있는 경우에는 유의하게 CV가 감소했다. 또한 기질성 임포텐스라고 진단할 수 있던 환자에서의 CV는 약 1.3%로 성적 불능이 없는 당뇨병 환자의 2.6%와 비교해 유의하게 CV가 저하되었다. 일반적으로 당뇨병 이환기간이 길수록 CV는 저하되어 있었다.

40세 이상의 정상인 및 각종 신경 질환 환자의 CV를 분석한 연구에서 CV값은, 천막상 뇌혈관장애환자(supratentorial CVD)에서는 2.0%, 척수 소뇌 변성증(SOD)에서는 1.8%, Parkinson 병에서는 1.6%, Wallenberg 증후군에서는 1.1%, Shy-Drager 증후군에서는 0.9%를 나타내, 정상인군의 2.9%와 비교해 낮았다. 이로써 CV값의 저하는 자율신경 기능장애를 시시한다고 볼 수 있다. 또한 천막상 뇌혈관장애(supratentorial CVD)에서는 발병기간이 짧을수록 CV가 낮았으며, 1년 이상 경과시 정상인과 유의한 차이가 없어졌다. 한편, 병변 대뇌반구의 좌우차이나 뇌출혈과 뇌경색과의 차이는 모두 인정되지 않았다. CV는 수면에 의해 크게 영향을 받는다. 정상인에서는 non-REM 수면이 진행함에 따라서 CV는 증가하고, REM기에는 감소한다. 이에 비해 자율 신경 장애 환자에서는 이러한 변화가 약해진다고 연구 보고도 있었다.

2) 주파수영역 분석지표

(1) 저주파(LF; low frequency)

저주파 범위는 주파수영역 분석을 통해 산출되는데, 통상 0.04(or 0.05)~0.15Hz의 주파수범위로 규정된다. Blood pressure rhythm 역시 0.1Hz이므로 저주파가 baroreflex resonance를 반영할 수 있다. 또한 0.1Hz의 낮은 호흡시 RSA와 overlap되는 부분이 생긴다.

기립성(orthostatic) 임상시험에서 정규저주파는 심장의 교감신경 활성과 교감-부교감 균형(sympathovagal balance)에 대한 지표로 활용된다. 그런데 다른 여러 방법을 활용한 임상시험에서는 저주파 내지 정규저주파가 과연 교감신경활성을 반영하는지에 관한 일관성 있는 결과가 도출되지 않았다.

(2) 초저주파(VLF; very low frequency)

VLF는 주파수영역 분석을 통해 산출되는데, 0.0033~0.04Hz의 주파수 대역으로 교감신경의 부가적인 정보를 제공해주는 것을 알려져 있으나 이견이 많다. 신뢰성 있는 VLF 정보를 얻기 위해서는 적어도 50분 이상 심박주기를 연속적으로 측정한 데이터를 필요로 한다. 즉, 5분간 데이터로 검출된 VLF는 신뢰하기 힘들다.

VLF는 부교감 및 교감신경활동과 함께 체온조절 및 국소 혈류조절에 따른 말초혈관 긴장도의 변화와 관련되어 있다. 이 영역에 대한 물리적인 설명이나 메커니즘은 LF나 HF에 비해 덜 정의되어 있는데 대부분은 교감신경의 부가적인 정보를 제공해준다고 인식되고 있다. 이 영역은 체온 조절계와 밀접한 관련이 있는 초저주파 성분이며 rennin-angiotensin system, 혈관운동, 호르몬, 다양한 심폐 메커니즘과 관련되어 있다. 심장이식수술을 받은 환자의 경우 이 영역에서의 활동이 거의 보이지 않으며 폐쇄성 수면 무호흡 증후군의 경우 호흡곤란, 저산소혈증의 현상의 증가와 함께 무호흡시의 VLF의 증가가 관찰된다. 즉 VLF의 power는 산소 교환이 결여될 때 증가하는 경향이 있다.

피로한 경우 VLF power가 감소하고 부정맥 환자의 경우 VLF power가 일반적으로 낮으며, LF와 HF보다 각종의 사망 원인과 보다 깊은 관련이 있다는 보고도 있으며, VLF의 power가 낮은 경우에 부정맥으로 인한 급성 심정지의 발생빈도가 증가한다는 보고도 있다. 그러나 아직 충분한 연구가 이루어지지 못하고 있어 임상적으로 크게 활용되지는 못하고 있다.

(3) 고주파(HF; high frequency)

고주파는 호흡주기나 호흡성 동성부정맥(RSA; respiratory sinus arrhythmia)과 관련된 심박동의 변화와 관련이 깊어 respiratory band라고도 하는데, 이 영역의 power는 호흡이 느리거나 깊은 경우에 과다해진다. HF는 부교감신경계의 활동에 대한 지표인데 특히 HF power는 심장의 전기적인 안정도와 밀접한 관련이 있다고 알려져 있다. 심폐기능이 노화되거나 심장 돌연사로 사망한 환자의 경우 사망 전에 HF power는 현저하게 감소되는 것으로 알려져 있다. HF power는 정상인의 경우 좀처럼 감소하지 않으며 노화, 심장질환시 감소한다. 부교감신경 활동성 감소, 즉 HF power의 감소는 노화에 따라 감소하는 심박변이도의 많은 부분을 설명해 주는데, 다른 지표에 비해서 연령에 따라 그 감소의 폭이 크다. 건장한 청년의 경우 HF power가 낮에 감소하고 밤에 증가하는 것은 흔한 일이다. 그러나 통증성 질환이 있는 경우에는 통증이 없을 때 밤에 증가하는 것 보다 훨씬 더 뚜렷하게 HF power가 증가하는 것으로 알려져 있다. 일반적으로 HF power는 야간에 지속적으로 상승하면서 기상 전에 짧은 기간 첨예화되며, 하나 또는 그 이상의 뚜렷한 peak가 흔히 밤중에 관찰되기도 한다.

(4) 총전력(TP; total power)

Total power는 VLF, LF, HF를 포함한 모든 spectrum band에서의 power 합을 의미한다. 이는 자율신경계의 전체적인 활동성을 반영한다. 심혈관계 자율신경계 활동성의 저하 또는 항진을 전반적으로 평가할 때 사용된다. 일반적으로 만성 스트레스에 의해서 질병에 걸린 사람이나 만성 피로를 호소하는 경우에는 자율신경계 기능이 저하되어 total power는 상당히 저하되는 것으로 알려져 있다. 반면 급성 스트레스에 의한 불안 상태에 있는 사람의 경우에는 자율신경기능 항진으로 total power가 현저하게 높아지는 것을 관찰할 수 있다.

(5) 저주파/고주파 비(LF/HF ratio)

LF/HF ratio는 HF에 대한 LF의 비로서, 교감신경과 부교감신경 활동성의 균형정도를 평가할 때 활용되기도 한다. 이 수치는 교감 신경의 활동성에 비례하고 부교감 신경의 활동성에 반비례한다. 그러나 LF power가 교감신경 외에 다른 여러 원인들에 의해 영향을 받으며, LF power와 HF power가 각각 교감신경과 부교감신경의 활동성을 같은 비율로 선형적으로 반영하는가에 대해서는 회의적으로 보는 견해도 있다.

(6) 정규저주파 & 정규고주파(LF norm & HF norm)

LF norm과 HF norm은 total power에서 VLF를 뺀 것에 대한 LF 또는 HF의 비이다. 즉 LF norm = LF/(LF+HF), HF norm = HF/(LF+HF)이다. LF norm과 HF norm은 자율신경계 두 계통의 조절 정도와 균형 정도를 강조하는 지표로서 활용되기도 한다.

LF norm은 특정 자세(90도 tilt, 서있는 경우), 정신적 스트레스, 건강한 사람이 약간 운동한 경우(moderate exercise), 약간의 저혈압(moderate hypotension), 육체적 활동시 상승한다고 알려져 있다. 반면 HF norm은 제어된 호흡(controlled respiration), 안면부의 냉자극(cold stimulation), 회전 자극(rotational stimuli)시 상승한다고 알려져 있다.

3) 비선형분석 지표

(1) 指數 스펙트럼

조절 호흡, 심호흡으로 지수 스펙트럼의 기울기는 얕아지고 문장의 낭독과 默讀이나 암산 부하에 의해 기울기는 깊어지는 것이 관찰된다. 즉, 고차원적 정신적 스트레스가 카오스 시계열 특성을 변화시키고 있는 것으로 생각된다.

(2) 프랙탈 차원

시계열데이터로부터 산출된 상관차원은 프랙탈 차원의 특징을 나타낸다. 정상인에 있어서 20대에 가장 높고, 그 후 연령증가와 함께 저하한다. 또, 프랙탈 차원의 일중변동에서는 야간 수면중에 증가하며, 주간에는 감소하는 일중변동의 리듬이 관찰된다. 그러나 box counting법을 이용한 점상관 차원에 의한 프랙탈 차원은, 상관 차원과는 반대로 야간에 작고, 낮에 큰 일중변동 리듬이 관찰된다.

(3) 1/fβ 스펙트럼 특성

1/fβ스펙트럼은 FFT 스펙트럼의 PSD가 주파수에 역비례 하는 변동으로서 보고되어 생체 시계열 데이터뿐만 아니라 많은 자연현상에 이 변동이 존재하고 간헐성 카오스 현상으로서 알려져 있다. 초단위의 R－R간격 변동 시계열 데이터를 FFT나 MEM으로 스펙트럼 해석하면 0.005~0.15 Hz의 주파수 영역에서 1/fβ스펙트럼 특성이 관찰된다. R－R간격 시계열 데이터에서의 검토가 많이 행해지고 있다. 1/fβ스펙트럼 특성에는 부교감 신경 기능이 관여한다고 생각된다. 질환에서는 파킨슨병과 돌연사 예에서 β값이 저하한다. β값이 높다는 것은 과거 시계열 데이터로부터의 구속이 강한 변동이고, 낮다는 것은 구속이 약한 변동임을 의미한다.

5. 임상적 활용

1) 심근경색(Myocardial infarction)

심근경색후 HRV의 감소는 심장으로 전달되는 미주신경 활성저하를 반영한다. 이는 교감신경의 우세 및 심장의 전기적 불안정성을 야기한다. 여러 임상 연구결과, 심근경색후 생존한 환자의 HRV를 분석한 결과 총전력, 저주파, 고주파가 감소했다. 그런데 저주파/고주파비는 증가했다. 다른 연구에서는 심근경색후 저주파와 고주파의 일중변동이 모호해졌다는 보고도 있었다. 또 다른 연구에서는 심근경색후 생존한 사람들의 VLF가 증가했다는 보고도 있었다.

2) 당뇨병성 신경병증

작은 신경섬유가 변형되는 당뇨병과 연관된 신경병증에서 HRV 시간영역지표감소는 예후불량지표로서뿐만 아니라 자율신경 신경병증의 임상적 표현에 先行한다. 자율신경 신경병증의 증거가 없는 47명의 당뇨병 환자에 있어서 정상군에 비해 저주파와 고주파의 절대값은 감소하는 양상을 나타냈으나, 정규저주파, 정규고주파 및 저주파/고주파비는 정상군과 다르지 않았다.

3) 심근 기능부전(Myocardial dysfunction)

심부전 환자에 있어서 HRV가 감소한다는 연구결과는 많이 보고되었다. HRV의 시간영역지표가 병의 심각도와 부합하지만, 주파수영역 지표와 심실의 기능부전간 관계는 더 복잡한 듯 보인다. 특히 진행된 심부전에서 HRV가 심하게 저하된 경우, 저주파성분이 검출되지 않음에도 불구하고 임상적으로 교감신경 활동은 관찰된다. 이러한 경우 동방결절 자체가 신경전달에 대해 반응성이 저하되었다고 추측할 수 있다.

4) 특이적 중재요법에 의한 HRV의 개선

심근경색후 HRV를 개선하고자하는 노력은 임상적으로 심근경색후 HRV가 더 낮았던 환자군의 사망률이 더 높았던 관찰에 기인한다. 이를 바탕으로 HRV를 증가시키는 중재요법이 심장으로 인한 사망률과 돌연사에 예방적일 것이라고 추론할 수 있다. 그런데, HRV를 개선하겠다는 의도는 좋지만, HRV 수치를 개선하는 것이 심장을 보호한다는 논리는 적절치 않다. 이때 목표는 심장의 전기적 안정성을 개선하는 것이라 인식하는 것이 타당하다.

5) 운동 훈련과 HRV

규칙적인 운동은 자율신경 균형을 변경할 수 있다. 특히 규칙적인 운동에 의해 부교감신경 활성도가 증가함으로써 심장의 전기적 안정성이 강화된다.

6) 임상적 의의

HRV의 임상적 의의중 중요한 두 가지는 다음과 같다. 첫째, HRV의 감소는 급성 심근경색 이후의 사망 예측인자로 활용될 수 있다. 둘째, HRV 감소는 당뇨병성 신경병증의 초기 위험지표이다.

급성 심근경색후 HRV 지표는 nonarrhythmic mortality보다는 arrhythmic mortality

의 강한 예측인자인 듯하다. 감소된 HRV의 범위에 대한 연구에 있어서, 24시간 측정지표를 기준으로 SDNN이 50ms 이하이며, HRV triangular index가 15 이하인 범위를 심한 HRV감소로, SDNN이 100ms 이하이며, HRV triangular index가 20 이하인 범위를 약간 감소한 HRV로 규정한다.

급성 심근경색후 사망예측인자로 HRV를 활용할 경우, 일반적으로 장시간(24h) 기록을 기준으로 한다. 단시간 심박변이도 지표 역시 심근경색후 예측인자로 활용할 수 있지만, 단기간 정보가 24시간 기록만큼 예측력이 있는지는 아직 확실치 않다. 단시간 기록 역시 급성 심근경색시 생존여부에 대한 초기 검사로 활용할 수 있다는 보고가 있다. 다만, 24시간 기록만큼의 민감도를 확보하지 못한다. 주파수영역 지표중 심근경색후 생존에 관련된 인자는 ULF와 VLF이다. 그런데 앞서 설명한 바와 같이 ULF와 VLF의 생리적 의미가 명확하지 않으며, 시간영역 분석지표만큼 강한 예측력을 지니고 있지 않으므로 시간영역지표의 활용이 권장된다.

급성 심근경색 발병 일주일후 퇴원전 HRV 검사를 시행하는 것은 의미가 크다. HRV는 급성 심근경색시 저하되며, 이후 몇 주 동안 서서히 회복된다. 그러나 심근경색후 12개월이 지나도 완전히 회복하지는 않는다는 보고도 있다.

심근경색후 사망률 및 부정맥 발현율에 대한 HRV의 예측력은 보통 수준이다. 그런데 HRV와 다른 지표를 결합하면 더 강력한 예측력을 발휘한다. 예를 들면, HRV 검사와 좌심실 驅血능력, 24시간 심전도에서 심실의 이소성 박동빈도를 결합하면 예측력은 더 강해진다. 그런데 이러한 결합시, 각 지표의 cutoffs는 아직 알려져 있지 않다.

HRV 지표는 앞에서 언급한 바와 같이 일중변동을 하는 것으로 알려져 있다. Heikki V. Huikuri 등은 관상동맥질환자와 정상인의 주파수분석지표 일중변동을 분석했다. 그 결과 관상동맥질환자의 정규저주파, 정규고주파는 일중변동 특성이 나타나지 않았으며, LF/HF ratio의 일중변동 역시 정상인에 비해 현저히 저하된다고 보고했다.

박 등은 맥박변이도와 허증과의 상관성 연구에서 total power와 VLF power가 虛證과 음의 상관관계를 가진다고 보고하였다.

심근경색이 발생하기 전의 상태를 심박변이도를 이용하여 특징짓는 연구도 있다. 이 연구에 의하면, LF power가 정상적인 경우보다 작게 나타났으며, HF/LF ratio 역시 정상인보다 작게 나타났다.

최근에는 심장질환의 연구뿐 아니라 정신질환의 연구에도 심박변이도 검사가 사용되고 있다. 감성의 측정평가를 위해서는 생활경험에 영향을 미치는 제반 요인들의 파악과 함께 자율신경계의 반응을 측정할 수 있는 방법이 요구된다. 심한 우울증이나 공황장애 등의 질환 환자들의 심각도 평가 및 치료에도 이용되고 있다. 정신적인 스트레스와 적대감에 따른 심박변이도의 평가 연구에서, 부교감신경의 활동은 감소하고 교감신경의 활동은 증가한다고 했다. 또한 우울증환자에 있어서 부교감 활동성뿐만 아니라 압수용체반사 및 최대호기량이 저하됨이 보고되었으며, 바이오피드백 훈련을 통하여 부교감 활동성 및 압수용체반사, 최대호기량을 개선할 수 있다는 보고도 있었다.

천식환자에 있어서 self-efficacy가 저하된 집단이 그렇지 않은 집단에 비해 HF값이 더 높다는 연구보고가 있었다. 또한 self-efficacy의 고저에 관계없이, 육체적인 활동성이 높은 천식환자군이 그렇지 않은 군에 비해서 HF값이 낮았다.

간질환자와 정상인을 대상의 HRV 연구에서는 간질환자의 SDNN, SDANN, HRV triangular index, LF, HF, LF/HF ratio가 정상인에 비해 유의성 있게 높았다.

Daniel E. Vigor 등은 급성기 심근경색환자에 있어서 우울증 정도와 심박변이도 지표간 상관성을 연구했다. 그 결과 우울증 환자군이 비우울증 환자군에 비해 심박변이도지표중 비선형지표인 α1값이 더 높았다(1.23±0.21 vs. 1.03±0.30). 이에 비해 SD1(10.4±3.7 vs. 14.4±7.3)과 ApEn(0.98±0.22 vs. 1.16±0.15)지표는 우울증군이 비우울증군보다 더 낮게 나타났다.

최근 명상(meditation), 기공(qigong) 및 호흡제어(respiration control)에 따른 심박변이도지표의 변화에 대한 연구가 진행되었다. 그 결과 대체적으로 명상 등으로 우리 몸이 안정될 경우, HF성분이 증가했다. LF 성분의 증가 및 감소에 대해서는 추가 연구가 필요하다.

김 등은 神門穴에 보사법을 적용하되, 보사법에 따른 심박변이도 변화가 한열성향과 연관성이 있는지 동시에 살펴보았다. 그 결과 寒 성향의 남성군에 있어서는 신문혈 보법시 저주파성분이 감소했으며, 熱 성향의 남성군에 있어서는 신문혈 사법시 저주파성분이 감소했다. 또한 김 등은 스트레스에 노출된 피험자를 대상으로 小府穴 자침후 재차 스트레스에 노출되었을 때 HRV 지표변화를 살펴보았다. 그 결과 대조군에 비해 소부혈 자침후 2차 스트레스 노출시 저주파성분 상승이 억제됨을 보고했다.

| 참고문헌 |

1. 박영재 등. 통계기법을 활용한 변증정량화연구. 대한한의진단학회지. 2001;2:306-330.
2. 김동훈 등. 신문혈 자극과 한열성향의 교호작용이 심박변이도에 미치는 영향. 대한침구학회지. 2006;23: 25-38.
3. 김정신 등. 소부자침이 정신적 스트레스를 가한 성인의 심박변이도에 미치는 영향. 대한침구학회지. 2004;21: 227-239.
4. 김규태 등. 심박변이도의 측정시간 표준화 연구. 대한한의진단학회지. 2006;10-2:88-103.
5. Takayuki kageyama, Michinori kabuto, Tetsuya kaneko and Noriko nishikido. Accuracy of pulse rate variability parameters obtained from finger plethysmogram: A comparison with heart rate variability parameters obtained from ECG. J. Occup Health. 1997;39:154-155.

6. Heikki V. Huikuri et al. Circadian rhythms of frequency domain measures of heart rate variability in healthy subjects and patients with coronary artery disease. Circulation. 1994;90:121-126.
7. Nicholas D. Giardino et al. Comparison of finger plethysmagraph to ECG in the measurement of heart rate variability. Psychophysiology. 2002;39:246-253.
8. Task force of the european society of cardiology and the north american society of pacing and electrophysiology. Heart rate variability: Standards of measurement, physiological interpretation and clinical use. Circulation. 1996;93:1043-1065.
9. Berntson et al. Heart rate variability: Origins, methods and interpretive caveats, Gary G. Psychophysiology. 1997;34:623-648.
10. Federico lombardi. Clinical implications of present physiological understanding of HRV components. Cardiac electrophysiology review. 2002;6:245-249.
11. Gavin R.H. Sandercock et al. The reliability of short-term measurements of heart rate variability. Internal Journal of Cardiology. 2005;103:238-247.
12. Tuula H. Tarkiainen et al. Stability over time of short-term heart rate variability. Clin Auton Res. 2005;15:394-399.
13. Daniel E. Vigor et al. Relation of depression to heart rate nonlinear dynamics in patients ≥60 years of age with recent unstable angina pectoris or acute myocardial infarction. The American journal of cardiology. 2004;93:756-760.
14. Harun Evrengul et al. Time and frequency domain analyses of heart rate variability in patients with epilepsy. Epilepsy Research. 2005;63:131-139.
15. Paul M. Lehrer et al. Heart rate variability biofeedback increases baroreflex gain and peak expiratory flow. Psychosomatic Medicine. 2003;65:796-805.
16. Frederic Nuissier et al. Relations between psychometric profiles and cardiovascular autonomic regulation in physical education students. European Journal of Applied Physiology. 2007;99:615-622.
17. Tavis S. Campbell et al. Asthma self-efficacy, high frequency heart rate variability, and airflow obstruction during negative affect in daily life. International Journal of Psychophysiology. 2006;62:109-114.
18. Tetsuya Takahashi et al. Changes in EEG and autonomic nervous activity during meditation and their association with personality traits. International Journal of Psychophysiology. 2005;55:199-207.
19. Ronald Edmond De Meersman et al. Vagal modulation and aging. Biological Physiology. 2007;74:165-173.

심전도

ECG; electrocardiography

요약

심전도는 심장세포에서 발생되는 전기적인 활동을 체표면에서 기록한 것으로 부정맥, 심근허혈로 발생하는 병(심근경색, 협심증), 심실비대, 심방부하, 심근염, 심근증 등의 심장의 병변을 감별하는데 이용된다. 심박변이도검사가 심장의 기능 평가검사인데 비해 심전도는 심장의 전기적 활동의 평가검사로서 양자는 상호보완적이다. 심전도는 促·結·代脈의 맥상감별과 순환기능 평가 등에 심박변이도 검사와 상호보완적으로 활용된다.

1. 개요

심전도(ECG or EKG; electrocardiography)는 심장세포에서 발생되는 전기적인 활동을 체표면에서 기록한 것으로 부정맥, 심근허혈로 발생하는 병(심근경색, 협심증), 심실비대, 심방부하, 심근염, 심근증의 진단에 유용하며, 이외에 전해질이상, 내분비장애, 자율신경의 이상, 각종 종합검진에도 이용되고 있다.

2. 심장의 전도체계(Conduction system)

1) 동방결절(SA node)

정상 심장에서 심박동을 조절하는 주요 부위는 우심방에 있는 동방결절(SA node)이다. 전기적 충격은 자동적으로 같은 간격을 두고 동방결절로부터 분당 60~100회의 속도로 나온다. 이 자극으로 심방들은 탈분극되면서 전기적 충격은 전방, 중부 및 후방의 3개의 결절간 경로(internodal pathway)를 경유하여 방실결절로 이동한다. 바흐만 속(Bachmann's bundle)이라고 불리는 4번째 경로는 전방 결절에서 가지가 나오고 좌심방으로 충격을 전달한다. 3개의 결절간 경로는 방실결절 접합부위(A-V junction)에서 만난다.

2) 방실결절(AV node)

심방중격의 우측에 위치하고 있다. 이 세포들은 전기적 충격을 시작할 수 있는 능력(예: 자동성)이 부족하지만, 심실로 충격을 전도할 때 잠깐 동안 생리학적으로 지연시킴으로써 이 기간동안 심실이 흥분되기 전 심방이 완전히 수축할 수 있도록 한다.

3) Bundle of his

해부학적으로 방실결절의 꼬리에서 시작되는 짧고 두터운 섬유다발이며 중격에 의해 우측속지(RBB)와 좌측속지(LBB)로 나누어진다.

4) Bundle branch

(1) 우측속지(RBB)

심실간 중격의 오른쪽 아래까지 뻗으며, 결합조직 덮개(steathe)로 싸여있다. 우측속지는 우심실의 전발 유두근까지 뻗어있으며, 전방유두근에서 퍼킨제체계와 접하게 된다.

(2) 좌측속지(LBB)

전속과 후속의 두 갈래로 나누어진다. 두 개의 속지는 퍼킨제 체계와 연결되고 좌심실로 똑같이 충격을 전달한다.

5) Purkinje's fiber

심내막 표면에 그물처럼 놓여있고, 양 심실의 심근에 퍼져있으며 심실벽에 충격을 전달한다.

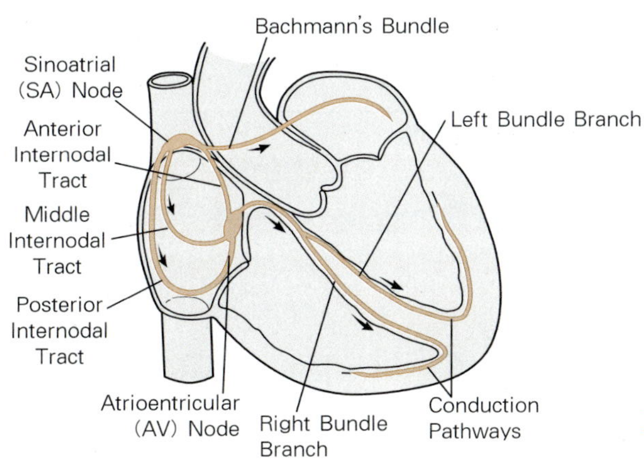

그림 1. 심장의 전도체계

3. 심전도 기본

1) 유도(Leads)

Einthoven은 양극과 음극으로 구성되어 있는 3개의 유도(Ⅰ, Ⅱ, Ⅲ)를 설정하였고, Goldberger 등은 3가지 aV 전면유도(aVR, aVL, aVF)를 도입하였으며, Wilson 등은 중앙단자를 음극으로 설정한 6가지 전흉부유도(V1~V6)를 부가적으로 도입하였다.

(1) 표준유도(Standard limb leads)

RA(오른팔), LA(왼팔), LL(왼다리)에 적용된 전극들로 구성되며 로마숫자 Ⅰ, Ⅱ, Ⅲ으로 명명된다. 오른쪽 다리의 전극은 단지 접지 전극으로만 작용한다.

① lead Ⅰ

RA와 LA의 전위차를 기록한다. LA 전극은 양전극이다. 주로 전면 심장 중 심방의 전기적 흐름을 많이 반영하므로 P-wave 모양과 PR interval을 가장 잘 볼 수 있는 lead이다. 또한 오른쪽에서 왼쪽으로 전기적 자극의 흐름을 기록하므로 심장의 lateral wall의 변화를 잘 알 수 있는 lead이다.

② lead Ⅱ

RA와 LL간의 전위차를 기록한다. 심장이 정상 위치에 정상적인 방향으로 있을 때 심장의 전기적 흐름을 따라 심전도를 기록하므로 가장 많이 사용하는 lead이다. 보통 심장의 전기적 흐름을 위쪽에서 아래쪽으로 기록하므로 심실의 inferior wall의 변화를 잘 알 수 있는 lead이다.

③ lead Ⅲ

LA와 LL간의 전위 차를 기록하며 LL이 양전극이다. lead Ⅱ와 같이 심장의 전기적 흐름을 위쪽에서 아래쪽으로 기록하므로 심실의 inferior wall의 변화를 잘 알 수 있는 lead이다.

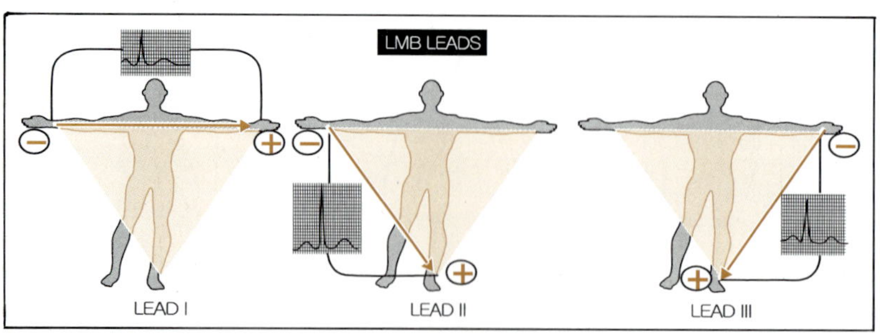

그림 2. 표준유도

(2) 증폭된 단극 사지 유도(Augmented unipolar limb leads)

aVL, aVR, aVF라고 명명된다(a는 증폭된, V는 단극을 나타낸다).

① aVR

오른쪽 팔에 양극, 왼쪽 다리에 음극 전극을 부착하므로 오른쪽으로 흐르는 전기적 자극과 오른쪽 심장의 심근의 상황을 잘 반영한다.

② aVL

왼쪽 팔에 양극, 오른쪽 팔에 음극 전극을 부착하므로 왼쪽 심장으로의 전기적 자극의 흐름을 반영하여 왼쪽 심근의 변화를 잘 알 수 있다.

③ aVF

왼쪽 팔에 음극, 왼쪽 다리에 양극의 전극을 부착하므로 심근 중 하벽(inferior wall)의 변화를 반영한다.

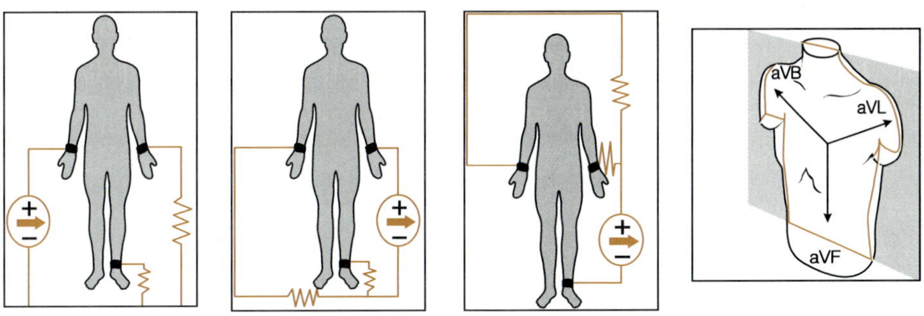

그림 3. 증폭된 단극 사지 유도

(3) 흉부유도(Precordial leads)

심장 수평면에서 심장 전도체계와 심근의 전기활동에 대한 정보를 반영하는 심전도로 electrode를 부착하는 위치는 다음과 같다.

① V1: Right 4th intercostal space

② V2: Left 4th intercostal space

③ V3: Half way between V2 & V4

④ V4: Left 5th intercostal space, mid-clavicle line

⑤ V5: Horizontal to V4, anterior axillary line

⑥ V6: Horizontal to V5, mid-axillary line

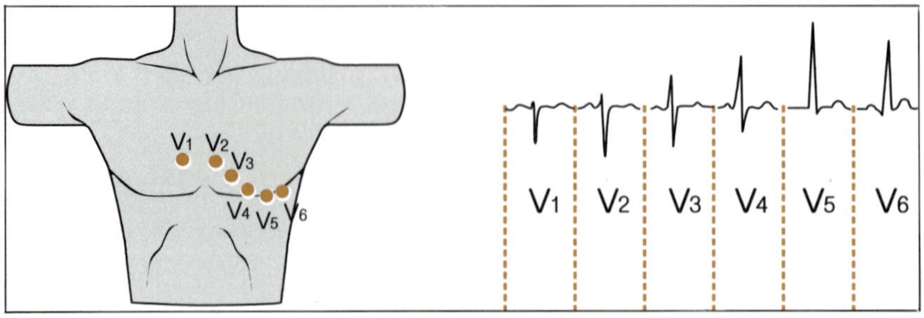

그림 4. 흉부유도

2) 전기축(Electrical axis)

EKG axis는 흉곽 내에 심장이 놓여있는 축을 보는 것으로 lead I과 aVF의 관계로 알 수 있다. lead I과 aVF의 QRS complex가 모두 positive deflection이면 normal axis이며, lead I의 QRS complex는 negative deflection, aVF는 positive deflection이면 right axis deviation이고, lead I의 QRS complex가 positive deflection, aVF는 negative deflection이면 left axis deviation이라 한다. 이 axis로 apex의 위치와 심장의 기울기를 알 수 있으며, 우심실과 좌심실의 비대 정도도 예측할 수 있다. 즉, 우심실이 비대한 상태는 right axis deviation을 보이며, 좌심실이 비대한 상태는 left axis deviation으로 axis 변화가 나타날 수 있다.

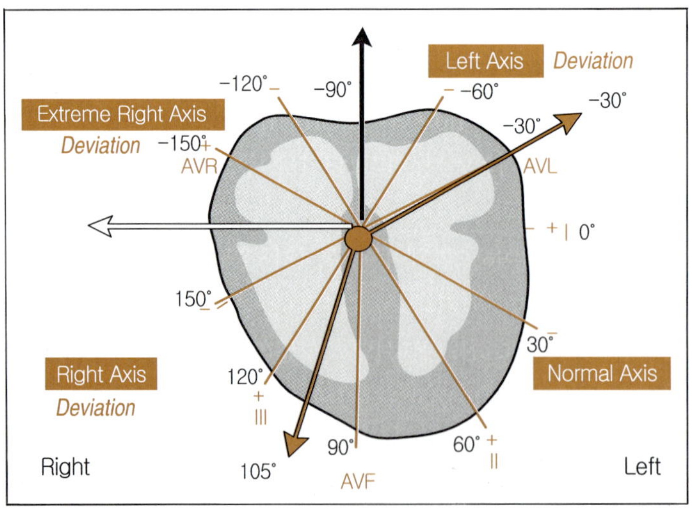

그림 5. 전기축의 모식도

3) EKG strip

(1) 수평축

심전도는 심장의 전기활동을 열을 가진 바늘을 이용하여 25mm/sec의 속력으로 지나가는 열에 민감한 표준화된 모눈금이 있는 종이에 기록한다. 수평축에 있는 작은 눈금하나는 0.04초이며 작은 눈금 다섯 개는 0.2초를 나타내고 큰 눈금 하나가 된다.

(2) 수직축

심전도 기록지의 수직축은 mV로 전압 또는 높이를 측정한다. 작은 눈금 하나가 0.1mV, 큰 눈금 한 개는 0.5mV를 나타낸다. 보통 ST segment의 변화를 reading할 때 0.1mv이상의 변화를 의미 있게 판단하므로 EKG recording을 할 때는 위의 표준간격으로 recording이 되어 있는지를 판단할 수 있게 calibration 부분이 잘리지 않도록 부착한다.

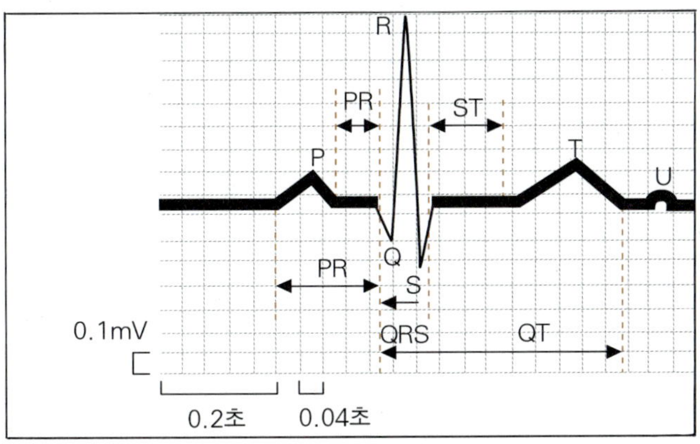

그림 6. 수평축 모식도

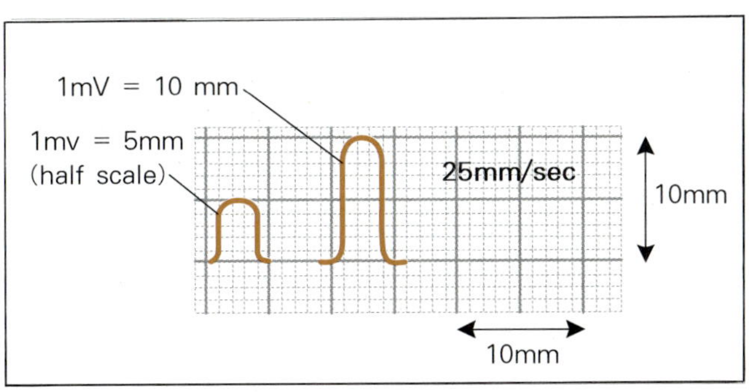

그림 7. 수직축 모식도

4. 심전도의 구성요소

심전도 그래프에 기록된 파형은 임의적으로 P, Q, R, S, T 그리고 U라고 명명되어 있다. EKG 기록의 기준선은 등전선(isoelectric line)으로 알려져 있다. 각 파형의 경우 등전선의 상향이나 하향으로 편향하게 되는데, 편향의 방형은 전기적 흥분이 흐르는 방향, 흥분의 위치와 탐색전극간의 거리, 전극의 위치에 의해서 결정된다.

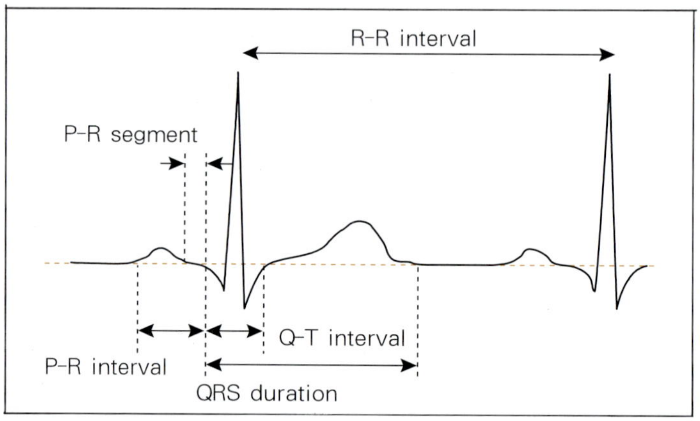

그림 8. 심전도 구성요소

1) P파: P파는 우심방과 좌심방이 동시에 탈분극 되는 상황을 반영한다.

(1) 위치: QRS군에 앞서 나온다.

(2) 크기: 0.25mV보다 작다.

(3) 지속시간: 0.06~0.11초

(4) 방향: Ⅰ, Ⅱ, aVF, V2~V6에서의 양의 방향. Ⅲ, aVL에서는 보통 양의 방향이지만 다양할 수 있다. aVR에서는 음의 방향이며, V1에서는 biphasic일 수 있으며 다양하다.

(5) 비정상 소견

① Heightened(peaked): RA enlargement

② Widened: LA enlargement, conduction delay

③ Reversed: ectopic atrial or junctional beat

④ Absence: atrial activity not detected; junctional beat, fibrillation etc.

2) PR 간격

심방의 탈분극 시작에서 심실 탈분극 시작까지의 활동으로 동결절에서 심방과 방실결절을 통해 각까지 이동하는데 걸리는 시간을 나타낸다.

(1) **위치**: P파의 시작에서 QRS군 시작까지의 간격이다.

(2) **지속시간**: 0.12~0.20초

(3) **비정상소견**

① AV block에서 AV node와 His bundle에서 전도가 지연되면 PR interval은 길어짐.

② WPW 등 preexcitation에서는 AV node를 우회하여 빨리 전도되는 경로가 있어 PR interval은 짧아진다.

3) QRS군

QRS군은 심실 탈분극을 반영하며, 심방의 재분극 역시 이 시기에 일어나지만 QRS군과 겹쳐서 심정도상에서 잘 구분할 수 없다.

(1) **위치**: PR간격에 이어 나타난다.

(2) **크기**: 12유도에서 다르게 나타난다. 정상인 경우 높은 크기에서 대문자를 사용하고 작은 크기일 경우엔 소문자로 표시한다.

(3) **지속시간**: 0.06~0.10초 Q파(Q파가 없으면 R파)의 시작에서 S파의 끝부분까지 측정

(4) **형태**

① Q파: QRS군의 첫 번째 음의 방향의 굴절(negative deflection)

② R파: 양의 방향의 굴절(positive deflection)

③ S파: R파 다음에 나타나는 음의 굴절

④ 방향: 보통 Ⅰ,Ⅱ,Ⅲ, aVL, aVF, V4~V6에서 양의 방향을 보이며 aVR, V1, V2, V3에서는 음의 방향을 보인다.

(5) Abnormal

① 방향 이상

i. Right axis deviation(우축편위): -30도 이하

ii. Left axis deviation(좌축편위): +100도 이상

② 크기 이상

i. Low voltage: 모든 lead 에서 5mm 이하, 또는 precordial lead 에서 V1과 V6 는 5mm 이하, V2와 V5 는 7mm 이하, V3와 V4 는 9mm 이하인 경우

ii. High voltage: ventricular hypertrophy

③ 모양 이상

i. Pathologic Q wave: 일반적으로 폭 40msec 이상, Q/R Ratio 25% 이상인 Q wave를 pathologic Q wave로 정의

4) ST 분절

심실의 탈분극 끝과 심실의 재분극 시작을 나타낸다. QRS군의 끝과 ST 분절의 시작을 나타나는 지점은 J point라고 알려져 있다.

(1) **위치**: S파의 끝에서 T파의 시작까지

(2) **크기**: 해당사항 없음

(3) **지속시간**: 측정할 수 없음

(4) **방향**: 보통 등전위선으로 아주 조금 변화할 수는 있으나 0.1mV를 넘어서는 안된다. 심전도상에서 ST 분절을 평가할 때 가장 관심을 두어야 할 특성은 방향이다.

(5) Abnormal

① ST elevation: AMI, variant angina, pericarditis, ventricular aneurysm

② ST depression: ischemia, myocardial strain

5) T파

심실의 재분극을 나타낸다.

(1) **위치**: S파에 이어 나타난다.

(2) **크기**: Ⅰ, Ⅱ, Ⅲ 유도에서는 0.05mV 이하이며, V1~V6 유도에서는 0.1mV 이하이다.

(3) **형태**: 전형적으로 둥글며 완만하다. 정상 QRS-T angle 은 60도 이하이다.

(4) **방향**: Ⅰ, Ⅱ, V3~V6 유도에서는 보통 양의 방향이며, aVR에서는 음의 방향이다. aVL과 aVF에서는 양의 방향이지만, QRS군이 0.05mV 미만이면 음의 방향을 보일

수 있다. Ⅲ, V1, V2 유도에서의 방향은 다양하다. 심전도에서 T파를 평가할 경우 관심을 두어야할 가장 중요한 특성은 크기와 형태 및 방향이다.

(5) Abnormal: 모양이 너무 뾰족하고 크면 myocardial infarction/ischemia, hyperkalemia 등을 의심한다.

6) QT간격

심실의 탈분극과 재분극을 나타낸다.

(1) 위치: QRS군의 시작으로부터 T파의 끝

(2) 특징 및 지속시간

심전도 QT간격은 교감 및 부교감 신경의 영향을 모두 받는 것으로 알려져 있다. QT간격을 자율신경 기능장애 평가도구로서 이용할 때는 교감신경과 부교감 신경의 양자를 합친 심장 자율 신경 기능의 지표로서 파악해야 한다. 최근에는 심전도 12 유도 중에서 최대와 최소의 QT간격의 차이인 QT dispersion이 주목받고 있다. 이것이 자율 신경 기능 부전증 등에서 연장된다는 보고가 있어 돌연사와 관련성 있는 지표로 추정되고 있다.

QT간격은 나이, 성별, 심박동수에 따라 다양하나 보통 0.36~0.44초이다. 일반적 여성이 남성보다 긴 경향에 있으며, 연령증가에 의해 연장된다. 규칙적인 율동일 경우 QT간격이 이어지는 다음 R파와의 거리(R-R간격)의 반 이상을 넘어서는 안된다. 심전도의 QT간격을 평가할 경우 지속시간에 가장 관심을 두어야 한다.

QT간격은 PR간격에 영향을 받으므로 PR간격에 의해 QT간격을 보정하기도 한다. 이를 QTc라 하며, $QTc = QT/\sqrt{PR\ interval}$ 의 식으로 산출된다.

(3) Abnormal

① 증가: ischemic heart disease, heart failure, myocarditis, mitral valve prolapse, quinidine, procainamide, phenothiazine, hypocalcemia, hypothermia

② 감소: hypercalcemia, hypokalemia, digitalization 등

(4) 임상적 의의

당뇨병에서 QTc 간격은 연장된다. 한 연구에서는 당뇨병 환자의 QT간격이 410ms이었는

데, 이것은 동일 성별과 연령의 정상인 395ms와 비교해도 큰 값이었다. 게다가 당뇨병 중에서도 합병증으로서 신경장애가 있는 환자에서 연장되어 있다. 또한 당뇨병성 신경장애 환자에서는 기립성 저혈압의 유무로 QTc 간격에 차이가 나타나며, 기립시에 혈압 저하가 없는 군과 비교해(410ms) 혈압이 30mmHg 이상 저하하는 군(430ms)에서는 유의하게 컸다. Parkinson병 환자의 QTc 간격은 동일 성별과 연령의 정상인 406ms와 비교해 419ms로 연장되어 있었다. Hoehn & Yahr의 연구에 의하면 병의 진행이 증가할수록 연장의 정도가 커진다. 지주막하 출혈 환자에서 T파의 음성화나 QT간격 연장이 관찰되어왔다. 그런데 뇌경색이나 뇌출혈 등의 뇌혈관질환에서도 QT간격이 연장이 관찰된다. 한 연구에서 뇌혈관질환 환자의 QT간격은 424ms로 동일 성별, 연령의 정상인의 403ms보다 유의하게 컸다. 다발성 위축증(MSA)이나 pure autonomic failure(PAF)에서도 QT간격이 연장되는 것이 보고되었다. 특히 12유도에서 가장 긴 QTc 간격인 QTcmax에서는 정상인과 비교해 유의하게 연장되었다. 또, QTc dispersion도 MSA에서 유의하게 연장된다고 알려져 있다. 그런데, 가지블록, 심실내 전도 장애가 있으면 QRS 자체가 연장되기 때문에 QT간격은 연장된다. 또, 洞機能不全, 심방세동 등의 환자에서는 선행하는 R-R간격이 불규칙해서 QTc간격으로 파악할 수 없다. 최근 QT간격으로부터 QRS 간격을 공제한 JT간격으로 평가하는 것도 시도되고 있다.

7) U파

(1) **위치**: T파에 뒤이어 나타난다.

(2) **형태**: 전형적으로 위를 향하며 둥글다.

(3) **방향**: 위를 향한다. 심전도 상의 U파를 평가할 때 가장 관심을 두어야할 특성은 형태이다.

(4) Abnormal

① Prominent U wave: bradycardia, hypokalemia, drug(quinidine, procainamide, disopyramide)

② Inverted U wave: myocardial ischemia

5. 심전도의 정상소견 및 이상소견

1) 심전도 정상 소견

동방결절에서 전기적인 자극이 나와 방실 접합부로 정상적으로 전도된 심전도로서 대개 정상 P wave가 나타나고 정상넓이의 QRS 복합체가 나타나며 심박동수가 60~100회/분의 범위 내에 있다.

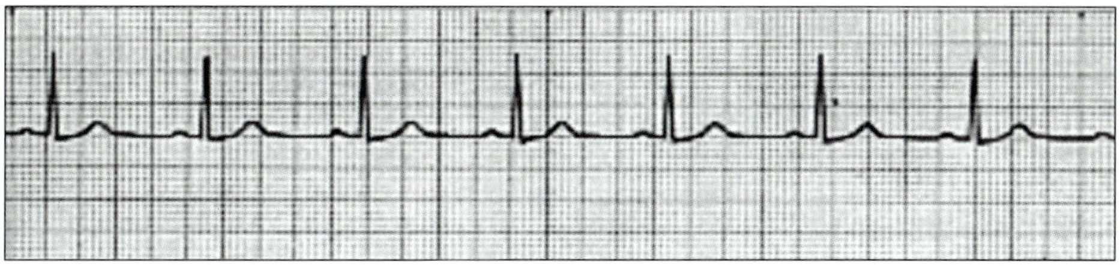

그림 9. 정상 심전도 모식도

(1) 심방리듬: 규칙적

(2) 심실리듬: 규칙적

(3) 심방의 박동수: 60~100회/분

(4) 심실의 박동수: 60~100회/분

(5) P파: 정상모양(위를 향한 둥근 모양). 정상 P파는 크기와 모양이 동일하다.

(6) PR 간격: 정상범위(0.12~0.20초)

(7) QRS complex: 정상범위(0.12초 미만). No pathologic Q-wave

(8) T파: 정상모양(위를 향한 둥근 모양)

(9) QT 간격: 정상범위(0.36~0.42) No elevation and depression

2) 심전도 이상 소견

(1) 비대(Hypertrophy)

① 심방비대(Atrial hypertrophy)

i. 좌심방비대

V1의 P파가 후반부의 음성부분에 깊은 골을 만든다

ii. 우심방비대

우심방이 비대되면 제Ⅱ유도의 P파의 파고가 2.4mm를 넘게 된다.

iii. 양심방비대

좌심방비대와 우심방비대기준이 동시에 나타난다.

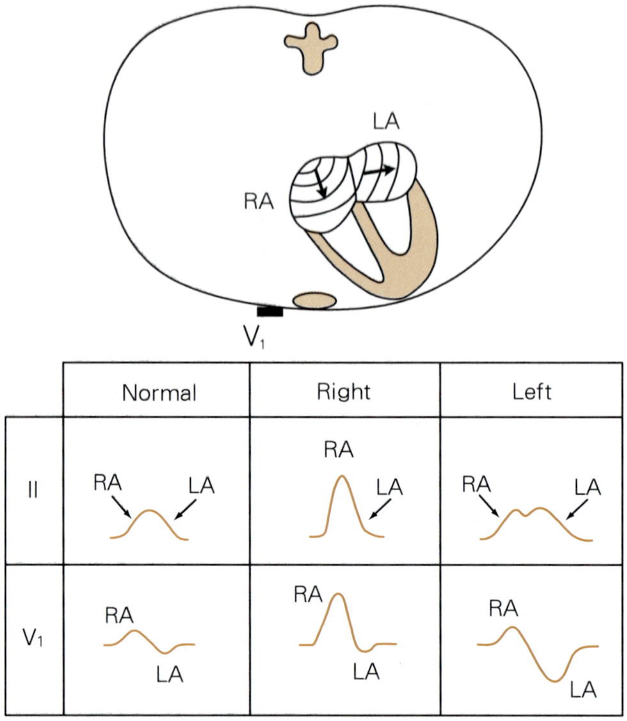

그림 10. **심방비대시 심전도 모식도**

② 심실비대(Ventricular hypertrophy)

i. 좌심실비대

좌심실비대의 기준은 다음과 같다. 첫째, aVL의 R파가 11mm 이상이거나, 둘째 V1의 S파와 V5의 R파를 합친 것이 35mm 이상이거나, 셋째 V5나 V6의 R파가 27mm 이상인 경우이다. 셋중 하나만을 만족해도 좌심실비대이다.

ii. 우심실비대

V1의 R파가 S파보다 크든지, 혹은 V1의 R파와 V6의 S파의 합이 11mm 이상인 경우이다.

(2) 심실내 전도장애

심실내 전도장애는 His속 이후의 한 개 혹은 두 개 이상의 전도로, 즉 오른갈래, 왼갈래, 왼갈래앞가지, 왼갈래뒷가지 등에서의 전기적 흥분의 전달에 이상이 있는 것이다.

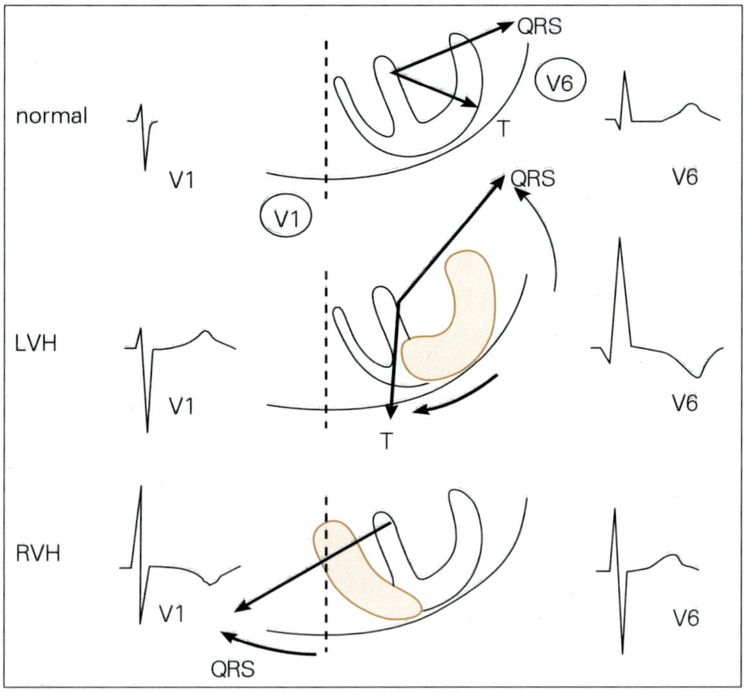

그림 11. 심실비대시 심전도 모식도

① 갈래가지 차단

i. 오른갈래차단

0.12초 이상의 QRS폭, V1에서 QRS의 양성부분이 우세, 제 I 유도에서 폭넓은 S파가 나타난다.

ii. 왼갈래차단

0.12초 이상의 폭이 넓어진 기묘한 모습의 QRS파, V1에서의 음성부분이 우세한 QRS파가 나타난다. 제 I 유도, aVL, V5, V6에서 중격 Q파가 보이지 않는다.

② 가지차단

i. 왼갈래 앞가지차단

-40도를 넘는 좌측편위가 나타나면서 하벽경색소견은 없다.

ii. 왼갈래 뒷가지차단

120도 이상의 우측편위가 나타나면서 우심실비대소견이 없다.

(3) 심근허혈, 심근장애와 심근경색

① 심근허혈(Myocardial inschemia)

심근허혈이란 산소화된 혈액이 심근으로 제대로 공급되지 못하는 상태이다. 좌우대칭 T파의 역전이나 ST저하가 나타난다. 정상유도에서도 aVL에서는 언제나 역전되어 있고 보통 제Ⅲ유도 및 V1에서는 역전되는 것에 주의한다.

② 심근장애(Myocardial injury)

심근장애는 허혈이 더욱 진행된 단계로 심전도에서 ST상승으로 나타난다. 허혈과 마찬가지로 심근장애는 가역적이다.

③ 심근경색(Myocardial infarction)

심근경색은 심실벽의 일부에 조직괴사가 일어난 상태이다. 적당한 혈액공급이 되지 않아 허혈이나 심근장애 관계에 이어서 나타난다. 이상 Q파가 나타나는데, 이때의 Q파는 0.04초 폭이거나 R파의 1/3높이가 된다. ST부분이 상승되어 있으면 경색은 급성이다. ST부분이 기선상에 있으며 T파가 역전되어 있으면 경색은 오래된 것이다. 부위에 따른 경색에서도 적어도 2개 이상 심전도 유도에서 Q파를 보이거나 R파 전위가 없어진 것을 보아 심근경색을 진단한다.

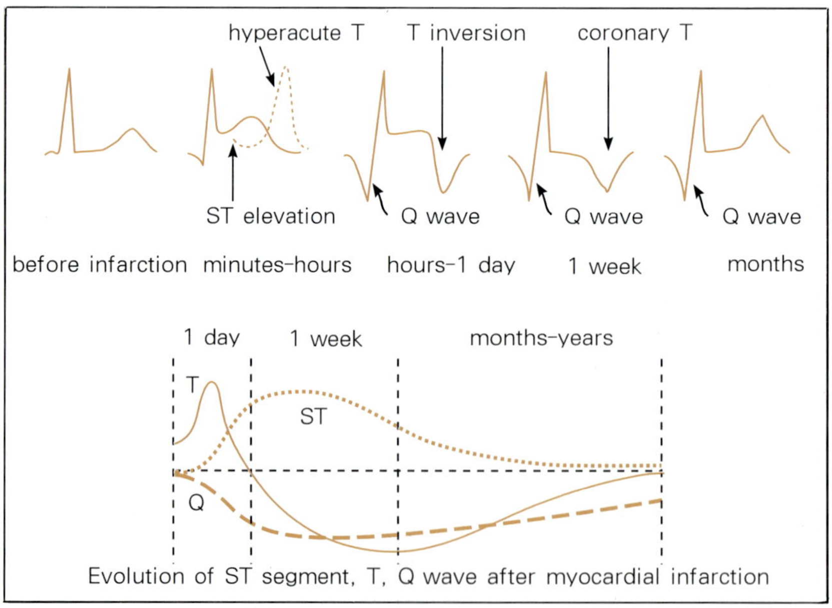

그림 12. 심근경색시 시간에 따른 ECG 소견의 변화

(4) 전해질이상

① 낮은 칼륨혈증: 혈중칼륨농도가 낮으면 T파가 낮아지고 U파가 낮아진다.

② 높은 칼륨혈증: 혈중칼륨농도가 높으면 뾰족한 텐트모양의 T파가 나타난다.

③ 낮은 칼슘혈증: 혈중칼슘농도가 낮아지면 ST부분이 연장되어 QT간격이 연장된다.

④ 높은 칼슘혈증: 혈중칼슘농도가 높아지면 ST부분이 단축 내지는 소실되어 QT간격이 단축된다.

⑤ 약물영향: 디지탈리스에 의해서 ST부분이 특징적으로 국자모양으로 된다. 또한 T파는 낮아지거나 역전된다. 퀴니딘에 의해서 심실재분극시간이 길어지고 QT간격연장이 나타난다.

(5) 부정맥

동결절이 심장의 pacemaker역할을 하지만, 다른 곳에 잠재적 pacemaker가 있을 수 있다. SAN 이외의 pacemaker에서 발생되어 심방주기보다 조기에 일어나는 심장수축은 조기수축, 또는 기외수축, 이소성 수축이라 한다. 이와 반대로 SAN 이외의 pacemaker에서 발생하여 심방주기보다 늦게 나타나는 심장수축은 보충수축이라 한다. 이소성 수축중에서도 일정한 지점에서 생길 때는 일원성이라 하며 파형은 비슷하게 보인다. 그러나 한곳 이상에서 생기는 경우에는 다원성 기외수축이라하여 파형은 여러 가지로 달라진다.

① 심방성 기외수축

P파가 바로 이전의 T파와 겹치는 경우가 많다. 이땐 QRS파는 변동이 없다.

② 접합부성 기외수축

SAN 또는 AVN부근의 접합부에서 발생하는 기외수축이다. 이들 자극은 정상자극전도를 지나가므로 정상 QRS파형이고, 동시에 역방향으로 심방을 흥분시키므로 음성 P파가 기록된다.

③ 심실성 기외수축

심실에 생기는 조기의 이소성 수축이다. 조기자극은 심실 어느 곳에서 생겨 심실근육의 느린 통로를 지나가므로 다른 심실에는 약간 늦게 전도된다. 따라서 느린 전도 때문에 QRS폭은 넓어진다. 심실이 우선 흥분되어 폭넓은 흥분이 되고 심방흥분은 심실성 기외수축에 영향을 받지 않고 정상적으로 나타난다.

④ 심방성 빈박

6개 이상의 심방성기외수축이 보통 140~220/분의 비율로 일어나는 경우이다.

⑤ 심방조동(Atrial flutter)

단일심방의 이소성자극원에서 일어나는 220~350/분의 연속성 자극발생이 생각된다. P파 대신 톱날모양을 보인다.

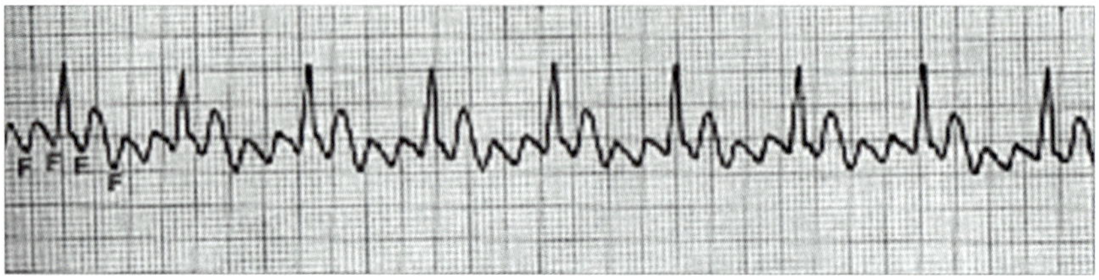

그림 13. 심방조동시 심전도 모식도

⑥ 심방세동(Atrial fibrillation)

심방의 여러 곳에서 발생되는 자극이 급속히 연속되어 350~650/분의 박동수를 보인다.

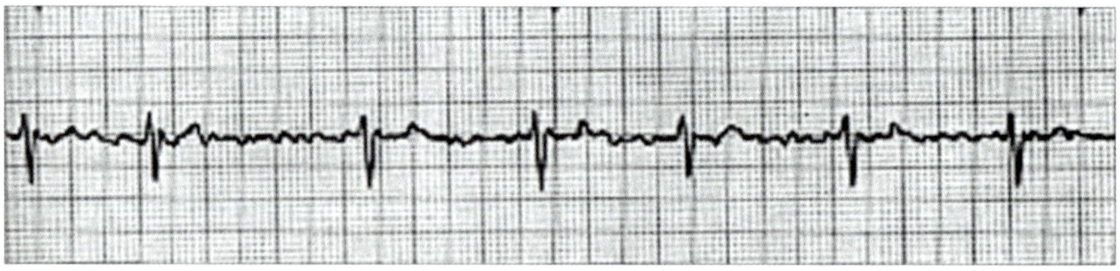

그림 14. 심방세동시 심전도 모식도

⑦ 심실성빈맥(Ventricular tachycardia)

급속한 6개 이상의 심실성기외수축이 나타난다. 이소성 P파가 보이지 않으며 QRS파형은 넓게 변형된다. 심박수는 100~250/분이다.

⑧ 심실조동 및 심실세동

심실조동은 심실의 한곳 혹은 여러 곳에서 150~300/분의 규칙적인 빈도로 급속하고 연속적인 자극이 발생되어 일어난다. 심박수는 150~300/분 정도이다. 심실세동은 여러 가지 모양으로 일어나는 빠르고 연속적인 다원성 심실기외수축으로 생기는데 심박수는 150~500/분 정도이다. 이때 체순환으로의 혈액구출은 전혀 불가능하다.

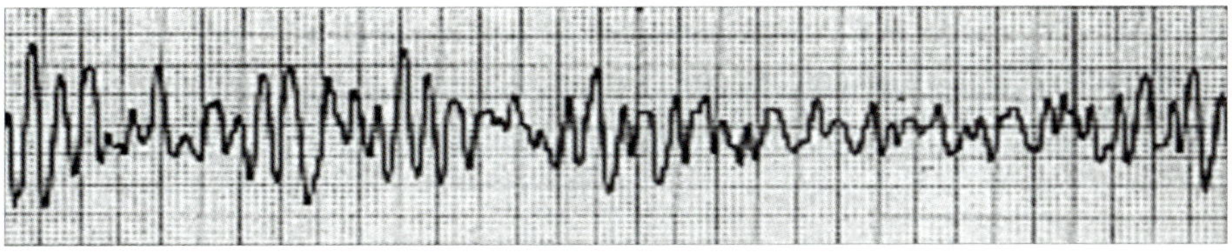

그림 15. 심실세동시 심전도 모식도

⑨ 2도 Wenchebach형 방실전도차단

동성 또는 상실성 자극이 AVN 부근에서 전도가 늦거나 두절되는 경우 방실전도 차단이 있는 것이다. 즉, 정상불응기가 아니면서도 자극은 있는데 전도가 되지 않은 것을 방실전도 차단이라 한다. 2도 Wenchebach형 혹은 Mobitz Ⅰ형 방실전도차단에서는 동성 또는 상실성 자극이 심실로 전달되기 어렵기 때문에 RR간격은 서서히 길어지다가 전도가 나타나지 않는다. 이렇게 전도되지 않는 P파 때문에 생기는 휴지기간동안 방실전도기능이 회복되어 다음 P파는 정상 또는 약간 긴 PR간격을 보이면서 전도된다.

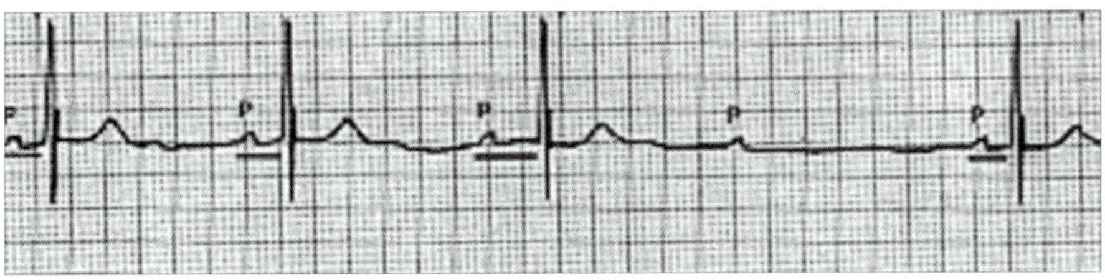

그림 16. Mobitz Ⅰ형 방실전도차단시 심전도 모식도

⑩ Mobitz형 2도 방실전도차단과 고도방실전도차단

2도 Mobitz형 방실전도차단에서는 동성 또는 상실성 심실로 가는 자극이 간헐적으로 전도되지 않는 것이다. PR간격은 일정하면서 심실에 전달되지 않는 P파가 나타난다. 2개 이상의 P파가 잇달아 심실로 전달되지 않을 때에서는 고도방실전도차단이라 한다.

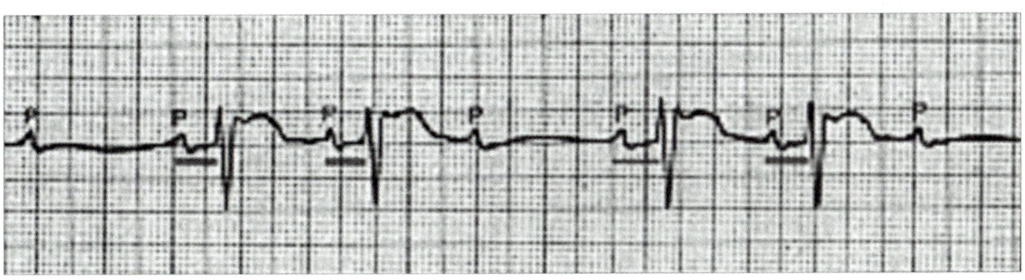

그림 17. Mobitz형 2도 방실전도차단시 심전도 모식도

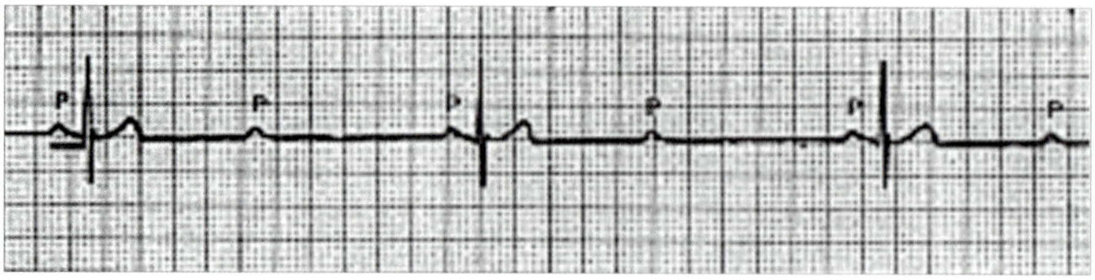

그림 18. 고도방실전도차단시 심전도 모식도

6. 임상적 활용

심전도의 한의학적 응용은 크게 두 부분으로 나누어진다. 첫째, 한의학적 치법, 치료의 효과 검증차원에서의 이용이다. 일례로 김 등은 心悸, 怔忡 및 不安한 여러 가지 임상증상을 호소하여 심전도 검사상 심방조동을 보인 환자에게 疎風補心導痰湯 合 生脈散을 투여한 결과 임상 증상과 심전도상의 심방조동도 호전되었다고 보고하였다. 둘째, 심전도를 통한 한의학적 진단방법측면의 연구이다. 한의학에서의 心은 藏神과 主血脈의 기능을 수행하는 장기로 혈액순환의 원동력인 pump로 보는 서양의학적인 심장과는 그 개념부터 다르기 때문에 변증시 심전도의 응용은 한계를 수반하고 있다. 이에 대해 정 등은 어떤 心病證의 경우라도 그 증상을 분석해 보면 해부학적 심장의 기능변화와 관련성이 있기 때문에 심전도를 心病證 환자에게 적용하여 진단지표를 탐색해 보는 것도 의미 있는 연구가 된다고 보고, 159명의 心悸증상 호소환자를 대상으로 心病證과 심전도 지표의 상호분석을 통해 心氣虛 혹은 心陽虛에서는 Ⅲ lead의 R DUR(R wave duration)이, 心血虛 혹은 心陰虛에서는 aVR lead의 ST END(elevation or depression at the end of the ST segment)와 ST SLOPE(slope is measured in degrees and can range from 0 to ±90 degrees)가 주목의 대상이 될 수 있는 지표라고 보고하였다.

중국에서도 심전도를 이용한 변증연구가 활발한데, 楊은 心電圖를 활용하여 心血虛證의 辨證指標를 심전도 검사시 나타나는 지표를 가지고 6가지로 나눠 비교하여 연구하였고, 樊 등은 STI와 관상동맥심질환을 측정한 결과 心氣虛證과 心氣陰陽虛證에 있어서 QS2연장, LVET단축, PEP/LVET의 상승을 확인할 수 있었다고 보고하였고, 史 등은 心氣虛 환자는 좌심실기능에 주된 변화가 있어서 LVET가 단축되었고, PEP, ICI, IRP는 연장되었으며, LVET/ICI비는 감소하였고 PEP/LVET는 증가하였다고 보고하였다. 또한 曹는 心力衰竭에 관해 연구하였는데, 68명의 充血性心力衰竭 환자를 대상으로 지표에 따라 虛實로 분류하고 다시 虛證과 實證을 각각 氣虛證, 氣陽兩虛證, 陽氣虛脫證, 氣陰兩虛證, 血瘀證, 血瘀兼水

停證, 血瘀兼痰濁證, 血瘀兼水停痰濁證으로 세분화시켜 분류한 후 심전도검사를 하여 측정 지표 수치들과 虛證과 實證에 속한 환자 group간의 상관성을 분석하여 辨證指標를 연구하였다. 이외에도 張 등은 관상동맥질환 환자를 心氣虛 그룹과 心氣虛가 없는 그룹으로 나누어 연구한 결과 心氣虛에서는 PEP가 연장되고, LVET는 단축되었고, PEP/LVET비는 상승하였다고 보고하였고, 舒 등은 心氣虛의 좌심실박출혈액점수(EF)가 心氣虛가 없는 경우보다 저하되었으며, PEP/LVET비는 心氣虛에서 현저하게 증가한다고 보고하였다.

▎참고문헌 ▎

1. Galen S. Wagner 저, 최재웅, 문찬일, 조용범 옮김. Marriott의 임상심전도학. 군자출판사. 2001.
2. 前田如矢. 심전도 판독법. 瑞光醫學書林. 1992.
3. 김동현, 임인환, 유경환, 나병조, 이범준. 疎風補心導痰湯 合 生脈散 투여 후 임상증상 및 심전도 상 심방조동이 호전된 환자 1례. 대한한방내과학회지. 2006;27(3):791-798.
4. 정찬길, 소경순, 최선미, 남창규, 성현제. 心電圖를 활용한 心病證 진단표준화 방안 연구. 대한한방내과학회지. 2003;24(4):826-836.
5. 楊振平. 心血虛患者左心功能變化的初步觀察. 中醫雜誌. 1989;1:45-47.
6. 樊良卿 等. 冠心病中醫辨證分型的客觀指標探討. 中醫雜誌. 1981;22(7):28.
7. 史載祥 等. "心氣虛"患者左室功能的硏究. 中醫雜誌. 1982;23(12):58-61.
8. 曹雪濱. 充血性心力衰竭中醫辨證分型與心功能的關系. 新中醫. 2000;32(2):37-39.
9. 張世樞 等. 冠心病心氣虛與心功能關係的初步探討. 遼寧中醫雜誌. 1983;8:18.
10. 舒乃華 等. 氣虛型心機梗塞患者的心功能特點及綜合治療的初步探討. 上海中醫藥雜誌. 1984;4:11-12.

심음도

Phonocardiography

요약

심장의 소리에너지(심음, 심잡음)를 심음계를 이용 전기적 에너지로 전환, 그래프로 기록한 것이 심음도이다. 심음은 제 1심음(S1), 제 2심음(S2), 제 3심음(S4), 제 4심음(S4), 심잡음(murmur) 등으로 구성된다. 특히 제 1, 2심음과 심잡음이 임상적으로 중요하다고 알려져 있다. 심음도를 통해 판막협착이나 폐쇄부전과 같은 판막질환과 전도장애, 중격결손 등 심장의 병변을 살펴볼 수 있다. 심음도는 순환기능, 호흡기능 등의 평가에 활용된다.

1. 개요

심음은 심장의 기능적인 특성에 대한 중요한 정보이다. 심장의 한 박동 주기 내에서 일어나는 기계적 일과 전기적 현상간 관계를 설명하기 위해서는, 그들이 발생하는 시간의 관점에서 두 가지를 서로 비교하면 많은 정보를 얻을 수 있다. 심장의 소리에너지(심음, 심잡음)를 심음계를 이용 전기적 에너지로 전환, 그래프로 기록한 것이 심음도(phonocardiography)이다〈그림 1〉.

심음은 음성이나 음악과는 다른 특성을 가지고 있다. 심음은 소리세기의 변화 폭이 60dB을 넘을 정도로 커서, 청각의 역치에 가까운 미약한 것부터 환자의 흉벽에 귀를 대기만 해도 들을 수 있는 것까지 다양하다. 주파수 범위는 20~20,000Hz인데, 주요성분은 30~800Hz의 좁은 대역에 존재하며, 1,000Hz 이상 되는 것은 드물다. 20~600Hz의 심음의 주파수 분포는 저주파성분이 강하고 고주파 성분이 약한 고역 감쇠형이다. 심음 검사는 기존 청진에 대해 다음과 같은 장점을 지니고 있다. 첫째, 심음 및 심잡음을 객관적으로 정밀하게 분석할 수 있으며, 둘째, 정상 청진한계(20~20,000Hz)의 하한에 가까운 저주파음을 정확히 기록하며, 셋째 심음도와 청진소견을 비교함으로써 청진능력을 향상시킬 수 있으며, 넷째 혈행 동태의 기능 진단에 유용하다.

심음도는 의사가 심음을 흉곽벽에서 의사의 귀까지 전달해주는 청진을 시작하면서부터 발달하였다. 그러나 심음을 청취하는 사람의 청각의 예민함이나 훈련의 정도에 따라 해석상의 차이가 날 수도 있다. 이런 차이를 극복하기 위한 노력으로 1966년 Ertel 등은 청진기에서의 음파의 전달과 청진기와 인간의 귀 사이의 음향학적인 상호작용에 대해 연구하기 시작하였다. 그들은 청진기와 인체의 귀 사이에 음향학적인 유사점을 발견하였다. 또한 청진하는 사람의 연령에 따라 정확성이 다르고, 청진기에 가하는 힘, 피부와 접촉하는 면과 귀에 꽂는 부분의 압력 등에 따라 음향학적으로 소리의 누출현상이 일어나게 되어 심음과 심잡음에 대한 인지능력이 감소하게 되는 등의 불완전한 진단의 개선점을 연구하였다. 이에 따라 여러 가지 형태의 전자 청진기가 공학자들에 의해 제안되기 시작하였다. 이러한 장치들은 원하는 주파수 응답 특성을 선택할 수 있도록 발달하기 시작하였는데, 그 결과 완전히 균일한 응답 특성에서부터 특정부분의 대역통과(bandpass) 특성, 또는 일반적인 기계식 청진기 특성에 이르기까지 다양하게 선택할 수 있도록 고안되어 있다.

1972년 Laughlin과 Mahoney가 열선 유속 특정기의 원리를 이용한 심음도 센서를 처음으로 시도하였는데, 가열전선과 가열 써미터 센서를 이용하여 간결한 구조로 낮은 임피던스를 가지며 신호대잡음비도 높이고, 낮은 주파수 심음에 대한 기록으로 발전시켰다. 1974년 Kingsley 등은 심음도의 스펙트럼을 이용하여 주파수와 시간, 그리고 진폭의 크기에 따라 밝기가 변하도록 표시할 수 있는 방법을 고안하여 전체 심박동 주기를 5ms 구간으로 나누어 순시(瞬時, instantaneous) 음파 에너지 분석이 가능하게 하였다.

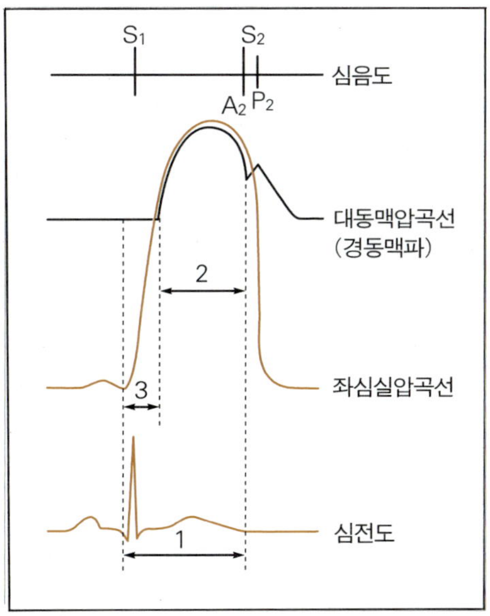

그림 1. **심장주기에서 전기적 현상과 기계적 현상과의 관계**

심음도, 대동맥압곡선(경동맥에서 기록), 좌심실압곡선 및 심전도가 동시에 기록되어 있다. 1: Q-S2, 2: LVET, 3: PEP

2. 측정원리

1) 심음계 시스템

심음계는 기본적으로 심음 microphone, amplifier, filter circuit, recorder로 구성된다. 피검자의 흉벽상에서는 심박동에 의한 기계적 진동을 들을 수 있는데, 이것은 심음 microphone에 의해서 전기적 진동으로 변환되고, amplifier를 통해 증폭되고 filter에 의해서 저음역, 중음역, 고음역의 주파수 대역으로 분할된 다음, 각 성분이 oscillogram에 의해서 심전도와 동시에 기록되도록 구성되어 있다.

심음 측정용 마이크로폰은 진동을 직접 전달하는 직접전달형과 공기를 개재한 공기전도형으로 나뉘는데, 접촉형 마이크로폰은 피부에 직접 댈 수 있으나 공기 결합형은 피부에 대는 컵과 센서 사이에 공기 도관이 있다. 공기 결합형 마이크로폰은 일반적으로 경동맥이나 경정맥의 맥박이나 심첨박동 등을 측정하는데 사용된다. 심음 측정용 마이크로폰의 종류로는 압전현상을 이용한 크리스탈 마이크로폰과 다이나믹 마이크로폰 등이 있다. 압전현상을 이용한 크리스탈 마이크로폰이 다이나믹 마이크로폰에 비해 낮은 주파수에서 더욱 감도가 좋다. 반면 다이나믹 마이크로폰은 크리스탈에 비해 높은 출력 전압을 제공한다. 그러나 다이나믹 마이크로폰은 낮은 주파수에서의 응답 특성 때문에 맥박성의 파형을 기록시 적합하지 못하다. 변환방식에 따라 심음도는 가동코일형, 압전형, 용량형으로 나뉘어지며, 변환 출력특성에 따라 변위식, 속도식, 가속도식으로 나뉜다. 현재 가장 널리 사용되고 있는 것은 압전소자를 이용한 직접 전도형으로서, 무게 30g전후의 소형, 경량이다.

증폭기(amplifier)의 증폭도는 전체적으로 거의 100dB 이상 필요하며, 내부잡음을 극단적으로 억제한 설계가 나와 있다. 심음은 앞서 말한 바와 같이 저음의 에너지가 크고, 고음의 에너지가 작은 특성을 가지고 있으므로 특성 수정을 목적으로 하는 등화기(等化器, equalizer)로서의 filter가 필요하다. Filter 특성의 규격은 고음, 중음, 저음, 청각유사의 네 가지 특성이 기본으로 되어 있다. 이 밖에 실제 심음계 속에는 고주파 잡음의 제거를 목적으로 한 high cut filter가 들어 있다.

마이크로폰 내의 감지소자는 환자의 피부 표면과 연결될 때, 종모양의 통속에 있는 공기가 전달 매체가 되거나 격막을 통해서 소리가 전달된다. 심음이나 심잡음을 마이크로폰으로 측정할 때, 격막이나 종모양의 통의 크기를 조절함으로써 기계적인 구조에 의한 여파(濾波, filtering) 효과를 얻을 수 있다. 그러나 격막의 직경이 클수록 시스템의 최대 응답 주파수는 낮아지므로 마이크로폰내의 종모양으로 된 통의 내부 압력이 증가하면, 피부는 더욱 팽팽해져서 전체 시스템은 낮은 주파수 성분에 대해서는 감도가 떨어지고 높은 주파수 성분에 대한 감도는 증가된다. 따라서 특별히 원하는 주파수 대역을 선택하여 기록하거나 듣고 싶은 경우에는 전기적인 여과 방식을 써야 한다.

기록기(recorder)에는 광학 촬영식과 직기식이 있는데, 현재 현상처리가 생략되는 직기식이 많이 이용되고 있으며, 직기식에는 visigraph와 ink 분사식의 mingograph가 주로 사용된다.

2) 심음발생 기전

심장의 박동에 의한 기계적 진동인 심음의 발생은 혈액의 갑작스런 가속과 감속으로 나타난다. 즉, 심장 판막의 개폐, 혹은 건삭, 유두근, 심장벽 등의 심장내 구조의 갑작스러운 긴장 등으로 심음이 발생한다. 전신에 혈액을 돌려주는 심장은 일정한 주기를 가지고 박동하고 있다. 심장 주기는 심방 수축에서 다음 심방 수축까지이며 중요한 세 시기가 있다. 즉 심방 수축기, 심실 수축기, 심실 확장기이다. 심장 주기의 각 시간별 시간은 심방 수축기가 0.11초, 심실 수축기가 0.27초, 심실 이완기는 0.42초로서, 심실 이완기가 가장 길다.

(1) 심장주기에 따른 심음 발생

네 가지 심음이 가장 기본적인 측정 변수가 되며, 음의 고저, 음의 대소, 음의 강약(음량), 잡음의 강약, 잡음의 파형, 잡음의 시상, 잡음의 최강부위, 잡음의 전달방향 등도 심음 해석에 중요한 지표가 된다.

① 제 1심음(S1)

제 1심음(S1)은 심실 수축기 시초에 일어나는 음이다. 이는 심실벽의 진동, 방실판(삼첨판 및 승모판)의 폐쇄, 반월판의 개방, 대동맥과 폐동맥과 같은 대혈관의 진동에 의한 혈액의 와동 및 혈관벽 진동, 근섬유 자체의 진동이 복합적으로 작용하여 발생한다. 즉, 심실 수축이 시작되면서 지금까지 열려있던 방실 판막이 갑자기 폐쇄되면, 판막 자체와 그 부근의 심장벽 및 혈액 덩어리에 진동을 일으키면서 제 1심음이 발생한다. 제 1심음의 특징은 낮고 길며, 4부분으로 되어서 심첨부 부근에서 가장 강하고 심기부에서는 약하다. 일반적으로 5~11개의 진동이 있으며, 평균 지속시간은 0.14초이고, 진동수는 30~110Hz이며, 주요 진동수는 30~45Hz이다.

② 제 2심음(S2)

제 2심음은 수축기 끝에 반월판(대동맥 및 폐동맥판막)이 폐쇄되면서 혈액 유통이 갑자기 차단되어, 혈액이 폐쇄된 판막에 부딪힐 때 발생한다. 이 시기는 심실 이완기 시작과 일치한다. 제 2심음의 특징은 제 1심음보다 높고 짧다. 제 2심음은 심기부에서 가장 잘 들린다. 일반적으로 3~4개의 진동이 있으며, 진동 지속시간은 0.11초이고, 진동수는 50~70Hz이다.

③ 제 3심음(S3)

제 3심음은 심실 확장기음으로서, 심실 충만기에 심방에서 심실로 혈액이 급속히 흘러 들어갈 때 심실벽이 진동하기 때문에 생기는 음이라 생각되고, 제 2심음의 시초부터 약 0.1~0.2초 후에 나타나며 20~40Hz의 저주파의 소리이다. 심첨부의 저음도에서 잘 기록되지만 청진은 매우 어려우며 젊은 사람이 신체운동을 한 후 혈류가 빨라질 때, 특히 흉벽이 얇은 사람에게서 들을 수 있다.

④ 제 4심음(S4)

제 4심음은 심방음이라 불리며, 심방 수축에 앞서 열린 방실판 구멍을 통해 자유로이 혈액이 심실로 흘러들면서 약하고 낮은 소리를 내는 것이다. 이 음은 심전도상 P파의 시초부터 약 0.12초 후에 나타나는 낮고 둔한 음이며 정상인의 청진에서는 들리지 않는다.

(2) 심잡음(murmur) 발생의 원리

잡음은 수축기, 이완기 동안, 혹은 이 두 기간 동안 들을 수 있는 지속적인 소음이다. 잡음은 주로 판막에 누출이 생기든지, 중격결손, 혹은 동정맥 접속 등으로 혈액이 뒤로 역류될 때 발생한다. 그 외에도 좁아진 판막, 기형성 판막을 통해 혈액이 앞으로 흐를 때, 정상 판막 혹은 비정상 판막을 통한 빠른 속도의 혈류가 있을 때, 심장내에 건삭과 같은 느슨한 구조의 진동, 동정맥 단락(shunt)을 통한 계속적인 혈액의 흐름에 기인한다. 잡음의 파형은 강도의 변화에 따라 점증성(crescendo), 점감성(decrescendo), 점증점감성(crescendo-decrescendo), 평탄(plateau)으로 나뉜다.

잡음이 제 1심음과 함께, 혹은 그 후에 시작되어 제 2심음 전에 끝나면 수축기 잡음이라 하고, 만일 제 2심음과 더불어 혹은 그 후에 시작되어 제 1심음 전에 끝나면 이완기 잡음이라 한다. 만일 잡음이 전 심장주기를 통해 계속되면 연속잡음이라 한다.

3. 측정방법

1) 검사전 유의사항

(1) 기록실

잡음이 없는 조용한 방을 택하고, 교류장애를 제거해야 하며, 실내를 따뜻하게 한다. 방음

시설이 된 방이면 더욱 좋다.

(2) 피검자의 준비

체위는 보통 바로 누운 자세로 하지만, 필요에 따라서는 왼쪽으로 누운 자세나 앉은 자세로 한다. 수분 간 안정 후, 호기상태에서 호흡을 중지하고 검사하나, 폐동맥 영역인 제 2심음의 분열 등은 흡기시 현저해지는 특징이 있으므로 호흡기 상태에서 검사하기도 한다.

2) 측정시 유의사항

Microphone belt로 흉벽에 대거나 또는 손으로 잡는다. 이 경우 손과 microphone과 피부가 마찰하지 않도록, 또는 microphone과 흉벽 사이에 간격이 생기지 않도록 리시버로 들으면서 조정한다. 실내가 추울 때는 근육잡음이 발생하기 쉬우므로 방을 따뜻하게 하고, 공복시 위장에서 소리가 날 경우, 가벼운 식사후 기록하는 것이 좋다.

3) 측정 기록의 준비

기록속도는 5cm/sec, 10cm/sec를 기준으로 한다. 심전도의 관찰이 우선인 경우 5cm/sec가 좋지만, 심음도를 주로 할 때는 10cm/sec가 좋다. 필림상의 진폭은 진폭 관찰창으로 관찰하면서 조정한다. 음량 교정장치가 있는 심음계에서는 교정곡선을 넣는다. 보통 저, 고음의 2단계 또는 저, 중, 고음의 3단계로 기록한다. 제 3심음, 제 4심음, 확장기 rumble 등 낮은 음은 저음도에서 잘 기록되며, 제 2심음, 승모판 개방음(OS; opening snap) 등의 높은 음은 고음도에서 잘 기록된다. 가능하면 심전도를 같이 기록하고, polygram을 사용하여 심첨박동파, 경동맥파, 경정맥파 등과 동시에 기록하면 순환동태를 보다 정밀하게 해석할 수 있다.

4) 측정부위

기록 전에 잘 청진하고 기록 부위에 marking한다. 일반적으로 심첨(제V늑간과 좌쇄골 중앙선이 만나는 지점), 좌측 네 번째 늑간흉골연(승모판 영역), 좌측 두 번째 늑간흉골연(폐동맥영역), 우측 두 번째 늑간흉골연(대동맥 영역)의 네 곳이 있지만, 증례에 따라서 좌측 세 번째 늑간흉골연을 추가한다.

4. 분석

1) 제 1심음의 이상

연장, 진폭의 증감, 분열 등에 대해 조사한다. 제 1심음의 분열은 승모판과 삼첨판의 폐쇄에 시간적 지연이 있기 때문에 일어나며, 건강한 사람이라도 0.03초 이내의 분열은 68%에서 볼 수 있다. 0.07초 이상의 분열은 병적이며, 심실성 기외수축 등에서 볼 수 있다. 제 1심음의 두 성분을 들을 수 있을 만큼 넓게 분열되는 가장 빈번한 이유는 완전 우각블록이며, 승모판 성분이 삼첨판 성분 뒤로 가는 역분열은 중증 승모판 협착, 좌심방 점액종 그리고 완전 좌각블록 환자에서 들릴 수 있다.

2) 제 2심음의 이상

제 2심음은 정상인에서 흡기시에는 대동맥판 성분과 폐동맥판 성분으로 분열되어 잘 들을 수 있다. 이것은 흡기시에는 혈액의 우심실 유입이 증가하여 구혈량과 구혈시간이 증가되고 폐동맥판의 폐쇄가 지연되기 때문이다. 폐동맥판 성분은 폐동맥압 곡선의 절흔과 일치하며, 'hangout time'이라 불리는 간격에 의해 우심실 압곡선과 분리된다. 이 간격의 절대치는 폐혈류에 대한 저항과 폐혈관상의 임피던스를 반영한다. 이 간격은 우심실 용적이 증가할 때와 폐혈관 신전성이 증가할 때 연장되고 제 2심음의 생리적 분열은 항진되어 넓어진다.

Ⅱa, Ⅱp의 감별은 최강점이 좌측 두 번째 늑간흉골연에 있으면 Ⅱp이고, 우측 두 번째 늑간흉골연에 있으면 Ⅱa이다. 제 2심음의 분열을 4종류로 나누어 볼 수 있는데, 우선 정상적인 호흡성 분열음으로서, 흡기시 우심실 혈액량의 증가 때문에 제 2심음의 폐동맥 부분이 지연된다. 병적 호흡성 분열음은 우각블록, 폐동맥판 협착 등에서 나타나고, 고정성 분열은 호흡에 영향을 받지 않는 것을 말하며, 심방중격결손에서 나타난다. 기이성 분열은 좌각블록, 대동맥 협착판 등의 경우 호기시 분열한다.

3) 제 3심음의 이상

심실 확장기 부담을 나타내는 환자의 경우 특히 크게 기록된다.

4) 제 4심음의 이상

고혈압증, 대동맥 협착, 폐동맥 협착, 심방중격 결손 등에서 심실압이 높아서, 심방에서 심실로 혈액 유입에 저항이 있을 때에 잘 기록된다.

5. 심장주기에 따른 잡음의 발생

1) 수축기 잡음

수축기 잡음은 심실 수축기에 대동맥판 혹은 폐동맥판을 횡단하여 혈액이 앞으로 흐를 때 또는 승모판 혹은 삼첨판으로부터 혈액이 역류되어 흐를 때 생성된다. 수축기 잡음은 어린이나 임산부의 정상 심음에서도 들을 수 있다. 가장 흔한 비정상 소견은 승모판 폐쇄부전, 대동맥판 협착증, 폐동맥판 협착증, 심실내 중격결손이 포함된다.

초기 수축기 잡음은 제 1심음에서 시작하여 수축기 1/3지점에서 절정을 이룬다. 중기 수축기 잡음은 제 1심음 발생 후 짧게 시작되고 수축기 중간에서 절정을 이루나 제 2심음까지는 확장되지 않으므로 이 음을 분출성(ejection) 잡음이라고도 한다. 이 잡음은 대칭적으로 점점 강해지다가 점점 약해지는 다이아몬드형을 나타내며, 대동맥 협착 혹은 폐동맥 협착에서 볼 수 있다. 이는 좁아진 판막이나 혹은 불규칙한 판막의 작용으로 인해 혈류가 앞으로 흐르는 데에 기인한다. 말기 수축기 잡음은 수축기의 말 1/3에서 시작하여 수축기의 말 2/3에서 절정을 이루며 제 2심음까지 확장된다. 이 잡음은 기능 부전성 판막을 통하여 혈액이 뒤로 흐르는 변형된 역행성 잡음이다. 이 잡음은 유두근 질병과 승모판 탈출증후를 가진 환자에서 들을 수 있다. 총 수축기 잡음은 전 수축기 동안에 계속해서 들린다. 이것은 제 1심음에서 시작하여 제 2심음에서 끝난다. 혈액 분출시 받는 압력이 전 수축기 동안 받는 압력보다 더 높기 때문에 잡음은 계속해서 들린다. 이것은 승모판 폐쇄부전, 삼첨판 폐쇄부전, 심실중격 결손시 들을 수 있다.

2) 이완기 잡음

이완기 잡음은 제 2심음과 다음 제 1심음 사이에서 들을 수 있는 지속적인 소음이며 대체로 병적인 경우를 반영한다. 이완기 잡음의 생성은 3가지 기전에 의해 이루어진다. 첫째, 심실 이완기에 심실의 압력은 대동맥이나 혹은 폐동맥의 압력보다 낮아지는데, 만약 대동맥판이나 혹은 폐동맥판에 기능부전이 있다면 혈액은 심실내로 역류된다. 이 역류로 인한 지속적인 소음이 이완기 잡음이다. 둘째, 심실 이완기의 빠른 충만기 동안에 만약 혈액이 협착된 승모판 또는 삼첨판을 통하여 심실내로 강제로 유입되면서 이완기 잡음이 발생한다. 셋째, 심실 이완기 동안 승모판이나 혹은 삼첨판을 지나는 혈류량이 증가하거나 점성도가 증가하면 이완기 잡음이 발생한다.

초기 이완기 잡음은 제 2심음에서 시작하여 이완기의 첫 1/3부분에서 절정을 이룬다. 이것은 기능부전이 있는 판막을 통하여 혈액이 역류하는 역류성 잡음이며, 흔한 원인은 대동맥판 폐쇄부전증, 폐동맥판 폐쇄부전증이다. 중기 이완기 잡음은 제 2심음 후에 시작하여 이완기 중간에 절정을 이룬다. 흔한 원인은 승모판 협착증과 삼첨판 협착증이며, 이 잡음은 고주파음이고 덜거덕거리는(rumbling) 소리의 특성을 가진다. 말기 이완기 잡음은 이완기 마지막 1/2부분에서 시작하여 수축기의 마지막 1/3부분에서 절정을 이루며 제 2심음까지 확장되어 있으므로 일명 수축기전 잡음이라 한다. 이것은 흔히 승모판 협착 혹은 삼첨판 협착으로 인한 잡음의 구성요소이다. 이 잡음은 저주파이고 rumbling 특성을 가지고 있다. 총 이완기 잡음은 제 2심음에서 시작하여 전체 이완기까지 확장된다. 동맥관 개존, 대동맥-폐접속(aorticopulmonary connections)과 같은 질환은 이 잡음의 대표적인 예이다. 이 잡음은 성인에서는 드물지만 어린이에서는 보통 교정할 수 있다. 이 잡음은 좌측 기저부에서 가장 잘 들리고 수축기와 이완기 구성요소를 모두 가지고 있다.

6. 주의사항

심음도란 심음이나 심잡음을 기록한 것이며, 심음이나 심잡음을 기계적이거나 전기적인 현상들과 연관지어 해석할 수 있는 장점이 있다. 그러나 심음도는 결코 청진을 대신하는 것이 아니고, 청진과 심음도 소견을 상호 비교, 분석함으로써 보다 정밀한 소견을 얻을 수 있는 것이다. 청진 및 심음도의 진단 적중률은 후천성 판막증에서는 거의 100%이지만, 선천성 질환에서의 진단 적중률은 50%라고 한다. 어느 경우이든 청진이나 심음도만으로 진단하는 것은 옳지 않으며, 반드시 다른 임상소견을 참조하여 종합진단을 해야 한다.

7. 부록; 심첨박동도(Apexcardiogram), 심기도(Mechanocardiogram)

심첨박동도는 심첨부의 박동을 기록한 것으로 전흉벽 저주파 진동도(振動圖)의 대표적인 것이다. 첫 번째 작은 peak인 A파, 두 번째 제일 큰 peak인 E파 및 A파와 E파의 경계점인 C점이 임상에서 중요하다. A파는 혈액이 좌심방에서 좌심실로 유입할 때 생기며, 심음도의 제 4음과 일치한다. E파는 심실수축파이며, 그 정점은 대동맥 판막의 개방시점과 거의 일치한다. C점은 심실수축의 개시이며 심음도의 제 1음 앞부분과 같은 시기이다. 임상적으로는 A파가 증가할 경우 좌심실 내압상승, 좌심실기능저하를 의미한다. 이는 대동맥판막협착, 허혈성 심질환, 심부전 등에서 볼 수 있다. 만일 E파가 후반부에 상승하면 이를 sustained type이라 한다. 이는 좌심실 유출장애나 좌심실 수축종료시 내압의 상승을 나타낸다. 이는 대동맥판막협착, 심실류 등에서 볼 수 있다.

경동맥파도(CPT; carotid pulse tracing)는 각 심장주기마다 경동맥내에서 일어나는 압력, 혹은 용적변화를 표시한 맥파(pulse wave)기록이다. 경동맥파도는 기본적으로 맥파의 특성을 따른다. 즉, 최초 파고(P파; percussion wave), 조랑파(T파; tidal wave), 절흔(dicrotic notch) 등의 주요지표는 맥파에서 통용되는 지표이다. 경정맥파도(JPT; jugular pulse tracing)는 내경정맥내 용적의 변화를 반영하며, 우심방내 압력의 변화와 밀접한 연관이 있다.

心機圖(mechanocardiogram)는 심장(cardio)의 기계적 운동(mechano)을 기록(-gram)했다는 의미로서, 심장 및 대혈관의 음향현상을 포함한 기계적 사상의 기록이다. 여기에는 심첨박동도, 경동맥파, 경정맥파, 말초동맥파, 지첨맥파 등의 각종 맥파 및 심음도, ballistocardiogram, kinetocardiogram 등을 포괄한다. 그런데 일반적으로 심기도의 polygraph는 심전도를 중심으로, 심첨박동도, 경동맥파, 경정맥파 및 심음도를 종합하여 기록한다.

참고문헌

1. 김대식. 임상생리검사학. 고려의학. 1997.
2. 金井 泉, 金井 正光. 臨床檢査法提要. 고문사. 1984.
3. 정남식 역. 심음의 청진과 실제. 정담. 2004.

양도락

요약

인체에 직류 12V로 양극 단락시, 200μA의 전류를 인가하면 피부의 통전저항의 크기에 반비례해서 전류량이 나타나게 된다. 이 수치는 인체가 외부로부터 유입된 전류에 반응하는 피부저항이다. 양도점이란 전기가 잘 흐르는 점, 즉 피부통전저항이 작은 부위를 의미하며, 각 양도점을 연결하면 경락 유주 경로와 유사한 가상선인 양도락을 설정할 수 있다. 피부 통전성은 인체 교감신경에 의해 지배되는 발한작용과 밀접한 관련이 있다고 알려져 있다. 활력기능 저하시 좌우 12경락 대표 측정점(原穴)의 측정값이 전반적으로 저하된다. 활력기능 이외에도 양도락은 순환기능, 정지기능, 승강기능 등의 평가에 활용된다.

1. 개요

1) 良導絡의 생리적 의의

양도점은 인체에서 전기가 잘 흐르는 점을 말한다. 인체에 직류 12V로 양극 단락시 200μA의 전류를 인가하면 피부의 통전저항의 크기에 반비례해서 전류량이 나타나게 된다. 이 전류량이 바로 양도락기기에 표시되는 값인데 이 값은 인체가 외부로부터 들어온 전류에 대해 가지는 '피부통전저항'이다. 양도점이란 전기가 잘 흐르는 점, 다시 말하면 피부통전저항이 작은 곳을 뜻하며, 양도점과 점을 연결하여 만들어진 가상의 선을 양도락이라고 한다. 인체 피부저항이 경혈과 경락기능을 반영한다는 직접적인 증거는 아직 밝혀지지 않았으며, 일부 학자는 양자의 관련성을 부정하기도 한다. 그러나 현재 양도락은 임상적인 진단 및 치료시 광범위하게 운용되고 있는데, 이는 꾸준히 양도락의 임상적 의의가 보고되었기 때문이다.

피부는 한선, 모낭, 각질층의 3종류로 구성되어 있다. 한선에서 발한시 전극과 피부가 땀으로 인하여 통전성이 증대된다. 이는 땀 성분에 수분뿐만 아니라 각종 전해질이 풍부하기 때문에 전류의 전도를 원활하게 하기 때문이다. 모낭의 경우, 모낭의 開口를 담당하는 입모근의 활성시 피부통전성이 증대된다고 알려져 있다. 각질층은 표피세포의 집합으로서 전기가 잘 통한다고 알려져 있는데, 각질층의 통전은 세포의 전기저항과 관련이 있다. 평소 세포는 전기적 이중층인 상태인 분극상태를 이루는데, 세포가 흥분하면 전기적 이중층이 소실되는 탈분극상태를 이룬다. 탈분극이 되면 이온의 투과성이 높아져 전도성이 증대된다. 즉 세포가 흥분하면 각질층의 전기가 잘 통하게 된다.

양도락은 1950년 中谷義雄이 신장염 환자의 다리에 직류전류 통전측정법을 시행하던 중 발견하였다. 이 신장염 환자는 前頸部에서 시작하여 乳部 내측을 따라 복부를 지나서 다시 아래로 대퇴부의 내측 신경 주행선에 해당하는 부위를 통과하였는데 그 통전량이 주위의 피부보다 높은 '良導點' 현상을 관찰하고 이 양도점이 체표의 일정 부위에서 규칙적인 선상 배열을 이루었으므로 '良導絡'이라 命名하였다. 신장염 환자 10명에게서 모두 유사한 현상을 관찰한 다음 똑같은 방법으로 기타 환자에게도 유사한 측정을 하였는데, 그 결과 총 14개의 선을 측정할 수 있었으며, 각 주행경로가 경락의 유주경로와 대부분 일치한다는 것이었다.

2) 良導點과 反應良導點

피부저항측정기의 전압을 21V로 하여 인체피부의 통전전류량을 조사해보면 신체의 각 부분에 1~2㎝의 간격으로 바둑판의 눈금처럼 전기가 잘 흐르는 점이 검출된다. 이 전기가 잘 흐르는 점을 '전기가 良하게 導하는 點'이라는 의미로 良導點이라 명명하였다. 이 良導點은 건강인에게도 나타나는 생리적 현상으로 신체의 상부는 전기가 흘러 많은 良導點이 검출되지만 사지말단에는 전기가 잘 흐르지 못하여 良導點의 수가 감소한다.

21V에서는 현저하게 출현하는 良導點도 12V, 6V로 전압을 낮추면 검출이 잘 안된다. 이렇게 전압을 내려서 찾을 경우에도 현저하게 나타나는 良導點을 反應良導點이라 한다. 이 反應良導點들은 내장질환이나 기타의 질환에 의해 인체의 반사기구를 매개로 皮膚體表의 교감신경이 흥분하여 낮은 전압으로도 전기가 잘 흐르게 된 부위로, 이는 병리적 현상으로 생각되어진다.

3) 피부저항과 교감신경

양도점은 피부통전저항이 작은 곳이며 피부저항을 지배하는 것은 교감신경이기 때문에 양도락과 교감신경은 밀접한 관계가 있다. 즉, 양도락은 피부에 분포하는 교감신경이 일정하게 연락된 형태로 흥분하거나, 그 기능이 변화하는 계통이라고 할 수 있을 것이다. 내장에 이상이 있으면 신체의 體表에 각 반사현상이 일어난다. 반사를 일으키게 하는 神經으로는 지각신경, 운동신경, 자율신경의 3가지가 있다. 내장의 변화가 시시각각으로 체표의 신경상에 나타나므로, 그 변화를 알면 逆으로 내장의 상태를 알 수 있게 되는 것이다. 양도락은 좌우로 24

개가 있으며, 이들은 교감신경기능 변동의 계통이다. 양도락의 흥분성은 특정부위의 전류량에 의하여 측정되며, 건강인과 환자의 전류량을 비교함으로써 전류량의 과다, 과소 여부를 평가하는 것이다.

中谷박사는 "교감신경흥분제를 주사하면 양도점의 수가 증가하고 억제제를 주사하면 감소한다. 또한 부교감신경흥분제를 주사하면 감소하고 억제제를 주사하면 증가한다"는 실험결과를 보고하였다. 또 극렬한 요각통으로 좌복부 교감신경을 절제한 환자에 있어서 피부저항측정기로 측정시 좌측하지의 전기저항이 커지고, 좌하지 대부분에서 전기가 흐르지 않아 전류량이 0이 된다고 했다. 이러한 관찰결과는 피부통전저항이 교감신경의 흥분성과 깊은 관계가 있음을 나타낸다.

앞서 한선 및 각질층이 모두 피부통전저항과 관련이 있다고 하였는데, 구체적으로 각각의 교감신경과의 관계를 살펴보면 우선 큰 영향을 미치는 한선은 그 기능 자체가 교감신경의 지배하에 있다. 즉 교감신경이 흥분하게 되면 발한이 이루어지고 표피의 수분함량이 많아지면서 피부전기저항이 감소하게 되어 전기가 잘 흐르게 된다. 모낭의 경우는 모낭이 열릴 때 전기가 잘 통하는 것으로 알려져 있는데 모낭의 개구는 立毛筋의 수축에 의해 일어난다. 이 입모근도 교감신경의 지배를 받고 있다. 각질층은 세포의 흥분에 의해 탈분극상태가 되면 전기가 잘 통한다고 하였는데 피부에 있어서 탈분극상태를 만드는 것은 교감신경이고 부교감신경의 흥분은 분극상태를 이룬다.

2. 측정 원리, 방법 및 측정시 유의사항

1) 측정원리

導磁(전극)와 經穴 사이에 12V의 전압을 인가하면 인체에는 저항이 있어 이 저항을 통해 전류가 흐르게 되는데, 최대 직류 200㎂ 이상은 넘지 못하도록 한다. 볼륨 가변기로 導磁와 측정하는 經穴 사이에 저항이 많으면 전류가 적게 흐르고 반면에 저항이 크면 전류가 많이 흐르게 된다. 이렇게 측정된 전류값을 A/D Converter(아날로그/디지털 변환기)로 변환함으로써 인체에 흐르는 미세전류의 아날로그 신호를 디지털로 측정케 된다. 변환된 디지털 신호는 computer data bus line을 통해 computer로 전송된다. 24개의 經穴을 전부 측정한 다음 평균값을 정하고 거기에 +20%와 -20% 사이의 범위를 정상범위로 하여 +20% 이상이면 實證, -20% 이하이면 虛證으로 판별하게 된다.

2) 대표측정점

양도락 검사시, 手六經은 H(hand)를 붙여서 H1~H6로 나타내고 足六經은 F(foot)를 붙여서 F1~F6으로 표시하였다〈표 1〉. 양도락의 전기적 특성을 측정하기 위해서 양도락상에 있는 모든 양도점에서 측정한 전류량을 합하여 양도점의 수로 나누어 평균치를 구한다면 환자 한 사람을 측정하는데 매우 많은 시간이 걸려 임상에 응용하기에는 거의 불가능하다. 그런데 양도락상의 어느 한 부위가 특정 양도락의 전기적 특성을 대표할 수 있다고 밝혀졌는데, 그 부위가 대표측정점이다. 연구에 의하면 첫째, 양도락상의 양도점의 전류량을 합계하여 양도점의 수로 나눈 것이 평균치인데, 이 값이 해당 양도락의 원혈에서 측정한 전류량과 거의 일치하였다. 둘째, 자극의 강도를 달리하여 측정했을 때, 각 양도점의 평균값으로 이루어진 그래프의 형태는 원혈의 전류량과 일치하였다. 셋째, 12경락의 井穴, 滎穴, 原穴, 絡穴, 合穴의 전류량과 그것의 합계와 평균치의 전류량을 산출했을 때 原穴의 전류량과 거의 일치하였다. 이러한 결과를 종합하면, 결국 대표측정점인 原穴의 전류량만 측정하면 그 양도락의 전기적 특성을 알 수 있다.

12양도락에는 각 양도락마다 1부위의 대표측정점이 있으며, 좌우 합하여 총 24부위의 대표측정점이 존재한다. 각 대표측정점은 12경락의 原穴부위에 해당하지만, 소장경의 경우는 완골혈 대신에 양곡혈을 측정하고, 대장경의 경우는 합곡혈 대신에 양계혈을 측정하며, 방광경의 경우는 경골혈 대신에 속골혈을 측정하게 된다〈표 2〉.

표 1. 양도락과 장부와의 관계

H1	H2	H3	H4	H5	H6	F1	F2	F3	F4	F5	F6
폐	심포	심	소장	삼초	대장	비	간	신	방광	담	위

표 2. 양도락의 대표측정점

H1	H2	H3	H4	H5	H6	F1	F2	F3	F4	F5	F6
太淵	大陵	神門	陽谷	陽池	陽谿	太白	太衝	太谿	束骨	久虛	衝陽

3) 좌우24경락 측정 방법

측정절차는 좌측경락인 H1~H6, F1~F6의 12경락의 原穴을 순서대로 측정한다. 좌측 手經 및 足經 原穴을 측정한 후, 우측경락의 H1~H6, F1~F6의 12경락의 原穴을 순차적으로 측정하여 좌우 합하여 24경락을 측정하면 검사가 완료된다.

4) 측정시 유의사항

(1) 손과 발의 높이를 동일하게 하여 측정하여야 한다. 따라서 좌위보다는 와위를 택하는 것이 좋다.
(2) 의사는 반드시 면장갑을 끼고 측정한다.
(3) 환자가 긴장을 잘하므로 긴장을 풀어준 후 측정한다.
(4) 혈위가 깊은 곳은 측정할 때 좀 더 압력을 주어 측정한다.
(5) 같은 혈위를 재차 반복하면 오차가 발생하므로 될 수 있으면 한 번에 정확히 측정한다.
(6) 솜에 물을 묻혀 측정하는 측정기는 습도유지의 문제점이 있으니 유의해야 한다.
(7) 측정실은 일정한 온도와 습도를 유지해야 한다.
(8) 겨울에는 손발의 온도와 체간의 온도를 동일하게 한 후 측정한다.

5) 측정시 변화요인

(1) 수경은 연령이 증가할수록 흥탈(흥분)상태가 증가하고, 억제상태는 감소된다. 족경은 연령이 증가할수록 억제상태가 증가하고, 흥탈상태는 감소한다.
(2) 연령이 적을수록 전류량의 평균치는 상승한다.
(3) 실온이 높을수록 전류량의 평균치는 상승한다.
(4) 수·족경은 정상적인 상태에서 피부온도의 차이가 나타난다. 즉 수족경의 평균온도는 30.5℃ 정도이고 수경이 족경보다 2℃ 정도 높다(비교적 수경이 족경보다 평균치가 상승).
(5) 일상생활에서 전류량에 변동을 줄 수 있는 경우는 식사 전후, 배변 전후, 기후의 변화, 감정의 변화, 운동 전후, 전기제품을 사용하고 난 후, 수면의 상태 등이므로 이러한 사항을 감안해야 한다.

3. 경락기능 연구

전세계적으로 경락기능평가기기는 여러 종류가 개발되었다. 그런데 그 원리를 살펴보면 측정 부위에 따라 크게 原穴측정기기와 井穴측정기기로 나눌 수 있다. 먼저, 原穴을 측정하는 방법으로서 일본의 양도락과, 대만과 소련의 합자에 의해 제작된 ASKEMS A.R.D.K(자동반사 진단 시스템)가 있다. A.R.D.K는 경락을 측정한 후 경락의 해석방법에서 한의학적 원리에 입각하여 해석도 하였고, 현대적인 측면도 보안하여 한의학적 해석과 양방적인 해석을 동시에 연결한 것이 특징이다. 井穴을 측정하는 방법으로서는 독일의 EAV, 일본의 赤羽氏

기계, 미국의 T.WING의 자동측정기 등이 있다. 독일의 EAV에 대한 자세한 설명은 후술하기로 한다. 일본의 赤羽氏 기계는 질병이 생기면 정혈이 비활성화되는 것에 입각하여, 정혈의 좌우의 차를 중시하였고, 좌우차가 가장 큰 정혈을 중심으로 균형을 회복시키는 치료를 시행하였다. 미국의 T.WING의 자동측정기는 5㎂와 5V로서 정혈을 측정하여 허실로 구분한 후, 진단과 치료에 응용하였다. 여러 종류의 경락기능평가기기를 활용하기에 앞서, 우선적으로 경락의 개념, 경락의 구성원리, 경락의 생리 병리적인 관점, 경락의 측정 후 판독의 이해 등이 선행되어야 한다.

4. 임상적 의의

1) 病所와 病性을 예측한다

양도락은 각 양도락마다 각기 특별한 장기와 깊은 관계가 있다고 생각되어지며, 특정 부위의 양도락 값이 비정상 범위일 경우, 그 양도락과 관계있는 장부의 질환을 생각해 볼 수 있다.

2) 체력의 성쇠와 허실을 파악한다

手經은 연령이 증가할수록 흥분상태가 증가하고 억제상태는 감소되며, 足經은 연령이 증가할수록 억제상태가 증가하고 흥분상태는 감소하고, 연령이 적을수록 전류량의 평균치는 상승한다. 전류량의 평균치가 증가할수록 체력이 實한 것이고, 전류량의 평균치가 감소할수록 체력이 虛한 것으로 본다.

3) 질병의 예후와 경과를 판단하는 지표로 활용한다

생리적 범위에서 벗어나 있는 항진된 부분이나 저하된 부분 그리고 생리적 범위일 지라도 좌우선이 폐색되어 있는 부분 등은 모두 그 해당 장부의 병리적 상태로 판단한다. 그러나 병의 예후면에서는 차이가 있는데, ① 생리적 범위 안에서의 격차는 예후가 양호하고, ② 생리적 범위를 벗어나 항진된 격차는 그 다음에 해당하며, ③ 생리적 범위를 벗어나 저하된 격차는 그 다음에 해당하며, ④ 생리적 범위 안에서의 폐색은 그 다음에 해당하며, ⑤ 생리적 범위를 벗어나 항진된 폐색은 그 다음으로 좋지 않고, ⑥ 생리적 범위를 벗어나 저하된 폐색은 가장 예후가 좋지 않다.

5. 분석

1) 양도락 도표

양도락 도표는 인체의 좌우 24경락을 측정한 아날로그 값을 디지털로 변환한 후 다시 아날로그 값으로 변환하여 수치 및 그래프로 표시한 것이다. 즉, 피부저항 측정시 공급되는 전압은 스위칭 파워에서 정전압으로 정전류를 공급할 수 있는데, 최대측정전류는 전류조절기에 의해 299㎂로 고정되어 공급된다. 실제 측정되는 전류값은 인체의 저항(RX)에 비례한 전류인 5㎂~100㎂ 범위이다.

(1) 생리적 범위

양도락 그래프 중 40~80은 생리적 범위를 의미한다. 그러므로 일단 좌우선이 생리적 범위 안에 들어있다면 별다른 병리적 이상이 없음을 의미한다. 그러나 생리적 범위가 40이하로 하강하였거나 80이상으로 상승하였다면 이미 병리적 상태임을 의미한다. 즉 생리적 범위가 40이하라면 기능저하 상태를, 생리적 범위가 80이상이라면 기능항진 상태를 나타낸다. 〈그림 1〉.

(2) AV(평균치)의 해석

① 인체의 좌측 12경락측정치와 우측 12경락측정치의 합인 24경락의 합을 구한 후, 다시 24로 나눈 평균값을 AV(평균치)라 한다.

② 그래프에서 볼 때 평균값(AV)의 +20% 이상을 實證이라 하고, -20% 이하를 虛證이라 한다. 한편 +20%나 -20% 사이의 범위를 정상범위라 한다.

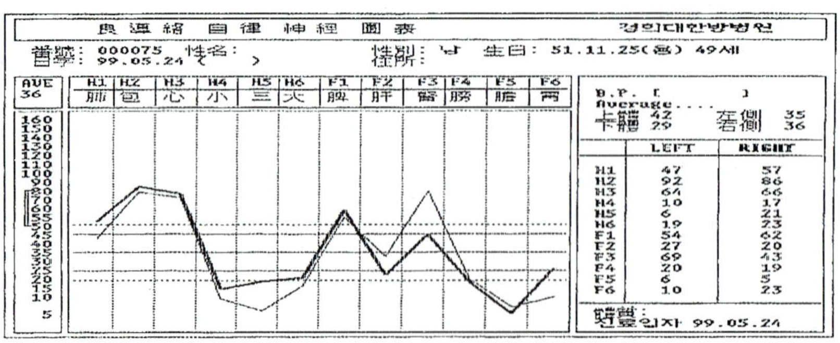

그림 1. 양도락 측정결과 圖示

2) 분석의 기본 원리

(1) 그래프 상에서 생리적 범위는 40~80 사이를 정상범위로 하며 40 이하인 경우는 생체기능이 저하된 상태이고, 80 이상인 경우는 생체기능이 항진된 상태임을 의미한다.

(2) 정상적인 양도락 그래프는 생병리 경계선 내에 모든 양도락 측정점이 포함되어 있는 것을 정상 상태로 보며, 생병리 경계선 내에서 바깥으로 빠져 나가있는 측정점은 모두 병리적 상태임을 의미한다.

(3) 생병리 경계선 내에 모든 양도락 측정점 값이 포함되어 있어도, 좌우선의 겹침(폐색) 상태는 생리적 상태가 아니라 병리적 상태로 판단한다. 즉 폐색은 기혈의 운행이 불리한 병리적 상태임을 의미한다.

(4) 폐색은 좌우선의 값 차이가 1~2 정도인 경우이고(예를 들어 폐경의 좌값이 48이고, 우값이 47 또는 49인 경우), 격차는 좌우선의 값 차이가 40 이상인 경우이다. 좌우선의 격차는 급성적 상태를 의미하며 폐색은 만성적 상태를 의미한다. 병의 예후면에서도 격차는 급성적이기 때문에 치료가 용이하고, 폐색은 만성적 상태이므로 치료가 어려운 편이다.

(5) 양도락에서의 手經 즉 肺・包・心・小・三・大經은 기능적인 면, 정신적인 면을 나타내고, 足經 즉 脾・肝・腎・膀・膽・胃經은 기질적인 면, 육체적인 면을 나타낸다. 肺・包・心經은 上焦를 주관하고, 小・三・大經은 下焦를 주관한다. 脾・肝・腎經은 臟을 주관하고, 膀・膽・胃經은 腑를 주관하다〈표 3〉.

표 3. 手足 三陰經 및 三陽經에 따른 양도락 해석 大綱

1. 手經(肺包心小三大) - 機能, 精神
   1) 肺包心(上焦); 神, 氣血의 敷布
   2) 小三大(下焦); 子宮, 命門, 抵抗力
2. 足經(脾肝腎膀膽胃) - 機質, 肉體
   1) 脾肝腎(臟); 氣血精의 상태
   2) 膀膽胃(腑); 消化, 水濕代謝

(6) 양도락상의 三焦經은 기능적・정신적 원기를 의미하며, 膽經은 기질적, 육체적 원기를 의미한다. 小・三・大經은 여성에 있어서는 근원적 힘의 발현인 子宮・左右卵巢 狀態와 男性에 있어서는 원초적 힘인 陽氣(생명력)를 나타내며, 膽經은 원기의 發揮狀態를 나타낸다. 그러므로 三焦經과 膽經이 극히 저하되어 있다면 근원적인 생명력의 저하이므로 만성적인 기능저하, 만성피로, 만성침체 등의 상태를 의미하는 것이다.

(7) 정상생리상태일 경우의 교차점의 개수는 5~8개이다. 교차점이 4개 이하일 경우는 급성, 염증성, 비증, 자통 등을 의미하며, 교차점이 9개 이상일 경우는 만성, 무력·순환장애, 위증, 둔통 등을 의미한다.

3) 경락이론과 장부이론을 통한 해석

(1) 경락의 유주로선과 관계된 해석방법

① H1(肺); 동결견, 수족냉 혹 마비, 두통.

② F2(肝); 늑간신경통, 생식기의 이상.

③ F4(膀胱); 후두통, 요통(좌골신경통).

(2) 각 경락과 관계있는 장기와 연관된 해석방법

① H1(肺); 해수, 천식, 인후부통, 호흡곤란, 편도선염, 한출.

② F2(肝); 현기, 이피로, 월경불순.

③ F4(膀胱); 배뇨이상, 방광염, 간질, 혈압이상.

(3) 각 경락의 장부관계(오행)의 상관성에 따른 해석방법

① H1(肺), H6(大腸); 해수, 한열(금).

② H2(心包), H5(三焦); 신열(화).

③ H3(心), H4(小腸); 신열(화).

④ F1(脾), F6(胃); 체중(토).

⑤ F2(肝), F5(膽); 흉협통, 심하만(목).

⑥ F3(腎), F4(膀胱); 궐역, 소복통(수).

(4) 各 經絡의 相通關係에 관련된 해석방법

① H1(肺), F1(脾); 태음경으로 축농증.

② H2(心包), F2(肝); 궐음경으로 불면.

③ H4(小腸), F4(膀胱); 태양경으로 비뇨기계, 관절계 질환.

(5) 臟腑의 相通法으로 연관된 해석방법

간이 나쁘면 대장을 치료하고, 심이 나쁘면 담을 치료하고, 비가 나쁘면 소장을 치료하고, 폐가 나쁘면 방광을 치료하고, 신이 나쁘면 삼초를 치료한다.

(6) 각 經絡의 手足으로 나누어서 측정순서로 보는 해석방법

① H1(肺), H2(心包), H3(心); 상초로 기혈의 산포.

② H4(小腸), H5(三焦), H6(大腸); 하초로서 자궁, 명문, 저항력.

③ F1(脾), F2(肝), F3(腎); 장으로서 기혈정의 상태.

④ F4(膀胱), F5(膽), F6(胃); 부로서 소화, 수습대사.

(7) 臟腑 虛實에 따른 多發 증상〈표 4〉

① 肺(實/虛 동일함); 두통, 피부이상, 기관지염. 좌우가 폐색소견이 있거나, 대장의 격차시에도 감기이며, 이 경우 수양명경 격차가 특히 심함.

② 心(實/虛 동일함); 격차가 심하면 驚氣 또는 심계항진, 불안, 초조.

③ 心包; 상기, 호흡곤란, 肋間神經痛, 늑막염, 手指痺痛, 견갑통.

④ 小腸(實/虛 동일함); 격차가 심하면 下痢 또는 두통.

⑤ 大腸(實); 두통, (虛); 두통, 대장염, 피부이상, 과민성 대장염.

⑥ 三焦(實/虛 동일함); 신경과민, 내성적, 치질, 간질, 난청.

⑦ 脾臟(實); 善飢, 류마티스, 축농증, (虛); 가래, 비염, 류마티스성 관절염.

⑧ 肝(女實); 월경불순, 요통 격차가 심하면 월경증, 간장염, B형 간염, (女虛); 월경불순, 요통 격차가 심하면 월경증, 간장염, 비염, (男實); 간기능 부전, 요통, 怒肝, (男虛); 간기능 이상, B형간염, 간경화.

⑨ 腎(實); 피로, 신경과민, (虛); 피로, 신경과민, 배뇨, 신장염, (女); 생식기이상, 임신.

⑩ 膀胱(實/虛 동일함); 足部신경 이상, 방광염.

⑪ 膽(實); 위산 부족, (虛); 위산 과다, 원기부족, 담석증, 담낭염.

⑫ 胃(實); 과식, 소화불량, 허실 격차가 심하면 식체, (虛); 腐食味胃炎, 위궤양.

(8) 三陰三陽에 따른 해석

양도락상의 측정순서로 살펴보면 十二經絡은 三合의 원리로 구성되어 있다. 즉 手經인 肺·心包·心經과 小腸·三焦·大腸經의 경우에서 肺·心包·心經은 手三陰經이고, 小腸·三焦·大腸經은 手三陽經인데, 肺·心包·心經은 운기의 寅午戌 三合으로, 小腸·三焦·大腸經은 運氣의 亥卯未 三合으로 구성되어 있다. 또한 足經인 脾·肝·腎經과 膀胱·膽·胃經의 경우에서 脾·肝·腎經은 足三陰經이고, 膀胱·膽·胃經은 運氣의 申子辰 三合으로 구성되어 있다.

표 4. 각 경락의 흥분상태와 억제상태시 多發 症狀

경락	흥분상태		관절부위	억제상태	
	주증상	보조증상		주증상	보조증상
H1	肩凝, 背部異常, 目眩, 痔疾, 喘息	動悸, 견배통, 편도선염, 해소	비, 폐, 피부	수족냉혹마비, 두통, 호흡곤란, 현훈	비부이상, 인후건조, 견배통, 해소
H2	肩凝	심장이상, 上膊痛, 변비	심장	심계항진, 두통	언어장애, 胸苦, 수장열감, 정서불안
H3	心下部痛, 便秘, 五十肩	手足重, 咽喉乾燥, 심장이상, 身熱, 언어장애, 手心熱	설, 腋窩	심계항진, 嘔氣	심하부통, 불안, 언어장애, 수장열, 하리
H4	頭痛, 手足無力, 하복부이상, 오십견	변비, 口瘡, 身熱	류마티스, 耳	두통, 하복부이상	이명, 난청, 수족냉무력, 하리
H5	소변이상, 이명	난청, 顏面部上氣 및 汗出, 미열, 易疲勞	耳, 精神	호흡곤란, 嘔氣	미열, 하복무력, 易銳敏
H6	肩凝	치통, 치질, 두통, 복통, 현훈, 피부이상, 수지무력	口, 피부, 견, 脾	견응	변통이상, 피부이상, 하리, 천식, 기분불쾌, 인후건조
F1	胃弱, 관절이상	축농, 嘔氣, 胸苦滿, 下痢, 변비	위, 늑간	胃弱, 頸部異常, 변비	便通異常, 嘔氣, 易疲勞, 불면, 당뇨, 식욕감퇴
F2	腰弱, 불면, 현훈, 생리불순	목의이상, 생식기이상, 기분불쾌, 생리불순, 늑간신경통	생식기(자궁, 고환, 난소)늑간, 乾肉, 目	요족냉비, 두현, 우울증	소변빈삭, 시력감퇴, 늑간신경통, 탈장
F3	기분불쾌, 嘔氣, 노이로제	생식기이상, 咽舌乾燥, 흉협고만, 足心熱, 성기능감퇴	부신, 耳, 대뇌, 생식기	원기부족, 易疲勞, 요족냉비, 성기능감퇴, 당뇨	기억력감퇴, 이명, 便通異常
F4	후두부강직, 요통, 하지신경이상, 좌골신경통	후경부통, 두통, 비출혈, 뇌의이상, 간질, 안통	耳, 脾, 뇌, 뇌하수체	후두부통, 수족무력, 배부이상, 요통	좌골신경통, 腿의 이상, 간질
F5	구고, 두통, 소화력약, 인후이상	식욕부진, 이공포, 오한발열	目, 두부	目의 이상, 현훈	현훈, 수족무력, 원기부족, 혈압이상, 上熱下寒, 불안초조
F6	후두부강직, 관절이상	유선의이상, 구순건조, 식욕이상, 발한	정신, 口, 齒, 비, 乳腺	견응, 변비, 위무력, 우울	복무력, 복통, 구순건조, 안면부종, 오한, 하리

경락의 유주상으로 살펴보면 相火인 心包經, 三焦經, 肝經, 膽經이 中心經絡으로 되어 있다. 즉 手太陰經과 手少陰經의 중심에 手厥陰經(心包)이 위치하고, 手太陽經과 手陽明經의 중심에 手少陽經(三焦)이 위치한다. 또한 足太陰經가 足少陰經의 중심에 足厥陰經(肝經)이 위치하고, 足太陽經가 足陽明經의 중심에 足少陽經(膽經)이 위치한다.

6. 全良導絡調整療法(GRT; general regulatory treatment of the total ryodoraku)

이것은 전신피부의 교감신경에 대한 일반적인 조정요법이다. 전신표면의 조정요법은 내장과 중추신경계의 조절작용과 밀접하게 연계되어 있는데, 이것은 일반적으로 자율신경계를 전체적으로 조정하는 치료법이라고 생각된다. 교감신경이 흥분하면 전기가 통하기가 쉽게 되므로 전류량이 많은 양도락의 교감신경이 많이 흥분하게 되고, 반대로 전류량이 적으면 교감신경의 기능이 감퇴하고 있는 까닭으로 두 가지 모두 病的이다. 교감신경은 항상 일정한 흥분성을 유지하고 있지 않으면 안 된다. 양도락의 전류량이 높을 경우에는 그것을 억제할 부위에 억제성 자극을 주고 흥분전류량이 낮은 경우에는 이것을 흥분시키는 부위에 흥분성 자극을 주면 좋을 것이다. 전자를 반응양도점 치료라 하고 후자를 전양도락 조정요법이라 한다. 특히 만성질환에서는 전신을 조정하여 활력을 줄 필요가 있다. 이러한 필요성에 의해 全良導絡調整療法이 개발되었다. 全良導絡調整療法은 우선 양도락을 측정하여 이상 양도락에서 흥분과 억제가 3~4부위 드러나면, 흥분한 양도락에서는 그것에 상응하는 억제점을 자극하고 억제된 양도락에서는 그것에 상응하는 흥분점을 자극한다. 여기서 흥분점은 그 경락의 母穴이고 억제점은 그 경락의 子穴에 해당된다(虛則補其母, 實則瀉其子)〈표 5〉.

반응양도점치료는 환부와 반응 양도점사이의 국소 자율신경조정요법이며, 급성질환에 주로 응용되는데 비해, 전양도락조정요법은 신체의 인체의 피부와 근육 등에 두루 걸쳐 있는 양도락 교감신경을 전체적으로 조정하는 치료법이며, 주로 만성질환에 응용된다. 양도락은 눈이나 귀나 입, 난소와 고환, 筋이나 혈관, 호르몬 분비기관 및 오장육부와 연관이 있기 때문에 양도락을 조절함으로써 전신의 자율신경을 조정할 수 있다. 전양도락 조정요법에 의해 체표로부터 자율신경이 조정되면 中樞인 자율신경중추가 조정되며, 자율신경중추는 內臟을 지배하고 있기 때문에 내장의 자율신경이 조정된다. 體表, 內臟, 自律神經이 세 가지는 상호 영향을 주고받는다.

표 5. 전양도락 조정요법시 각 경락의 흥분점 및 억제점

	양도락	흥분점	억제점		양도락	흥분점	억제점
상지	H1- 폐	太淵	尺澤	하지	F1- 비	大都	商丘
	H2- 심혈관	中衝	大陵		F2- 간	曲泉	行間
	H3- 심	少衝	神門		F3- 신	復溜	湧泉
	H4- 소장	後谿	小海		F4- 방광	至陰	束骨
	H5- 삼초	中渚	天井		F5- 담	俠谿	陽輔
	H6- 대장	曲池	二間		F6- 위	解谿	厲兌

참고문헌

1. Nakatani Y. Skin electric resistance and ryodoraku. J. Autonomic Nerve. 1956;6:52.
2. Voll R, Twenty years of electroacupuncture diagnosis in Germany: a progressive report. Am. J. Acupuncture. 1975;3:7-17.
3. Reichmanis M, Mariono A, Becker R. Electri-cal correlations of acupuncture points. IEEE Trans. Biomedical Engineering. 1975;2:533-535.
4. 김도현. 양도락 진단에 의한 12경락의 저주파 치료시스템의 구현. 공학기술논문집. 1997;20:163-168.
5. 박영배. 良導絡의 原理와 臨床的 活用. 제3의학. 1996;83~94.
6. 오태석. Converter를 이용한 한방맥진법 양도락에 관한 연구. 조선대학교 대학원. 1991.
7. 경희대학교 한의과대학 제 45기 졸업준비위원회 학술부편. 한방진단의 실제적 접근. 一中社. 1997.
8. 이수남. 한방과 장부음양 허실변증 컴퓨터 良導絡. 복음출판사. 1994.
9. 中谷義雄. 良導絡自律神經調整療法. 良導絡硏究所. 1973.
10. 中谷義雄. 良導絡治療의 實際. 良導絡硏究所. 1960.
11. 中谷義雄 良導點. 良導絡療法의 詳解. 良導絡硏究所. 1961.
12. 中谷義雄. 最新 良導絡의 臨床과 實際. 良導絡硏究所. 1973.
13. 中谷義雄. 良導絡에 필요한 知識. 良導絡硏究所. 1979.
14. 中谷義雄. 良導絡臨床入門. 良導絡硏究所. 1984.
15. 뽀드쉬바낀. 皮膚活動點의 實驗硏究와 臨床意義. 의학저널. 1952.
16. 뽀드쉬바낀. 皮膚活動點의 電氣生理硏究. 과학아카데미. 1953.
17. 뽀드쉬바낀. 皮膚活動點의 生理的問題點. 과학아카데미. 1955.

EAV

Electroacupuncture according to Voll

요약

EAV검사는 양도락과 같이 피부전기활동성을 활용한다. EAV는 양도락과 몇 가지 다른 특징을 지니고 있다. 첫째, 변성경락 등 기존 경락에 몇 개의 경락이 추가되었다. 둘째, 측정부위가 原穴이 아닌 井穴이다. 셋째, 지수하강(ID) 지표를 도입하였다. 지수하강지표는 허실과 연관이 있다고 생각되고 있다. EAV 검사는 활력기능 등의 평가에 활용된다.

1. 개요

유럽인들에게 동양의 침구학이 소개된 후 경락에 대한 지속적이고 과학적인 연구가 수행되어 왔다. 특히 Niboyet에 의해 '經絡의 良導性'이 밝혀진 후 經絡의 전기생리적 연구가 활발히 진행되었다. 처음에는 경락의 導傳性에만 관심이 모아져서 오늘날의 양도락계와 같이 피부로부터 경락의 導電性을 측정하기 위한 여러 시도들이 있었으나 곧 피부의 저항 측정 결과가 극히 비선형적이고 불안정하여 객관성의 기본이 되는 재현성이 나타나지 않아 이에 대한 개선을 다각도로 시도하게 되었다.

1953년 독일의 의학자 Voll에 의해 측정방법이 제시되고 Werner에 의해 Voll식 전자침(EAV; electroacupuncture according to Voll) 진료기의 원형인 diatherapuncteur가 개발되었다. Voll에 의한 측정방법은 극히 민감하여 생체기능상의 작은 변화도 읽어낼 수 있어 조기진단에 유용하며, 재현성이 뛰어나다고 평가되었다. Voll은 Werner와 함께 잘 알려진 acupuncture point에 8~10 microampere의 직류 전류를 주고 저항을 측정한 결과 acupuncture point로 알려진 부위는 저항이 50kΩ로서, 다른 피부 부위에서의 200k~2MΩ보다 매우 적은 것을 밝혀내었고, 이 부위를 통하여 신체내부의 전기적 흐름을 보다 쉽게 측정할 수 있다는 가설을 통하여 소위 동양의학에서 인체의 생리적 기능을 조절하는 체계라고 하는 경락체계(meridian system)를 전기측정 실험으로 확인하여 삼백여 개의 경혈점을 확인하고 그 외에도 많은 점이 있음을 주장하였다. Electroacupuncture according to Voll

(이하 EAV)라고 명명된 이점들은 각각 인체의 특정 조직이나 기관과 전자기적으로 연결된 정보 전달체계를 이루며 이러한 반응점들의 측정을 통해 신체 특정 부위의 전기적 반응 상태를 평가하며, 전기적 반응상태는 결국 인체의 기능을 보여 준다는 것이다. 실제로 1986년 Motoyama는 인체 진피조직내에 특히 수분이 많아 전기저항이 적은 부위가 있으며 이것이 기존의 meridian point와 일치한다고 하였다. Chen은 일련의 생체 전기 실험을 통하여 meridian point의 전기적 성질 규명을 시도하였으며 높은 전기전도율과 에너지 흐름의 일정한 방향성을 증명하였다.

Voll이 이해하는 meridian system(EAV)은 각각의 meridian이 특정한 내부장기와 관련되어 있다는 전통적 경락학설과 일치한다. Voll은 새 경락체계를 발견하였는데 관절계, 피부, 섬유조직, 지방조직, 장막, 신경계, 림프계, 모세혈관, 알러지 등이다. 각 반응점들을 각각 기관계의 어느 특정 부위나 조직과 연관이 되어 있다고 한다. Tsuei는 EAV측정값이 meridian의 전기적 특성과 일치하며 측정값의 변화를 전통적인 meridian organ 관계로 예측 설명할 수 있다는 것을 보여 주었다. 즉 meridian과 organ간에 일정한 관계가 있음을 증명한 것이다. Voll이 집대성한 의학체계는 EAV체계라고 명명되었고, 이후 이러한 EAV체계를 바탕으로 하여 여러 상품명의 EAV기기가 생산되었다.

2. EAV경락계의 발전

1953년부터 국제전침학회가 EAV경락계를 발전시키면서 입증한 경락에 대한 연구 결과는 다음과 같다.

1) 경혈의 재발견

각각의 경혈은 전기적으로 피부와 뚜렷하게 구별되는 특징을 보유한다. 따라서 각 경혈의 위치를 정확히 정의할 수 있었다. 이런 식으로 재발견한 경혈점과 고전 경락계의 경혈점들은 거의 전부가 일치하였다. 물론 국소의 위치에서는 기존의 경락과 차이가 있었다. 그래서 EAV 경락계에서는 기존의 경혈의 위치 설정 방식 대신 골상학적인 방법으로 경혈의 위치를 정의하였다. 이것이 국제 전침학회에서 EAV 경락계 상의 경혈의 위치를 골상학적으로 표현하는 이유이다.

2) 새로운 경혈점들의 추가 발견

계속되는 연구 결과 고전 경락계에서 정의한 경혈보다 훨씬 더 많은 경혈점들이 발견되었다. 이들 새로이 발견된 경혈들의 상당수가 고전 경락계의 순행선을 따라 위치하였고 또 상당수는 고전 경락계의 순행선 밖에서도 발견되었다. 이는 고전 경락계가 많은 아시혈과 경외기혈을 갖고 있다는 사실과 부합된다.

3) 경혈을 통한 기관, 조직의 기능 측정 및 해석

인체 기관-조직의 기능적 생리, 병리는 각각 특별한 경혈에서 차별적 반응으로 나타난다. 이러한 연구 결과의 입증을 위해서 경혈로부터 인체 조직의 기능 병리를 재현성 있게 측정하는 방법이 제시되었다. 이 측정법으로는 모든 경혈에 동일한 측정 방법과 해석 기준이 적용될 수 있다는 것도 분명해졌다. 경혈이나 측정 방법이 통일되고 측정값의 생리, 병리적 해석 방법도 일관성이 있다는 것은 EAV 경락계의 큰 장점인데, 측정치의 해석 예는 다음과 같다.

측정치 50을 기준으로 100을 향해 증가된 측정값을 보일수록 이 경혈과 관련된 해부, 생리 부위가 자극을 받고 있으며 이로 인해 과도한 기능 항진을 통해 극단적인 경우 염증화로 진행된다는 것이 확인되었다. 이는 病因(外因과 內因)에 의해 實證 상태의 기관이 점차로 熱證 상태로 전변된다는 침구학적 병리개념과 일맥상통한다. 이와 반대로 측정치가 50을 기준으로 점차 0을 향해 감소된 측정값을 보일 때 이는 관련 기관, 조직의 기능이 억제당하고 있으며 극단적인 경우는 퇴행성 변성을 일으켜 血行은 억제되고 더 이상 자기 기능을 할 수 없게 되는 상태로 변화한다는 것이 확인되었는데 이는 또한 虛한 상태와 그 극단으로서의 寒이라는 침구학적 병리 상태와 일맥상통한다. 간혹 측정치가 일정한 값을 유지하지 못하고 일정 수치에 도달한 후(MAX)에 하강(ID)하기 시작하여 재차 일정치에서 유지(MIN)되는데 이는 관련기관-조직이 기능이상을 인하여 퇴행적 변화를 진행하고 있거나 퇴행 변화가 염증에 둘러싸여 있는 경우임이 확인되었는데 전침학회에서는 先急後緩의 원칙에 따라 이를 병리적으로 아주 중요시하고 있다.

4) 經穴과 기관조직

각 경락의 경혈들은 해당 경락에 붙여진 장부명과 대체적으로 일치하는 기관의 일부 부위나 기능과 연결되어있는데, 특히 각 경락의 순행이 시작하거나 끝나는 손과 발에 이를수록 해부, 생리학적인 기관, 조직과 정확히 일치하고 체간에서는 다소 복잡하게 여러 기관, 조직과 연결되어 있다. 고전 경락계의 경혈중, 아직까지 그 해부, 생리학적 연결을 밝힌 경혈은 360 경혈중 194경혈에 이르며 그 외의 것은 밝혀지지 않고 있다.

추가로 발견된 경혈들은 그 발견 자체가 임상에 근거한 것이므로 대체로 잘 정의되어 있다. 따라서 경혈점을 통한 대부분의 기관, 조직의 진단과 치료는 손발의 경혈들에서 1차적으로 수행하고 좀 더 차별화 할 필요가 필요하거나 체간의 국소 부위와 직접적으로 연결된 감별진단과 치료시에는 사지와 체간의 경혈들로 범위를 확장한다.

5) 장부-경락간 에너지 관계

모든 경혈에 일관된 측정, 해석 원리가 적용되고 각 장부에 해당하는 경혈들의 정의가 분명해짐에 따라 국제 전침학회에서는 임상적 경혈측정에 의해서 장부의 음양오행의 속성과 경락의 에너지 유주라는 동양의학의 기본 생리, 병리를 임상적으로 입증해 나가고 있다. 전침학회가 중시하는 에너지 관계는 臟腑의 陰陽對應, 五行의 相生相克관계(견제관계; 이는 다시 부부관계와 교차관계로 대별), 경락의 에너지 유주상의 모자관계와 주야관계이다.

6) 補瀉파형의 개발

국제 전침학회는 경혈 반응의 허실을 보사법에 따라 조정해주면 증상이 대폭 개선된다는 것을 입증하고 보사를 정량적으로 행하기 위한 특수한 자극파형들을 개발해내었다.

3. 측정방법

1) 측정원칙

(1) 일반적으로 생반응대(BAZ; biological active zone)의 측정 후 세부측정점(BAP; biological active point) 혹은 대표측정점(CMP; control meridian point)를 측정한다.

(2) 종합검진용으로 사용시(organ 단위로 측정)에는 전체적으로 손과 발의 40개의 CMP를 모두 측정한다.

2) 측정 순서

(1) 먼저 모니터에서 제공되는 손/발의 그래픽을 참고로 측정점의 위치를 확인한다.

(2) 측정부위에 측정전극에 물을 조금 묻힌 후 손가락으로 가볍게 문지르면서 측정점을 확인한다.

(3) 연필을 쥐듯이 자연스럽게 측정전극을 쥐고 측정점과 45°각도를 유지하면서 피부막 밑의 측정점에 측정전극이 들어가는 기분으로 탄성전극의 압력조절기가 1~2초 사이에서 전부 들어가도록 가볍게 압력을 가하면서 측정한다.

(4) 압력이 최대치에 이르면서 약간 걸리는 듯한 느낌이 올 때까지 누른다(1~2초 사이).
(5) 너무 센 압력으로 인해 측정점이 손상을 입지 않도록 한다.
(6) 측정이 완료될 때까지 압력을 유지하도록 한다. 측정의 완료시점은 측정후 ID가 생기지 않는 시점이다.
(7) 피부가 건조할 경우 측정점에 물을 묻히고 충분히 맛사지한 후 측정한다.

4. 대표측정점(CMP; control meridian point)

CMP는 각 경락의 측정을 통제하는 경락대표점으로 경락과 대응된 계통의 병리적 변화를 가장 잘 나타내는 점이다.

1) 상지에서의 CMP 위치 및 EAV 경락체계

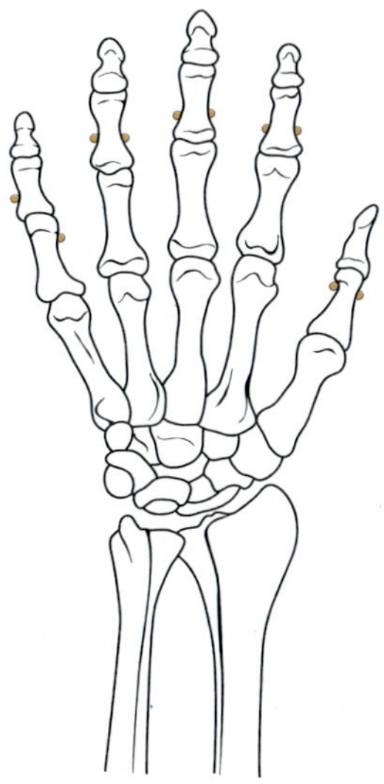

그림 1. CMP 위치(상지)

표 1. EAV 경락체계(상지)

EAV 경락체계	
림프	Lymph vessels(Ly.)
폐	Lung(LU.)
대장	Large Intestine(LI.)
신경변성	Nerval Degeneration Vessel(NeD.)
순환(심포)	Circulation(Cir.)
알러지(과민)	Allergy(Al.)
기관변성	Organ Degeneration(PaD.)
내분비(삼초)	Endocrine(End.)
심장	Heart(Ht.)
소장(Lt) 십이지장(Rt)	Small Intestine(SI.) Duodenum(SI.)

2) 하지에서의 CMP 위치 및 EAV 경락체계

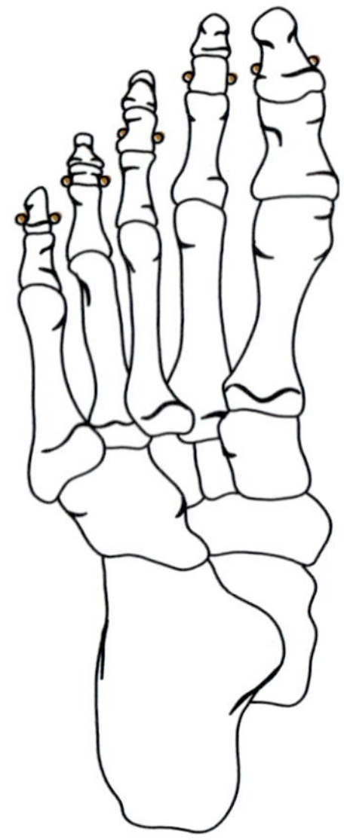

그림 2. CMP 위치(하지)

표 2. EAV 경락체계(하지)

EAV 경락체계	
췌장(Rt) 비장(Lt)	Pancreas(Pa.) Spleen(Sp.)
간	Liver(Li.)
관절변성	Articular Degeneration Vessel(ArD.)
위	Stomach(St.)
결합조직 변성	Fibroid Degeneration Vessel(FiD.)
피부	Skin(Sk.)
지방변성	Fatty Degeneration(FaD.)
담낭(Rt) 담관(Lt)	Gall bladder(Gbl.) Bile duct(Gbl.)
신장	Kidney(Ki.)
방광	Urinary Bladder(Ub.)

3) 12정경과 EAV 경락체계의 비교

한의학에서는 경락을 기가 흐르는 통로로 인식하였으나, EAV 경락계에서는 인체를 전기생리학적 관점에서 전자의 흐름으로 파악하고자 하였다. 十二經脈을 중심으로 비교해 본 결과 肺經과 心經, 肝經은 起始穴이나 終止穴의 위치가 十二經脈과 비교하여 정확히 일치하지는 않으나 대체적인 흐름은 일치하였다. 특히 肺經의 終止穴인 少商穴의 위치가 엄지손가락의 內側 조갑근각 외측으로 되어 있고, 大腸經의 少商穴은 림프경맥에 배속되어 있다. 고전 經穴의 위치를 Voll의 經穴과 비교하였을 때 肺經 11개의 經穴 중 8개의 穴이, 大腸經의 20개의 穴중 15개의 穴이 일치하였고, 胃經에서는 45개의 穴중 26개의 穴이 일치하였으며 5개의 經穴은 Voll의 腎經에 일차하고 있다. 脾經의 經穴 21개중 12개의 經穴이 Voll의 經穴에 일치하였으며 1개의 經穴은 胃經에 일치하였다. 心經의 經穴 9개 중 7개가 일치하였으며 小腸經 19개의 經穴 중 11개의 經穴이 일치하였고, 膀胱經 67개의 經穴중 47개가 Voll의 經穴과 일치하였다. 腎經은 經穴 27개중 12개의 經穴이 일치하였고, 心包經 9개의 經穴은 모두 일치하였으며, 三焦經 23개의 經穴은 22개의 經穴과 일치하였다. 膽經은 44개의 經穴 중 39개의 經穴이 일치했으며, 肝經은 14개의 經穴중 13개의 經穴이 일치했다〈표 3〉.

표 3. 12정경과 EAV 경락체계의 비교

위치		手經		足經	
		十二正經	EAV경락계	十二正經	EAV경락계
手1指 足 趾	內側	肺	림프	脾	비(좌: 비, 우:췌장)
	外側	—	폐	肝	간
手2指 足 趾	內側	大腸	대장	—	관절변성
	外側	—	신경변성	胃	위
手3指 足 趾	內側	心胞	순환(심포)	—	결합조직변성
	外側	—	과민(알레르기)	—	피부
手4指 足 趾	內側	—	기관변성	—	지방변성
	外側	三焦	내분비(三焦)	膽	담(좌: 담관, 우:담낭)
手5指 足 趾	內側	心	심장	腎	신(좌: 신, 우:우신)
	外側	小腸	소장 (좌: 소장, 우: 십이지장)	膀胱	방광, 비뇨생식기

5. 분석

1) BAZ 측정치의 해석

(1) 생반응대(BAZ; biological active zone)

BAZ 측정은 인체의 4상한(상반신, 좌반신, 우반신, 하반신)의 전반적 반응상태를 측정한다.

표 4. BAZ측정 부위 및 해당 기관

HH(hand-hand) : 상반신의 반응상태	경흉부 기관 및 경-흉부와 상지 ex) 심장, 폐, 식도, 가슴, 목, 등뼈 등 상부기관-조직계통
HFL(hand-foot left) : 좌반신의 반응상태	ex) 좌폐, 하생결장, S상 결장, 직장, 좌신 등 좌측 기관-조직계통
HFR(hand-foot right) : 우반신의 반응상태	ex) 우폐, 간, 담, 췌장, 위, 맹장, 상행결장, 우신 등 우측기관-조직계통
FF(foot-foot) : 하반신의 반응상태	ex) 비뇨생식기, 항문, 요추부와 하지

(2) BAZ 측정치에 따른 반응상태의 파악

BAZ 측정치에 따른 반응상태 및 임상적 의미는 〈표 5〉와 같다.

표 5. BAZ측정치에 따른 해석 예

측정치	반응상태	임상적 의미
88~100	과민 반응상태	스트레스, 교감신경항진
82~86	정상 반응상태	정상 또는 경미한 질환
62~80	반응 저하상태	피로, 졸림, 부교감(미주), 신경항진
60 이하	심한 반응 저하 상태	만성 소모성 질환

2) 지수하강(ID; indicator drop)

Meridian으로 측정하게 되면 측정치가 최대로 올라갔다가 안정된 값으로 떨어져서 고정된다. 이때 최대로 올라가는 값과 안정되어 변하지 않는 점의 차가 ID이다〈그림 3〉. 최대값이란 세포조직이 전자를 빼앗기 시작한 직후에 순간적으로 최대 얼마만큼의 전자를 보충할 수 있는가 하는 능력이고, 안정되어 변하지 않는 값이란 일정한 시간이 흘러서 전자를 뺏는 비율과 세포조직이 전자를 보충하여 다시 채우는 비율이 일정하게 되어 더 이상 변하지 않게 되는 세포의 현재상태에서의 유지능력을 말한다. 따라서 ID의 의미는 세포의 방어 능력을 나타내는 세포의 기능을 알 수 있는 값이며 가장 중요한 값이다. ID가 없다는 것은 세포가 건강하여 외부의 타격(전자를 빼앗기는 것)에 대하여 자신을 방어하는 능력(전자 보충 능력)이 계속 유지됨을 뜻하는 것이고, ID가 생긴다는 것은 그 능력을 유지하지 못하고, 자기 능력에 적절한 level로 떨어진다는 의미이다. ID값에 따른 해석방법은 〈표 6〉과 같다.

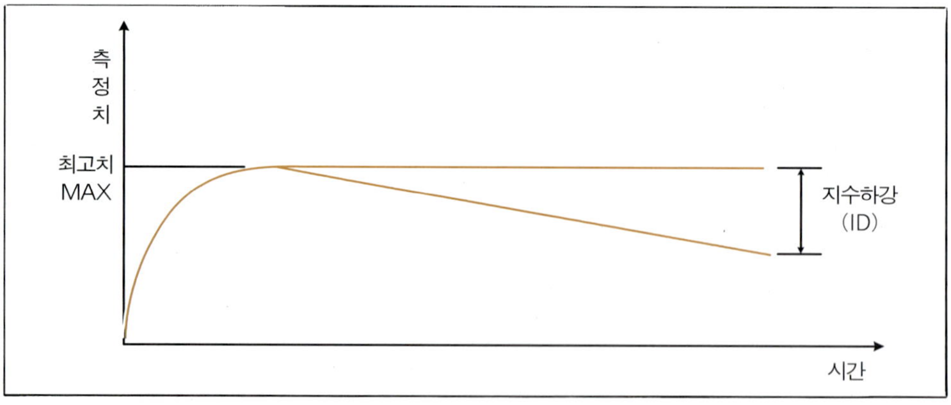

그림 3. 최대값과 지수하강(ID; indicator drop)

표 6. 지수하강의 임상적 의의

0~5	정상적인 상태이거나, 피로 등에 의하여 일시적으로 나타나는 기능저하로 인체에 회복할 수 있을 정도로 큰 문제가 없는 경우
5~10	기존의 검사 방법으로는 드러나지 않은 정도의 세포조직의 기능적인 장애로, 병으로 발전할 수 있는 가능성이 있는 단계
10~20	병의 증상이 나타나서 기존의 진단방법으로도 알 수 있는 상태의 세포병변
20 이상	병이 상당히 진전되어 있는 병적인 상태

3) 최대값(Maximum value)

측정시 최대로 올라가는 값으로, 그 기능적인 의미는 세포조직이 전자를 빼앗기기 시작한 직후에 최대로 전자를 보충하는 능력을 나타내는 초기 반응력, 즉 세포의 虛實을 측정하는 것이다. 또한 이는 연령층에 따라서 차이를 보인다. 청년층은 활동력이 왕성한 경우에 대부분 수치가 높고 노년층은 대부분 수치가 낮게 나온다.

측정값이 평균적으로 높거나 낮은 경우는 병적인 상태가 아니며 虛實 상태를 나타낸다. 이에 비해 평균값에서 어느 특정한 경락만이 벗어난 경우는 병적인 상태로 분류하여 아래의 점수표대로 평가한다. 평균값을 기준으로 위로 벗어나면 염증의 단계로, 아래로 벗어나면 퇴화의 단계로 본다.

(1) 절대평가와 상태평가

① 절대평가

정상인의 경우를 50점으로 하여 평가한 값으로서, 피측정자의 평균값이 50에서 벗어난 경우에는 퇴화와 염증의 단계로 볼 수 있다〈표 7〉.

표 7. 절대평가에 의한 최대값의 해석

절대값	해석
90 이상	염증이 활발히 일어나서 곪아 터진 상태
80~90	세포조직에서 염증이 진행중인 상태
65~80	세포조직이 민감해져 있는 상태
50~65	정상으로 간주
40~50	세포조직에서 퇴화현상의 가능성이 있는 상태
30~40	세포조직에서 퇴화현상이 진행중인 상태
20~30	세포조직에서 퇴화가 상당히 진전된 상태
20 이하	퇴화 과정이 끝나고 세포로서의 기능을 거의 하지 못하는 상태

② 상대평가

實證(기능항진) 혹은 虛證(기능저하)을 동반하여, 평균이 50이 아닌 경우에는 피측정자의 평균값을 기준으로, 특정 경락의 값이 평균값과 얼마만큼 차이가 있는지 살펴본 후 〈표 8〉에 의해 결과를 해석한다.

표 8. 상대평가에 의한 최대값의 의의

상대값	해석
+40 이상	염증이 활발히 일어나서 곪아 터진 상태
+30~+40	세포조직에서 염증이 진행 중인 상태
+15~+30	세포조직이 민감해져 있는 상태
-5~+15	정상으로 간주
-10~-20	세포 조직의 퇴화현상이 진행중인 상태
-20~-30	세포 조직에서 퇴화가 어느 정도 진전이 된 상태
-30 이하	퇴화 과정이 끝나고 세포로서의 기능을 거의 하지 못하는 상태

6. 임상적 활용

Tsuei 등은 위궤양, 충수돌기염, 대장암, 유방암, 자궁암 환자의 전통 서양의학적 진단법과 EAV로 진단한 것이 일치한다는 사례보고를 하였다. 이어서 알러지 환자를 대상으로 병력, 피부반응검사, RAST, IgE 검사와 식품 반응 검사 등 다섯 가지 표준검사를 실시하고 EAV결과와 비교한 결과 EAV가 다른 표준검사 결과와 연관성이 높았고, 특히 전문가들이 가장 특이도가 높은 검사로 인정하고 있는 식품반응검사와 가장 연관성이 높았다고 보고하였다. 또한 당뇨환자의 사례대조군 조사연구에서는 55명의 당뇨환자와 95명의 정상대조군을 검사하여 비교한 결과 전통적 meridian theory와 Voll의 이론에 따라 10개의 당뇨관련 meridian point를 측정하여 10개 모두에서 당뇨와 정상인의 ID값간 유의한 차이가 있음을 관찰하였다.

박 등은 EAV체계의 선별검사 도구로서의 효용성에 착안하여 40개의 대표점 측정값을 종합검진 검사 결과 및 환자의 주관적 증상과 비교분석하였다. 일부 항목은 유의한 연관성이 없는 것으로 나타났으나, 폐 대표점의 ID값과 폐기능을 나타내는 FEV1, 순환대표점과 수축기 혈압, 내분비계 대표점과 Free T_4, 심장대표점과 EKG, 위 십이지장 대표점과 내시경 및 UGI소견, 간 대표점과 ALT, γ-GTP, HBs Ag, HBe Ag, 신장대표점과 BUN/ Creatine 등에서 유의한 연관성이 있는 것으로 나타났으며 특히 위내시경 결과가 ID상승과 깊은 연관관계가 있음을 보여주었다.

한국한의학연구소에서는 중풍과 신경변성경락과의 관계를 알아보기 위해 중풍환자 19명의 신경변성경락 대표측정점(CMP), 대뇌 뇌간 반응점, 뇌신경반응점을 EAV로 측정한 결과, EAV는 경혈의 해당혈위의 이상수치를 진단하여 한의학적 경락진단 방법으로 사용할 수 있을 것으로 사료되며, 질병의 조기진단과 아울러 예방적인 차원으로 연구가 필요할 것으로 본다고 보고하였다.

EAV 측정치와 사상체질유형 및 중풍과의 상관성에 관한 연구에서 김 등은 EAV측정치는 체질보다 질환과의 상관성이 보다 높다고 하였고, 문 등은 만성 상부위장관증후군 환자 76례의 EAV검사 소견을 고찰한 결과, 12경락의 대표점 중 간, 위, 대장, 삼초, 비장, 췌장, 방광경락의 순으로 이상 수치를 보인다고 하였고, 안 등은 만성피로증후군 환자의 EAV검사 결과를 분석한 결과, 대장, 신경변성, 순환(심포)의 진성 저하와 간의 진성 항진이 보인다고 보고하였다.

❙ 참고문헌 ❙

1. Royal FF, Royal DD. A review of the history and scientific bases of electrodiagnosis and its relationship to homeopathy and acupuncture. Am J Acupuncture. 1991;19(2):137-152.
2. Motoyama H. Before polarization current and the acupuncture meridians. J Holistic Med. 1986;8:15-26.
3. Chen KG. Electric properties of meridians. IEEE Engineering in Medicine. 1996:15.
4. Voll R. Twenty years of electroacupuncture diagnosis in Germany. Am J Acupuncture. 1975;3:1:7-17.
5. Tsuei J. Studies of bioenergy in health subjects. Am J Acupuncture. 1988;16:2: 105-116.
6. 한국한의학연구소. 한방진단기기를 이용한 진단에 관한 연구. 1995.
7. Lam FMK, Tsuei J. Case findings from a Family Practitioner's office using electroacupuncture according to Voll. Am J Acupuncture. 1983;11(1):23-29.
8. Tsuei J. A food allergy study utilizing the EAV acupuncture technique. Am J Acupuncture. 1984;12(2):105-116.
9. Tsuei J. Study on bioenergy in diabetes mellitus patients. Am J Acupuncture. 1989; 17(1):31-38.
10. 박은숙 외 8인. Electroacupuncture according to Voll(EAV)의 대표점 측정값과 임상 의학적 검사소견 및 환자의 자각적 증상과의 비교 연구. 가정의학회지. 1998;19(9):736-744.
11. 김종원, 고병희, 송일병. EAV의 측정치와 사상체질유형 및 중풍과의 상관성에 관한 연구. 사상의학회지. 1995;7(2):59-88.
12. 문구, 이병구. 만성 상부위장관증후군 환자 76례의 EAV 검사소견에 관한 연구. 대한침구학회지. 1999;16(2):311-324.
13. 안규석, 이석원. 만성피로증후군 환자의 경락기능 검사결과에 관한 분석. 동의병리학회지. 1999;13(1) :59-64.

피부전기자율반응

ABR; autonomic bioelectric response

요약

피부전기활동성은 자율신경에 영향을 미치는 심리적 인자, 한선작용, 자율신경병증 및 여러 질환과 연관이 있는 것으로 알려져 있다. 양도락검사에서의 피부저항개념은 한 부위를 기준으로 12경락의 원혈부위의 피부저항수치인데 비해, 최근 인체피부저항의 분포가 얼마만큼 균등한지 관찰하는 피부저항변이도에 대한 연구가 시도되고 있다. 피부전기자율반응은 양도락과 달리 2회에 걸쳐 측정함으로써 측정시기에 따른 동일부위의 피부저항값을 비교할 수 있으며, 측정전극의 크기가 상대적으로 크므로 검사의 재현성이 개선되었다. 피부전기자율반응검사는 활력기능, 정지기능, 순환기능 등의 평가에 활용된다.

1. 개요

피부전기활동성(EDA; electrodermal activity)이란 용어는 Johnson과 Lubin에 의해 처음 명명되었으며, 현재는 피부와 그 부속물들의 능동적·수동적 전기적 특성을 모두 포괄하는 용어로 사용되고 있다. 피부전기자율반응검사(autonomic bioelectric response)는 피부전기활동성을 평가하는 검사의 일종으로서, 기기특성, 측정 방식 등 여러 면에서 기존 피부전기활동성 측정 장비인 양도락, EAV와 다른 특성을 가지고 있다.

피부전기활동성에서 피부저항에 가장 큰 영향을 미치는 요소는 일반적으로 전류의 주파수와 땀샘의 활동성인 것으로 알려져 있다. 피부전기자율반응검사는 13Hz의 일정 주파수 맥류전류를 인가해주므로 주파수에 의한 피부저항 변화는 거의 없다. 따라서 땀샘의 활동성은 피부전기자율반응검사 측정지표 변화에 가장 큰 영향을 미치는 요인이다. 인체에서 땀샘의 밀집도가 가장 큰 부분은 발바닥(620개/㎠)이며, 이 밖에도 이마(360개/㎠), 손바닥(233개/㎠) 등에 많이 분포한다. 현재까지 알려진 바로는 땀샘은 오직 교감신경 자극에만 흥분하여 대부분의 땀샘을 이루는 eccrine gland와는 달리 apocrine gland는 피부전기활동성에 영향을 미치지 않는다. 땀을 억제시키는 활성화가 존재하는지에 대해서는 아직까지 명확히 알려진 바는 없으며, 땀샘 자극 임펄스가 사라지면 땀은 대단히 빨리 증발하기 때문에 추가적인 땀 억제가 있더라도 땀의 양을 감소시키는데 별다른 영향을 발휘하지 못할 것으로 추정된다. 땀샘은 교감신경 자극에 반응하지만 수용체가 cholinergic receptor이기 때문에, 부교감신경의 땀샘에 대한 역할은 최근까지 논란이 계속되어 왔다. 그러나 현재까지 확실한 것은 비록 부교감신경의 역할이 있다고 하더라도 크지 않을 것이라는 것이 일반적인 견해이다.

1847년 독일의 DuBois-Reymond의 실험에서 양손 혹은 양발을 모두 황산아연 용액에 넣은 후 한쪽의 사지에서 다른 쪽으로 전류가 흐르면서 손발이 스스로 수축하는 것을 관찰한 것이 피부전기활동성 연구의 기원이 되었다. 이후 1878년 스위스의 Hermann과 Luchsinger는 마취된 고양이 좌골신경에 전기적 자극을 주면 해당 다리부위로 땀분비와 전기 흐름이 생기는 것을 관찰하고 피부에 흐르는 전기와 땀샘의 활동이 밀접한 관계가 있음을 발견하였고, atropine을 rat에 주사하면 전류의 latency가 증가하고 intensity는 떨어지며 땀의 분비도 줄어드는 것을 관찰하였다. 이후 피부전기활동성이 땀샘 및 자율신경의 활동성과 밀접한 관련이 있음이 알려지면서 피부전기활동성에 대한 연구는 전세계적으로 활발히 이루어졌다. 1879년 프랑스의 Vigouroux는 히스테리 환자의 마취전도에 따른 피부저항의 변화를 측정하여 정신적 요소가 피부전기활동성에 영향을 미친다고 주장하였다. 또 1888년 프랑스의 Fere는 히스테리환자에게 감각 혹은 감정적 자극을 주면 피부저항이 낮아지는 것을 발견하였다. 1890년 러시아의 Tarchanoff는 감각적 자극과 암산 등을 이용해서 피부전기활동성의 변화를 측정하여, 피부전기현상은 땀샘의 분비조절신경의 적절한 활동에 의해서 발생한다고 추정하였다. 1929년 Richter는 표피와 땀샘분비기전을 포함한 피부전기반응의 원인기전에 대한 가설을 최초로 발표하였으며 1933년 McDowall은 피부전기저항이 plethysmographic한 변화에 반응하지 않고 피부전기활동성과 피부혈류간의 관계에서 모순점들이 발견되어 피부전기활동성과 혈류간 직접적인 관계는 부정되었다. 1971년 Edelberg는 정전용량(capacitance)이 포함된 피부의 전기모델을 제안하여 rise time과 피부전기반응의 recovery 등 피부전기반응의 구성요소들에 대한 각각의 생리학적 측면을 최초로 설명함으로써 피부전기반응의 임상적 응용범위도 크게 넓어지게 되었다.

2. 측정원리와 방법

1) 기기 특성

피부전기자율반응검사기기(상품명 ABR 2000)는 전압 2.2V, 전류 24㎂, 입력저항 91㏀, 주파수 13Hz의 전기적 특성을 나타낸다. 피부전기자율반응검사는 기존의 피부전기활동성을 이용하여 경락기능을 측정하는 방식과 구별되는 몇 가지 특징을 가진다. 첫째 인가하는 전류로 2.2V, 24μA, 13Hz의 맥류전류를 사용한다는 점이다. 일반적으로 피부전기활동성을 이용하여 경락기능을 측정하는 EVA나 양도락에서 직류성분만을 사용하는 것과 구별된다. 또한 사용전압은 EVA에서 인가하는 전압(1V, 1.2μA)과 양도락에서 인가하는 전압(12V, 200μA)의 중간값 정도를 가한다는 점도 특이하다. 두 번째 특징은 피부와 접촉하는 전극의 크기가 커서 접촉 면적이 넓다는 것이다. 이는 EVA나 양도락이 측정시 접촉 저항으로 인해 재현성이 떨어지는 문제점을 일정부분 해결해 줄 수 있다는 것을 의미한다. 마지막으로 측정부위에 따라 ground가 계속해서 달라진다는 점이다. 일반적으로 EVA나 양도락은 인체 오른쪽을 측정할 때는 오른손이 ground 역할을 하고, 왼쪽을 측정할 때는 오른손이 ground 역할을 하게 된다. 그러나 피부전기자율반응검사에서는 측정부위가 바뀔 때마다 측정부위의 한쪽 전극이 ground 역할을 하게 된다.

2) 측정원리

(1) 내장체표반사

자율신경계통은 내장활동, 심혈관계 조절, 호흡조절, 소화 및 분비기능 조절, 생식기능조절 등을 모두 포괄한다. 척수 및 뇌간하부에서 이루어지는 내장반사(visceral reflex)는 특정자극에 대해 자동반응을 일으키는데, 이 반사는 시상하부 등에 있는 상위중추에 의해 억제, 혹은 촉진된다. 내장자율신경반사는 내장에 이상이 생겼을 때, 한선의 기능이 변화하고, 이 변화는 피부의 전기통전성에 변화를 야기하는 현상이다. 그러므로 피부전기자율반응을 통해 한선이 밀집되어 있는 부위의 전기통전성 레벨 및 변화 정도를 검사함으로써 내장 변화를 유추할 수 있다. 그런데 피부전기 자율반응에서는 피부의 전기적 통전성(conductivity)뿐만 아니라 용량(capacitance), 전위차(polarization) 등의 지표를 추가로 분석할 수 있다.

(2) 자율조절(Regulation)

자율조절은 1차 측정후, 일정 시간이 경과한 후 다시 2차 측정을 시행함으로써 1차 측정치와 2차 측정치간 변화를 분석하는 방법이다. 1차 측정은 측정 행위임과 동시에, 인체에 있어서는 미약하지만 전기적 자극이 가해지는 미세전류부하검사(micro electric currents stress test)이다. 피부전기자율반응검사에서는 이러한 1차 측정을 통해 미세전류부하검사가 행해질 경우, 인체 상부는 교감신경이 활성화되며, 인체 사지 및 복부는 교감신경이 억제되는 것이 정상반응이라고 인식한다. 그러므로 1차, 2차 검사수치 변화인 자율조절 결과를 통해 정상, 비정상 여부를 판단한다.

3) 측정방법

피검자는 편안하게 坐位를 취한 상태에서 각 부위를 Ⅰ부위부터 Ⅶ부위까지 순서대로 2회에 걸쳐 측정한다〈그림 1〉. Ⅰ부위를 측정할 경우에는 처음 4초 동안 오른쪽 손전극에 (+)극을, 우측 이마에 (-)극을 연결하여 전기자극을 加하고, 다음 4초 동안 오른쪽 손전극과 우측이마의 극을 반대로 하여 전기자극을 加한다. 나머지 4초 동안은 전기자극을 加하지 않은 상태에서 측정한다. 나머지 부위도 역시 같은 방법으로 兩 전극의 (+)부위와 (-)부위를 교대로 바꾸면서 12초 동안 한 부위를 측정하게 된다. Ⅰ부위의 측정이 끝나면 순차적으로 Ⅱ부위의 측정이 시작되고, 이와 같은 방법으로 Ⅶ부위까지 측정한다. Ⅶ부위를 측정한 후 같은 방식으로 Ⅰ부위부터 Ⅶ부위까지 측정을 1회 반복하게 된다.

측정부위는 총 7부위이며 이마부위에는 두 개의 圓形 전극을 밴드모양으로 고정하고 양 손부위는 電極棒을 쥐고 양 발부위는 맨발로 전극판을 밟고 측정한다. 기록방식은 플로터(plotter)에 의해서 실시간으로 기록된다〈표 1〉.

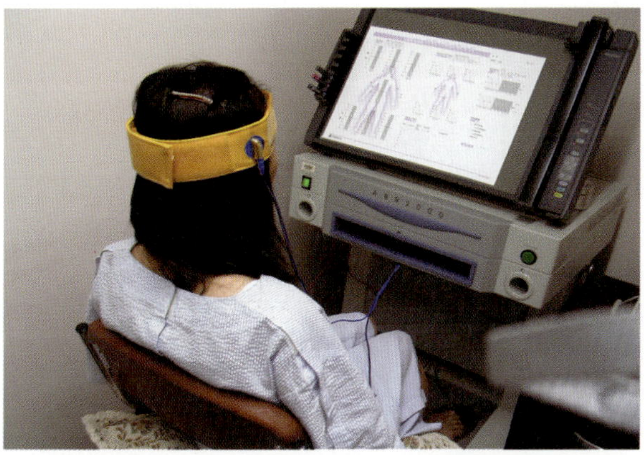

그림 1. 피부전기자율반응검사(ABR 2000)

표 1. 피부전기자율반응검사의 측정 부위

부위명칭	(+)극 부위*	(-)극 부위
Ⅰ부위	우측손	우측이마
Ⅱ부위	우측이마	좌측이마
Ⅲ부위	좌측이마	좌측손
Ⅳ부위	좌측손	우측손
Ⅴ부위	우측손	우측발
Ⅵ부위	우측발	좌측발
Ⅶ부위	좌측발	좌측손

*: 후반부 4초 동안은 (+)극과 (-)극을 반대로 설정한다.

3. 분석

1) 그래프 각 성분의 의의

피부전기자율반응검사를 통해 결과지에 출력되는 전형적인 그래프를 〈그림 2〉에 도시하였다. 검사 소요시간은 각 상한당 12초이며, 12초의 검사기간내에 3종류의 서로 다른 형태의 파형이 생성된다. 초반 4초와 중반 4초는 모양이 유사하며 방향이 다르다. 이는 ABR검사시 초기 4초 동안 인가한 전류방향이 중반 4초에서 반대로 바뀌기 때문이다. 후반 4초 동안에는 전류인가가 중지된다. 초반, 중반 4초 초기의 최대값은 체표반사전 도전도이다. 초반, 중반에 전류를 인가한 후 도전도가 소폭 감소하는 이유는 인체등가회로에 용량(capacitor)성분이 포함되어 있기 때문에 직선이 아닌 지수함수적으로 감소하는 것이다. 후반 4초에서 그래프가 곡선으로 나타나는 이유 역시 용량성분으로 인해서이다.

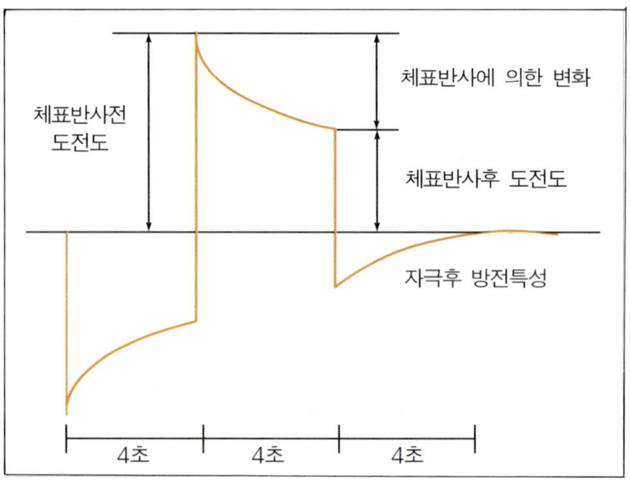

그림 2. 피부전기 자율반응 검사결과 그래프

2) 평가지표

(1) 곡선과 경사(Curve & Slope)

통상 1차 반응검사는 청색으로, 2차 반응검사는 적색으로 기록된다. 경사는 전류가 인가되었을 때 인가 초기 최대값과 인가 후기 최소값이 이루는 경사이다. 〈그림 3〉에서 보면, 초반 4초간의 ABR값은 음수이지만 curve의 기울기는 양수이다. 중반 4초간의 ABR값은 양수이지만 기울기는 음수이다. 그런데 curve는 음수, 양수는 의미가 없으며, 절대값이 클수록 curve값은 증가한다.

결과지에서는 기울기가 증가하면 SH(slope high)로 표시되며, 기울기 감소는 SL(slop low)로 표시된다. 측정시 몸을 움직이면 해당 상한에 SI(slope irregular)로 표시되며, 이는 대개 artifact이다. SH는 육체적, 정신적 민감반응(긴장도 증가)을 의미하며, SL은 육체적, 정신적 무기력반응을 의미한다. 만일 재검사시 몸을 움직이지 않았음에도 해당상한에 여전히 SI가 출력되면, 이는 해당상한의 질환 유무를 의심해봐야 한다.

(2) 조절도(Regulation)

1차 검사와 2차 검사결과간 차이를 분석하는 지표이다. 1차, 2차 측정후 머리부분(1, 2, 3상한)은 1차보다 2차 측정값이 높은 것이 정상이며, 사지부분(4, 5, 6, 7상한)은 1차보다 2차 측정값이 낮은 것이 정상반응이다.

결과지에서는 regulation이 지나치게 증가하면 해당상한에 RH(regulation high)로 표시되며, regulation이 지나치게 감소하면 RL(regulation low)로 표시된다. 만일 regulation이 정반대로 나오면, 즉 예를 들어 머리부위 상한에서 1차 측정값이 2차 측정값보다 클 경우 RR(regulation reverse)로 표시된다.

(3) 활성도(Activity)

Activity는 결과지 우측에 각 상한별로 1차, 2차 측정값이 모두 기록된다. A값의 범위는 1~100까지이며 평균값은 50 전후이다. Activity값은 각 상한의 초기 4초 절대값의 최대값과 중반 4초 성분 절대값의 최대값의 평균치이다〈그림 3〉. Activity값은 교감신경 활동성

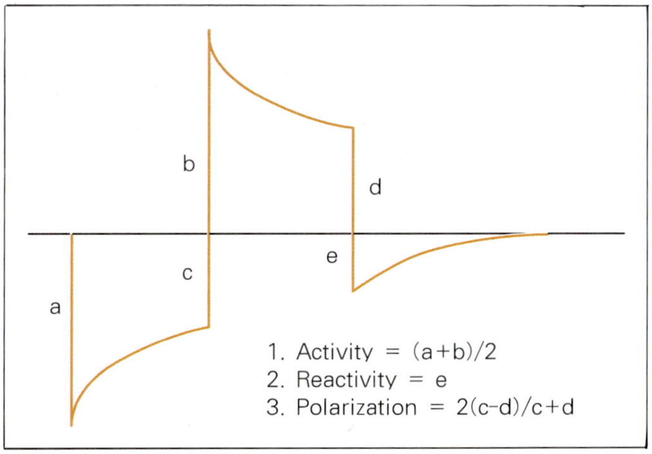

그림 3. Activity, reactivity, polarization 산출 방법

및 긴장도, 스트레스 상태를 의미한다. 결과상 H(high) 표시는 지나치게 긴장하거나 교감신경 활동성의 항진을 의미하며, L(low) 표시는 지나치게 이완되어 있거나, 교감신경 기능저하로 인한 비활동성 상태를 의미한다. A값이 정상을 벗어나면서, 즉 H상태나 L상태이면서 1차, 2차 검사간 반응의 변화가 거의 없으면 !(rigid)로 표시된다. 예를 들어 A값이 항진되어 있으면서 1, 2차 검사간 반응변화가 거의 없으면 H!로 표시된다. A값이 정상을 벗어나면서, 즉 H상태나 L상태이면서 1, 2차 검사간 regulation이 역전되어 있으면 각각 HR(high reverse), LR(low reverse)로 표시된다.

(4) 반응도(Reactivity)

피부 진피층은 모세혈관과 림프세관이 풍부하게 분포되어 있으며, 이러한 체액성분과 표피의 전극과 결합하면 일종의 capacitor를 형성한다. 그러므로 1회 인가주기의 초반, 중반 뿐만 아니라, 전류 인가가 중단된 후반 4초 동안에도 진피층의 용량성분으로 인하여 일정한 수준의 전류량이 저장되었다가 서서히 방전된다. 이 성분을 reactivity라 한다〈그림 3〉. 결과상 reactivity가 높으면 H(high)로, 낮으면 L(low)로, 1차 검사와 2차 검사간 차이가 거의 없으면 !(rigid)로, 1차 검사와 2차 검사간 regulation이 역전되어 있으면 R(reverse)로 표시되는 것은 activity값과 동일하다. Reacitvity의 증가는 과민반응, 급성반응, 기능항진을 의미하며, 이와 반대로 감소는 저하반응, 만성, 변성반응, 기능저하를 의미한다.

(5) 전위차(Polarization)

Polarization은 (+)성분과 (-)에 대한 인체 도전도의 비율을 의미한다〈그림 3〉. 이 값은 0에 근접할수록 각 상한을 측정하는 두 전극사이에 전위차가 없다는 것을 의미한다. 7개의 상한을 측정할 경우, 두 전극의 위치가 상하배열인 1, 3, 5, 7상한 중 1, 3상한은 손바닥부위에서 이마부위로의 측정이 먼저 행해지고, 그 후 이마부위에서 손바닥부위로의 측정이 행해진다. 5, 7상한의 경우, 발바닥부위에서 손바닥부위로의 측정이 먼저 행해지고, 그 후 손바닥 부위에서 발바닥부위로의 측정이 행해진다. 결국 상하배열인 홀수 상한들은 먼저 하부에서 상부로 측정이 행해지고, 다시 상부에서 하부로 측정이 행해지는 것이다. 이에 비해 두 전극이 좌우배열인 2, 4, 6상한의 경우 우측에서 좌측부위로 측정이 먼저 행해지고, 다시 좌측에서 우측부위로 측정이 행해진다. 만일 정상범위를 벗어나 H(high), L(low)이 표시되면 상하(1, 3, 5, 7상한)부위, 혹은 좌우(2, 4, 6상한)부위에서 상하, 좌우의 비정상 분극이 나타남을 의미한다.

3) 피부전기자율반응검사를 통한 팔강변증

피부전기자율반응검사지표중 activity값과 reactivity값간 상관성에 근거하여 表裏寒熱虛實을 유추하는 방법이다. 예를 들어 activity값 평균은 정상범위인데, reactivity값의 평균이 증가한 경우, 이는 裏熱로 평가한다〈표 2〉.

표 2. Activity와 reactivity에 의한 팔강변증예

Activity	정상	증가	감소	정상	증가	감소	정상	증가	감소
Reavtivity	정상	정상	정상	증가	증가	증가	감소	감소	감소
해석	定常	表熱	表寒	裏熱	實熱	實寒	裏寒 or 瘀血	虛熱	虛寒

4. 임상적 활용

1) 성별과 연령간 상관성

박 등은 피부전기자율반응검사 지표를 〈그림 4〉와 같이 설정한 후 각 지표의 임상적 의의를 분석했다. 그 결과 A값과 B값, C값, D값이 모두 여성보다 남성에게서 높게 나타났다. 연령에 따른 차이에서는 연령이 증가함에 따라 A값, B값은 저하되는 양상을 나타냈다. 하지만 C값, D값의 경우 연령과 상관성이 없었다. 또한 A값과 B값이 공히 성별에 따른 평균차이와 연령에 상관성을 나타냈다는 결과는 기존 피부저항에 관한 연구에서 성별과 연령에 따른 차이와 부합한다.

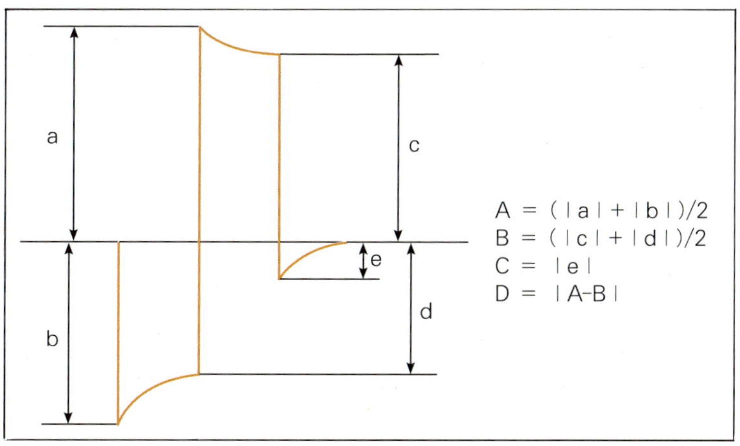

그림 4. 피부전기자율반응검사에 의한 A, B, C, D값 산출

2) 피부저항 변이도와 변증간 상관성

양도락이나 EAV에서 측정하는 지표는 피부전기활성도값의 절대치이다. 양도락 측정기기나 EAV를 통해서 특정부위를 측정했을 때 그 값이 크다면 측정부위의 피부저항이 작거나 측정부위의 도전도(conductivity)가 크다고 해석할 수 있다. 이에 비해 ABR-2000의 측정방식을 생각해보면 각 부위의 측정값은 두 부위의 피부저항차이, 즉 ΔR(difference of skin resistance)값이며, 실지로 인체 각 부위의 도전도에 관해서는 이 기기로써 정보를 알 수 없다. 예를 들어 제 I부위의 A값이 다른 여섯 부위에 비해 크다는 것은 우측이마와 우측 손사이의 피부저항차이가 크다는 것을 의미하며, 두 부위의 도전도나 피부저항수치가 나머지 여섯 부위에 비해서 크거나 작다는 의미는 아니다. 일곱 부위의 ΔR값의 전체평균값은 인체의 각 부위가 얼마만큼 균등한 피부저항값을 가지고 있는지에 관한 정보이다. 피부저항 절대값과 ΔR값의 차이는 마치 심장의 박동에 의한 평균분당심박수와, 심박수 간격이 얼마나 균등한지 표시해주는 심박수변이도 개념과 유사하다. 그러므로 심박수변이도(HRV: heart rate variability)에 견주어 피부전기자율반응 검사에서 측정하는 검사수치에 대해 피부저항변이도(SRV; skin resistance variability)를 규정할 수 있다. 즉, 皮膚抵抗變移度는 인체 각 부위의 피부전기활성도가 얼마만큼 균등한지에 관한 지표이다. 박 등의 임상연구에 의하면 한증, 열증, 허증에 관한 설문문항과 피부저항변이도간 상관성을 살펴본 결과 A, B값은 허증 문항인 '남들보다 쉽게 숨이 차다', '항상 식욕이 없다', '조금만 일해도 피곤하다' 문항과 음의 상관관계를 나타냈다.

3) 맥박변이도(PRV; pulse rate variability)지표와 피부저항변이도간 상관성

박 등의 임상연구에 의하면 맥박변이도 지표중 TP, VLF, LF와 A, B값이 양의 상관관계를 나타냈다. 이는 A, B값이 자율신경기능을 측정할 수 있는 검사로 활용될 수 있음을 의미한다.

4) 심호흡을 통한 피부전기 자율반응의 변화

남 등은 심호흡 전후로 피부전기활동성의 변화를 관찰하여 비교분석하여 심호흡으로 인한 피부저항의 감소가 교감신경의 활동성의 증가와 밀접한 관련이 있음을 제안하였다.

참고문헌

1. 남동현, 박영배. 심호흡이 건강한 한국성인남녀의 피부전기자율반응에 미치는 영향. 대한한의진단학회지. 2001;5(1):139-152.
2. 박영재, 남동현, 박영배. 피부저항변이도 연구. 대한한의진단학회지. 2001;5(2):356-374.
3. 박영재, 남동현, 박영배. 변증과 자율신경기능의 상관성 연구. 대한한의진단학회지. 2002; 6(1):123-134.
4. 한경숙, 남동현, 고형균, 박영배. 발병초기 Bell's Palsy 환자의 안면부 피부전기활동성 차이에 관한 연구. 2005;9(1):72-82.
5. 황선미, 이승진, 정대규. 만성두통환자의 생체전기자율반응검사에 의한 임상적 고찰. 동의신경정신과학회지. 2000;11(2):63-78.
6. 박찬웅. 자율신경약리학. 서울대학교출판부. 1990:63-80.
7. Wolfram Boucsein. Eldctrodermal Activity. Plenum press. 1992:1-42.
8. Edenberg R. Electrical Properties of Skin. In H.R. Elden(Ed) A Treatise of the Skin; Vol 1. Biophysical Properties of Skin. Wiley & Sons. 519-551.
9. Vigouroux R. Sur le Role de la Resistance Electrique des Tissue dans l'eletrodiagnostic. Comptes Rendus des Seances de la Societe de Biologie. 1879 31:336-339.
10. Fere C. Note sur les Modifications de la Resistance Electrique sous l'influence des Excitations Sunsorielles et des Emotions. Comptes Rendus des Seances de la Societe de Biologie. 1888;5:217-219.
11. Tarchanoff J. Uber die Galvanischen Erscheinungen an der Haut des Mehschen ber Reizung der Sinnesorgane und bei Verschiedenen Formen der Psychischen Tatigkeit. Pflugers Archiv fur die gesamte Physiologie des Munschen und der Tiere. 1890;46:46-55.
12. Rosendal T. Studies on the Conductivity Properties of Human Skin to Direct Current. Acta Physiol Scand. 1943;5:130-151.
13. Rosendal T. Further Studies on the Conductivity Properties of Human Skin to Direct and Althernating Current. Acta Physiol Scand. 1944;8:183-20.

적외선 체열검사

Thermography

요약

적외선 체열검사법(thermography)은 인체의 피부표면에서 방출되는 적외선을 검출, 이를 컴퓨터를 통해 영상화하여 신체의 이상 유무, 호전, 악화 유무를 평가하는 방법이다. 본 검사는 피부온도를 측정함으로써 복부, 사지, 흉부, 안면부 등의 한열 정도를 객관적으로 평가할 수 있으므로 한열의 정량적 평가에 있어서 임상적 유용성이 크다. 적외선체열검사는 한열기능, 순환기능, 형질기능 등의 평가에 활용된다.

1. 개요

적외선 체열검사법(thermography)은 인체의 피부표면에서 방출되는 극미량의 적외선을 검출, 이를 컴퓨터를 통해 영상화하여 신체의 이상 유무, 호전, 악화 유무를 평가하는 방법이다. 절대온도가 0K 이상인 모든 물체는 적외선을 방사하고 있는데, 적외선 체열검사는 인체에서 자연적으로 방출되는 8~12㎛ 영역대의 적외선을 감지하여 영상화하므로 비침습적으로 안전하게 반복적인 검사를 시행할 수 있다는 장점이 있다.

인체 피부는 신체의 가장 큰 장기중 하나로서, 밀집된 신경섬유 및 혈관망이 분포한다. 피부는 시상하부와 대뇌로부터 자율신경전도의 지배를 받아 체표면의 수 mm내 혈류를 조절함으로써 체온조절에 기여한다. 피부를 통한 온도조절 방법에는 일반적인 방법과 자율신경조절에 의한 방법이 있다. 일반적 방법은 국소적 근육운동, 감각신경에서의 상행성 신경자극전달, 척수신경의 회귀경막신경 활성화 등이며, 자율신경조절에 의한 방법은 척수자율신경의 작용, 체교감신경반상에 의한 부분적인 조절 작용 등 여러 복합인자가 작용한다.

저온물체에서의 적외선의 방사량과 방사율의 계측은 이미 1934년에 Hardy에 의해 수행되었고, 화상장치로서는 1937년에 Baird에 의해 에바포로그래프(evaporograph: 油膜의 두께가 온도의 변수임을 이용)가 개발되어, 온도를 화상으로 가시화하였다. 적외선의 검지기의 경우에는 기체의 팽창률을 이용하는 고레이셀(goray cell)이 예전부터 있었다. 그러나 이것은 응답속도가 늦었으며, 현재와 같은 적외선 thermography장치의 등장은, 1957년 영국의 Lawson에 의한 액체질소냉각의 InSb검지기를 이용한 전자계측법의 출현까지 기다려야만 했다. 19세기 초에 영국의 Frederick Herschel에 의해 발견된 적외선이 醫用화상에 이용되지 않았던 것은 생체온도와 관계가 깊은 원적외선이 피부표면에 있어서는 매우 흡수율이 높아서 투과상이나 반사상이 간단하지 않았으며, 더군다나 원적외선 영역에서의 전자검지기나 사진촬영법이 없었기 때문이다. Lawson과 같은 무렵 미국의 Barnes 등은 상온에서 thermistor bolometer를 검지소자로 이용하여 선명한 피부온도분포상을 이용하게 되었다. 그러나 이러한 기술은 하나의 영상을 촬영하기 위하여 몇 분을 기다려야만 했다. 동시에 스웨덴의 AGA社나 미국의 Bofors社는 액체질소냉각의 검지기(InSb, GeAu)를 이용한 유사한 장치를 완성시켜서, 1968년에 일제히 응용하기 시작했다. 이 시기에 미국에서는 방사선 전문의 사이에서 유방종양을 중심으로 thermography의 응용이 개시되었다. 서구에서도 유방종양에서의 응용이 개시되었으며, 북유럽을 중심으로 류머티스 관절염과 정맥류 등에서의 응용이 성행하였다. 원래 thermography법이 체표의 온도분포를 관찰함으로써 진찰을 시행하고자 하는 것이어서, 체표온도의 이상이 있다고 생각되는 질환, 즉 이상온도영역(hot spot)을 보인다고 생각되는 종양이나 염증에 대해 먼저 응용하게 되었다는 점은 당연하다고 할 수 있겠다. 이 외에도 고온발생을 주로 나타내는 다른 질환, 즉 갑상선 질환 등에도 먼저 이용하게 되었다.

그러나 thermography가 계속적인 발전을 해왔던 것은 아니다. 구조화상으로서의 thermography법은 열전파에 따른 애매함과, 체표온분포에 대한 특이성이 낮다는 점이 문제점으로 꾸준히 제기되었다. 최근 thermography를 활용한 임상연구는 말초혈류의 평가, 혈관운동중추의 활동상황 평가와 같은 생리기능의 연구와 화상변환, 시뮬레이션에 의한 생리기능의 추정 등의 방향으로 나아가고 있는 추세이다. 또한 최근 연구에 의하면 thermography가 자율신경실조증이나, 心身症 등의 진단 및 치료에 있어서 다른 검사 기기보다 우수함이 보고되고 있다. 특히, 가시적 진단자료를 제시하기 어려운 한의학 영역에서, 증상의 개선 정도를 평가하고 이를 환자에게 제시하고자 하는 수단으로서 다시금 그 의미가 커지는 추세이다.

미국의 thermography 연구가들은 1980년경부터 척수신경과 교감신경의 관련에 의한 피부온도조절이상이 신경, 근육의 질환에 다수 발생하는 것을 조사하였고, 신경, 근육, 골격계 질환에 집중적으로 이용하기 시작했다. 이에 신경피절(dermatome)에 상응하는 온도신경피절(thermatome)의 용어가 사용되기 시작했으며, 과거의 유방검진, 갑상선기능이상, 류머티스 관절염과 같은 질환에서 신경외과 영역, 정형외과 영역에까지 이용범위가 확대되었다.

1990년대에 이르러 인체 생리기능이 지니는 피부온의 다차원성을 활용하고, 이에 대한 선별진단을 보다 정밀하게 할 목적으로 입력된 데이터를 컴퓨터로 분석하는 프로그램의 개발과

이의 응용에 노력하게 되었다. 그리하여 computer thermography system(CTS)이 세계적으로 이용되고 있는 추세이다.

체표온도의 다차원성에 대한 생리기능을 적절하게 묘출, 해석하는 것이 thermography 연구가들에게 부여된 과제이며, 현재의 추세는 부하검사의 해석수법 개발에 중점을 두고 있다. 결국, 앞으로의 thermography는 역시 체표온의 해석과 근육, 피부, 말초혈류, 뼈 등에 의한 피부온 오차의 최소화, 기타 촬영조건에서의 오차 해소, 피검자 개개인의 오차 최소화, 이러한 데이터의 적절한 컴퓨터 시뮬레이션 분석 등에 초점을 맞추어 연구, 개발, 발전되리라 생각된다. 〈표 1〉에 thermography의 발전 略史를 간략하게 정리하였다.

표 1. 적외선체열검사의 발전 略史

시기	성명	내용
B.C. 400	Hippocrates	진흙을 이용, 질병진단(체열검사의 시초)
A.D. 1592	Galileo	온도 측정기구인 thermoscope의 발명
1800	William Herschel	적외선(infrared ray)의 발견
1840	John G. Herschel	적외선을 이용, 영상처리기법을 연구
1871	Wunderlich	의학용 온도계(clinical thermometer)를 발명
1948	Leo Massopurt	임상적인 적외선 체열촬영시행
1956	Lawson	Evaporograph를 이용, 유방암조직의 체열변화 관찰
1973	Duensing	신경근육질환의 진단에 thermography를 이용
1982	Pochaczevsky, Wexier	접촉식액정 체열촬영장치를 사용하여 요추추간판탈출증 등의 신경근 병변을 진단함
1985	Mills	요추강협착증환자의 하지를 각부분별로 구획을 정하여 체열분포의 정량적 분석을 시행

2. 측정원리와 방법

1) 측정원리

(1) 피부온도 조절의 생리적 특성

일반적으로 주위온도와 피부온도 사이의 차이가 존재하며 이 차이에 따라 인체에서 방출되는 적외선의 주요복사방향 및 강도가 결정된다. 적외선 체열영상검사는 피부표면온도가 주위환경온도보다 높을 때 피부 표면에서 방출되는 적외선을 촬영하는 것이다. 인간이 생활하는 주위환경의 온도가 넓은 범위에서 변함에도 불구하고 체온이 37℃ 근처에서 비교적 일정하게 유지되는 기전으로는 크게 두 가지를 들 수 있다. 첫째는 의식적 행동을 통한 체온유지 기전으로 동물들이 따뜻한 곳을 찾아다닌다든가 사람의 경우 냉·난방을 한다든지 옷을 입는 것을 포함하여, 수의적으로 할 수 있는 모든 행위가 이에 속한다. 두 번 째는 추위나 더위에 대해 불수의적으로 일어나는 신체반응을 통한 생리학적 조절기전이며, 대표적인 예로서 추위에 노출시 떨기(shivering)를 통한 열생산 기전을 들 수 있다.

피부온도는 체표온도라고도 불린다. 피부온도는 피부상에서 측정한 온도는 말하는 것이며, 이는 직장이나 구강, 고막 등에서 측정하는 심부온도와 상반되는 개념이다. 심부온도는 일반적으로 변화폭이 작은데 비해 부위별 변화특성이 적어서 민감도가 낮다. 이에 비해 피부온도는 심부온도에 비해 변화폭이 크며 부위별 특성을 지니고 있다고 알려져 있다.

체내의 열생산은 70% 이상이 뇌와 체간내의 여러 장기에서 담당한다. 실지로 체중의 90%를 차지하는 근육, 피부 및 기타조직에서 생산하는 열은 30%를 넘지 않는다. 인체는 온도의 관점에서 봤을 때 대부분 열이 생산되는 심부(core)와 소량의 열이 생산되는 외각(shell)으로 구분된다. 인체가 일정한 온도를 유지하는 것은 열생산과 방출이 균형을 이루고 있기 때문이다.

생리적으로 체온은 중심에서 외각으로 방출되며, 외각은 최종적으로 주위 환경으로 열을 방출한다. 이때 피부는 열이 방출되는 주요 통로가 된다. 피부조직 자체의 열 발생이 많지 않으므로, 체표온도는 심부와 피하조직에서 혈액순환에 의해 피부로 운반되는 열량에 의해 결정된다. 심부로부터 피하조직으로의 혈액순환은 대류기전으로 이해되며, 혈액의 대류는 혈액의 순환량, 밀도, 비열이 주된 요소이다. 심부로부터 체표로의 전도기전은 대류에 비해 피부온도 생성에 있어서 상대적으로 영향력이 낮다. 이에 비해 체표로부터 주위 환경으로의 열 방출은 전도 기전이 중요한 역할을 담당한다. 또한 바람에 의한 대류 역시 중요한 역할을 담당한다. 바람에 의한 대류의 영향이 피부온도 생성에 중요한 역할을 담당하므로 피부온도 측정시 에어컨이나 선풍기 등과 같은 바람에 의한 영향을 배제하는 것이 중요하다. 또한 지나치게 높거나 낮은 주위환경 온도는 정확한 체표온도 분포를 검출하는데 방해요소가 되므로 검사실 온도를 일정 수준으로 유지하는 것도 중요하다. 주위 온도가 35℃ 정도로 높을 때에는 중심온도와의 차이가 크지 않고 각 부위의 온도분포가 고르게 나타난다. 그런데 주위 온도가 20℃ 정도로 내려가면 중심온도와 격차가 커지고 부위에 따른 온도분포가 다양하게 나타난다.

(2) 피부혈관 조절인자

피부혈류량을 증감시키기 위해서는 피부혈관의 확장 및 수축기전이 중요한 역할을 담당한다. 피부혈관의 확장 및 수축에 영향을 미치는 인자로는 크게 신경성 요인 및 액성 요인으로 분류할 수 있다.

① 신경성 요인

피부혈관의 신경지배에는 피부혈관수축신경(CVC; cutaneous vasoconstrictor)과 피부혈관확장신경(CVD; cutaneous vasodilator)이 관여한다. 일반적으로 피부혈류량은 혈관확장신경보다 혈관수축신경에 의한 역할이 중요하다. 즉, 피부혈관수축신경이 활성화되면 피부혈류량이 감소하고, 저하되면 피부혈류량이 증가한다. 피부혈관확장신경의 경우 일반적으로 뜨거울 정도의 외계온도나 열자극이 체표에 가해졌을 때 증가한다. CVC 절후섬유의 전달물질은 노르아드레날린으로 알려져 있으나, CVD 절후섬유의 전달물질은 아직 확정되지 않았다.

② 액성 요인

피부혈관에도 작용할 수 있는 주요한 액성인자로는 다음의 것을 고려할 필요가 있다.

i. 호르몬

노르아드레날린과 아드레날린에 의한 혈관수축. 이들은 특히 피부의 혈관에 대한 작용이 강하다. 이들의 작용은 빠른 편이며, 레닌-안지오텐신에 의한 혈관수축 및 작용은 신경성 반사나 노르아드레날린에 비해 늦고, 이에 상응하여 지속시간이 길다.

ii. 국소 혈관확장물질

이산화탄소, 유산, 아데노신, 인산화합물, 히스타민, 칼륨이온, 수소이온 등이 혈관의 확장 및 수축에 영향을 미친다. 피부에서는 국소에서 합성되는 브라디키닌에 의한 혈관확장이 보고되고 있다.

iii. 이온

혈관수축을 일으키는 이온으로는 칼슘(평활근 수축)을 들 수 있으며, 혈관확장을 일으키는 이온으로는 칼륨, 마그네슘(이 두 가지는 평활근 확장), 나트륨(이온 본래의 작용이 아니며 삼투압농도의 항진 때문이다)을 들 수 있다.

(3) 피부온도의 생리적 변화

심부온도는 일중 변동의 특성이 있다고 알려져 있다. 즉, 일출후부터 상승하고 일몰후부터 하강하는 주기를 가진다. 이에 비해 사지말단의 평균 체표온도는 아침 6시부터 정오까지 4~5℃ 정도 하강한다. 이 상태가 오후 6시까지 지속되다가 그 후 다시 상승한다. 또한 운동을 통해 중심온도가 40℃ 이상으로 올라가는 경우 평균표면온도는 오히려 1~2℃ 저하된다. 그러므로 심부온도와 표면온도는 일정한 역비례관계가 있음을 알 수 있으며, 이러한 현상으로써 체내 여분의 열을 방출하는데 체표면이 일정 역할을 담당하고 있음을 알 수 있다. 그런데 역비례관계는 사지말단의 체표면에 해당하며, 이마나 목주위 등은 오히려 중심온도의 변화와 비례관계에 있다.

대사에 의해서도 체표온도가 변화한다. 체내 수분함량이 감소하면 발한이 감소하고 중심온도와 체표온도가 모두 상승한다. 발한은 중심온도와 체표온도를 모두 낮추고 고칼로리 음식 섭취는 체표온도를 1~2℃ 상승시키는데, 이러한 현상은 식사후 30분 경 최고에 이른다. 비만인은 식사에 의한 체표온도 상승 정도가 일반인들에 비해 감소한다고 알려져 있다. 이는 비만인이 음식의 열량을 체내에 보전하기 때문으로 해석된다.

심부에서 체표로의 혈류량이 증가하면 체표온도가 상승한다. 또한 중심부와 보다 가깝거나 조직의 두께가 얇은 부위는 높은 온도분포를 나타낸다. 또한 지방조직이 두꺼운 복부, 둔부나 중심부로부터 떨어진 사지말단, 유방과 같이 융기되어 외부로부터 열손실이 큰 곳 등은 상대적으로 피부온도가 낮다.

(4) 피부온도의 병리적 변화

① 혈관이 폐색되거나 수축될 경우 체표온도가 저하되며, 염증 등 발열이 발생한 부위는 피부온도가 상승한다. 염증 등에 의한 피부온도상승은 염증 발생부위가 비교적 천층이거나 범위가 넓을 때 나타난다.

② 방아쇠점(trigger point), 알코올섭취, 혈관확장제 투여, 고온증, 측두동맥염, 치은염, 혈관종, 인두암, 갑상선암, 이하선염, 갑상선 기능항진증 등에서 온도의 상승이 나타난다는 보고가 있었다.

③ 외경정맥폐색, 안동맥폐색, 저온증, 편두통, 지방종, 낭종, 안면마비, 화상, 점액종 등에서 피부온도 저하가 나타난다는 보고가 있었다.

2) 측정방법

(1) 검사조건

① 검사실 조건

검사실은 독립된 폐쇄환경이어야 하며, 형광등 이외의 광원은 제거하여 검사중에는 사람의 출입이나 동작을 금지하여 무풍상태가 되도록 해야한다. 일반적으로 피부혈류량은 환경온의 저하와 함께 감소하고, 20℃ 이하에서는 이 이상의 혈관의 수축은 생기기 않는다. 역으로, 기온 22℃ 부근부터 상승하여, 28℃에서 급속히 증가한다. 그리고 30℃ 이상에서는 교감신경의 긴장이 해제되고 이 이상의 피부혈류량의 증가는 생기지 않는다. 그러므로 통상 촬영온도는 25±1℃, 습도는 60%에서 15분 이상의 안정 상태를 유지한 후 측정하는 것이 일반적이다.

② 촬영거리

일반적으로 촬영장치에서의 피검체까지의 거리가 커질수록 공간분해능은 저하된다. 픽셀의 표시온도는 피검체의 온도분포가 같은 경우에는 촬영거리에 의존하지 않으나, 온도분포가 같지 않을 때는 촬영거리가 커질수록 공간분해능의 영향을 받아서 미세한 온도변화는 잡을 수 없게 된다. 촬영거리는 관심영역이 충분히 들어가는 범위로, 가능한 짧게 하는 편이 바람직하다.

③ 촬영전 주의사항

i. 촬영전 2~3일 전부터 물리치료나 음주와 같이 체표온도에 변화를 유발할 수 있는 자극을 피부에 가하지 않는다.
ii. 약물은 촬영 전날 저녁까지만 복용함을 원칙으로 한다.
iii. 촬영 당일 아침식사는 정상적으로 한다.
iv. 촬영전 2시간 전부터 금연한다.
v. 피부에 화장품이나 연고를 바르지 않는다.
vi. 촬영 당일 목욕을 금한다.
vii. 정신적 긴장은 긴장성 발한을 유발하여 발한부위의 피부온도 저하를 야기한다. 그러므로 피검자에게 검사에 대한 충분한 설명을 함으로써 정신적 긴장을 하지 않도록 유도한다.
viii. 촬영시 원칙적으로 피부에 아무 것도 걸치지 않은 나체 상태를 유지해야 한다.

3. 분석

1) 피부온도의 정상분포

부위에 따라서 피부온도는 일정하지 않다. 동일한 온도를 갖는 신체의 지점들을 연결한 곡선을 등온선(isotherm)이라 하는데 이는 외부 기온에 따라서 변동한다. 정상인의 각 부위별 온도는 〈그림 1〉과 같이 부위에 따라 다르다. 예를 들어 인체 전면에서 상완부를 기준으로 했을 때 삼각근부는 대략 2℃ 높으며, 인체 후면에서는 상완부를 기준으로 했을 때 손등은 1℃ 낮다〈표 2〉.

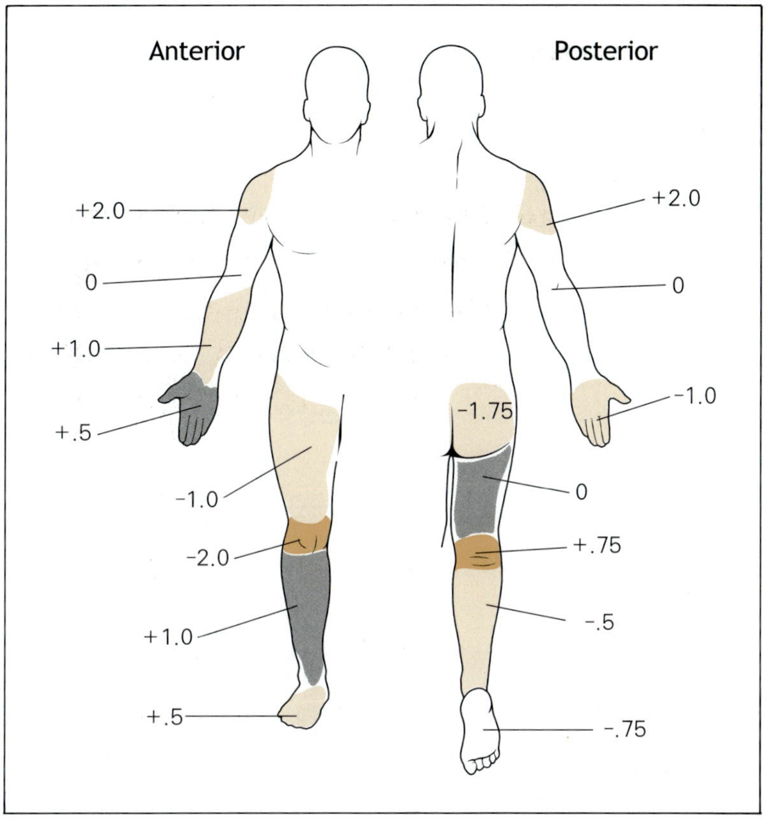

그림 1. 인체의 전후, 좌우 체표온도 차이

표 2. 상완부를 기준으로 인체 전면부, 후면부의 상대적 온도차

인체 부위	전면 온도차 (℃)	후면 온도차 (℃)
삼각근부(deltoid region)	+2	+2.0
상완부(brachial region)	0	0
전완부(anterobrachial region)	+1	0
수부(hand)	0.5	-1.0
둔부(gluteal region)		-1.75
대퇴부(femoral region)	-1.0	0
슬부(knee region)	-2.0	+0.75
하퇴부(crural region)	+1.0	-0.5
족부(foot)	+0.5	-0.75

2) 藤正 巖의 적외선체열검사 해석방법

(1) 체표온도분포에 가장 큰 영향을 미치는 인자는 피부혈류량이며, 이는 주로 피부혈관수축신경에 의해 조절된다. 특히 팔, 다리의 사지말단 부위는 α-adrenalin 작동성 교감신경인 피부혈관 수축신경이 주도적으로 작용하여 피부온도 저하가 나타난다고 해석된다. 사지말단의 피부온도 저하가 피부혈류량저하로 인한 경우가 대부분이나, 이것이 기질적 폐색인지, 혹은 신경조절에 의한 기능적 혈관수축인지 판단할 필요가 있다.

(2) 피부혈관 수축에 관련된 혈관운동중추는 척수레벨에서 분절적으로 작용한다. 특히 신경근 압박에 의한 통증이나, 척수손상(SCI; spinal cord injury)이 있는 경우 감각신경 피절에 상응하는 부위의 온도저하, 혹은 온도상승이 나타나거나, 일정 척수레벨 이하의 온도저하, 온도상승이 나타난다.

(3) 체간이나 사지 근위부의 피부온도는 근육 온도분포와 관련이 있다. 이 부위에서 피부온도는 반드시 교감신경계의 혈관수축신경에 의존하지 않고 혈류장애가 있는 근육의 영역에 상응하는 경우가 많다.

(4) 피부의 이상고온영역은 염증, 종양, 인체 표층의 혈관계 이상을 나타낸다.

(5) 중립온도조건은 생체와 외부 환경과 열평형상태에 있는 온도를 의미하며 통상 29℃ 전후이다. 그런데 이 정도 온도에서는 병소와 정상부위간 피부온도분포가 명확히 나타나지 않는다. 검사실 온도가 24~26℃ 정도의 범위에서 병소부위와 정상부위간 피부온도 차이가 잘 나타난다. 그런데 중립온도조건 이하 온도에서는 말초부위의 온도저하가 빈번하게 나타나며, 이는 특히 겨울철 외래환자에게서 흔히 나타나므로 말초부 피부온도 측정시 주의해야 한다.

3) 적외선 체열검사와 표리변증

적외선 체열검사를 한의학의 정량화 연구에 활용할 경우 '表裏的 가정'에 주의해야 한다. 표리적 가정이란 '체내부위의 문제가 이렇다면, 그 부위의 문제는 인접하거나 그 부위를 감싸고 있는 체표의 문제를 야기한다'는 가정이다. 표리적 가정이 '腰者, 腎之府'처럼 실지로 내부(장부)의 문제가 장부를 감싸고 있는 체표(허리와 같이) 문제를 야기할 수도 있지만, 상한론의 '熱在皮膚, 寒在骨髓, 寒在皮膚, 熱在骨髓' 내용처럼 표리의 한열이 정반대인 경우도 있음에 주의해야 한다.

4. 평가지표

1) 좌우온도차(ΔT)

ΔT는 인체 동일부위의 좌우 온도차를 의미하며, 현재 가장 널리 사용되는 적외선체열검사의 평가지표이다. ΔT의 의미 있는 범위에 대해서는 여러 연구자들의 의견이 서로 달라서 0.3℃의 차이에서부터 1℃ 차이까지 다양하다. 그러므로 임상에 ΔT의 기준을 설정할 때 주의할 필요가 있다. 일반적으로 좌우 온도차가 0.5℃ 이상이면 비정상적으로 판단한다. 좌우 온도차는 관심영역(ROI; region of interest)의 설정방법 및 설정크기, 검사실 온도에 의해서도 영향을 받기 때문에 해석시 주의를 요한다. 또한 피부온도가 낮은 부위와 높은 부위중 어느 쪽이 이상인지 판단할 수 없으므로 임상소견과 비교하여 병변부위를 해석해야만 한다. ΔT는 일반적으로 좌우온도차를 의미하지만, 최근 연구에서는 상하온도차의 개념으로 활용되는 경우도 있다. 특히 홧병이나 비위질환, 부인과 질환 등에서는 인체 좌우온도의 이상 여부보다 상하온도 차이의 이상여부가 중요하다. 이를 위해서 인체의 상하부위중 한 부위를 기준부위로 설정한 후, 기준부위와 관심부위간 피부온도차를 대조군과 실험군과 비교, 분석한 연구들이 진행되었다. 이때 기준부위로 많이 사용된 부위는 전중혈, 중완혈, 관원혈이 대표적이다. ΔT를 상하온도차의 개념으로 활용할 경우, 좌우온도차의 개념이 지니고 있는 한계가 동일하게 나타난다. 즉, 상하 특정부위중 피부온도가 높은부위와 낮은부위중 어느 부위의 문제인지 판단하기 어렵다. 그러므로 임상소견과 비교하여 병변부위를 해석해야 한다.

2) 부하검사(Stress tests)

ΔT가 임상에서 가장 많이 사용되는 적외선 체열검사 지표임에도 불구하고, ΔT를 모든 경우에 적용하기 어려운 점이 있다. 대표적인 예로서 레이노드병과 같이 좌우 양측이 모두 병변이 있을 가능성이 있는 경우를 들 수 있다. 이때 활용되는 방법이 부하검사이다. 부하검사는 일정한 강도의 자극을 인체에 가한 후, 자극 전후의 피부온도 변화를 측정하는 방법이다.

부하검사시 적용될 수 있는 부하의 종류는 열부하(온열부하, 냉각부하), 운동부하, 기계적자극(진동자극, 압력자극), 혈류폐쇄, 신경자극(전기자극, 침자극), 약물부하(혈관확장제, 혈관수축제, 근이완제, 진통제 등) 등이 있다. 이중 가장 빈번하게 사용되는 부하는 찬물을 이용한 냉수부하이다.

냉수부하는 손, 혹은 발을 냉수에 담가 일정시간후 꺼내고, 마른수건으로 젖은 부위를 닦고 피부온도를 시간 흐름에 따라 측정하여 피부온도의 회복정도를 살피는 방법이다. 통상 부하조건으로 4℃의 얼음물에 10초 동안 담그거나, 10℃의 얼음물에 1분 동안 담그는 방법이 사용된다. 냉수부하후 피부온도의 회복률(CRR; cooling rewarming ratio)을 통해 피부혈관 운동신경을 통한 피부온도 조절기능을 평가한다〈식 1〉.

식 1 CRR(℃/min) = (냉수부하 X분 후 피부온도- 부하 직후 피부온도)/ X분
(단, X는 냉수부하후 경과한 minutes)

냉수부하후 피부온도 회복율은 연령에 따른 편차가 있음이 알려져 있다. 즉 고령자는 젊은 층에 비해 회복율이 낮으므로 해석시 주의를 요한다. 온열자극은 발한을 야기하여 발한부위의 피부온도의 저하가 나타난다. 이를 이용하여 발한장애 정도를 평가할 수 있다. 즉, 발한유발시 발한장애부위는 발한부위에 비해 피부온도가 높게 유지되기 때문에 발한장애 분포를 알 수 있다.

5. 임상적 활용

1) 통증질환에의 응용

경추신경근 혹은 요추신경근 압박소견이 있을 경우 각 분절별로 특징적인 피부온도 이상이 나타난다고 알려져 있다. 정상 요추부위의 소견은 고온현상이 대칭적으로 극돌기를 따라 선상으로 있으며, 대개 4~5요추부위에서 끝난다. 정상적 고온부위의 모양은 뻗어나가지 않으며 완만하고 둥글거나 점상으로 끝난다. 추간판 탈출증 환자에서는 중심부에서 병변으로 국소적 고온현상이 나타나며 사지말단(족부, 수부)쪽으로는 혈관수축으로 인한 저온현상의 thermatome이 나타난다. 신경근병변에서의 저온영역은 손바닥, 발바닥까지 이르는 경우가 많다. 요추 추간판탈출증에서는 요추 부위의 좌우온도차보다 양측 하지의 좌우온도차가 더 의미 있다는 보고가 있었다. 또한 신경근 병변이 확진되었더라도 적외선 체열검사상 좌우온도차이가 없는 경우도 있으므로 임상증상을 참조하는 것이 중요하다. 또한 통증이 심할수록, 추간판 탈출이 심할수록, 발병시기가 짧을수록 좌우 하지 온도차가 심하게 나타난다는 보고도 있었다. 또 다른 연구에서는 신경근 압박이 동반되지 않은 근육, 인대 손상이나 골병변에서는 하지의 좌우 온도차보다 척추부위의 온도차가 의미 있다는 보고도 있었다.

근막통증증후군에 있어서는 급성기에는 통증부위에 다발성, 국소성의 고온역이 나타난다. 동결견에 있어서 근위부의 피부온도 상승, 손목과 같은 원위부의 피부온도 저하가 보고되었으나 다른 보고에서는 근위부에서도 피부온도가 저하되었다고 했다.

관절염에 있어서는 급성기에는 통처에 피부온도 상승소견이 나타나며, 만성기에는 피부온도 저하소견이 나타난다. 슬관절에 있어서, 슬개연골연화증, 류머티즘, 골관절염 등 여러 질환에서 통처부위의 피부온도가 상승했다는 보고가 있다.

반사성 교감신경 이영양증(RSD; reflex sympathetic dystrophy)에서 나타나는 통처의 피부온도 저하소견에 대한 보고가 있었다.

2) 마비질환에의 응용

뇌혈관장애에 있어서 대뇌반구병변은 병소와 반대쪽의 사지, 체간의 피부온도가 저하되며, 뇌간부 병변은 병소측 피부온도 상승이 나타난다.

당뇨병환자의 말초신경장애에서는 손가락 냉수부하검사에서 피부온도 회복율의 저하가 나타난다. 또한 신경합병증이 의심되는 당뇨병 환자의 하지 피부온도 측정 결과 신경합병증이 있는 군이 정상군 및 신경합병증이 없는 군에 비해 피부온도가 증가되어 있다는 보고가 있었다.

말초성 구안와사 환자의 건측과 환측의 피부온도를 비교분석한 결과, 발병후 7일에 촬영한 적외선체열검사에서 환측 피부온도가 건측에 비해 높은 경우 예후가 좋았으나, 환측 피부온도가 건측에 비해 낮은 경우 예후가 좋지 않았다는 보고가 있었다.

척수손상환자는 손상부위 이하로 피부온도 감소소견이 나타나며, 일부 감각기능이 남아있는 부위에는 dermatome양상으로 피부온도가 유지되기도 한다. 말초신경 손상시에는 피부온도의 증가와 감소소견이 교대로 보이기도 한다.

Herrick 등은 말초신경 불완전 손상시 신경자극의 활성화로 인해 혈관성 열방산이 감소하여 피부온도의 저하가 나타나며, 완전손상시 혈관운동조절의 상실로 혈관의 열방산이 증가하여 피부온도 상승이 나타난다고 했다.

3) 혈관계 질환에의 응용

레이노드 증후군에서는 자율신경에 의한 혈관조절에 이상이 생김으로써, 추운 환경에 노출되었을 때, 특히 사지 말단부의 통증 및 창백증을 호소한다. 적외선 체열검사상 레이노드 증후군 환자는 특징적으로 사지 말단부의 피부온도 저하가 나타나며, 특히 냉수부하검사시 회복율이 유의하게 저하된다.

정맥류에서는 혈관형태에 따라 비정상적인 고온현상을 나타낸다. 버거스씨 병(Burger's disease)에서는 국소 미세혈관의 염증으로 순환장애가 발생하여 수지 및 족지 말단에서 피부온도 저온현상이 나타난다. 폐색성 동맥경화증(ASO; arteriosclerosis obliterans)에서는 폐색부위의 피부온도저하가 나타나며, 좌우온도차가 유의성 있게 상승한다($\Delta T \geq$ 4~6℃)

4) 내과 및 부인과질환

위장병 환자의 상복부 피부온도를 전중혈과 비교한 결과, 위장병환자가 대조군에 비해 중완과 전중혈 피부온도차가 증가했다는 보고가 있었다.

불임환자의 중완혈-관원혈 피부온도차이가 정상인에 비해 더 증가했다는 보고도 있었다.

냉증을 호소하는 23명 여성을 대상으로 냉수부하를 시행하고, 냉증에 관한 VAS scale을 작성하여, 냉수부하시 수부 온도 회복율과 VAS점수간 상관성을 살펴본 결과 두 지표는 음의 상관성이 있었다는 보고도 있었다.

유방종양에 있어서 종양부위의 피부온도 증가소견이 나타나며, 종양의 종류에 따라 피부온도 증가 양상이 다르다는 보고도 있었다. 즉, phylloid tumor인 경우 피부온도 상승이 나타나며, 섬유선종은 좌우 피부온도차이가 없다는 보고도 있었다.

수유기 유선염 진단에 피부온도 측정이 의미 있다는 연구보고가 있었다. 또한 냉증 진단에 있어서 복부에서 말단까지 온도증감이 6℃ 이상을 냉증으로 정의하자는 연구보고도 있었다.

5) 피부과질환에서의 응용

대상포진후 신경통환자에 있어서 통처의 피부온도는 상승한다. 화상후 48시간 이내에 적외선체열검사를 시행한 결과, 초기 화상의 깊이 판단에 도움이 된다는 보고도 있었다.

적외선 체열검사는 습진, 알러지성 피부병 환자의 치료효과를 평가하는데 의미 있으며, 피부의 과민반응 검사에서 피부가 덜 가려울수록 피부온도는 낮았다는 보고가 있었다.

6) 기타

한국 정상 성인남자의 음경 및 음낭의 평균온도는 각각 27.8±1.78℃, 27.5±1.4℃라는 연구보고가 있었다. 또한 발기부전환자를 대상으로 대퇴내측과 음경부위간 피부온도차이를 측정한 결과 치료후 피부온도차이가 의미있게 상승했다는 보고가 있었다.

적외선 체열검사전 중립온도조건을 생성하기 위해 일정 기간 동안 안정이 필요한데, 이때 피부온도가 전반적으로 저하되므로 안정 기간중 피부온도 저하폭이 작은 부위가 어디인지 살펴본 결과, 수구혈의 온도저하폭이 다른 부위보다 더 작았다는 보고가 있었다.

전침, 자침의 자극은 체교감신경 반사를 유발하며, 이러한 반사활동은 중추신경계를 통하여 교감신경계에 억제, 혹은 흥분성 자극을 일으킨다고 알려져 있다. 그러므로 자극점(자극경혈)로부터 멀리 떨어진 원위까지 자극에 의한 반사활동이 일어난다고 이해되고 있다.

침치료가 자율신경계통에 미치는 효과에 대한 연구중, Kaada는 저주파의 고강도 TENS 자극시 광범위한 피하혈관 확장에 의한 체열상승을 야기하며, 이는 중추성 serotonin에 의한 교감신경 억제에 의한 것이라고 보고했다. Abram은 동통성 부위에 TENS 자극시 체열이 상승되면서 동통이 감소된다고 보고했다. Liao 등은 자침후 적외선 체열검사에서 체열증가가 있었던 예에서 현저한 진통효과가 있다고 보고했다. Ernst 등은 전침이나 자침자극이 단기간 지속되는 체열감소효과는 분절성으로 교감 신경계가 활성화되어 나타나는 혈관운동반사에 의한 것이며, 비교적 광범위하고 오래 지속되는 체열증가효과는 교감신경 억제에 의한다고 했다. 또한 오래 지속되는 체열증가효과는 내인성 아편제(opiate)에 의한 진통효과 기전과 관계된다고 했다.

Omura는 전침 또는 자침자극시 자극부위 및 원위부에서 미세순환의 변화가 3단계로 나타나는데, 첫째 혈관수축기로서 초기 15~30초 사이에 나타나며, 둘째 유사조절기로서 10초~2분 사이에 나타나며, 셋째 혈관확장기로서 2분~2주라고 보고했다.

이 등은 합곡혈 자침후 30분후 합곡혈의 좌후 온도차가 가장 크게 나타났으며, 이는 기존 침구치료시 유침시간을 20~30분간 유지하는 것이 최대 자침효과를 발휘한다는 이론과 상응한다고 하였다.

Zhang D는 안면신경마비환자의 족삼리, 합곡혈을 자침한후 안면온도변화를 살폈다. 그 결과 족삼리보다 합곡혈을 자침한 경우 안면온도 상승폭이 더 컸다고 보고했다. Liu R 등은 합곡, 대릉, 내관 자침시 합곡을 자침하여 대장경을 따라 침감 및 열감을 느낀 경우 대장경 유주처(안면 포함)의 피부온도 변화가 나타났다고 보고했다.

참고문헌

1. 이상훈. 적외선 체열촬영을 이용한 정상인의 합곡혈 자침시 피부온도변화관찰. 대한침구학회지. 1995;12(2) :49-65.
2. 김영수. 요추추간판 탈출증 환자에서 컴퓨터 적외선 전신체열 촬영의 의의. 대한신경외과학회지. 1990;19 (10~12):1303-1313.
3. 송범용. 적외선 체열진단을 이용한 말초성 구안와사(Bell's palsy)환자의 예후 진단에 대한 임상연구. 대한침구학회지. 1999;16(2):13-35.
4. 박영재. Thermography의 연구현황과 전망. 대한한의진단학회지. 1999;3(2):18-26.
5. 박영재. Thermography의 한의학적 임상응용에 관하여. 대한한의진단학회지. 2000;4(1):1-8.
6. 이예철. 통증치료실에서의 D.I.T.I. 응용. 대한통증학회지. 1992:5(2):199-205.
7. 이수열. Thermography의 개발 현황과 전망. 대한한의진단학회지. 2000;4(1):1-7.
8. 이필래. 체중에 따른 체간 후면의 적외선 체열영상에 관한 연구. 대한한의학회지. 1994;15(1):150-161.
9. 김영찬. 한국 정상성인에 있어서 열선조영술(Thermography)에 의한 음경과 음낭의 온도측정. 대한의학협회지. 1991;34(3):321-328.
10. 안세영. 발기부전 환자의 한방치료 전후 적외선 체열촬영을 이용한 음경온도의 변화. 경희의학. 1998;14(1): 79-88.
11. 김이화. 적외선 체열 촬영법의 기전과 진단적 가치에 대한 문헌적 고찰. 대한침구학회지, 1995;12(1) :188- 203.
12. 김기택. 슬관절 동통 환자에 있어 체열측정의 효용성. 경희의학. 1995;11(2):152-158.
13. 이수영. 당뇨병 환자의 족부 적외선 체열촬영의 임상적 적용. 대한재활의학회지. 1998;22(4):928-933.
14. 윤계숙. 침구학 분야에서 Thermography의 활용성에 관한 문헌적 고찰. 대한침구학회지. 1995;12(1) :13-35.
15. 권기록. 적외선 체열 측정 영상의 한방 임상 응용을 위한 표준화연구 I. 대한침구학회지. 1996;13(2):1-22.
16. 이혁재. Thermography 분석방법에 대한 기초연구. 대한한의진단학회지. 2005;9(2):110-122.
17. 윤성우. D.I.T.I.를 이용한 위장병 환자의 상복부 온도 관찰. 대한한방체열의학회지. 2002;1(1):7-12.
18. 한지영. 냉부하검사를 통한 수부냉증의 진단. 대한한방체열의학회지. 2003;2(1):17-23.
19. 김혜원. D.I.T.I.를 통한 불임여성의 체열에 대한 연구. 대한한방체열의학회지. 2002;1(1):52-56.

뇌혈류검사

TCD; transcranial doppler

요약

혈액은 항상 일정 범위의 관류량을 유지하면서 우리 몸을 흐르고 있다. 우리 몸에 있어서 혈액의 저체로 인해 가장 심각한 손상을 받는 부위는 뇌이다. 왜냐하면 다른 부위에 비해 상대적으로 많은 양의 혈액이 뇌혈관을 통해 뇌조직에 공급되는데, 만일 혈관이 막혀 뇌조직에 혈액이 공급되지 못하면 중풍이 발병하며, 후유증이 심각하게 수반되기 때문이다. 그러므로 뇌혈관의 협착 정도를 평가하는 방법은 어혈평가 및 중풍예방에 있어서 중요하다. 뇌혈류 검사, 즉 경두개 초음파검사는 특정 주파수의 초음파를 뇌내에 주사하여 뇌내 주요 혈관의 협착 정도를 검사한다. 경두개 초음파 검사는 순환기능 등의 평가에 활용된다.

1. 개요

중풍은 혈관의 질환이다. 혈관 내에 콜레스테롤 찌꺼기(plague)가 쌓이면서 혈관이 좁아지게 되고 갑자기 좁아진 혈관을 통과하는 혈액 속도가 그 위치에서 증가되고 이것이 전후 혈관내 압력 차를 유발하고 와류를 형성하여, 결국 혈관이 터지거나(뇌출혈) 막혀서(뇌경색) 중풍이 발생된다. 그러므로 혈관의 상태를 파악하는 것이 중풍 예방에 가장 중요한 요소라 할 수 있다.

중풍이 머리 안의 혈관에서 유발됨은 주지의 사실이다. 그런데 딱딱한 두개골로 덮여있기 때문에, 뇌조직 안에 있는 혈관의 상태를 검사하는 방법이 용이하지 않다. 현재 뇌혈관 상태를 검사하는 방법으로는 MRA(magnetic resonance agngiography)검사로서, 이는 MRI (magnetic resonance imaging)에서 특수한 조작을 통해 혈관만을 영상으로 만드는 방법이다. 또 하나는 CT 혈관조영인데, 이는 정맥 내에 CT 조영제를 투여한 후 CT검사를 시행함으로써 혈관상태를 살펴보는 방법이다. 가장 정확한 방법은 혈관내 카테터를 이용하여 조영제를 넣어 혈관 조영술을 시행하는 방법이다. 하지만 이런 검사들은 고가의 장비를 이용해야 한다는 단점, 조영제의 위험, 방사선 노출, 시술 자체의 위험, 비싼 비용 등의 문제가 있기 때문에 자주 할 수 없는 한계가 있다. 이에 비해 뇌혈류 검사는 기존 방법의 단점 없이 뇌혈관 상태를 간단하게 파악할 수 있다. 뇌혈류 검사는 뇌혈관 속에 흐르는 혈류 속도와 맥파를 분석하여 혈관의 협착 정도뿐 아니라 혈관의 다른 이상까지도 볼 수 있다. 뇌혈류검사는 3차원 영상으로 혈관상태를 파악할 수 없다는 단점이 있지만 뇌혈류 검사 자체로도 충분히 좋은 정보를 얻을 수 있다.

뇌혈류 검사는 1982년 Rune Aaslid가 도플러 효과를 이용하여 최초로 개발한 이후 현재 기술적, 수기적으로 많이 발전되었다. 기존 방식으로는 초음파가 뼈를 통과하지 못한다는 한계 때문에 뇌혈관 분야에 초음파 활용의 어려움이 있었으나, 2MHz에서 뼈를 통과할 수 있는 강한 음파 에너지를 낼 수 있음이 밝혀진 후 초음파를 통해 뇌혈류를 보다 쉽게 관찰할 수 있게 되었다. 하지만 2MHz의 음파에서도 실제 모든 두개골을 통과하여 뇌혈류를 완벽하게 관찰할 수 있는 것은 아니다. 특히 나이 많은 동양 여성에서는 뇌혈류를 볼 수 있는 곳–이 부위를 '창(window)'라고 칭한다–이 단단해져 뇌혈류 검사가 불가능한 경우를 종종 볼 수 있다. 그렇지만 뇌혈류 검사는 간단하면서 환자에게 고통을 주지 않고 저렴하게 뇌혈관 상태를 파악할 수 있는 우수한 검사이다.

2. 뇌혈류 검사의 원리

정상적인 혈관을 통한 혈류 흐름은 층상구조를 통해서 일정한 속도로 흘러간다〈그림 1〉. 그러나 혈관의 내경이 좁아지면 뇌혈류 속도가 빨라진다. 이를 베르누이의 원리라 한다. 혈관이 좁아지면 혈관 내에 흐르는 혈액의 층흐름(lamina flow)이 교란을 일으켜 와류를 형성하게 된다〈그림 2〉.

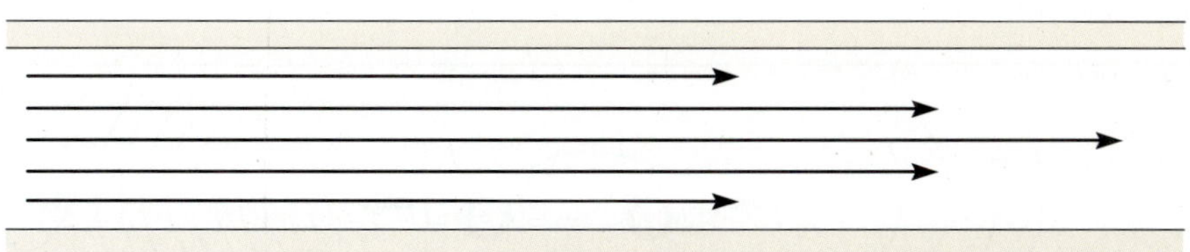

그림 1. 정상적인 혈액순환에서 혈관내 혈액은 층상으로 일정한 층류(laminar flow)를 통해 흘러간다.

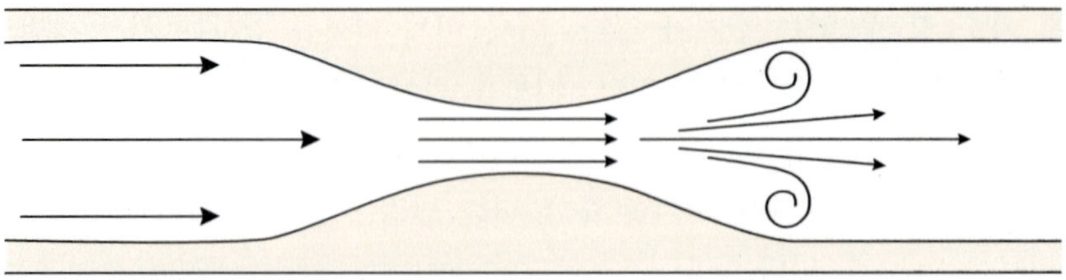

그림 2. 혈관이 갑자기 좁아지면 좁아진 부위에 혈류속도가 증가하고 협착후 부위에서 와류가 형성된다.

이런 현상들을 관찰하기 위해 도플러 효과를 이용한 초음파가 도입되었다. 도플러 초음파 진단은 움직이는 물체에서 반사되는 초음파의 주파수 변이를 측정함으로써 물체의 속도를 계산할 수 있다는 도플러 공식에 그 근거를 두고 있다. 도플러 효과는 음원을 향해 다가오는 물체에 반사된 음파의 주파수는 증가하고 음원으로부터 멀어지는 물체의 주파수는 감소하게 되는 원리이다〈그림 3, 4〉.

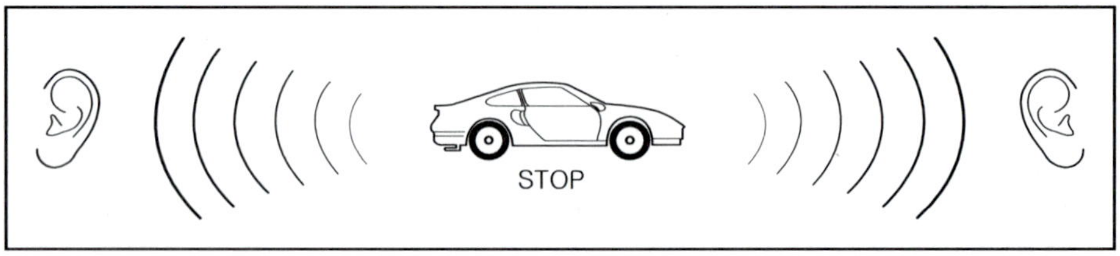

그림 3. 정지하고 있을 경우 양측의 주파수는 같다.

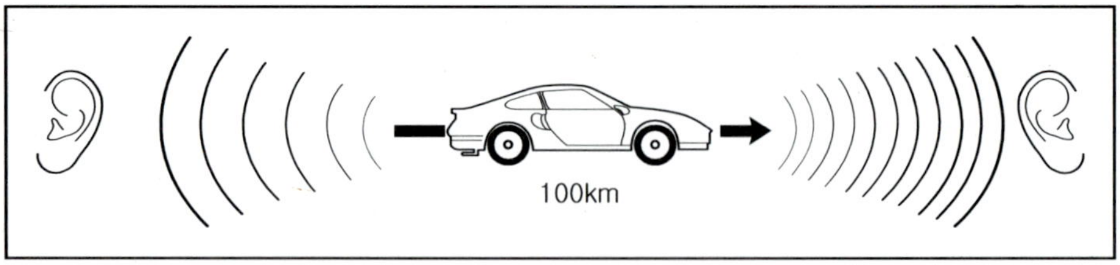

그림 4. 음원에서 멀어지는 쪽의 주파수는 감소하고 다가오는 쪽은 주파수가 증가한다. 이것을 도플러 효과라 한다.

경두개 도플러 초음파는 펄스 도플러 초음파를 두개골 중 얇은 부분인 음향창(acoustic window)을 통해 뇌 기저부 혈관에 투사하여 혈관 내를 흐르는 적혈구의 유속을 측정하므로 뇌혈관의 내경이 좁아져 있는 상태를 파악할 수 있다〈그림 5〉.

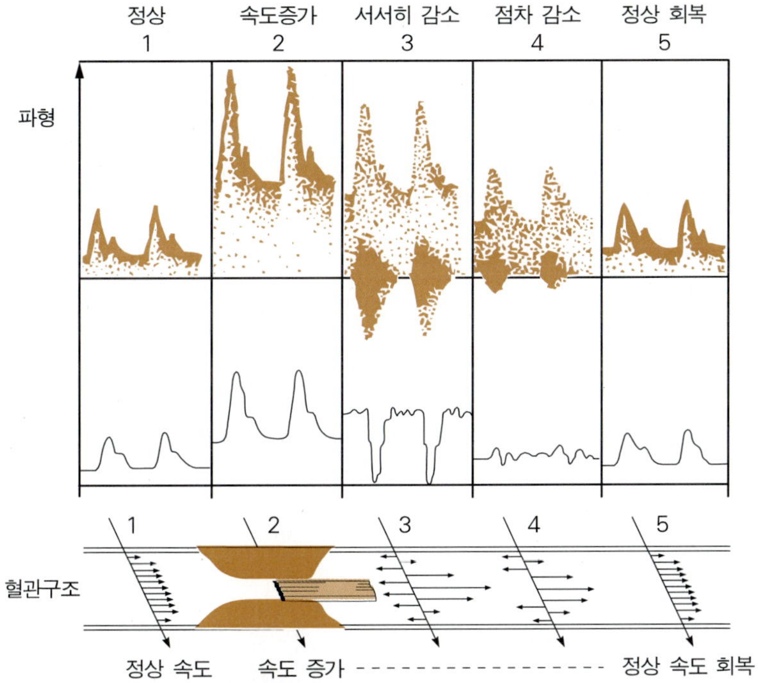

그림 5. **혈관 협착에 따른 뇌혈류 속도 파형의 변화**
협착이후부에서 속도 감소와 함께 와류로 인한 파형을 관찰할 수 있다.

뇌혈관이 좁아지면 뇌혈류 속도가 증가하지만 협착이 아주 심해지는 경우 뇌혈류 속도는 오히려 감소한다. 혈관이 좁아져도 대부분 증상이 나타나지 않는 이유중 하나는 혈관이 거의 70% 이상이 좁아져야 그때부터 뇌혈류 감소를 보이기 때문에 실제 뇌혈류 검사상 혈류속도가 증가하여도 실제 증상이 없는 경우가 많다〈그림 6〉. 이와 같이 뇌혈류 검사는 혈관의 협착을 직접 평가하기 보다는 속도의 증가를 통해서 간접적으로 측정하는 것이기 때문에 혈관 협착 초기에는 뇌혈류 속도의 변화에 큰 영향을 주지 못해 초기 병변을 찾기가 어렵다는 단점을 지니고 있다.

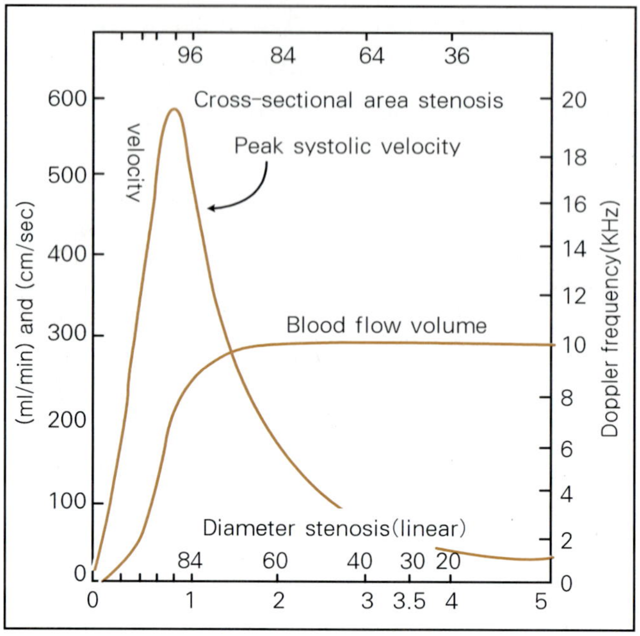

그림 6. **협착증 진행에 따른 혈류속도와 혈류량 변화**

3. 뇌혈류 검사 방법

뇌혈류 검사는 probe라 불리는 탐색자를 두개골 중 얇은 부위에 대어 그 부위의 혈류를 파악하는 것으로, 이때 뇌혈류를 볼 수 있는 부위를 음향창(aucoustic window)이라 부른다. 음향창은 크게 측두창, 안와창, 후두하창, 악하창 등이 있다. 각각의 창에서 확인할 수 있는 혈관들이 있으며, 깊이, 혈류 속도, 혈류 방향, 파형을 통해 혈관들을 구분할 수 있다.

1) 측두창(Temporal window)

측두창은 뇌혈관을 관찰하기에 가장 좋은 위치로 전대뇌동맥, 중대뇌동맥, 내경동맥, 후대뇌동맥을 모두 관찰할 수가 있다. 눈과 귀 사이에 위치하며 보통 귀 바로 앞에 협골궁의 바로 위에서 찾을 수 있다〈그림 2〉. 측두창은 동양여성에 있어서는 골밀도가 높아 관찰이 힘들어지는 한계가 있어 실질적으로 뇌혈류 검사를 어렵게 한다. 측두창에서 50~60mm 정도의 깊이에서 다가오는 혈류를 찾으면 중대뇌동맥이며, 60~70mm 정도의 깊이에서 멀어지는 혈류를 찾으면 전대뇌동맥일 것이다. 측두창을 심하게 누르면 통증이 유발될 수 있으므로 살짝 누르면서 찾고 조금씩 압력을 높여야 한다.

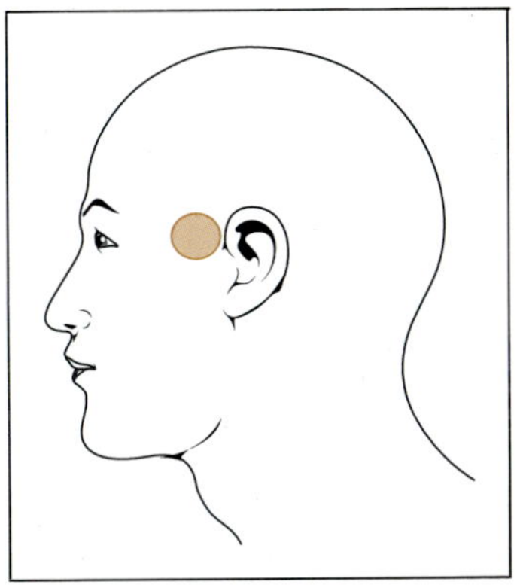

그림 7. 측두창

2) 안와창(Orbital window)

안와창은 눈을 통해 보는 것으로, 안동맥과 내경동맥의 골부위(사이펀)를 관찰할 수 있다. 측두창이 막혀 있는 경우에는 안와창을 통해 중대뇌동맥과 전대뇌동맥을 관찰할 수 있지만 임상에서는 혈관을 찾아 분별하기가 쉽지 않다. 안와창에서의 관찰시 피검자에게 눈을 감은 채 아래 쪽을 보게 하고 검사를 진행한다. 일반적으로 안와창은 안구위에 probe를 대고 찾기 때문에 안구를 누르게 되면 환자에게 불쾌감을 줄 수 있고, 경우에 따라서 초음파젤이 눈으로 들어가 통증을 줄 수 있기 때문에 조심해서 검사를 해야 한다. 초음파의 출력도 10~20% 정도로 낮추어주는 것이 좋다. 우선 깊이 50mm 부근에서 다가오는 방향의 고저항-저혈류 형태의 6~25cm/s의 속도를 가진 혈류가 안동맥이다. 만일 혈류의 방향이 반대로 되고 파형이 모양이 저저항-고혈류 형태로 바뀌면 측부순환을 의심할 수 있다. Probe의 깊이를 60~70mm로 증가시키면 내경동맥의 사이펀이 보이는데, 평균혈류속도가 65cm/s이상이고 파형확산이 관찰된다면 협착을 의심할 수 있다.

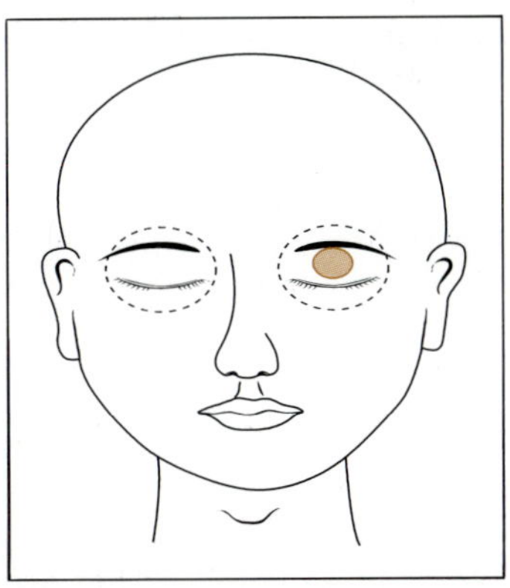

그림 8. 안와창

3) 후두하창(Suboccipital window)

후두하창을 통해서 기저동맥과 양측 추골동맥을 확인할 수 있다. 이 경우 후두와 목이 만나는 지점에서 탐촉자를 이용해 측정할 수 있다. 피검자의 눈썹이나 이마를 향하여 깊이 70~80mm까지 들어가면서 기저동맥을 찾아낼 수 있다. 평균혈류 속도는 20~60cm/s이다. 이 경우 대후두공(foramen magnum)을 통해서 혈관을 관찰하게 되는데 목에 살이 많거나 짧은 사람들에서는 종종 검사하기 힘든 경향이 있다.

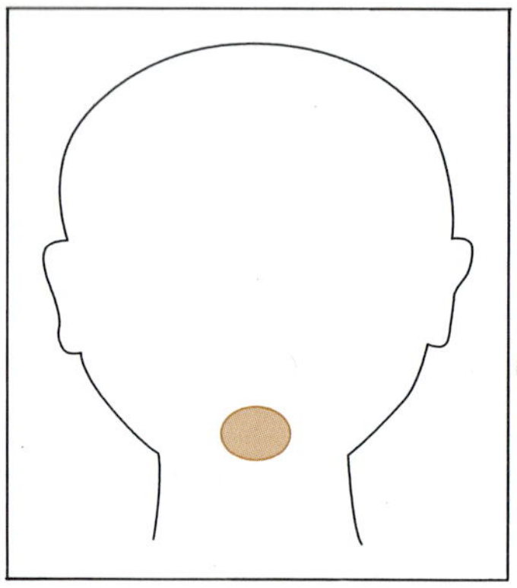

그림 9. 후두창

4) 하악하창(Submandibula window)

하악하창을 통해서 총경동맥과 그 분지인 내경동맥, 외경동맥을 확인할 수 있다. 비교적 표면에 혈관이 있으므로 찾기 쉬우며 손가락으로 눌러 그 맥이 느껴지는 곳에 탐촉자를 올리면 된다. 일반적으로 2MHz 탐색자가 아닌 4MHz 탐색자를 사용한다.

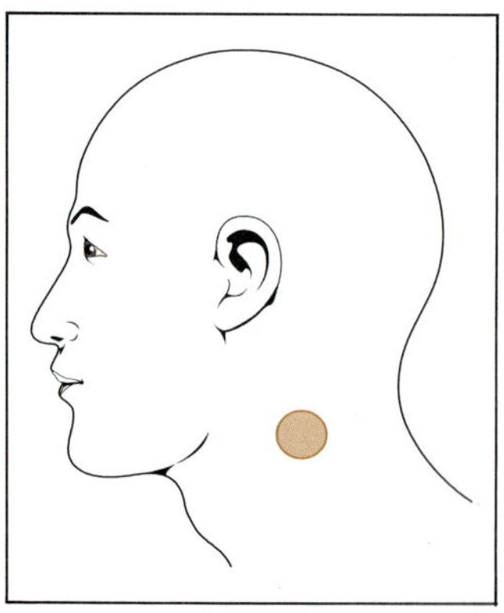

그림 10. 하악하창

뇌혈류 검사는 일단 검사 전에 안정된 자세로 각각의 탐색 가능창을 통해 검사할 혈관을 미리 파악하여 시행하는 것이 바람직하다. Probe를 너무 세게 눌러 환자에게 고통을 주거나, 또는 초음파젤을 지나치게 소량 사용하여 정확한 정보를 얻지 못하거나, 초음파젤을 과량 사용하여 환자에게 불쾌한 느낌을 줄 수 있음에 유의해야 한다. 적절한 양의 초음파젤을 사용하고, 각각의 창에 대한 검사가 끝날 때마다 초음파젤을 닦아 주어야 한다.

4. 뇌혈류 검사에 영향을 주는 인자

1) 연령 및 성별

나이가 많아짐에 따라 뇌혈류 속도는 감소한다. 그 이유는 혈액량의 감소, 심장 기능의 수축력 약화, 말초혈관의 저항증가 등이 원인일 것으로 생각된다. 특히 여성에서 남성보다 뇌혈류 속도가 빠르게 나타나는 것으로 알려져 있다.

2) 대사적 요인

과환기(hyperventilation) 상태에서는 혈류속도가 감소하고 반대로 저환기(hypoventilation) 상태에서는 혈류속도가 증가하는데 이는 혈중 이산화탄소의 농도와 관련이 있다. 저환기 상태에서는 혈중 이산화탄소가 증가하기 때문에 뇌의 자동조절능에 의해 뇌혈류량을 증가하는 방향으로 진행되기 때문에 속도가 빨라지는 현상이다.

3) 적혈구용적률(Hematocrit)

적혈구 용적률이 감소하여 빈혈이 있을 경우 혈류속도는 증가하고 적혈구 용적률이 증가하면 혈류속도는 감소한다. 그러나 적혈구 용적률 수치에 따라 혈류속도를 예측하기는 어렵다.

4) 주기적 변화

정상인에서도 특정혈관의 속도를 5~10분간 monitoring 해보면 속도의 변이가 관찰되는데, 이는 주기적인 뇌압의 변화나 대사상태의 변화 등에 의해 혈류속도가 영향을 받기 때문이라고 생각된다. 중대뇌동맥의 경우, 평균 11% 정도의 혈류속도 변이가 보고되어 있다.

5) 기타

혈압, 심박출량, 심장 리듬, 갑상선 기능 이상 등의 변수에 의해 혈류속도와 혈관저항이 영향을 받을 수 있다.

5. 뇌혈류 평가지표

1) 수축기혈류속도(Vs; systolic velocity), 이완기혈류속도(Vd; diastolic velocity), 평균혈류속도(Vm; mean velocity)

뇌혈류 초음파 검사의 정상과 비정상소견을 확인하기 위해서는 알아두어야 할 지표들이 몇 가지 있다. TCD에서 가장 중요한 지표는 혈류속도(flow velocity)이다. 기본적으로 혈관이 좁아진 부위에서는 혈류속도가 증가한다는 원리에 의해 반대로 혈류속도를 측정할 수 있는 TCD를 이용해 좁아진 혈관 부위를 찾는 것이다. 비정상 혈류속도를 알기 위해서는 각 혈관의 정상속도를 먼저 알아야 한다〈표 1〉.

표 1. 뇌내 각 혈관의 정상 혈류속도

혈관	깊이(mm)	협착진단기준
전대뇌동맥	65~85	〉80 cm/s, 〉30 cm/s (좌우차이)
중대뇌동맥	40~60	〉80 cm/s, 〉30 cm/s (좌우차이)
후대뇌동맥	55~65	〉50 cm/s
내경동맥	60~70	〉70 cm/s, 〉30% (좌우차이)
척추동맥	45~80	〉50 cm/s, 〉30% (좌우차이)
기저동맥	75~115	〉60 cm/s, 〉30% (근위부 원위부차이)

성인 뇌에서 각 혈관의 정상속도는 중대뇌동맥이 32~82cm/s, 전대뇌동맥이 18~82cm/s, 후대뇌동맥어 16~58cm/s, 기저동맥과 추골동맥이 12~66cm/s로서 뇌의 전방 순환계가 후방 순환계에 비해 속도가 더 빠름을 알 수 있다. 정상적인 혈류속도라도 수축기 혈류속도와 이완기 혈류속도가 다르기 때문에 TCD에서는 신체의 변화에 가장 영향을 적게 받는 평균혈류속도[(수축기 혈류속도 + 이완기 혈류속도 × 2)/3]를 혈류속도 지표로 사용한다.

2) 박동지수(PI; pulsatility index)

신체내 혈관은 그 부위에 따라 다른 탄성과 저항을 지니는데 말초혈관은 높은 탄성을 지니고 박동성이 높은 반면 뇌혈관은 탄성과 말초저항이 낮아 낮은 박동성을 보인다. PI는 아래 〈식 1〉로 계산한다.

식 1 PI= Vs - Vd / Vm

(단 PI는 박동지수, Vs는 수축기 혈류속도, Vd는 이완기 혈류속도, Vm은 평균혈류속도)

병적인 상태에서 박동지수와 도플러 파형은 변하게 된다. 근위부 협착이 있는 경우 세동맥의 확장에 의해 말초저항이 감소하여 박동지수는 감소하고 도플러 파형은 수축기 속도와 이완기 속도차의 감소로 인해 뭉툭해지고(blunt shape), 반대로 뇌압상승과 같이 말초저항이 증가하는 상태에서 박동지수는 증가하고 도플러 파형은 뾰족해진다.

3) 저항지수(RI; resistance index)

Resistance index(RI)는 Pourcelot에 의해 처음으로 소개되었는데 이는 원위부 혈관저항을 예측하는 또 다른 지표이다. RI는 아래 〈식 2〉로 계산한다.

식 2 RI = Vs - Vd / Vs

단, RI는 저항지수, Vs는 수축기 혈류속도, Vd는 이완기 혈류속도

PI와 마찬가지로 RI의 증가는 원위부 혈관저항의 증가를 반영한다. 예를 들면, 두개내압이 증가된 환자는 혈류저항이 매우 증가되는데 이러한 환자들에서 TCD소견을 보면 이완기 혈류속도의 감소와 RI의 증가를 관찰할 수 있다.

6. 뇌혈류 검사(TCD)의 정상소견과 비정상소견

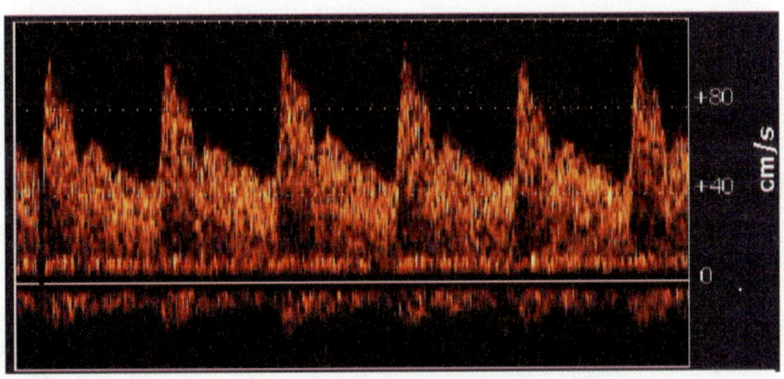

그림 11. 정상 뇌혈류의 도플러 파형

뇌혈류 협착을 시사하는 소견으로 뇌혈류 속도의 증가와 파형의 변화 두 가지로 나눌 수 있다. 일반적으로 혈류속도가 80cm/s 이상이거나, 반대측과 비교하여 30% 이상 증가하면 비정상으로 보게 된다. 50% 이하의 경도 협착의 경우에는 혈류속도의 변화는 보이지 않고

파형의 형태만 변하지만 50~75% 정도의 중등도 협착의 경우 혈류속도의 증가가 뚜렷하다. 75% 이상의 중증도 협착에서는 오히려 혈류속도의 감소가 관찰되므로 주의해야 한다. 하지만 이는 협착된 부위에서의 혈류속도 변화일 뿐이며, 협착된 원위부와 근위부에서의 혈류속도는 다르다. 일반적으로 심한 협착이나 폐색된 혈관의 원위부에서는 혈류 속도가 감소하나 근위부에서는 특별한 변화가 관찰되지 않는다. 그러므로 이를 정확히 확인하기 위해서는 혈관의 위치를 옮기면서 혈류속도를 측정할 수 있는 TCD를 사용해야 하는 것이 좋다.

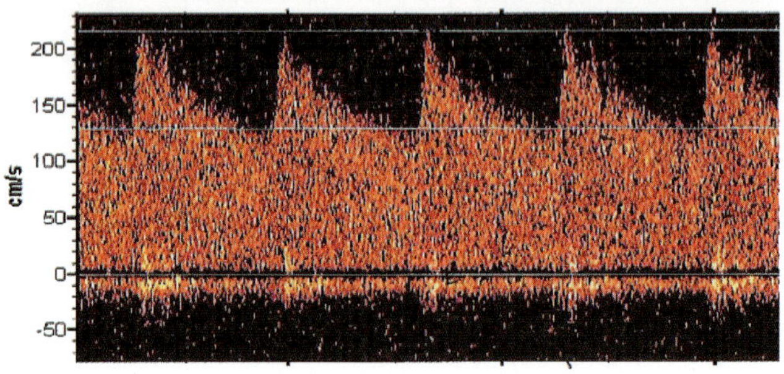

그림 12. **뇌혈류 이상 소견**

이완기 및 수축기 혈류속도가 모두 상승되어 있다.

최고 속도와 평균속도의 증가를 볼 수 있다. 아래 사진에서는 와류 파형이 명확하게 나타난다〈그림 13〉.

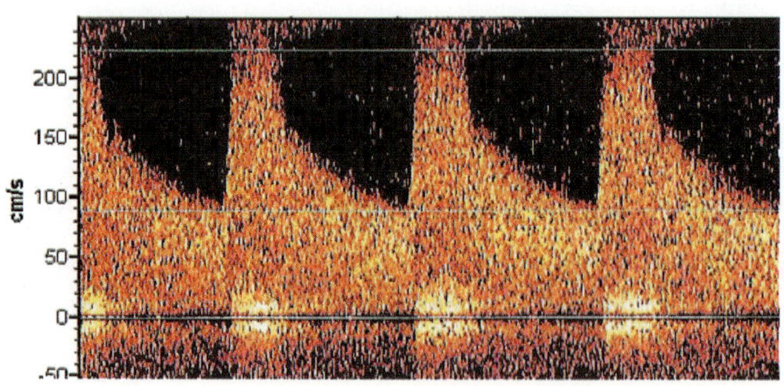

그림 13. **와류파형 소견**

그 다음으로 확인하여야 할 지표로는 혈류의 방향이다. TCD에서 혈류는 도플러 원리에 의해 다가오는 혈류는 붉은색으로 멀어지는 혈류는 푸른색으로 보이게 된다. 정상일 경우에 측두창을 통해 검사를 할 때 중대뇌동맥은 붉은색으로 전대뇌동맥은 푸른색으로 보이게 되며, 안와창으로는 안동맥은 붉은색, 두개내 내경동맥은 그 위치에 따라 각기 붉은색과 푸른색으로 관찰되며, 후두창으로는 추골동맥과 기저동맥이 모두 푸른색으로 관찰된다. 만일 안동맥의 혈류가 푸른색으로 보인다면 이는 안동맥의 혈류역전 소견으로서 동측에 중증의 내경동맥 협착이 있을 때 나타나게 된다. 전대뇌동맥의 혈류 역전이 보이면서 반대측 전대뇌동맥의 혈류가 증가해 있으면 검사하는 쪽의 내경동맥 협착을 의심해 보아야 한다. 또한 추골동맥의 혈류가 수축기에 역류한다면 추골동맥 기시부보다 근위에 생긴 쇄골하 동맥 협착을 시사한다.

마지막으로 살펴보아야 할 것은 파형이다. 시간에 따른 혈류속도의 변화를 화면에 그래프 모양으로 나타낸 것을 파형(spectra)이라고 하는데, 정상 혈관에서의 파형은 혈류량과 원위부 저항에 따라 다혈류-저저항 형태와 소혈류-고저항 형태의 두 가지로 나눌 수 있다. 일반적으로 두개골 내의 혈관은 원위부 저항이 낮아서 이완기에도 혈류가 지속된다. 내경동맥, 중대뇌동맥, 전대뇌동맥, 후대뇌동맥, 기저동맥 등이 여기에 해당하며, 파형선의 폭이 넓고 속도가 빠르고, 수축기와 이완기 사이가 완만하다. 반면 두개골 바깥의 혈관은 원위부 저항이 커서 수축기의 혈류량이 적고 이완기에는 혈류가 멈춘다. 외경동맥과 안동맥이 여기에 해당되며, 파형선의 폭이 좁고, 속도가 느리고, 수축기와 이완기 사이의 경사가 급하고 수축기의 정점이 뾰족하다. 혈관이 협착되어 있을 때는 파형의 변화가 나타나는데, 이는 혈류속도와 마찬가지로 협착 근위부, 협착부, 협착 원위부로 나누어 살펴볼 수 있다. 협착 근위부에서는 일반적으로 중증도 협착이 발생하기 전까지는 파형의 변화가 없다. 협착이 중증도로 되면서 소혈류-고저항 형태의 파형으로 변하게 된다. 협착부에는 파형의 변화가 심하게 나타나며, 일반적으로 경도 협착일 때는 파형확산과 약간의 와류 형태가 관찰된다. 처음에는 수축기 혈류속도가 증가하다가 협착이 심해질수록 이완기 혈류속도도 증가하면서 둥글고 편평한 수축기 정점을 가진 파형이 나타나게 된다. 또한 협착이 가장 심한 부위를 직접 관찰하게 될 경우에는 유령 혈류형태라는 특이한 파형이 나타나게 된다. 협착 원위부에서는 혈류속도의 감소로 인해 댐 모양이나 낮은 산 모양의 파형이 나타나게 된다.

7. 뇌혈류 검사의 향후 과제

저렴하면서 안전성이 높은 뇌혈류 검사의 개선점은 크게 세 가지이다. 첫째, 정확한 뇌혈류 상태를 파악하기 위해서는 상당한 경험과 기술이 필요하다는 점이고, 둘째, 뇌혈관을 삼차원 영상으로 검출하지 못한다는 점이다. 그리고 마지막으로 뇌혈관이 최소 50% 이상 좁아져야 병변을 찾을 수 있다는 점이다.

향후 뇌혈류 검사 활용의 폭을 넓히기 위해서는 위의 3가지에 대한 개선 연구가 필요하다. 첫 번째의 뇌혈관 검출의 어려움을 해소하기 위해 최근에 나온 PMD TCD가 도움을 줄 수 있다. PMD TCD는 기존의 TCD가 속도 파형만을 보여 주는 것과는 달리 M-mode를 통해 부분적으로 혈관의 모양을 볼 수 있다. 혈관을 보면서 검사를 하기 때문에 혈관의 구분이 용이해졌고 혈관을 따라 깊이 들어 갈수도 반대로 깊은 곳에서 얕은 곳으로 이동해가면서 혈관을 확인할 수 있다. 그리고 추가적으로 M-mode상에 비치는 혈관모양을 보면서 검사를 하기 때문에 더 정확한 진단을 할 수 있다. 그러므로 차세대 TCD로서 그 효용가치가 뛰어나다고 할 수 있다〈그림 15〉.

뇌혈관의 협착의 경우 더 빠른 시기에 병변을 검출하기 위해 속도 파형에 대한 연구가 진행되고 있다. 실제 뇌혈류 속도 증가 이전에 속도 파형에 있어 파형선이 두꺼워 진다든지 확산 파형이 보인다든지 하는 변화를 나타낸다. 파형의 임상적 의의에 대해서는 향후 지속적인 연구가 필요하다고 사료된다.

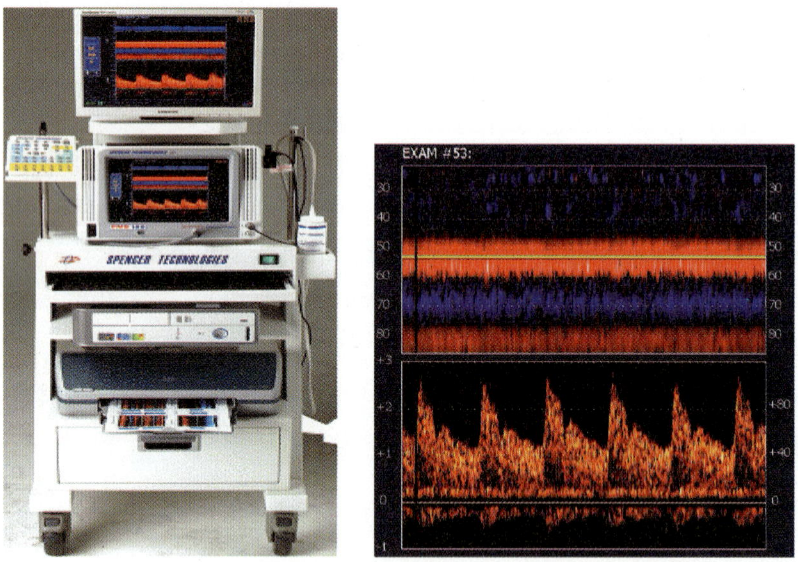

그림 15. PMD 뇌혈류 검사장비(좌측) 및 도플러 파형(우측)

참고문헌

1. 이용석, 조성준. 허혈성 뇌졸중에서 TCD의 적용과 결과판독. 대한임상신경생리학회지. 1999;1(2):210- 219.
2. Eun-Mi Park, Jae-Kyu Roh, Byung-Woo Yoon. 뇌동정맥기형의 두개내초음파상 뇌혈류속도와 관련된 요인들. Korean Journal of Stroke. 1999;1(2):182-188.
3. Kwang-Ki Kim, Yong-Seok Lee, Byung-Woo Yoon, Jae-Kyu Roh. 경두개 초음파 검사시 혈류 감지 성공률. Korean Journal of Stroke. 1999;1(2):189-191.
4. Dong-Wha Kang, Yong-Seok Lee, Byung-Woo Yoon, Jae-Kyu Roh. Diagnostic Accuracy of Transcranial Doppler for Detection of the Proximal Middle Cerebral Artery Stenosis. Korean Journal of Stroke. 1999;1(2):192-196.
5. Sun U Kwon, Jae H Lee, Jeong H Ha. 경두개 초음파를 이용한 두개내동맥 협착의 추적조사. Korean Journal of Stroke. 2000;2(1):53-56.
6. Hee-Jung Song, Soo-Young Kim, Dong-Yeol Koo, Gun-Sei Oh. 정상인 뇌혈류 속도 파형의 비선형 지수변화. Korean Journal of Stroke. 2000;2(2):181-185.
7. Jee-Hyun Kwon, Sun Uck Kwon, Jae Seung Kim, Hee-Joon Bae, Jong Sung Kim. 한국인에서 경두개 초음파검사의 혈류감지와 관련된 인자들. Korean Journal of Stroke. 2002;4(2):105-110.
8. Young-Min Chung, Hyung-Min Kwon, Joo-Hong Min, Young-Mok Song, Sang-Wuk Jeong, Jae-Kyu Roh, 서로 다른 두 경두개도플러 기기의 혈류 속도 측정값의 차이. Korean Journal of Stroke. 2003;5(2):147-150.
9. Mi-Sun Oh. 두개내 경동맥계 협착 및 폐색성 질환을 동반한 뇌졸중 환자의 장기 예후. Korean Journal of Stroke. 2006;8(1):56-63.
10. Von Reutern GM, Von Budingen HJ. Von Reutern GM, Von Budingen HJ. Ultrasound diagnosis of cerebrovascular disease. Thieme Medical Publishers. 1993:176-248.
11. Demchuk AM, Christou I, Wein TH, Felberg RA, Malkoff M, Grotta JC, Alexandrov AV. Specific Transcranial Doppler Flow Findings Related to the Presence and Site of Arterial Occlusion. Stroke. 2000;31:140-146.

생체전기 임피던스측정

BIA; bioelectrical impedance analysis

요약

인체의 구성성분은 체수분(water), 단백질(protein), 무기질(mineral)로 구분된다. 각 구성 성분의 비율은 성별과 나이, 개개인의 특성에 따라 차이를 나타낸다. 건강한 사람의 체성분은 성분간 균형을 유지하고 있다. 만일 이 균형이 깨지면 비록 아직 특정 질환에 이환되지 않았다 하더라도 未病 단계에 접어들었음을 의미한다. BIA검사는 인체에 미세한 전류를 통과시켜 체내 저항값(impedance)을 측정하는 방법으로, 전극을 접촉한 상태로 수 분간의 검사시간만을 필요로 한다. BIA는 교류성분의 전류를 생체에 인가하며 4전극법을 활용하여 체내 조직의 피부통전성을 검출할 수 있다. BIA검사법은 형질기능, 승강기능, 순환기능 등의 평가에 활용된다.

1. 개요

생체전기 임피던스 측정법(BIA; bioelectrical impedance analysis)은 인체에 미세한 전류를 통과시켜 체내 저항값(impedance)을 측정하는 방법으로 피검자는 전극을 부착 혹은 접촉하기만 하면 되며 측정 시간도 수 분 내에 가능하다. 혈액을 채취하거나 체내에 어떠한 물질이나 기기를 삽입하지 않는 비침습적(non-invasive) 방법으로 안전하고 작동이 간편한 측정방법이다. 또한 검사비가 상대적으로 저렴하고 장비의 이동성이 좋으며 재현성이 높아 임상에서 폭 넓게 이용되고 있다.

인체의 구성성분은 목적에 따라 원자(atomic), 분자(molecular), 세포(cellular), 기능(tissue and organic system; functional), 그리고 전신의 다섯 가지 개념으로 나눌 수 있다〈그림 1〉. 이 중 분자(molecular) 개념에서는 인체의 구성성분을 크게 체지방(fat)과 제지방(fat free mass)으로 나눈다. 체지방은 추출 가능한 모든 지방을 의미하며 인체가 움직일 수 있는 에너지를 저장하여 제공해주는 역할을 한다. 제지방은 에너지를 소모하고 인체의 기능을 유지하는 역할을 하며, 이를 더 세분하면 체수분(water), 단백질(protein), 무기질(mineral)로 구분된다. 이러한 구성 성분의 비율은 성별과 나이, 개개인의 특성에 따라 차이를 보이며 건강과 매우 밀접한 관련이 있으므로 임상적으로 활용될 수 있다. 건강한 개인

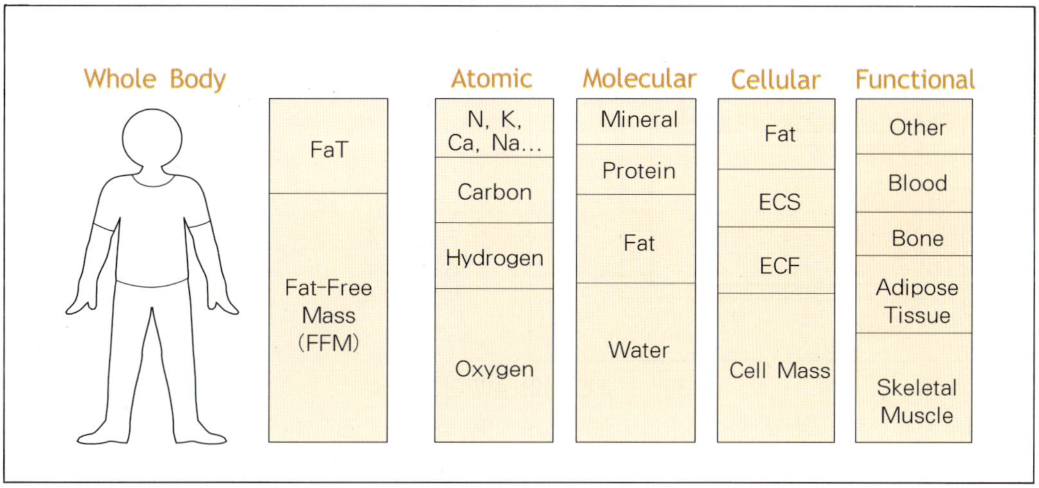

그림 1. 다양한 체성분 분류법

체성분은 원자적 수준에서 분자적, 세포적, 기능적 수준 그리고 전신 수준까지 총 다섯 가지의 개념으로 나누어 볼 수 있으며 그 중 분자적 수준의 4분법이 가장 널리 쓰이고 있다.

의 체성분은 상호간에 균형적인 비율을 유지하고 있으며 이 균형이 깨짐으로 인해 체지방이 지나치게 축적되면 비만, 단백질이 부족하면 영양결핍, 세포 외액이 증가하면 부종, 무기질이 부족하면 골다공증 등이 발생하게 된다. 따라서 질병의 예방과 건강한 삶을 유지하기 위해 체성분의 균형적인 비율을 유지하는 것이 중요하며, 이는 체성분 검사를 통해 파악될 수 있다.

2. 측정방법

1) 기본원리

생체전기 임피던스 측정법은 조직의 생물학적 특성에 따른 전기 전도성의 차이에 따라 나타나는 저항값(임피던스)을 이용하여 체성분을 산출한다. 전기 전도성은 수분과 전해질량에 비례하므로 지방조직은 수분이 다른 조직에 비해 상대적으로 적어 지방량이 증가할수록 전기 전도성은 감소하게 된다. 인체의 구성 성분 중에서 전류를 통과시키는 것은 체수분이므로 전류를 흘려주어 저항값을 측정하면 체수분의 부피를 구할 수 있다. 저항값으로부터 체수분의 부피를 구하는 원리는 〈그림 2〉와 같다.

전해질이 담긴 원통형의 수용액에서 수용액의 부피는 원통의 단면적과 높이의 곱으로 구할 수 있다. 또한, 저항값은 원통형의 전도체에서, 전도체의 길이에 비례하고 단면적에 반비례하

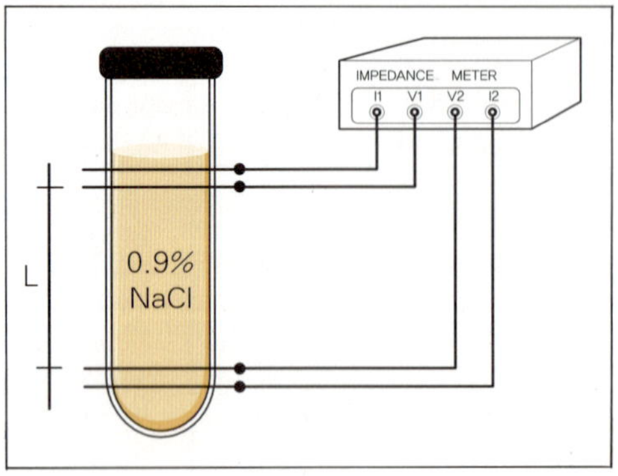

$V = L \times A$ ---- ①

$Z = \rho L/A$ ---- ②

$A = \rho L/Z$ ---- ③

$V = \rho L^2/Z$ ---- ④

그림 2. **전도체와 임피던스 지수**

원통의 부피 공식(①)과 임피던스의 물리적 성질(②)을 이용하면 원통의 전도체에서 길이와 저항값으로 전도체의 부피를 알아 낼 수 있다(④).

는 성질을 가진다[Z=ρL/A; Z=impedance(임피던스), ρ=specific resistivity(고유저항), L=length(길이), A=cross-sectional area(단면적)]. 두 식을 정리하면 저항과 길이로부터 수용액의 부피를 구할 수 있으며, 길이의 제곱을 저항값으로 나눈 값을 임피던스 지수(Impedance Index; $\rho L^2/Z$)라 한다. 인체에서 길이에 해당하는 값은 피검자의 신장이며, 임피던스는 측정으로부터 얻을 수 있으므로, 생체 전기 임피던스 측정법은 인체를 균질한 튜브형 전도체(isotropic cylindrical conductor)로 가정, 임피던스 지수를 이용하여 신장에 대한 체수분량을 산출하고, 체수분은 제지방의 일정 부분을 차지하기 때문에 이를 통해 제지방 및 체지방량을 구한다.

2) 최초 생체전기 임피던스 측정법

1969년 미국의 Hoffer는 체수분과 임피던스와의 실험에서 다음과 같은 결과를 얻어낸다. 체수분은 체중보다 신장 및 임피던스의 조합과 상관도가 높았으며 그 중 신장의 제곱을 임피던스로 나눈 지수가 두 그룹 모두 상관도가 가장 높았다. 이는 임피던스와 체수분의 관계를 규명한 논문으로, 체수분과 체중, 체수분과 신장, 체수분과 임피던스, 체수분과 임피던스 지수 등의 상관관계 연구를 통해 임피던스 지수가 체수분과의 상관관계가 높음을 증명하였다〈표 1〉. 임피던스 지수가 체수분과 높은 상관관계를 가진다는 것은 현재 체성분분석기의 기본이 되는 이론으로 중요한 의미를 지닌다. 즉, 생체전기 임피던스법은 전도체의 길이와 임피던스를 이용하여 전도체의 부피를 구하는 기술로서 이를 실제 인체에 적용하여 임피던스 측정을 통해 체수분을 구할 수 있게 되었다.

표 1. 여러 가지 변수와 체수분간 상관관계

Parameters	20 Normals	34 Patients
	correlation coefficients	correlation coefficients
TBW vs. wt	0.83	0.74
TBW vs. Z	0.70	0.86
TBW vs. T/Z	0.84	0.91
TBW vs. T^2/Z	0.92	0.93
Ionic mass vs. T^2/Z	0.92	0.93

TBW= total body water. T= patient height, Z= impedance in ohms

신장과 측정한 임피던스 값만으로 체수분을 비교적 정확히 알아낼 수 있게 되자 1979년 최초로 임피던스 측정기가 상업화되었다(RJL system, 미국). 기존에 체성분을 알고자 할 때는 줄자 및 캘리퍼를 이용해서 上腕의 두께를 측정하여 간접적으로 추정하는 신체계측 방법이나 옷을 모두 벗고 물탱크에 들어가서 숨을 참고 측정하는 수중체밀도법을 이용하였다. 그러나 이러한 방법들은 측정오차가 너무 크거나 실험대상자가 제한적이고 측정자체가 어렵고 번거로웠다. 이러한 상황에서 새로 출시된 당시 RJL회사의 임피던스 측정기는 간편하면서도 비교적 정확한 방식으로 체성분을 알 수 있다는 장점으로 인해 많은 체성분 연구자들, 영양학자들, 의학자에게 활발히 이용되었다. 이때의 임피던스 측정기는 臥位상태에서 손과 발에 전극을 붙여 측정하는 부착식 전극 방식이었다.

3) 생체전기 임피던스 측정법의 발전

80년대까지의 기기는 주로 50kHz 하나의 주파수만 이용하고(single-frequency impedance; 단주파수 측정), 전신을 하나의 원통으로 가정하여 하나의 임피던스만 측정(whole-body impedance; 전신 임피던스 측정)하는 방식으로, 이를 토대로 하여 많은 학자들이 다양한 집단의 체수분 산출 공식을 발표하였다. 이 때 임피던스 지수 외에 성별이나 연령과 같은 경험변수를 추가로 이용하여 체수분값을 보정하였는데, 이는 전신 임피던스 측정으로는 부위별 정보를 얻을 수 없으므로 경험변수를 써야 몸통 측정의 오차를 줄일 수 있었기 때문이다.

이러한 측정법은 건강한 인구집단에게는 잘 맞지만, 임피던스 지수 외에 추가되는 성별, 연령 등의 경험변수가 그 공식을 산출해낸 모집단에는 정확할지라도 다른 집단에 적용할 수 없다는 원천적인 문제점을 가지고 있었기 때문에 소아, 노인, 고도비만, 운동선수, 환자 그룹 등에는 맞지 않았다. 또, 경험변수를 사용하는 방법은 신체 한 부위의 변화, 특히 몸통의 변화를 알아내는 데 적합하지 않으며 변화를 민감하게 반영하기 위해서는 임피던스 지수 이외의 경험 변수의 비율은 낮아져야 했다. 즉, 기존의 전신 임피던스 측정법에서는 경험변수를 다수 사용함으로써 몸통 측정의 오류를 수정할 수 있었지만 이 공식들은 다른 집단에 적용할 수 없고 체성분 변화, 특히 부분적인 체성분의 변화에 민감하지 않다는 한계를 드러냈다. 이러한 문제는 공식의 개발이 아닌 근본적으로 기술적 발전, 즉 인체를 하나의 원통으로 가정하여 측정하는 전신 임피던스 측정이 아니라 인체를 여러 개의 원통으로 가정하는 부위별 임피던스 측정법(segmental impedance)으로 극복되어야 한다는 주장이 제기되면서 부위별 임피던스 측정법을 이용하여 좀 더 정확하게 측정해 내는 기술에 관심을 갖게 된다.

부위별 임피던스 측정은 인체를 다섯 개의 원통, 사지와 몸통으로 나누어 각 부위의 임피던스를 측정하는 방법으로, 특히 몸통의 임피던스를 따로 측정하는 것에 중요한 의미를 갖는다 〈그림 3〉. 몸통은 사지에 비해 상대적으로 부피가 큼에도 불구하고 단면적이 넓어 임피던스 값이 낮으므로 전체 임피던스에 대해 반영비율이 낮다. 예를 들어, 나이가 들어 몸통이 커지고 팔다리가 가늘어지면 임피던스 값은 변화하게 되는데 몸통은 임피던스가 작아 변화량에 크게 영향을 미치지 않는다. 실제로 팔다리의 임피던스 값은 주파수에 따라 200~500Ω의 값이 측정되지만, 몸통의 임피던스는 20~50Ω 정도 사이에서 변화하게 되어 그 스케일이 상당히 다르다. 그러므로 부위별로 임피던스를 세분화하여 측정해야 정확한 체수분값을 산출할 수 있다.

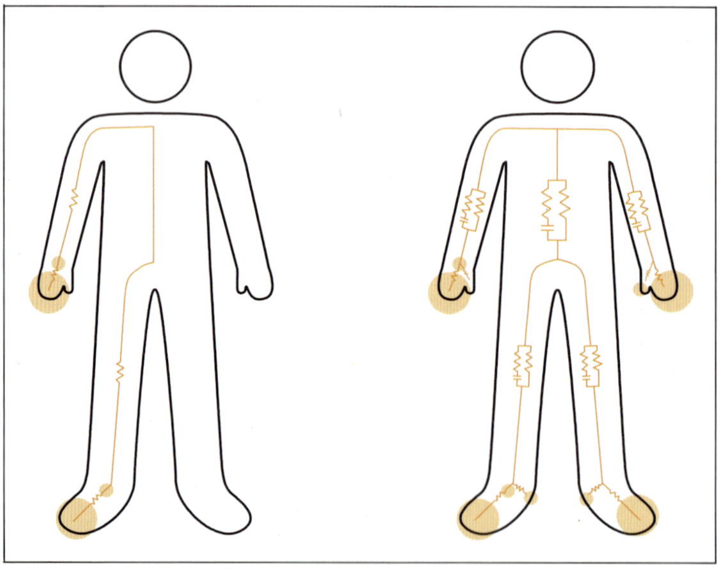

그림 3. 전신 임피던스 측정법(좌)과 부위별 임피던스 측정법(우)

전신 임피던스 측정법은 팔, 몸통, 다리를 굵기에 상관없이 하나의 원통으로 보고 이에 대한 임피던스를 측정하는 방법으로 부위별 임피던스의 정보를 얻을 수 없다. 부위별 임피던스 측정법은 인체를 5개의 원통으로 구분하여 전류와 전압 전극을 따로 배치하는 방식으로 부위별로 임피던스를 측정한다.

단주파수 임피던스 측정법(single frequency BIA)에서는 보통 50kHz의 전류를 이용하며 이때 측정된 임피던스는 총체수분만을 산출한다. 질환 등에 의해 세포외수분이 증가하게 되면 이는 낮은 저항값을 가지기 때문에 총체수분의 저항값이 낮아져 체수분이 실제보다 높게 산출되는 결과를 가져온다. 또한 건강한 사람은 세포내외수분의 비율이 일정하지만 노인, 질환자, 고도 비만자 등의 경우에는 세포내외액의 불균형으로 수화도(hydration)가 건강한 사람과 달라 정확한 제지방량 측정이 어렵다. 다주파수 기술은 과거 단주파만 이용해 측정하던 것과는 달리, 고주파와 저주파를 적절히 사용하여 세포내수분, 외수분을 측정할 수 있는 방법으로, 저주파의 전류는 세포외수분만 통해 흐를 수 있지만 고주파의 전류는 높은 투과성으로 인해 세포막을 통과하여 세포내수분에서도 흐르는 성질을 이용하여 고주파의 전류로 총체수분(A)을 구하고 저주파의 전류로 세포외수분(B)을 구하여 이 둘의 차이로 세포내수분(A-B)을 구한다〈그림 4〉.

최근 기술의 발달로 부위별 임피던스 측정과 다주파수 측정이 가능해지면서 사지와 몸통의 임피던스를 주파수별로 각각 측정하여 소아나 노인, 운동선수, 고도 비만자, 질환자 등 특이 집단에도 정확한 측정이 이루어지고 있다. 경험변수의 사용을 최소화하여 어느 집단에 적용해도 비교적 정확도가 높아 생체임피던스법이 생소하던 의료계에 보급되어 장비형 임피던스 측정기로 활용되고 있으며 높은 민감도(sensitivity)로 치료 모니터링까지 가능하게 되었다.

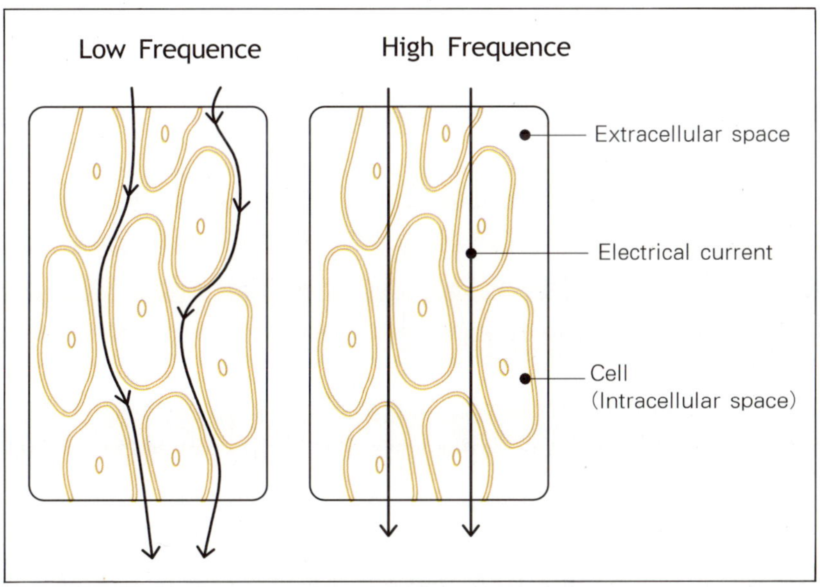

그림 4. 다주파수 측정법

저주파 전류는 세포투과성이 낮아 세포외수분을 따라 흐르고 고주파 전류는 세포막을 통과하여 전체 체수분을 따라 흐른다.

4) 측정시 유의사항

(1) 검사 4시간 전에는 공복상태를 유지한다. 식사뿐만 아니라 음료섭취도 영향을 미칠 수 있다.

(2) 검사 30분 이전에 배뇨, 배변한다. 소변, 대변은 체중에 영향을 미치지만 체성분이 아니므로 오차발생요인이 될 수 있다.

(3) 검사 12시간 전에는 운동하지 않는다.

(4) 검사 2일 전에는 음주하지 않는다.

(5) 검사 일주일 전부터 이뇨제 복용을 중지한다.

(6) 측정전 약 5분간 기립상태를 유지한다. 오랫동안 누워있거나 앉은 후 측정하면 체수분이 하체에 편중되므로 측정시 오차발생요인이 될 수 있다.

(7) 목욕전 측정한다. 과도한 발한은 체수분 변화를 야기하기 때문이다.

(8) 여성의 경우 생리가 측정값에 영향을 미칠 수 있다. 생리기간중 체수분이 일시적으로 증가하기 때문이다.

(9) 상온에서 측정해야 한다. 너무 춥거나 너무 더우면 체성분에 일시적인 변화가 나타날 수 있다.

(10) 가급적 오전에 측정한다. 일중에는 대부분 앉거나 서있는 자세를 유지하므로 체수분이 하체로 편중되는 현상이 나타날 수 있기 때문이다.

(11) 심박조율기와 같은 의료용 전자기기를 신체내부에 부착하고 있는 경우 검사를 금한다. 특히 BIA검사는 미세하지만 전류가 체내에까지 유입되므로 중요 의료전자기기 부착자의 안전성에 심각한 위험을 초래할 수 있다.

3. 평가지표

1) 체중, 골격근량(Skeletal muscle mass), 체지방량(Body fat mass)

결과지에서 표준(100%) 피검자의 신장에 맞는 이상적(ideal)인 체중을 의미한다. 체질량지수(BMI)로부터 이상체중을 산출하는 공식은 〈식 1〉과 같다.

식 1 이상체중(kg) = 이상적인 BMI×신장의 제곱(m^2)

100%의 이상 골격근량은 피검자가 이상체중일 때 가지고 있어야 할 골격근량을 의미한다. 체지방량은 피검자가 이상체중일 때 이상적으로 가지고 있어야할 체지방량을 의미한다. 통상 남성은 이상체중의 15%, 여성은 이상체중의 23%이다. 체중, 골격근량, 체지방량의 관계로부터 신체발달정도를 다음과 같이 패턴화할 수도 있다. 예를 들어 체중이 표준체중범위이면서 골격근량은 표준이상, 체지방량은 표준이하라면 표준체중 강인형에 해당한다. 즉, 몸무게는 표준범위이지만 근육이 발달한 체형이다. 이와 반대로 체중이 표준체중범위이면서 골격근량은 표준이하, 체지방량은 표준이상이라면 표준체중 비만형에 해당한다. 즉, 몸무게는 표준범위이지만 복부비만이거나 본인 스스로 체형에 대한 불만을 가지고 있는 경우가 많다.

2) 비만진단

비만진단은 보통 체질량지수(BMI), 체지방률(percent body fat), 복부지방률(waist-hip ratio)을 동시에 고려하여 평가한다. BMI는 체중을 신장의 제곱으로 나눈 값이며, 흔히 '겉보기 비만지수'라고 불린다. 과거에 비만진단을 위해 BMI를 많이 사용했지만, BMI는 근육이 많은 성인, 성장기 아동, 노인 등에 적용할 수 없으며, 최근 마른 비만의 위험성이 증가하고 있는 시점에서 마른 비만을 감별할 수 없다는 단점을 지니고 있다. 이에 비해 체지방률은 현재 체중에 대한 체지방량의 비율로서, 겉보기 비만을 감별할 수 있는 지표이다. 여성의 경우 체지방률이 28~33%일 때 비만, 33% 이상일 때 고도비만에 해당하며, 남성의 경우 체지방률이 20~25%일 때 비만, 25% 이상일 때 고도비만에 해당한다. 이에 비해 체지방률이 오히려 적은 경우는 운동으로 근육이 상대적으로 발달한 경우나, 영양결핍상태인 경우에 모두 체지방률이 저하된다. 두 경우의 구분점은 체지방률이 저하된 상태이면서 근육량이 충분한지, 아니면 근육량 역시 체지방률과 함께 저하되어 있는지 살펴본다.

복부지방률은 배꼽선에서 측정한 허리둘레를 엉덩이 최대 돌출부 둘레로 나눈 비율이며, 체지방의 분포상태를 판단하는데 유용하다. 복부지방률은 남녀 각각 0.90, 0.85이상인 경우 복부비만으로 판정한다. 복부비만은 성인의 경우 내장지방과다를 의미한다. 내장지방은 피하지방에 비해 혈중유리지방산 농도를 증가시켜 고혈압, 심장병과 같은 성인병의 위험인자가 된다.

3) 부종평가

BIA검사는 체수분을 세포내 수분과 세포외 수분으로 분리측정하며, 이 원리는 前述했다. 이와 같은 방법을 통해, 만일 세포외 수분함량이 상대적으로 증가하면 부종으로 진단한다. BIA검사에서는 전체 부종지수뿐만 아니라 팔, 몸통, 다리의 각 부위별 부종지수를 산출한다. 건강인은 세포내 수분과 세포외 수분의 비가 일정하게 유지된다. 그런데 어떤 원인으로 세포

외 수분이 증가하면 부종이 발생한다. 부종지수인(ECW/TBW)의 표준범위는 0.36~0.39이며, 0.39~0.40은 약한 부종, 0.40 이상은 부종상태로 진단한다. 부종을 평가할 때 다음과 같은 경우는 부종지수가 과장될 수 있음으로 주의해야 한다. 첫째, 노화나 영양부족 상태의 환자이다. 이 경우 근육세포가 위축-세포 크기가 축소-된다. 그 결과 세포간 공간이 확대되며, 이 공간이 세포외액으로 채워지므로 부종지수는 증가한다. 둘째, 비만인의 경우이다. 지방세포는 근육세포에 비해 수분함량이 적다. 그런데 지방세포가 증가한 비만인의 경우 상대적으로 세포외 수분함량이 세포내 수분함량보다 증가함으로써 부종지수가 증가한다.

4. 임상적 활용

생체전기 임피던스 법을 이용한 다양한 체성분 측정 기기(이하 BIA기기)가 의료계에서 활발히 이용되고 있으며 내과, 정형외과, 재활의학과, 신장내과 등을 비롯한 양방뿐만 아니라 한방 및 스포츠 계통에서 폭넓게 활용되고 있다. BIA 기기에서 측정되는 체수분, 제지방량, 체지방량을 토대로 투석 또는 당뇨 환자 등의 영양판정, 비만 환자의 비만도 측정 및 인구집단 별 체성분 조사, 다양한 분야의 비만 치료에 따른 체성분 개선 효과 연구, 운동 처방에 따른 체성분의 개선 효과 연구, 체성분과 신체기능 또는 질병과의 관련성 파악 등에 이용되고 있다.

1) 체중 감량 모니터링

생체전기 임피던스 측정법을 이용한 체성분 분석기가 가장 많이 활용되는 분야는 비만치료 전후이다. 체성분 분석기를 통해 측정되는 체지방과 근육량은 체중조절 위한 바람직한 지침이 될 수 있다〈그림 5〉.

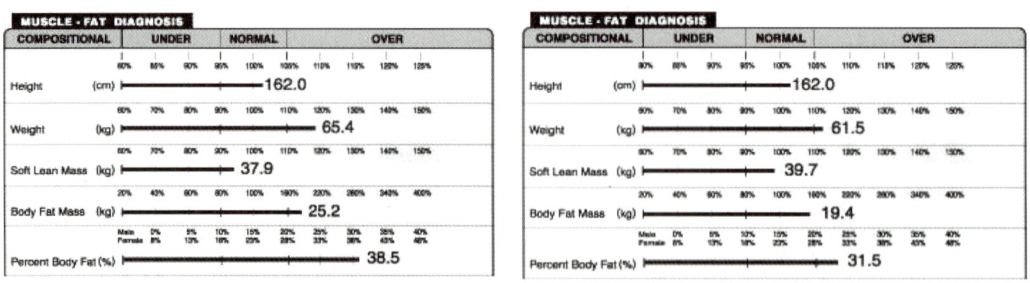

그림 5. 21세 여성의 체중조절 전후 체성분변화

이 여성은 35일 동안 3.9kg의 체중을 감량하였으나 체성분적으로 체지방(-5.8kg), 근육량(+1.8kg)의 바람직한 변화 양상을 보이고 있음을 알 수 있다.

2) 한약 복용 전후의 체지방 감량 효과 검증

한약 복용을 비롯한 다양한 비만 치료법의 체지방의 감소 또는 체성분의 개선 효과를 규명하기 위해 BIA기기가 이용되기도 한다. 비만 치료에 있어 방풍통성산 복용의 효과를 알아본 논문은 BIA기기로 측정한 체지방률과 체중의 변화로 체성분 개선을 관찰하였다. 그 결과 비만환자 20명에게 3주간의 약물투여 후 체중감소는 2.46kg, BIA로 측정한 체지방률은 1.34% 감소하였다〈표 2〉.

표 2. 방풍통성산의 3주 복용에 의한 체중과 체지방률의 변화

	Initial (means±SD)	After 3 weeks (means±SD)	Change (means±SD)	p-value
Weight(kg)	74.86±20.48	72.40±19.68	2.46±1.31	〈0.01
%Body fat(%)	35.50±5.45	34.16±5.34	1.34±0.86	〈0.01

3) 한약 복용과 초저열량 식이요법에 따른 체지방 감량 효과 검증

일일 600kcal의 초저열량 식이요법 및 체감의이인탕 복용을 통해 비만의 감소 효과를 알아본 논문 역시 2개월의 체중감량 프로그램 후 11.59kg 체중이 감소하였고 체지방량은 8.03kg 감소하였으며, 체지방률은 6.01% 감소하여 매우 효과적인 비만 치료가 이루어졌음을 BIA기기로 측정하여 검증하였다〈표 3〉.

표 3. 초저열량 식이요법 및 체감의이인탕 복용에 의한 체중, 체지방 및 근육량의 변화

	Month		Total reduction (kg)	Total reduction (%)	Part of total weight loss(%)
	1	2			
Weight(kg)	7.68	3.91	11.59	15.57	
TFM(kg)	5.01	3.02	8.03	29.14	69.28
LBM(kg)	2.69	0.89	3.56	7.59	30.72

TFM= Total Fat Mass, LBM= Lean Body Mass

4) 기타

이 밖에도 체성분이 임상적으로 활용되는 경우는 다양하다. BIA기기로 측정한 체수분은 그 분포가 비정상적인 질환자를 대상으로 할 때 중점적으로 보는 항목이기도 하다. 혈액 투석환자에게서 주요 증상인 고혈압과 좌심실비대(LVH: left ventricular hypertrophy)와 세포

외수분과의 상관성을 알아본 연구에서는 BIA장비로 세포외수분을 측정하여 심비대증을 가지고 있는 환자 그룹이 그렇지 않은 그룹에 비해 수축기 혈압과 이완기 혈압, 세포외수분의 비율이 유의하게 더 높음을 증명하였다. 또, 지속성 외래 복막투석(CAPD; continuous ambulatory peritoneal dialysis) 환자를 대상으로 복막 투석 후 각 부위별 수분 이동(fluid shift)의 특성을 알아본 연구에서는 drainage 전과 투석액 교환 2시간 후의 순 체수분량 변화를 BIA장비로 측정하여 감소된 0.28L의 수분량이 0.21kg의 체중변화와 유의성이 있다고 했다.

5. 향후 전망

현재 생체전기 임피던스 측정법에 의한 체성분 결과는 높은 정밀도와 편의성, 경제성으로 인해 다양한 분야에서 활용되고 있다. 하지만, 이에 편승하여 임상 진단의 수단으로써 체성분을 잘 활용하기 위해서는 이를 뒷받침해 주는 측정 기술의 차이를 알고 이를 꼼꼼히 따져보는 신중함이 필요하다. 뿐만 아니라 측정자는 생체전기 임피던스 측정법의 원리를 충분히 이해하여 측정 결과에 영향을 미치는 생물학적, 환경적 요인들을 최소화하도록 해야 한다.

❙참고문헌❙

1. 최은미, 류은경. 비만환자에 대한 방풍통성산의 치료효과. 대한한방비만학회지. 2001;1(1):57-62.
2. 김길수, 김동열. 초저열량 식이요법과 체감의이인탕의 병행치료가 비만 환자의 신체조성에 미치는 영향. 대한한방비만학회지. 2001;1(1):21-32.
3. Heymsfield SB, Wang Z, Visser M, Gallagher D, Pierson RN. Techniques used in the measurement of body composition: an overview with emphasis on bioelectrical impedance analysis. Am J Clin Nutr. 1996;64(suppl):478S-84S.
4. Lukaski HC. Methods for the assessment of human body composition: traditional and new. Am J Clin Nutr. 1987;46:537-56.
5. Hoffer EC, Meador CK, Simpson DC. Correlation of whole-body impedance with total body water volume Appl Physi. 1969;27(4):531-534.
6. Houtkooper LB, Lohman TG, Going SB, Howell WH. Why bioelectrical impedance analysis should be used for estimating adiposity. Am J Clin Nutr. 1996;64(3 Suppl):436S-448S.
7. Robert F Kushner Dale A Schoeller, Carla R Fjeld, and Lynn Danford. Is the impedance index(ht2/R) significant in predicting total body water? Am J Clini Nutr. 1992;56:835-839.
8. Deurenberg P, van der Kooij K, Evers P, Hulshof T. Assessment of body composition by bioelectrical impedance in a population aged greater than 60 y. Am J Clin Nutr. 1990;51(1):3-6.
9. Deurenberg P. Limitation of the bioelectrical impedance method for the assessment of body fat in severe obesity. Am J Clin Nutr. 1996;64(suppl):449-452.
10. Fredrix EW, Saris WH, Soeters PB, Wouters EF, Kester AD, von Meyenfeldt MF, Westerterp KR. Estimation of body composition by bioelectrical impedance in cancer patients. Eur J Clin Nutr. 1990;44:749-52.

11. Carola Zillikens M, Willem O van den Berg J, Paul Wilson JH, and Roel Swart G. Whole-body and segmental bioelectrical-impedance analysis in patients with cirrhosis of the liver: changes after treatment of ascites. Am J Clin Nutr. 1992;55:621-625.
12. Kushner RF Bioelectrical Impedance Analysis: A Review of Principles and applications. J Am Coll Nutr. 1992;11(2):199-209.
13. Thomas BJ, Cornish BH, Ward LC Bioelectrical impedance analysis for measurement of body fluid volumes: a review. J Clin Engineering. 1992;17(6):506-10.
14. De Lorenzo A, Barra PF, Sasso GF, Battistini NC, Deurenberg P. Body impedance measurements during dialysis. Eur J Clin Nutr. 1991;45(6):321-5.
15. Segal KR, Burastero S, Chun A, Coronel P, Pierson RN, Wang J. Estimation of extracellular and total body water by multiple-frequency bioelectrical-impedance measurement. Am J Clin Nut.r 1991;54:26-29.
16. Malavolti M, Mussi C, Poli M, Fantuzzi AL, Salvioli G, Battistini N, Bedogni G. Cross-calibration of eight-polar bioelectrical impedance analysis versus dual-energy X-ray absorptiometry for the assessment of total and appendicular body composition in healthy subjects aged 21-82 years. Ann Hum Bio.l 2003;30(4):380-91.
17. Sartorio A, Malavolti M, Agosti F, Marinone PG, Caiti O, Battistini N and Bedogni G. Body water distribution in severe obesity and its assessment from eight-polar bioelectrical impedance analysis. Eur J Clin Nutr. 2005;59(2):155-160.
18. Fagugli RM, Pasini P, Quintaliani G, Pasticci F, Ciao G, Cicconi B, Ricciardi D, Santirosi PV, Buoncristiani E, Timio F, Valente F, Buoncristiani U. Association between extracellular water, left ventricular mass and hypertension in haemodialysis patients. Nephrol Dial Transplant. 2003;18(11):2332-8.
19. Song JH, Lee SW, Kim GA, Kim MJ. Measurement of Fluid Shift in CAPD Patients using Segmental Bioelectrical Impedance Analysis. Perit Dial Int. 1999;19(4):386-90.

모아레

Moire

요약

사람이나 사물 앞에 규칙적인 줄무늬격자를 두고 한 쪽에서 빛을 비추면 격자의 그림자가 측정 대상 위에 생기게 된다. 이 그림자는 측정물의 형상에 따라서 휘어지게 된다. 이런 상태에서 또 다른 한 쪽에서 측정 대상을 바라보면, 변형되지 않은 직선줄무늬 격자와 이 격자의 그림자가 겹쳐져 보이면서, 물결모양의 등고선 무늬를 나타나게 된다. 이 무늬를 모아레 무늬라고 하는데, 이를 분석해서 각 지점의 높이를 알 수 있다.

최근에는 컴퓨터 기술의 발달에 힘입어, 모아레 무늬를 컴퓨터 소프트웨어를 통해서 재분석하여, 3차원의 입체 형상을 재구성할 수 있는 수준까지 왔다. 그리하여 척추의 측만 평가뿐만 아니라, 척추의 만곡도, 골반의 비틀림, 안면의 형상까지 영상으로 재현하고 수치로 분석할 수 있게 되었다. 모아레검사는 형질기능 등의 평가에 활용된다.

1. 개요

주파수가 비슷한 두 개의 파동이 상호 영향을 미쳐 두 주파수의 차이에 따라 주파수 폭이 일정한 주기로 변하는 현상을 맥놀이 현상이라 한다. 빛에서도 일정한 간격을 갖는 물체 사이에서는 간섭무늬가 생기는 맥놀이 현상이 있는데, 이를 모아레 현상(moire effect)이라 한다. 측정대상 바로 앞에 규칙적인 줄무늬격자를 두고 한 쪽에서 빛을 비추면 격자의 그림자가 측정 대상 위에 생기게 된다. 이 그림자는 측정물의 형상에 따라서 휘어진다. 이런 상태에서 또 다른 한 쪽에서 측정대상을 바라보면, 변형되지 않은 직선줄무늬 격자와 이 격자의 그림자가 겹쳐져 보이면서, 물결모양의 등고선 무늬를 나타나게 된다. 이 무늬를 모아레 무늬라고 하는데, 이를 분석해서 각 지점의 높이를 알 수 있다. 이런 방식으로 실제로 눈에 보이는 사물의 2차원적인 모양과 정보를 넘어서, 사물의 3차원적인 모양과 정보를 알아낼 수 있다〈그림 1〉.

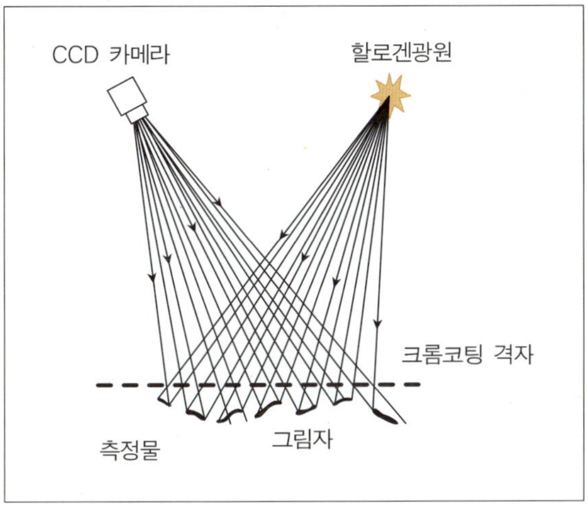

그림 1. 모아레 검사원리

측정대상 앞쪽에 격자를 설치한 후 광원을 측정대상에 조사한다. 이때 광원은 격자를 통해 광원에 조사된다. 이때 광원과 비스듬한 각도에서 측정대상을 바라보면 대상표면에 모아레가 등고선 형태로 나타난다.

2. 모아레를 이용한 체형 측정

모아레 현상은 사진이나 방송, 영화 등에 있어서 원래 필요한 영상을 왜곡되게 하여, 이를 없애는 것이 주된 관심사였으나, 모아레 무늬를 이용하여 물체의 3차원 형상을 분석할 수 있는 기술이 개발된 이후, 의학계뿐만 아니라 소형 부품의 검수, 금형 분석 등 산업계 전반에서 이 기술이 이용되고 있다.

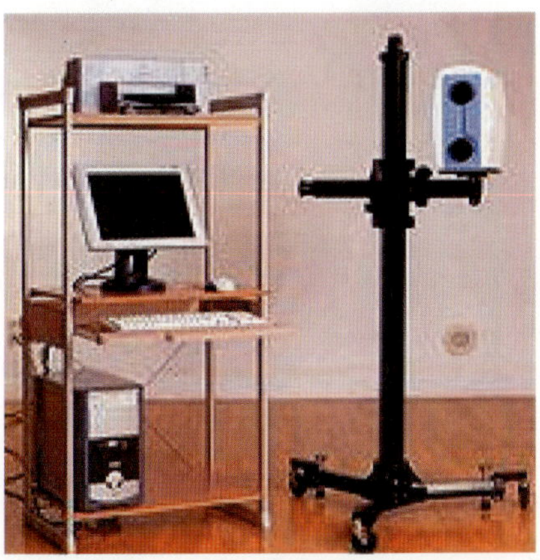

그림 2. 레이저와 위상천이격자발생방법을 이용한 영사식 모아레

초기에 모아레 기술이 의학적으로 이용될 당시, 단순하게 좌우의 등고선 개수를 계산하여 좌우를 비교하는 수준에서 그쳤다. 최근에는 컴퓨터 기술의 발달에 힘입어, 모아레 무늬를 컴퓨터 소프트웨어를 통해서 재분석하여, 3차원의 입체 형상을 재구성할 수 있는 수준에 이르렀다. 그리하여 단순하게 척추측만증의 진단에만 응용하는 것이 아니라, 척추의 만곡도, 골반의 비틀림, 안면의 형상까지 영상으로 재현하고 수치로 분석할 수 있게 되었다〈그림 2〉.

3. 측정방법

모아레를 통해서 체형을 분석하는 것은 체형 자체에 대한 영상 분석이기 때문에 자세와 거리에 영향을 받을 수 있다. 背部를 측정할 경우, 일단 背部의 체형이 충분히 드러나도록 상의는 완전 탈의하고, 하의는 완전 탈의하거나 무릎까지 내려 목에서 둔부까지 노출되도록 해야 한다. 머리가 긴 경우에는 모발이 목덜미를 가릴 수 있기 때문에 모발을 핀이나 샤워캡 등으로 고정하여 경항부가 노출될 수 있도록 한다. 검사시 장비와 피검자간 일정한 거리에서 측정이 이루어져야 하는데, 이를 위해서 카메라 렌즈에서 발뒤꿈치까지의 거리를 동일하도록 해 주면 된다. 자세는 허리와 둔부의 윤곽이 충분히 드러날 수 있도록 팔을 살짝 벌려 주는 것이 좋다. 그리고 측정이 이루어지는 동안에는 움직임을 최소화한다〈그림 3〉.

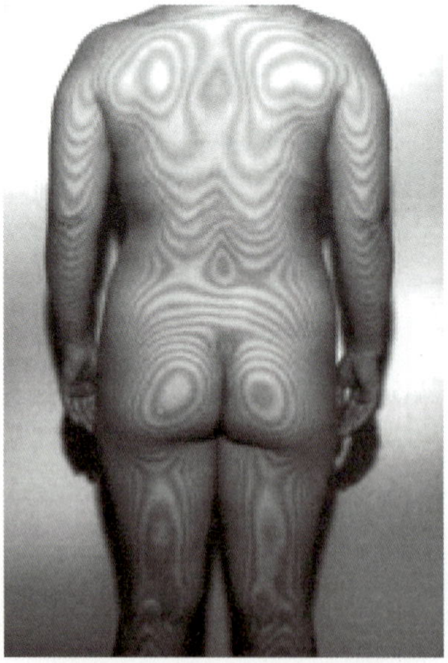

그림 3. 모아레 측정시 자세

4. 평가지표

모아레검사를 통해 확보되는 背部의 체형에 관한 정보는 3차원적인 분석을 통해 얻어진 자료로서, 실제 우리 몸을 재서 얻을 수 있는 대부분의 정보가 모아레를 통해서 확보될 수 있다. 현재 활용되고 있는 모아레 평가지표에는 다음과 같은 것들이 있다.

1) 흉추부, 요추부의 길이 및 길이 비율, 각도

흉추와 요추부의 길이, 그리고 각각에 대한 길이 비율, 그리고 척추의 앞으로 기울어진 정도를 측정할 수 있다. 또한 측면상 하부 기준점에서 그은 수직선과 상부기준점과의 거리차를 통해 전후 기울어진 정도를 알 수 있다〈그림 4〉.

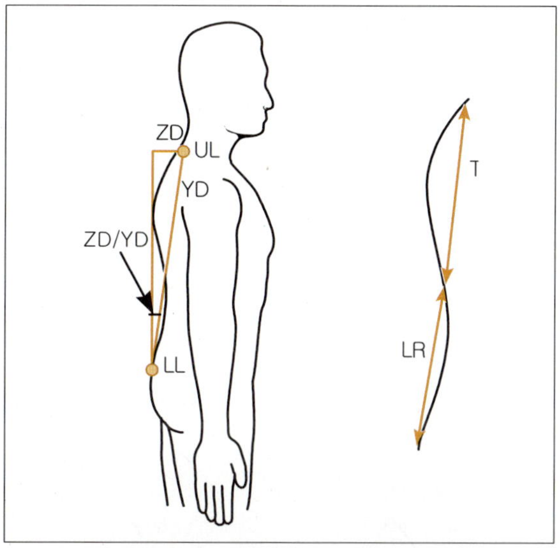

그림 4. 흉추부, 요추부의 길이 및 길이 비율, 각도

(1) 상부기준점(UL; upper landmark)

경추와 양측의 어깨선이 만나 이루는 각의 중간지점이며, 대체로 경추 6번 극돌기에 해당함.

(2) 하부기준점(LL; lower landmark)

양측 둔부가 만나 골을 이루는 지점이며, 대체로 천골 4번에 해당함.

(3) Y축의 거리차(YD; Y axis distance)

상부기준점과 하부기준점을 연결한 선이며, 편의상 10으로 정함.

(4) 흉추부 비(TR; thoracic ratio)

정상적인 체형인 경우 YD선상에 흉추후만과 요추전만에 의한 교차점이 생김. 이 교차점으로부터 상부기준점까지의 거리를 YD로 나눈 값임.

(5) 요추부 비(LR; lumbar ratio)

YD선상에 흉추후만과 요추전만에 의한 교차점으로부터 하부기준점까지의 거리를 YD로 나눈 값임.

(6) Z축의 거리차(ZD; Z axis distance)

측면상에서, 하부기준점에서 상부로 수직선을 설정하고, 이 수직선의 상부기준점과의 거리차임.

(7) ZD/YD

Y축의 거리차와 Z축의 거리차가 형성하는 각도로서, 체형의 전후 기울어진 정도를 의미함.

2) 흉추부, 요추부의 깊이와 높이, 정점비 및 각도 차

가장 높은 흉추부 정점의 높이와 가장 깊은 흉추부 정점의 깊이를 측정할 수 있다. 또한 후면의 상부 기준점에서 내린 수직선과 상부기준점과 하부기준점을 연결한 직선 사이의 거리와 수직선상에서 옆으로 기울어진 길이를 통해 옆으로 기울어진 정도를 측정할 수 있다〈그림 5〉.

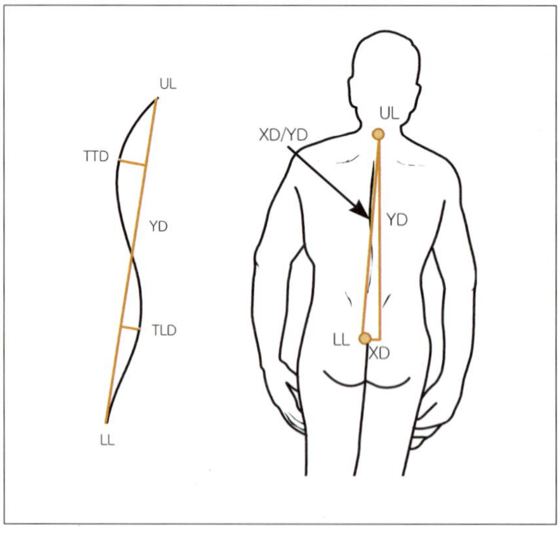

그림 5. 흉추부, 요추부의 깊이와 높이, 정점비 및 각도 차

(1) TTD(top of the thoracic depth)

측면 YD상에서 가장 높은 흉추부 정점.

(2) TLD(top of the lumbar depth)

측면 YD상에서 가장 깊은 요추부 정점.

(3) X축의 거리차(XD; X axis distance)

후면상에서 상부기준점에서 하부로 수직선을 설정한 후, 하부기준점 위치에서 YD(Y축의 거리차)와 설정한 수직선의 수평거리를 X축의 거리차로 정의함.

3) 좌우교차점의 높이차 및 높이차에 따른 각도

등고선 그림에서 가로선 따라 나타나는 背部 표면 형태가 우측 그래프 상에 나타나며 가로축과 세로축이 만나는 좌우 각각의 교차점의 높이가 중심 교차점과는 얼마나 차이가 있는지 자동적으로 계산되는 것을 통해 좌우의 높이 및 좌우의 각도차이를 측정할 수 있다〈그림 6〉.

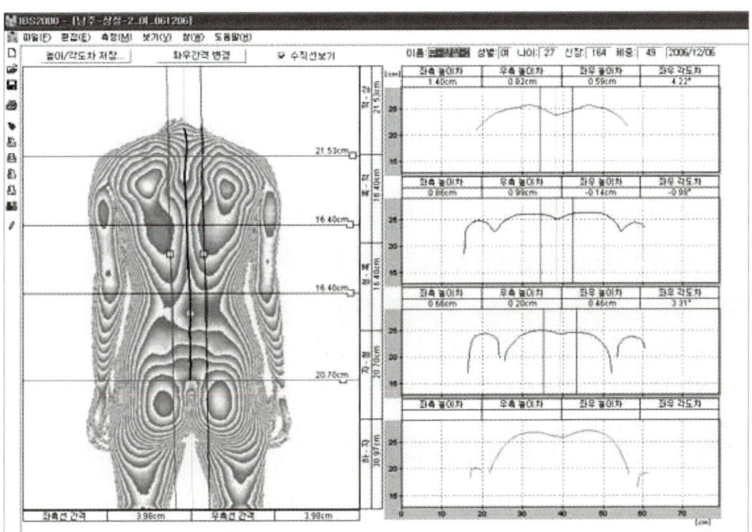

그림 6. 좌우교차점의 높이차 및 높이차에 따른 각도

정중선에서 약 4cm 간격으로 각각 좌측, 우측 경근의 높이를 설정한다. 상하 위치는 좌측 모아레 창의 우측단에 있는 작은 사각형을 드래그함으로써 이동할 수 있다. 총 4개 지점을 설정할 수 있는데, 위에서부터 각각 경흉부 교차점(CT; cervicothoracic), 흉요부 교차점(TL; thoracolumbar), 요부 교차점(L; lumbar), 둔부 교차점(G; gluteal)이 표시된다. 상하 위치가 정해지면, 정중선과 좌측교차점간 높이차(좌측높이차), 정중선과 우측교차점간 높이차(우측높이차), 좌측교차점과 우측교차점간 높이차(좌우높이차), 평행선과 양측 교차점이 이루는 각도(좌우각도차)가 자동으로 계산된다.

5. 임상적 활용

모아레검사는 주로 척추측만증이나 통증과 같은 근골격계 질환의 진단 및 치료효과 판정에 활용한다. 즉, 모아레검사를 통해 背部의 체형을 측정한 후, 골반이나 척추의 비틀림, 측만증과 같은 체형의 부정정렬(malalignment)평가에 주로 활용되어 왔으나 최근 컴퓨터와 결합된 장비들의 발달에 힘입어 단순한 체형의 부정정렬을 넘어서 요추의 과전만(hyperlordosis), '一字 허리'라고 흔히 말하는 과소전만(hypolordosis), 흉추의 과소후만(hypokyphosis), '굽은 등'이라고 흔히 말하는 과후만(hyperkyphosis) 등의 진단에도 활용되고 있다. 모아레 검사는 그 특성상 주로 척추나 체형과 관련된 의료기관에서 많이 이용되고 있다.

한의학적으로는 背部에 대한 체형의 진단을 통해 척추 정중앙을 유주하는 督脈經과, 督脈經 양측을 유주하는 膀胱經 및 膀胱經에 분포하는 오장육부 背兪穴의 상태를 평가할 수 있다. 이를 위해서 背兪穴의 온도를 측정하는 thermography와 經筋 발달 정도 및 균형 정도를 평가하는 모아레 검사를 병행하는 것이 바람직하다. 또한 사상체질의 진단에 있어서도 장부의 대소에 따라 가슴, 허리, 둔부의 폭에 따라 달라질 수 있다는 것을 감안할 때, 모아레를 이용한 체질 진단방법도 주목할 만하다. 이외에도 背部뿐만 아니라, 인체 다른 부위-안면, 악관절 등-의 形質기능 평가에도 모아레 검사의 활용이 가능하므로 추후 모아레 검사의 활용 영역은 계속 증대될 것으로 생각된다.

참고문헌

1. 김경철, 이용태. 내경에 나타난 전신 형태 망진의 원리와 방법에 대한 연구. 동의논집. 2001;34:149-170.
2. 유한길. 레이저영사식모아레를 이용한 일부한국인의 배부체형에 관한 연구. 경희대학교대학원. 2003.
3. 이종화, 이동엽, 신승우. 부정렬증후군. 척추신경추나의학회. 2006.
4. 양회송 외 7인. 3차원 체형 측정기를 통항 경견부 통증요인 분석. 대한물리치료사학회지. 2006;12(3): 27-34.
5. 박정혁, 유한길. 경추 추간판 탈출증 환자의 경근무늬 측정상의 특징. 대한추나의학회지. 2003;4(1): 141-145.

6. 유한길, 신병철, 민병일. 초·중학생의 척추비틀림과 통증과의 관계고찰: 경근무늬(모아레) 측정법과 설문지 조사를 통해. 대한추나의학회지. 2001;2(1):133-142.
7. 허만회. 사상인의 형태학적 도식화에 관한 연구. 사상의학회지. 1992;4(1):107-148.
8. Ruggerone M, Austin JH, Moire topography in scoliosis. Its accuracy in detecting the site and size of the curve, H Bone Joint surg Br. 1986;66(7):1072-7.
9. Willner S. Spinal pantograph - a non-invasive technique for describing kyphosis and lordosis in the thoraco-lumbar spine. Acta Orthop Scand. 1981;52(5):525-9.
10. Frobin W, Hierholzer E. Analysis of human back shape using surface curvatures. J Biomech. 1982;15(5):379-90.
11. Batouche M, Benlamri R, Kholladi MK. A computer vision system for diagnosing scoliosis using moire images. Comput Biol Med. 1996;26(4):339-53.

뇌전도

EEG; electroencephalography

요약

뇌는 백 수십억 개의 뇌세포로 구성되어 있다. 뇌전도는 일상생활 속에서 수많은 뇌신경으로부터 발생한 전기적인 신호가 합성되어 나타나는 뇌 표면의 미세한 신호를 전극을 이용하여 측정한 기록이다. 초기에 뇌파의 임상적 활용분야는 주로 간질 유무를 분석하는 것이었다. 뇌파의 각 주파수 영역에 따라 여러 종류의 지표가 산출되며, 이러한 지표들은 임상적으로 일정한 의의가 있음이 알려졌다. 예를 들어 8~12Hz 영역대의 알파파는 정신적, 육체적 이완시 증가한다고 밝혀짐으로써 명상 혹은 이완법의 효과 검증지표로 다용되고 있다. 뇌파검사는 情志기능, 한열기능 등의 평가에 활용된다.

1. 개요

정신현상이나 운동, 감각 등을 관장하는 최고위 중추인 뇌는 그 안에 포함되어 있는 백수십억개 신경세포의 상호 활동에 의해 여러 가지 움직임을 나타낸다. 전극을 이용하여 수많은 뇌신경에서 발생한 전기적인 신호가 합성되어 나타나는 뇌 표면의 미세한 신호를 측정한 전위를 뇌파(EEG; electroencephalography)라 한다. EEG에는 신경세포 개개의 활동을 측정하는 방법(微小電極에 의한 단위방전의 관찰), 신경세포군 상호의 전달을 조사하는 방법(深部電極에 의한 방법), 또는 대뇌피질표면에 전극을 설치하여 측정하는 방법(皮質腦波, electrocorticography) 등도 포함되지만, 이러한 방법은 뇌수술이나 동물 실험시 행해지는 것이며, 일반적인 방법은 두피상 전극에 의한 뇌파기록으로 행해지고 있다. 뇌파신호는 주파수에 따른 대역별 특성, 시간 영역에서의 특성, 그리고 뇌기능과 관련된 공간적 특성을 함께 가지고 있다.

2. 생리

뇌에는 약 10^{10}~10^{12}개의 neuron(신경원 세포)과 이의 다섯 배 정도의 glial cell(교세포)이 존재한다. 하나의 뉴런은 약 1000개 정도의 시냅스를 형성하고 있어 시냅스의 수는 수 조에 이른다. 뉴런은 대뇌피질에 위치하며, 피질은 주름이 심하게 잡혀있기 때문에 펼친 표면적은 약 4000㎠에 이르며, 이는 신문지를 활짝 편 넓이와 같다고 한다. 뉴런은 피질 안에서 100~300개 정도가 수직으로 배열을 이루어 컬럼을 형성하며, 서로 수직으로 수많은 연결을 하고 있어 빠른 정보를 교환하는 특징적인 기능 단위를 형성한다(functional columnar unit, Lorente et al). 즉, 대뇌피질 제 2층과 4층에서 주로 정보를 받아들이고, 5층의 피라미드 세포에서 신호를 내보내게 된다. 이런 column 사이사이에 교세포들이 산재해 있으면서 뉴런의 이온 환경을 형성하게 된다.

뇌파에 반영되는 뇌의 전기적 활동은 신경세포(neurons), 교세포(glia cells), 혈뇌장벽(blood-brain barrier)에 의해 결정되며, 이중 주로 신경세포에 의해 발생한다. 신경세포의 전기현상에는 정지막전위(resting membrane potential), 시냅스후 전위(postsynaptic potential), 활동전위(action potential) 등이 있다. 미세전극을 삽입하여 세포막내 전압을 측정해 보면 60~70㎷ 정도로 측정된다. 이를 정지막전위(RMP; resting membrane potential)라고 한다. 이 전위는 세포막 안과 밖의 전해질 농도차에 의해 형성되는데, 주로 세포 안에 더 많이 존재하는 K^+이온이 확산(diffusion)에 의해 세포 밖으로 빠져 나가는 것에 기인한다. 그런데, 세포 안의 K^+이온은 Na^+-K^+ pump에 의해 세포 밖에서 2개의 K^+이온이 들어오고, 3개의 Na^+이온이 안에서 빠져나가기 때문에 형성되는 것이다.

시냅스에서의 전위가 충분히 증가하면 시냅스후막은 역치를 넘어서 활동전위(AP; action potential)를 일으키게 된다. 활동전위로 세포 밖의 Na^+이온이 신속하게 세포 내로 이동하면서 세포 내 전위가 급격히 상승하게 되어, 세포 밖이 오히려 음전하를 띠게 된다. 이런 음전하는 주변으로 퍼지면서 활동전위가 전달되게 된다.

만일 이 활동전위가 신경섬유를 따라 이동하다가 흥분성 시냅스를 만나면, 그 다음 뉴런에서 흥분성 시냅스후 전위(EPSP; excitatory postsynaptic potential)가 형성되고, 억제성 시냅스에 도달하면, 억제성 시냅스후 전위(IPSP; inhibitory postsynaptic potential)가 형성된다. 뇌 무게의 반을 차지하는 교세포들은 신경세포가 연접해 있는 부위인 시냅스에서 이온, 분자의 흐름을 조정하고 신경세포들간의 구조 유지, 지탱, 보수 역할 등을 수행한다. 혈뇌장벽은 뇌혈관 속에 있는 각종 물질중 필요한 물질만 선별해서 통과시키는 역할을 한다. 교세포와 혈뇌장벽에 의한 뇌파의 변화는 조금씩 천천히 일어나며 이에 비해 신경세포의 활동에 의한 뇌파의 변화는 크고, 빠르며 다양하게 변화한다.

3. 역사

1600년경 William Gilbert는 여러 물체에서의 전기적 성질을 연구하였으며, 1672년 Von Guericke는 마찰에 의해서 정전기가 발생한다는 것을 발견하였다. 1791년 Galvani는 개구리다리 실험에서 생체에 전기현상이 있다는 것을 발견하였다. 곧이어 Volta(1793)는 Gavani의 실험에 영향을 받아 최초로 축전기를 발명하였으나, 동물의 전기현상을 인정하지 않았다. 18세기 중엽에 William Thomson에 의해 galvanometer가 도입되었으며, Fritsch와 Hitzig는 대뇌피질을 전기자극하여 운동을 유발시키고자 시도하였다.

최초로 동물의 뇌에서 전기활동을 기록한 사람은 영국의 Caton이다. 영국 Liverpool에 사는 개업의였던 Richard Caton(1842~1926)은 토기, 고양이, 원숭이 뇌의 노출된 표면에서 galvanometer를 이용하여 전위를 기록함으로써, 최초로 동물의 뇌에서 지금의 뇌파를 측정하였다. 이때의 galvanometer는 종이에 출력되는 것이 아니고, galvanometer에 거울을 달고 거기에 빛을 쪼여 전위에 따라 거울이 움직이면 그 반사된 빛을 벽에 비추어서 볼 수 있는 장치였다. 그는 대뇌의 회백질이 심부에 비해서 양전하를 띠는 것을 알았으며, 이런 대뇌의 전기 흐름은 뇌가 어떤 기능을 수행하게 되면 음전하로 된다는 것을 발견하였는데, 이는 오늘날의 유발전위의 원리와 같은 것이다. Danilevsky(1852~1939)는 Caton의 연구를 발전시켜 2년 뒤에 'Investigations in the physiology of the brain'이라는 유명한 논문을 발표한다.

1913년 Neminski는 개의 좌골신경을 자극하여 뇌의 표면에 나타나는 전기활동을 기록하고, 그 후 1925년에는 개로부터 외부에서 특이한 자극을 주지 않는데도 10~15Hz와 20~32Hz로 자발적으로 변동하는 파를 기록하여 이를 대뇌전도(大腦電圖, electrocerebrography)라고 명명하였다.

자발적 뇌전기 활동을 인간에 대해서 처음으로 기록했던 사람은 Hans Berger(1929)이다. 현재 사용하고 있는 'α파, β파'는 그의 명명에 의한 것이다. Hans Berger(1873~1941)는 독일의 신경정신과 의사로서 신경과 영역이나 정신과 영역에서 학자로서나 임상가로서 별로 두각을 나타내지는 않은 사람이었다. 그는 사람과 사람사이에 생각이나 감정을 전달할 수 있는 정신에너지가 존재한다고 확신하고 있었으며, 이 정신에너지를 움직이는 힘의 본질을 탐구하기 위하여 뇌파를 이용하였다. 처음에 그는 Einthoven type의 string galvanometer를 사용하였으나, 1926년 Siemens社의 성능이 우수한 이중코일 방식의 galvanometer를 이용하여 뇌파를 기록하였다. 이 장비와 nonpolarizable pad electrodes를 이용하여 사람에게서 최초로 뇌파를 기록하여 'elektrenkephalogram'이라고 명명하였으며 1929년 학회에 보고하였다. 이것은 인화용지에 기록되었으며 뇌파, 심전도, 시간 표시 마크

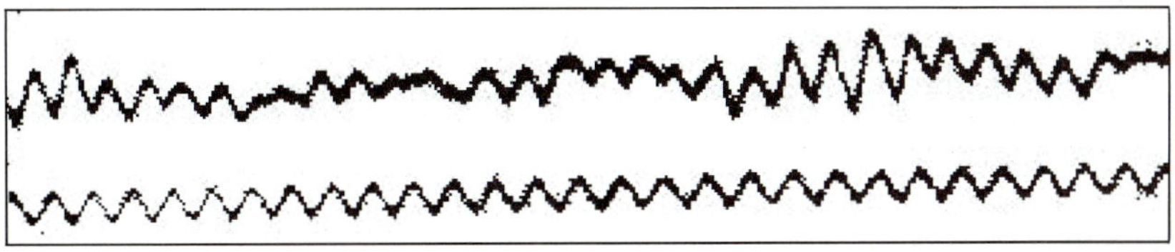

그림 1. First EEG recorded by Hans Berger, circa 1928

의 3채널로 구성되었다. 전극은 전두부와 후두부에 한 개씩 붙여 연결하여 bipolar로 측정하였으며, alpha rhythm과 alpha blocking response를 기록하였다. 그러나 당시에는 이것이 인간의 자발적 뇌전기 활동이라는 생각이 즉시 받아들여지지 않았고, 여러 잡파(artifact)에 의해 생긴 것이라고 하는 반론도 있었다. 그 후 Cambridge의 Adrian(1934)이 실험을 통해 뇌파의 존재를 재확인하고 나서야 비로소 뇌파로서 인정을 받게 되었다. 뇌파의 존재가 증명된 이후 뇌파 연구는 전세계적으로 널리 행해지게 되었다.

Toennies는 처음으로 뇌전위를 기록함에 있어 ink-writing biological amplifier를 도입하였으며, 현재까지 뇌파 증폭기의 기본 원리로 사용되는 differential amplifier를 개발하였다(1932). Berlin의 뇌연구소의 Kornmuller는 이 장비를 이용하여 여러 전극을 이용하여 뇌의 국소적인 차이를 연구하였다. Fischer와 Lowenbach는 동물에 독성물질로 경련을 유발시킨 후 처음으로 간질파를 기록하였다.

1935년을 기점으로 뇌파연구의 주도권은 유럽에서 북미로 이동하였다. 하버드 대학교의 Gibbs 부부와 Davis, Lennox(1935)는 12명의 소발작 아이들의 연구에서 특징적인 3㎐ spike-wave complex가 나타남을 보고하여, 최초로 사람의 간질파를 기록하였다. 이어서 대발작이나 정신운동성 발작과 연관된 뇌파를 기록하였다. 이로써 간질의 진단에 있어서 뇌파는 절대적인 지위를 차지하게 되었으며, 많은 학자들이 간질 연구에서 뇌파를 필수적으로 이용하게 되었다. 이때 Frederic Gibbs는 MIT의 Albert Grass와 계약을 맺고 Grass Model I이라는 상용화된 뇌파기계를 최초로 만들어 낸다. 이 뇌파기는 3채널로 구성되어 있으며, 잉크를 이용하여 종이(roll paper)에 기록할 수 있게 되었다. Gibbs는 정신운동성 발작 환자에서 발작이 없는 시기에도 측두엽 부위에서 극파나 예파가 나오는 것을 발견했다(1948). 또한 이러한 측두엽 전위부에서의 발작파는 수면시에만 나타나는 경우도 있음을 알아내어, 각성시만의 뇌파검사는 잘못 판단될 수 있음을 경고하였다. 이후 뇌파검사는 각성시뿐만 아니라, 발작파의 검출을 위하여 수면시까지 검사를 하게 되었다.

Forster and Altenburger(1935)는 처음으로 뇌수술 중에 대뇌피질에 전극을 대고 뇌파의 기록(intraoperative electrocorticography)을 시도하였으나, 이것이 나중에 간질수술에 이용되리라고는 생각하지 못했다. Walter와 그의 동료들은 10~20Hz로 깜박이는 빛 자극에 발작파가 나타나는 photoparoxysmal response를 발견하였다. 프랑스의 Gastaut는 빛 자극과 함께 정맥내로 pentylenetetrazol을 주사함으로서 발작이 더 잘 유발된다는 것을 알아냈고, 이것을 이용하여 발작의 역치값을 결정하는데 이용하였다.

1940년 후반에 Herbert H. Jasper는 Montreal의 Neurological Institute of McGill University로 자리를 옮기면서, 신경과학에 조예가 깊은 신경외과의사인 Wilder Penfield를 만나게 된다. 이들은 뇌수술 중 대뇌피질의 전기자극을 통해서 뇌기능을 지도화(functional brain mapping)하였으며, 측두엽간질환자에서 전측두엽절제술을 처음으로 시도하여 간질수술의 새 장을 연다. 이 들은 1954년 이러한 연구의 결과를 집대성한 유명한 저서 'epilepsy and the functional anatomy of the human brain(1954)'을 저술한다.

그 외 뇌파 연구에 있어서 중요한 사건들은 1947년에 미국뇌파학회 창립, 제1회 국제뇌파학회 개최가 개최되었으며, 1948년에 Meyers and Hayne가 depth electrode를 도입했으며, 1950년에 extracellular & intracellular microelectrode recordings를 시작했으며, 1958년에 International 10~20 system을 뇌파 측정 표준화 모델로 완성한 것 등이다.

Hans Berger는 물리학자인 Dietsch의 도움을 받아 이미 1932년에 뇌파신호에 대해 Fourier analysis를 시도하였다. 이 분야의 연구는 Grass and Gibbs, Knott and Gibbs 등에 의해서 계속되었다. 1950년대 초에는 초창기의 자동주파수 분석기가 등장하기도 하였다. 그러나 이런 연구들은 당시의 기계로서는 커다란 성과를 거둘 수는 없었다. 1960~70년대에 들어서면서 컴퓨터가 도입되면서 많은 연구자들이 활발히 연구하기 시작하였다. Cooley and Tukey(1965)는 fast Fourier transformation(FFT)을 도입하여, power spectral analysis의 기초가 되었다. 1980년대 들어서면서 컴퓨터의 급속히 발전하면서, digital EEG가 점차 두각을 나타내기 시작하였으며, dipole source modeling이 소개되었다. 그리고 topographic mapping이 임상적으로 대중화되어 사용되기 시작하였다. 1990년대는 neuro-imaging technique의 눈부신 발전에 힘입어 뇌파와 각종 영상기술을 접목하는 기술, 중환자실이나 수술 중 연속적인 감시 장치 등이 개발되어 임상에서 다양하게 활용되고 있다.

4. 측정방법

1) 검사 전 유의사항

검사실은 방음과 전자파로부터 차폐되어야 한다. 이것은 어깨, 목, 그리고 눈으로부터 잡파를 피하고, 안락한 분위기를 유지하기 위함이다. 환자에게 전극을 부착하는 동안 검사의 목적을 알려주어야 한다. 각성기 상태(alertness)가 검사가 끝날 때까지 유지되도록 관찰해야 한다.

우선적으로 환자는 뇌파검사시 약물에 의한 방해를 받지 않도록, 약물을 복용해서는 안 된다. 만약에 약물투여 중에 입원했다면 용량을 정확히 알고 있어야 한다.

2) 전극 부착 방법

일반적으로 부착 전극은 전선과 기계의 입력 플러그를 연결하는 전도체이다. 두피 전극은 정확한 장소를 결정하여 전기적 임피던스를 줄이기 위한 준비를 거친 다음 부착한다. 금속 표면 전극은 사용 후 방부제 비누용액으로 깨끗이 씻어야 한다. 코인두 전극은 고압멸균을 해야 한다. 전염성을 가진 환자에 사용된 관통전극은 사용후 폐기해야 한다. AIDS, 바이러스성 간염이나 크로이츠펠트야콥병 같은 전염성 질환을 가진 환자에게 사용한 표면 전극은 특별한 멸균 과정이 필요하다.

일반적으로 두피뇌파 기록에 사용되는 두피 전극 부착방법은 international 10~20 system을 따른다. International 10~20 system은 가장 널리 사용되는 뇌파 전극 부착 방법으로서 각 전극별로 해당되는 뇌 부위가 〈그림 2〉와 같다. 영문자는 각각 frontal, central, parietal, temporal, occipital을 의미하며 Fp는 frontopolar를 의미한다.

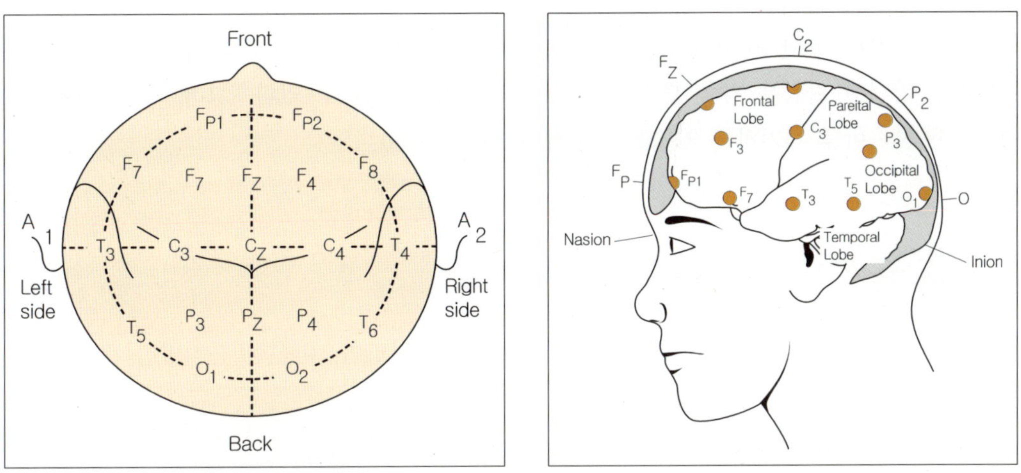

그림 2. International 10~20 system에 의한 전극 부착 부위

頭頂面에서 봤을 때의 위치(좌) 및 측면에서 봤을 때의 위치(우)

〈그림 2〉의 좌측은 두정면에서 봤을 때의 전극위치를 圖示한 것이다. 각 전극간 비율이 두정부(Cz)에서 앞으로는 nasion, 뒤로는 inion, 옆으로는 양쪽 귓바퀴의 윗부분까지를 각각 50으로 했을 때 20, 20, 10의 비율로 각 전극을 잡은 것이다. 만일 측면에서 보면 〈그림 2〉의 우측과 같이 圖示할 수 있다.

이러한 전극부착 방법은 오랜 기간동안 널리 이용되어 왔고 지금도 잘 쓰이고 있다. 그러나 뇌파 기록을 조금 더 분석하다보면 10~20 system의 전극의 수로는 부족함을 느끼게 된다. 이 경우 실험 목적에 따라 전극 사이에 더 많은 전극을 부착할 수도 있다.

3) 전극부착시 유의사항

기록하는 위치의 전기적 전위 변화를 왜곡 없는 기록을 얻기 위해서는 다음과 같은 사항에 유의해야 한다.

(1) 적절한 물질의 기록 전극을 선택한다.

(2) 만약 의심스러우면 전극의 두 끝 사이의 전기적 연속성을 확인하기 위해 전극 저항을 측정한다.

(3) 전극과 두피 사이의 전기적 접촉을 평가하기 위해 모든 전극을 붙인 후와 기록 도중 전극 임피던스(교류 회로에서의 전압과 전류의 비)를 측정한다.

(4) 편향된 전위와 전극 분극 작용을 피할 것

4) 잡파의 원인 및 해결방법

뇌파를 잘못 판독하는 가장 흔한 이유 중의 하나는 뇌전위가 아닌 것을 정확히 확인하는데 실패하는 것이다. 잡파(artifacts)는 종종 특징적인 모양과 분포에 의해서 인식될 수 있다. 많은 경우 명확한 판정은 기록 도중 검사자에 의해 이루어질 수 있다. 그러므로 검사자는 잡파를 판정하고 이를 제거하는 기술을 보유해야 한다〈표 1〉.

5: 분석방법

뇌파 분석방법에는 크게 시각적 분석방법, 정량적 분성방법, 비선형 분석방법 및 유발전위 분석법이 있다.

표 1. 잡파(artifacts)의 원인 및 해결방법

잡파의 원인		해결방법	주의사항
생물학적 잡파	근육운동 (눈 깜박임, 안구운동, 근진탕 등)	환자에게 안락하고 기대는 자세를 취하라고 주문한다.	움직임에 의한 잡파는 마취와 근육이완 유도 후 일반적으로 없어진다.
	심장에 의한 잡파	관계전극의 위치변동	만약에 일찍 알아볼 수 있다면 검색에 문제가 없다. 스펙트럼분석에 있어서 1~2 Hz의 피크점이 보인다.
	맥파 잡파	만약에 전극이 혈관 위해 놓여 있다면 위치변동	
	호흡	충분히 환기되는 검사실	호흡에 의한 잡파는 매우 느린 전위들이다. 시정수를 변경하면 제거할 수 있으나 분석하는데 서파대를 구별하는데 어려움이 있다.
	전극과 전극선	50 kΩ 이하로 전극저항을 낮추어야 한다. 머리가 움직이면 안된다.	기술적 잡파들의 생물학적 변이
기술적 잡파	50/60Hz 교류간섭	1. 장비불량 배제 2. 전극들의 임피던스 줄임 3. 전기적 혹은 자장에 간섭을 받지 않는 방향으로 검사실 변형 4. 기록선과 전원선 분리	새로운 장비는 50Hz 여과기로 조정된다.
	높음 주파수 잡파	부식제거, 튜브 혹은 변압기 교체. 모든 전등 차폐	부식이 진행하면 뇌파기록계는 'bloc'위치, 기록펜은 손상을 입는다.
	검사실에서 일반적인 방해로 인한 케이블 잡파	기록 중에는 많은 사람이 있어서는 안됨. 안전한 장소로 옮긴다.	많은 사람이 있어도 큰 문제는 없다.

1) 시각적 뇌파분석법

시각적 뇌파분석법은 뇌파의 파형, 진폭, 주파수, 그리고 전체적인 분포와 반응성 등을 피검자의 상태(각성기, 수면기, 발작기 등), 연령에 맞춰 판독자의 육안으로 분석하는 것이며, 이는 미국간질학회나 세계간질학회에서 간질의 진단 및 간질증후군의 분류에 표준적인 방법으로 규정되어 있다. 그 특징은, 판독이 용이하고 바로 임상에 적용할 수 있지만, 뇌파의 특성상 어느 한 주파수가 우세하게 나오는 동시에 각 주파수별 파장이 혼재되어 있기 때문에 육안으로는 정량화 할 수 없다는 것이며, 따라서 이에 대한 분석은 고려되지 않고 있다. 또한 고도로 훈련된 뇌파 전문가만이 정확한 판독을 할 수 있으며, 많은 양의 뇌파를 분석할 때는 엄청난 시간과 노력이 필요하게 된다. 뇌파가 내·외적인 요인들에 의해서 지속적으로 변할 때에는 판독자 역시 이를 지속적으로 분석해야만 하는 단점이 있다.

2) 정량적 분석법

정량적 분석법은 특정한 파형의 성분을 분석하거나 수치화하여 정량적으로 분석하여 확률론적으로 표현한다. 대표적인 것이 주파수에 따라 분류하는 파워스펙트럼 분석이다. 파워스펙트럼 분석은 뇌파가 특정 주파수로 진동하는 단순 진동들의 선형적 결합이라고 가정하고, 이 신호에서 각각의 주파수 성분을 분해하여 그 크기(또는 파워)를 표시한 것이다〈그림 3〉.

〈그림 3〉과 같이 일반적으로 뇌파는 진동하는 주파수의 범위에 따라 인위적으로 델타(δ)파(0.2~3.99 Hz), 세타(θ)파(4~7.99 Hz), 알파(α)파(8~12.99 Hz), 베타(β)파(13~29.99 Hz), 감마(γ)파(30~50 Hz)로 구분하여 부른다. 델타파는 주로 정상인의 깊은 수면시, 신생아에게서 두드러지게 나타난다. 만약 깨어 있는 사람에게서 델타파가 평균범위보다 매우 많이 나타난다면 대뇌피질부위의 악성 종양 또는 마취, 혼수 상태관련 질병일 수 있다. 만약 건강한 정상인의 경우인데도 델타파가 두드러진다면 뇌파 측정시 눈을 깜박이거나 몸을 심하게 움직인 경우가 대부분이다. 이와 같이 안구나 신체의 움직임에 의해 발생하는 잡음(artifact)의 주파수 영역은 델타파 주파수 영역과 거의 일치하므로 마치 델타파가 증가한 것처럼 보일 수 있다. 따라서 보통 장시간 뇌파 측정실험을 할 경우엔 안구나 신체의 움직임이 필수적으로 발생하므로 보통 델타파의 파워증감은 분석요소로 고려하지 않는다.

세타파는 정서안정 또는 수면으로 이어지는 과정에서 주로 나타나는 파로서, 성인보다는 어린이에게 더 많이 분포한다. 세타파는 기억력, 초능력, 창의력, 집중력, 불안해소 등 많은 다양한 상태와 관련되어 있다고 보고되고 있으나, 연구자들마다 실험방법과 피험자 특성이

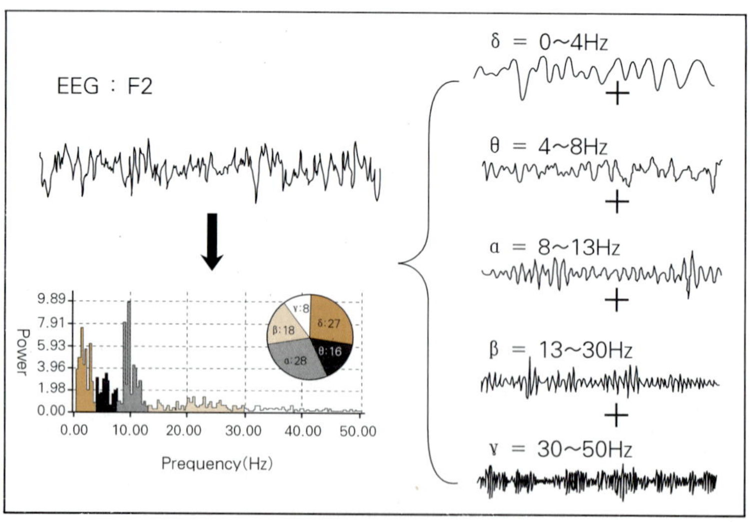

그림 3. 뇌파의 스펙트럼 분석

조금씩 달라 각 대뇌피질 부위별 증감의 방향이 일치하지는 않는 등 아직은 표준화된 결과들이 다소 부족한 상태이다.

알파파는 긴장이완과 같은 편안한 상태에서 주로 나타나며, 안정되고 편안한 상태일수록 진폭이 증가한다. 일반적으로 규칙적인 파동의 형태로 연속적으로 나타나며, 두정부와 후두부에서 가장 크게 기록되고 전두부에 가장 작게 나타나는 특성이 있다. 특히 안정된 알파파가 나타나는 때는 눈을 감고 진정한 상태에 있을 때이며, 눈을 뜨고 물체를 주시하거나 정신적으로 흥분하게 되면 알파파는 억제된다. 이 현상을 '알파 저지'라고 한다. 알파파는 뇌의 발달과 밀접한 관계가 있고 유아기에는 4~6 Hz에서 측정되나, 그 후 나이가 들수록 주파수도 증가하여 20세 정도 성인의 값에 이르게 된다. 베타파는 주로 전두부에서 많이 나타나며, 깨어 있을 때, 말할 때와 같이 모든 의식적인 활동을 할 때 나타난다. 특히, 불안한 상태나 긴장시, 복잡한 계산 처리시 우세하게 나타나기도 한다. 감마파는 베타파보다 더 빠르게 진동하는 형태로 정서적으로 더욱 초조한 상태이거나 추리, 판단 등의 고도의 인지정보처리와 관련이 깊다고 보고되고 있다.

델타, 세타, 알파, 베타, 감마파는 편리상 작위적으로 분류한 뇌파의 주파수 영역이다. 어떤 연구자들은 low 알파, middle 알파, high 알파 등 더욱 세분화하여 분석하기도 한다. 보통 특정 뇌파의 특징을 분석하고자 하는 연구자들은 0~50Hz의 각 주파수 성분에 대한 파워의 분포를 전체적으로 보여주는 파워스펙트럼 분포를 먼저 관찰한 후, 유의하게 변하는 주파수 성분을 찾아 분석하기도 한다.

이러한 파워스펙트럼 분포는 머리표면의 각 측정부위마다 조금씩 다른 양상을 나타낸다. 대뇌피질은 전두엽(frontal lobe), 두정부엽(parietal lobe), 측두엽(temporal lobe), 후두엽(occipital lobe) 등으로 크게 나뉘며 각 부위의 역할이 조금씩 다르다. 예를 들면 뒤통수에 해당하는 후두엽엔 일차 시각피질이 존재하여 일차적인 시각정보 처리를 담당하며, 정수리 근처에 해당하는 두정부엽에는 체성감각 피질이 존재하여 운동/감각관련 정보처리를 담당한다.

3) 비선형적 뇌파분석법

뇌파는 비선형 역학적 관점에서는 결정론적이면서 비교적 저차원의 신호로 간주된다. 이중 고차원적인 계의 분석에 이용되는 대표적인 것이 상관차원(correlation dimension)인데, 이는 Babloyantz 등에 의해 발표되었다. 비선형분석을 활용한 뇌파 연구 초기에는 눈을 감고 뜰 때 비선형 지표의 변화, 또는 알파파나 베타파간 비선형 지표의 차이를 구분하는 등의 실험적인 연구들이 있었고, 이후에는 수면뇌파를 대상으로 뇌파의 복잡성을 평가하였으며, 나아가 간질 등의 환자를 대상으로 한 임상 뇌파 연구들이 시행되었다. 또한 여러 부위에서 동시 측정한 뇌파에서 어떤 부위끼리 동기화가 되어있는지 살펴보기 위해 전극쌍 사이의 교차상관(cross-correlation) 맵핑을 수행하기도 한다.

4) 유발전위 분석법

유발전위는 특정 정보를 내포하고 있는 자극을 반복 제시한 후, 이 자극 처리와 관련한 뇌의 전기적 활동만을 얻은 파형을 말한다. 따라서 다음 그림과 같이 특정 자극이 제시된 시점을 기준으로 측정한 뇌파들을 평균화함으로써 자극과 관련 없는 뇌의 전기적 활동부분은 제거하고 자극처리에 공통으로 관여한 뇌 활동만을 추려낸 것이다〈그림 4〉.

이러한 유발전위는 N100, N200, P300, N400, P600, P800 등의 여러 개의 피크로 구성되며 각 피크마다 정보처리에 관련된 다양한 의미를 지니고 있다. 특히 이러한 피크 중 P300에 해당하는 피크가 1960년대 Sutton의 보고 이후 뇌의 정보처리기전과 관련하여 전 세계적으로 가장 많이 연구되었다. P300이란 자극제시 후 약 300ms 지점에 나타나는 양(positive, 상향)의 피크를 의미한다. 보고된 선행연구에 의하면 P300은 정보처리과정 중 자극에 대한 주의력, 자극인지, 기억탐색, 불확실감의 해소 등을 반영한다고 한다. 즉 주의력, 기억력, 인지능력 등이 높을수록 P300의 진폭이 커지는 경향이 있으며, P300이 발생한 시점(latency)이 빨라지게 된다.

상기 언급한 고전적인 분석법들 이외에도, 디지털 뇌파측정기의 도입과 생체신호처리기술의 발전에 힘입어 최근 뇌파 연구자들은 기존의 선형 분석법들과 함께 PCA, 웨이블렛(wavelet), 바이스펙트럼, 고차통계분석, 카오스 분석 등의 분석법들을 쉽게 병행할 수 있어 뇌파에서 더욱 정확하고 유용한 특징들을 추출하고 있다.

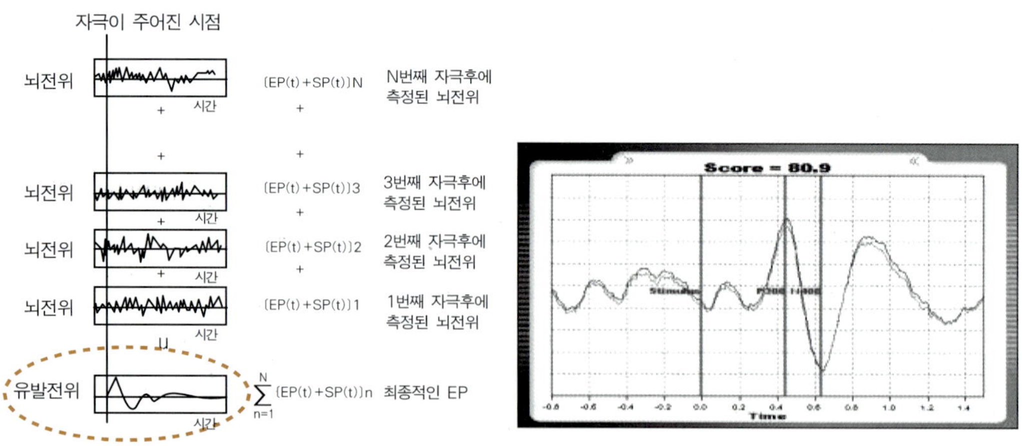

그림 4. 뇌파의 유발전위(좌측) 및 P300 진폭의 측정(우측)

6. 분석 및 전망

정상적인 기록은 언급할 필요가 없다. 다만 뇌파와 환자의 임상상황이 명백히 어긋났을 때는 이를 기록해야 한다. 그리고 기록 도중 임상적 비정상을 보인 경우는 특별히 기록해야 한다. 그래서 치매를 가진 환자의 경우 다음과 같이 서술할 수 있다. 뇌파는 경증 또는 중등도의 진전된 알츠하이머 치매로까지 볼 수 있다. 이것을 표현하는데 사용되는 적절한 용어는 '뇌기능 장애, ~을 나타내는, ~을 암시하는, ~과 일치하는 등'이다.

그리고 비정상 발견물이 해석되어야 한다. 비정상 뇌파를 해석하기 위해, 판독자는 각 비정상 패턴을 고려해야 하고 일반적, 병리학적인 것과 특이한 임상적 상관관계를 면밀히 검토해야 한다. 의미 있는 해석을 위하여 판독자는 환자의 임상양상과 뇌파 패턴간 가능한 임상적 상관관계를 비교하여 가장 만족스러운 것을 선택해야 한다. 만약 판독자가 많은 임상정보와 뇌파의 비정상 패턴을 결부시킬 수 있는 능력을 지닌다면 해석은 향상될 것이다.

반복된 뇌파 검사는 뇌외상, 심장-호흡정지 또는 약 효과 등의 결과로 인해 급성적인, 혹은 순간적인 뇌팡 변화를 나타냈던 환자의 상태를 재평가하는데 좀 더 도움을 줄 수 있다.

현재의 임상뇌파 분석은 주로 시각적인 분석에 의존하고 있다. 그러나 기존의 시각적 뇌파 분석시에 구분하는 소견들 외에 차이점들이 있다. 시각적 분석 외에 새로운 방식의 뇌파분석이 필요하다. 현재 이루어지는 시각분석 외의 분석 방법으로는 선형 분석을 예로 들 수 있다. 즉, 뇌파 파형들의 power spectrum이나 FFT를 통한 파형 분석 등은 이미 많은 상용 뇌파기기들에 장착되어 있다. 그러나 이러한 선형 분석들이 뇌에 대한 새로운 정보를 제공하리라는 기대에 비해, 실제적 결과들은 미약하다. 뇌파신호는 본질적으로 비선형적이다. 지금까지의 연구에 의하면 뇌파신호는 chaotic하며, correlation dimension, 리아프노프 발산 지수 등의 비선형적인 특성을 가지고 있는 것으로 확인되고 있다.

1920년대 후반부터 지금까지 뇌파에 관한 많은 연구가 이루어졌다. 지금까지 축적되어 있는 뇌파에 관한 지식들은 거의 모두 뇌파 파형의 시각적 분석에 의한 것이다. 기록되는 뇌파는 몇 평방 ㎝ 범위 내의 수많은 신경 세포들(특히 vertically oriented large pyramidal cell)의 전기적 활동(특히 postsynaptic potential)이 합해져서 뇌파 전위를 형성하는 것이다. 즉 여러 계가 동시에 활동하고 있을 때, 여러 계들이 한 시점에 한 위치에서 포착된 하나의 수치로 주어지는 정보로서 시계열(time series) 그래프로 나타낸 것이 뇌파이다. 이것은 여러 개의 공이 바닥에서 튀고 있는데 각 시점에 공들의 높이 총합을(한 시점에 한 개의 값) 연속적으로 기록한 것에 비유될 수 있다. 이 기록을 통해 공들의 활동 양상을 파악하는 방법이 뇌파로부터 뇌 기능 상태를 유추하는 것에 해당된다. 그렇다면 공들의 높이를 모두 합한 수치보다는, 특정 방법을 통해 개별 공들에 대한 정보를 얻을 수 있다면 훨씬 더 다양한 분석이 가능할 것이다. 디지털(digital) 뇌파기는 한 번 종이에 그려지면 파형으로서만 보존할 수 있던 종래의 아날로그(analogue) 뇌파기에 비해 뇌전위를 수치로 저장한다. 따라서 이 수치를 잘 활용하면 두피뇌파(scalp EEG), strip이나 grid를 통해 기록된 피질뇌파(ECoG), 심부뇌파(depth EEG) 등에서 얻은 정보를 여러 각도에서 분석해 볼 수 있다.

상용화된 뇌파기는 일반적으로 뇌파 파형을 모니터에 구현하는 것이 주된 기능이고, 디지털 기능을 활용한 기종은 FFT(fast Furier transformation)을 통한 주파수, 진폭 분석 기능, FFT 결과로부터 mapping 기능 등을 수행한다. 신호 분석에 활용되는 수많은 분석 이론들이 모두 뇌파 신호 분석에 이용될 수 있다는 점을 고려한다면 디지털 뇌파기를 통해 저장된 뇌파 신호의 활용방안은 앞으로도 다양할 것이다.

7. 임상적 활용

한의학에서는 腦를 髓海라고 하여 精과 밀접한 관계를 가진다고 인식한다. 精은 神의 물질적 기초로서 精의 부족은 곧 神의 실조를 야기한다. 소아의 발달장애나 간질 등의 증상은 선천적인 精의 부족으로 본다. 곧 神의 변화는 뇌의 변화와 밀접하다고 볼 수 있다. 특히 간질에 있어서 뇌파 검사의 비중이 큰 데, 간질을 한의학에서는 癲癎으로 분류한다. 또 간질과 히스테리성 발작과의 차이에 있어서도 腦波의 이상 유무가 판단의 근거로 작용한다. 뇌파는 환자의 정신적 상태를 반영한다. 뇌파에서 α파는 환자의 정신적 안정상태를 파악하는데 중요한 지표가 된다. 따라서 환자가 정신적으로 안정된 상태에 있는지를 파악하는데 뇌파는 중요한 판단지표로 활용될 수 있을 것이다. 뿐만 아니라 치료의 효과를 증명하고 분석할 경우 중요한 지표가 될 수 있다. 이를 통하여 한의학의 치료 분야에 있어서도 그 작용기전을 연구하고 분석하여 이를 임상에 응용함에 있어서 중요한 수단으로서 활용될 수 있다.

REM수면중 뇌파를 분석하면 수면중에 나타나는 세타파에 갑자기 사고를 하는 베타파가 많이 나오는데 위기가 수면중에 내부로 들어와 영기와 섞여 음과 양의 중화하여 피로를 풀어내는 모습으로 볼 수도 있다. 따라서 REM 수면중의 특성, 안구운동, 꿈, 경직 등의 증상과 음양, 영위간 상관관계에 대한 연구도 의미있을 것으로 생각된다.

칠정(喜怒憂思悲恐驚)의 정량적 평가에 뇌파가 활용될 수 있다. 최근 쾌적, 안정된(sedative) 느낌은 알파파의 SEF-50% 지표와, 집중의 정도는 attention index와, 우울성향은 알파파의 비대칭지수와, 각성 및 긴장은 베타파/알파파의 비와 연관 있다는 연구들이 발표되었다. 이를 바탕으로 七情중 喜는 이완, 쾌활, 쾌적과 연관이 있으며, 思는 각성, 집중과 연관이 있다. 이와 같이 기존 연구에 제시된 뇌파지표를 평가함으로서 칠정의 정황을 파악할 수 있다고 사료된다.

최근 기공, 호흡제어훈련이 인체에 다양한 긍정적 반응을 나타낸다는 임상연구가 보고되었다. 특히 호흡제어시 육체적, 정신적 이완효과를 나타내는데, 정신적 이완효과의 지표로서 뇌파가 활용되고 있다. 현재까지 연구에 의하면 정신적 이완시 알파파가 증가한다고 보고되었다. 그러므로 호흡제어뿐만 아니라 침구치료, 약물치료 등의 한의학의 치료방법을 활용하여, 한의학적 치료를 통한 정신적 이완의 평가도구로서 뇌파를 활용하는 방안이 강구되어야 할 것이다.

참고문헌

1. 江部允, 本間伊佐子, 이창섭, 노재영. 腦波學 入門. 하나의학사. 1997.
2. 윤중수. 뇌파학개론. 고려의학. 1999.
3. 김영배, 김대식. 뇌파와 유발전위의 지형학적 영상. 고려의학. 1999.
4. 韓善浩, 齊藤章二. 臨床腦波. 일조각. 1992.
5. Saletu B, Anderer P, Saletu M, Hauer C, Lindeck-Pozza L, Saletu-Zyhlarz G. EEG mapping, psychometric, and polysomnographic studies in restless legs syndrome (RLS) and periodic limb movement disorder (PLMD) patients as compared with normal controls. Sleep Med. 2001 Sep;2(5):407-16.
6. Yao D. Computation for the implicit components of ERP in attention. Brain Topogr. 2003 Fall;16(1):65-70.
7. De Gennaro L, Ferrara M. Sleep spindles: an overview. Sleep Med Rev. 2003 Oct;7(5) :423-40.
8. Dumenko VN, Kozlov MK. Studies of selective attention in dogs using the coherence-phase characteristics of cortical potentials over a wide range of frequencies, 1-220 Hz. Neurosci Behav Physiol. 2003 Jul;33(6):543-54.
9. Fernández T, Herrera W, Harmony T, Díaz-Comas L, Santiago E, Sánchez L, Bosch J, Fernández-Bouzas A, Otero G, Ricardo-Garcell J, Barraza C, Aubert E, Galán L, Valdés R. EEG and behavioral changes following neurofeedback treatment in learning disabled children. Clin Electroencephalogr. 2003 Jul;34(3):145-52.
10. Swainson R, Cunnington R, Jackson GM, Rorden C, Peters AM, Morris PG, Jackson SR. Cognitive control mechanisms revealed by ERP and fMRI: evidence from repeated task-switching. J Cogn Neurosci. 2003 Aug 15;15(6):785-99.
11. Alfimova M, Uvarova L. Cognitive peculiarities in relatives of schizophrenic and schizoaffective patients: heritability and resting EEG-correlates. Int J Psychophysiol. 2003 Sep;49(3):201-16.
12. Merica H, Fortune RD. A unique pattern of sleep structure is found to be identical at all cortical sites: a neurobiological interpretation. Cereb Cortex. 2003 Oct;13(10):1044-50.
13. Koelsch S, Grossmann T, Gunter TC, Hahne A, Schröger E, Friederici AD. Children processing music: electric brain responses reveal musical competence and gender differences. J Cogn Neurosci. 2003 Jul 1;15(5):683-93.
14. Gunter TC, Wagner S, Friederici AD. Working memory and lexical ambiguity resolution as revealed by ERPs: a difficult case for activation theories. Cogn Neurosci. 2003 Jul 1;15(5):643-57.
15. Laufs H, Krakow K, Sterzer P, Eger E, Beyerle A, Salek-Haddadi A, Kleinschmidt A. Electroencephalographic signatures of attentional and cognitive default modes in spontaneous brain activity fluctuations at rest. Proc Natl Acad Sci U S A. 2003 Sep 16;100(19):11053-8. Epub 2003 Sep 04.
16. Clarke AR, Barry RJ, McCarthy R, Selikowitz M, Clarke DC, Croft RJ. Effects of stimulant medications on children with attention-deficit/hyperactivity disorder and excessive beta activity in their EEG. Clin Neurophysiol. 2003 Sep;114(9):1729-37.
17. Rajna P, Csibri E, Pal I, Szelenberger W. Task related difference EEG spectrum—a new diagnostic method for neuropsychiatric disorders. Med Hypotheses. 2003 Sep;61(3):390-7.

18. Vaughan TM, Heetderks WJ, Trejo LJ, Rymer WZ, Weinrich M, Moore MM, Kübler A, Dobkin BH, Birbaumer N, Donchin E, Wolpaw EW, Wolpaw JR.. Brain-computer interface technology: a review of the Second International Meeting. IEEE Trans Neural Syst Rehabil Eng. 2003 Jun;11(2):94-109.
19. Shestakova A, Huotilainen M, Ceponiene R, Cheour M. Event-related potentials associated with second language learning in children. Clin Neurophysiol. 2003 Aug;114(8):1507-12.
20. Salinsky MC, Oken BS, Storzbach D, Dodrill CB. Assessment of CNS effects of antiepileptic drugs by using quantitative EEG measures. Clin Neurophysiol. 2003 Aug; 114(8):1497-506.
21. Aydin K, Okuyaz C, Serdaroğlu A, Gücüyener K. Utility of electroencephalography in the evaluation of common neurologic conditions in children. J Child Neurol. 2003 Jun;18(6):394-6.
22. Mattia D, Spanedda F, Babiloni F, Romigi A, Marciani MG. Quantitative EEG patterns following unilateral stroke: a study in chronic stage. Int J Neurosci. 2003 Apr;113(4):465-82.
23. Dimpfel W, Wedekind W, Keplinger I. Gender difference in electrical brain activity during presentation of various film excerpts with different emotional content. Eur J Med Res. 2003 May 30;8(5):192-8.
24. Egner T, Gruzelier JH. Ecological validity of neurofeedback: modulation of slow wave EEG enhances musical performance. Neuroreport. 2003 Jul 1;14(9):1221-4.
25. Ciçek M, Nalçaci E, Kalaycioglu C. Line bisection task performance and resting EEG alpha power. Int J Neurosci. 2003 Jun;113(6):849-66.
26. Rusalova MN, Kostyunina MB, Kulikov MA. Spatial distribution of coefficients of asymmetry of brain bio-electrical activity during the experiencing of negative emotions. Neurosci Behav Physiol. 2003 Sep;33(7):703-6.
27. Erik Everhart D, Demaree HA, Wuensch KL. Healthy high-hostiles evidence low-alpha power (7.5-9.5Hz) changes during negative affective learning. Brain Cogn. 2003 Aug;52(3):334-42.
28. Wacker J, Heldmann M, Stemmler G. Separating emotion and motivational direction in fear and anger: effects on frontal asymmetry. Emotion. 2003 Jun;3(2):167-93.
29. Schupp HT, Junghöfer M, Weike AI, Hamm AO. Attention and emotion: an ERP analysis of facilitated emotional stimulus processing. Neuroreport. 2003 Jun 11;14(8):1107-10.
30. Schmidt LA, Trainor LJ, Santesso DL. Development of frontal electroencephalogram (EEG) and heart rate (ECG) responses to affective musical stimuli during the first 12 months of post-natal life. Brain Cogn. 2003 Jun;52(1):27-32.
31. Roky R, Chapotot F, Benchekroun MT, Benaji B, Hakkou F, Elkhalifi H, Buguet A. Daytime sleepiness during Ramadan intermittent fasting: polysomnographic and quantitative waking EEG study. J Sleep Res. 2003 Jun;12(2):95-101.
32. Jausovec N, Jausovec K. Spatiotemporal brain activity related to intelligence: a low resolution brain electromagnetic tomography study. Brain Res Cogn Brain Res. 2003 Apr;16(2):267-72.
33. Aftanas LI, Varlamov AA, Reva NV, Pavlov SV. Disruption of early event-related theta synchronization of human EEG in alexithymics viewing affective pictures. Neurosci Lett. 2003 Apr 3;340(1):57-60.
34. Streit M, Brinkmeyer J, Wölwer W, Gaebel W. EEG brain mapping in schizophrenic patients and healthy subjects during facial emotion recognition. Schizophr Res. 2003 May 1;61(1):121-2.
35. Eger E, Jedynak A, Iwaki T, Skrandies W. Rapid extraction of emotional expression: evidence from evoked potential fields during brief presentation of face stimuli. Neuropsychologia. 2003;41(7):808-17.
36. Buss KA, Schumacher JR, Dolski I, Kalin NH, Goldsmith HH, Davidson RJ. Right frontal brain activity, cortisol, and withdrawal behavior in 6-month-old infants. Behav Neurosci. 2003 Feb;117(1):11-20.
37. Baving L, Laucht M, Schmidt MH. Frontal EEG correlates of externalizing spectrum behaviors. Eur Child Adolesc Psychiatry. 2003 Jan;12(1):36-42.
38. Anderer P, Semlitsch HV, Saletu B, Saletu-Zyhlarz G, Gruber D, Metka M, Huber J, Gräser T, Oettel M. Effects of hormone replacement therapy on perceptual and cognitive event-related potentials in meno-pausal insomnia. Psychoneuroendocrinology. 2003 Apr;28(3):419-45.
39. Sebastiani L, Simoni A, Gemignani A, Ghelarducci B, Santarcangelo EL. Human hypnosis: autonomic and electroencephalographic correlates of a guided multimodal cognitive-emotional imagery. Neurosci Lett. 2003 Feb 20;338(1):41-4.

40. Morse DR. Brain wave synchronizers: a potential tool for reducing dental stress and anxiety. Dent Today. 2000 Oct;19(10):118-20, 122-5.
41. Schutter DJ, van Honk J, d'Alfonso AA, Peper JS, Panksepp J. High frequency repetitive transcranial magnetic over the medial cerebellum induces a shift in the prefrontal electroencephalography gamma spectrum: a pilot study in humans. Neurosci Lett. 2003 Jan 16;336(2):73-6.
42. Neuper C, Müller GR, Kübler A, Birbaumer N, Pfurtscheller G. Clinical application of an EEG-based brain-computer interface: a case study in a patient with severe motor impairment. Clin Neurophysiol. 2003 Mar;114(3):399-409.
43. Drury I, Smith B, Li D, Savit R.. Seizure prediction using scalp electroencephalogram. Exp Neurol. 2003 Nov;184 Suppl 1:9-18.
44. Fonseca LC, Tedrus GM, Martins SM, Gibert MA, Antunes Td Tde A, Laloni DT. Quantitative electroencephalography in healthy school-age children: analysis of band power. Arq Neuropsiquiatr. 2003 Sep;61(3B):796-801. Epub 2003 Oct 28. Portuguese.
45. Umegaki N, Hirota K, Kitayama M, Yatsu Y, Ishihara H, Mtasuki A. A marked decrease in bispectral index with elevation of suppression ratio by cervical haematoma reducing cerebral perfusion pressure. J Clin Neurosci. 2003 Nov;10(6):694-6.
46. Poyares D, Guilleminault C, Rosa A. Sleep and EEG power spectrum in post encephalitis hypersomnia: a case report. Sleep Med. 2002 Mar;3(2):155-8.
47. Röschke J, Mann K. The sleep EEG's microstructure in depression: alterations of the phase relations between EEG rhythms during REM and NREM sleep. Sleep Med. 2002 Nov;3(6):501-5.
48. Paradoxial EEG changes accompanying aromatic hydrocarbon supersensitivity: A clinical case study. Arch Clin Neuropsychol. 1991;6(3):227-228.
49. Neuropsychological patterns of attention in developmental learning disorders and EEG variants: Case studies. Arch Clin Neuropsychol. 1991;6(3):174.
50. Mandelbaum DE, Krawciw N, Assing E, Ostfeld B, Washburn D, Rosenfeld D, Hiatt M, Hegyi T. Quantitative EEG with topographic mapping in traumatic brain injury. Arch Clin Neuropsychol. 1999 Nov;14(8):773.
51. Lo PC, Huang ML, Chang KM. EEG alpha blocking correlated with perception of inner light during zen meditation. Am J Chin Med. 2003;31(4):629-42.
52. Ponomareva NV, Selesneva ND, Jarikov GA. EEG alterations in subjects at high familial risk for Alzheimer's disease. Neuropsychobiology. 2003;48(3):152-9.
53. Adler G, Hey W, Achenbach C, Kinzer A. Pretreatment interhemispheric EEG coherence is related to seizure duration in right unilateral electroconvulsive therapy. Neuropsychobiology. 2003;48(3):143-5.
54. Domino EF. Effects of tobacco smoking on electroencephalographic, auditory evoked and event related potentials. Brain Cogn. 2003 Oct;53(1):66-74.
55. Gasser T, Rousson V, Schreiter Gasser U. EEG power and coherence in children with educational problems. J Clin Neurophysiol. 2003 Jul-Aug;20(4):273-82.
56. Fingelkurts A, Fingelkurts A, Krause C, Kaplan A, Borisov S, Sams M. Structural (operational) synchrony of EEG alpha activity during an auditory memory task. Neuroimage. 2003 Sep;20(1):529-42.
57. Caplan JB, Madsen JR, Schulze-Bonhage A, Aschenbrenner-Scheibe R, Newman EL, Kahana MJ. Human theta oscillations related to sensorimotor integration and spatial learning. J Neurosci. 2003 Jun 1;23(11):4726-36.
58. Wang WW, Li JC, Wu X. Quantitative EEG effects of topiramate. Clin Electroencephalogr. 2003 Apr;34(2):87-92.
59. Hansen ES, Prichep LS, Bolwig TG, John ER. Quantitative electroencephalography in OCD patients treated with paroxetine.Clin Electroencephalogr. 2003 Apr;34(2):70-4.
60. Nishimura FT, Fukunaga T, Yokomukai Y, Kajiura H, Ono T, Nishijo H. Age-dependent changes in electroencephalographic responses to alcohol consumption in subjects with aldehyde dehydrogenase-2 genetic variations. Alcohol Clin Exp Res. 2003 May;27(5):841-8.
61. Sebastiani L, Simoni A, Gemignani A, Ghelarducci B, Santarcangelo EL. Autonomic and EEG correlates

of emotional imagery in subjects with different hypnotic susceptibility. Brain Res Bull. 2003 Apr 15;60(1-2):151-60.

62. Newton TF, Cook IA, Kalechstein AD, Duran S, Monroy F, Ling W, Leuchter AF. Quantitative EEG abnormalities in recently abstinent methamphetamine dependent individuals. Clin Neurophysiol. 2003 Mar;114(3):410-5.
63. Strijkstra AM, Beersma DG, Drayer B, Halbesma N, Daan S. Subjective sleepiness correlates negatively with global alpha (8-12 Hz) and positively with central frontal theta (4-8 Hz) frequencies in the human resting awake electroencephalogram. Neurosci Lett. 2003 Apr 3;340(1):17-20.
64. Alegre M, Gurtubay IG, Labarga A, Iriarte J, Malanda A, Artieda J. Alpha and beta oscillatory changes during stimulus-induced movement paradigms: effect of stimulus predictability. Neuroreport. 2003 Mar 3;14(3):381-5.
65. Sochurkova D, Rektor I. Event-related desynchronization/synchronization in the putamen. Exp Brain Res. 2003 Apr;149(3):401-4. Epub 2003 Feb 13.
66. Müller V, Lutzenberger W, Preissl H, Pulvermüller F, Birbaumer N. Complexity of visual stimuli and non-linear EEG dynamics in humans. Brain Res Cogn Brain Res. 2003 Mar;16(1):104-10.
67. Cacace AT, McFarland DJ. Spectral dynamics of electroencephalographic activity during auditory inRelated Articles, LinksCacace AT, McFarland DJ.formation processing. Hear Res. 2003 Feb;176(1-2):25-41.
68. Chang PF, Arendt-Nielsen L, Graven-Nielsen T, Chen AC. Psychophysical and EEG responses to repeated experimental muscle pain in humans: pain intensity encodes EEG activity. Brain Res Bull. 2003 Feb 15;59(6):533-43.
69. Clarke AR, Barry RJ, McCarthy R, Selikowitz M, Clarke DC, Croft RJ. EEG activity in girls with attention-deficit/hyperactivity disorder. Clin Neurophysiol. 2003 Feb;114(2):319-28.
70. Puoliväli J, Björklund M, Holmberg M, Ihalainen JA, Scheinin M, Tanila H. Alpha 2C-adrenoceptor mediated regulation of cortical EEG arousal. Neuropharmacology. 2002 Dec;43(8):1305-12.
71. Brismar T, Hyllienmark L, Ekberg K, Johansson BL. Loss of temporal lobe beta power in young adults with type 1 diabetes mellitus. Neuroreport. 2002 Dec 20;13(18):2469-73.
72. Caldwell JA, Prazinko B, Caldwell JL. Body posture affects electroencephalographic activity and psychomotor vigilance task performance in sleep-deprived subjects. Clin Neurophysiol. 2003 Jan;114(1):23-31.

위전도

EGG; electrogastrography

요약

위전도 검사는 위장에서 생성되는 낮은 주파수(분당 3~12회)의 전기신호를 검출하여 위장의 기능을 평가하는 검사이다. 심장과 유사하게 위장도 위장내에 pacemaker를 지니고 있다. 여기에서부터 일정한 간격으로 전기신호가 생성되며 이 신호에 의해 위장은 천천히 운동한다. 신호의 강도 및 주파수는 보다 상위 단계의 자율신경조절과 직접적인 연관을 지닌다. 일반적으로 식사후 위전도신호는 증가하는데 기능성 소화장애 환자에 있어서 식사후 위전도신호 증가 정도가 정상인에 비해 감소한다고 보고되었으며, 변증 및 침구치료와 위전도 신호간 상관성에 대한 연구도 최근 진행되었다. 위전도 검사는 승강기능 등의 평가에 활용된다.

1. 개요

위 운동은 위 근육의 전기적 활동(위 근전 활동, gastric myoelectrical activity)에 의한 위 수축으로 이루어진다. 위 근전 활동은 서파(slow wave, electric control wave)와 극파(spike wave, electric response wave)로 이루어져 있다. 내장 평활근의 안정시 막전압은 일정한 파동(-50~ -60)을 나타내고 전압차가 5~15이며, 빈도는 3~12 회/분이다. 이러한 율동성 탈분극을 서파라 하며 이는 Na^{+}pump 활성도의 변화에 기인한다. 내장 평활근의 막전압은 안정시 계속적으로 변동되지만, 그 정도가 미약해 근육을 수축시키지 못한다. 그러나 탈분극시 다량의 Ca^{++}과 소량의 Na^{+}가 세포내로 유입되어 역치를 넘어서면 활동전압(spike potential), 즉 극파가 형성되면서 근수축이 유도되어 연동운동을 일으키게 된다. 위서파는 위체부의 근위부 1/3 지점과 원위부 2/3 지점 경계 부위의 대만부 근처에 있는 pacemaker에서 발생한 전기적인 신호로서, 나선형으로 유문부 쪽으로 진행된다. 극파는 음식물 섭취와 같은 자극이 있을 때 일어난다. 위 전정부의 수축과 직접 관련이 있는 것은 극파이고 서파는 수축의 빈도와 진행만을 조절하게 된다〈그림 1〉.

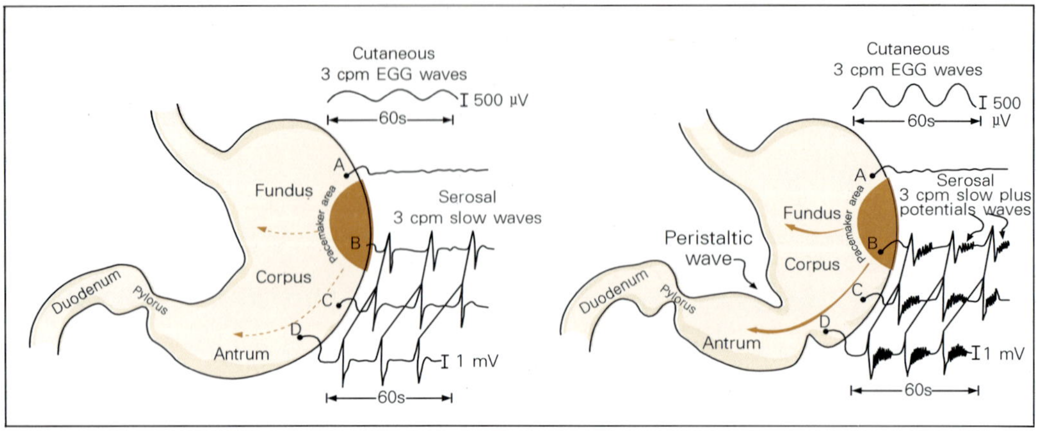

그림 1. 안정기 위 근전 활동(좌), 수축기 위 근전 활동(우)

위서파는 정상인에서 식후에 증가하며, 심장의 부교감신경의 활동과 일치하는데 이는 식후 위장 부위에 미주신경 활동성이 증가하기 때문이다. 위장의 교감 신경은 차단되어도 위 운동에 변화가 없으나 미주 신경이 차단된 후에는 위서파가 사라져 위 운동이 현저히 감소한다. 교감신경과 부교감신경의 균형 여부가 위 부정맥(gastric arrhythmia)의 발생에 관여하는 것으로 알려져 있다.

위전도는 20세기 전반, Walter Alvarez, Harrison Tumpeer, R. C. Davis가 각각 독립적으로 발견했다. 1921년 Alvarez는 복벽이 얇은 어떤 중년 여성의 상부 위장의 연동 운동을 육안으로 3분간 관찰하여 최초의 인간 위전도를 기록하였는데 3cycles/min(cpm)으로, 정상 위서파와 일치하는 것이었다. 1926년 Tumpeer는 유문 협착증을 가진 5주된 유아의 위전도를 측정했으며 위의 수축으로 복부 피부의 위치가 불일치할 것을 고려해 복부가 아닌 사지 유도(limb leads)를 이용하였다. 1957년 Davis는 환자에게 금속 공을 삼키게 하고 그 움직임을 금속 탐지기로 추적함으로써 위전도 기록의 정량화를 위한 최초의 방법을 개발하였다. 1960년대에 Davis의 실험실 학생 Stevens와 Worrall은 고양이 위의 장막 표면으로부터의 스트레인 게이지 기록과 위전도 신호 기록을 동시에 측정, 두 지점에서의 주파수를 비교하였는데 매우 높은 상관관계가 발견되었다. 또한 이들의 초당 일회 신호들을 디지털화 했는데, 이는 위전도 Fourier 분석이라 할 수 있다. 1962년 Sobakin, Smirnov, 그리고 Mishin은 164명의 환자와 61명의 건강한 사람들로부터 위전도를 기록하고, 위궤양은 위전도에 어떤 영향도 주지 않지만 유문 협착증은 진폭을 2배로 만들며 위암은 일반적 3cpm 리듬을 파괴한다고 보고했는데 이는 위전도 최초의 임상 연구이다. 1968년 Nelson과 Kohatsu는 피부 위전도는 위의 평활근 수축을 반영하는 것이 아니라 위의 서파를 반영한다고 주장하였다. 1980년 Smout와 van der Schee, Grashius는 위전도의 진폭이 위 수축이 일어날 때 증가한다고 했으며, 위전도 자료에 대개 사진 변화에 따른 주파수 분포를 나타내는 연속 스펙트럼 분석(RSA; running spectral analysis)을 활용하였다.

2. 검사방법

1) 위전도(EGG) 검사의 종류

위 활동의 이상 여부를 알기 위하여 실험용이나 임상용으로 현재까지 알려진 측정 방법 중 가장 일반적으로 시행되는 것이 위 근전 활동을 기록하는 위전도 검사이다. 위전도 신호를 검출하는 방법에는 개복하여 위장막에 직접 전극을 꽂고 검사를 하는 장막 위전도(serosal EGG)와 suction electrode를 구강을 통해 위내에 넣고 흡인하여 위 점막에 부착한 뒤 검사하는 점막 위전도(mucosal EGG), 복부 피부에 전극을 부착하고 검사하는 피부 위전도(cutaneous EGG)가 있다. 개복 수술이 필요한 장막 위전도와 흡인 전극을 이용하는 점막 위전도는 침습적이고, 일반적으로 시행하기 어려우며, 진행 중인 위의 활동을 방해할 가능성이 있는 반면, 피부 위전도는 방법이 비교적 간단하고 비침습적으로 환자에게 고통이 없으며 식사 전후의 위 근전 활동의 변화를 측정할 수 있는 장점이 있으므로 일반적으로 많이 활용되고 있다.

2) 위전도 시스템

위전도 시스템은 아날로그 신호 처리 부분과 디지털 신호 처리 부분으로 나누어지는데, 아날로그 신호 처리시 피부전극으로부터 입력된 신호는 차등 증폭 및 기저선 변동 자동 조절부를 통과하여 고배율 증폭기를 거쳐 저역 및 고역 filtering을 하여 A/D 변환기(Analog/Digital converter)까지 전송된다. 위전도 신호의 범위인 0.5~9cpm은 주파수로 변환하면 0.0~0.15Hz로 매우 낮은 주파수이며, 0.14Hz의 매우 좁은 대역을 가지는 신호이며 10~100μV의 매우 작은 신호이다. 그러므로 잡음의 영향을 크게 받게 때문에 잡음을 제거하기 위한 filtering을 필요로 한다. 또한 고증폭 회로에서는 신호 대 잡음의 비율을 높이기 위해 여러 번에 걸쳐 증폭한다. 전체 증폭율은 약 39,000배이고 10~100 μV의 신호는 0.39V~ 3.9V의 출력 신호가 된다. 디지털 신호처리 부분은 A/D변환기를 통해서 출력되는 위전도 신호를 저장 장치에 저장하는 부분과 이 데이터를 스펙트럼 분석을 하는 부분으로 나누어진다. 스펙트럼 분석에는 파워스펙트럼 분석(PSA; power spectral analysis), 연속 스펙트럼 분석(RSA; running spectral analysis), 적응 스펙트럼 분석(ASA; adaptive spectral analysis)이 있다. 파워스펙트럼 분석은 주파수의 분석이 가능하고 연속 스펙트럼 분석은 주파수 분석뿐만 아니라 시간에 따른 주파수의 변화를 알 수 있다. 적응 스펙트럼 분석은 주파수에 대한 해상도를 높여서 주파수의 변화를 더 정확히 관찰할 수 있으므로 짧은 기간의 비정상 리듬을 검출하는데 유리하다. 이중 일반적으로 연속 스펙트럼 분석이 널리 쓰인다〈그림 2〉.

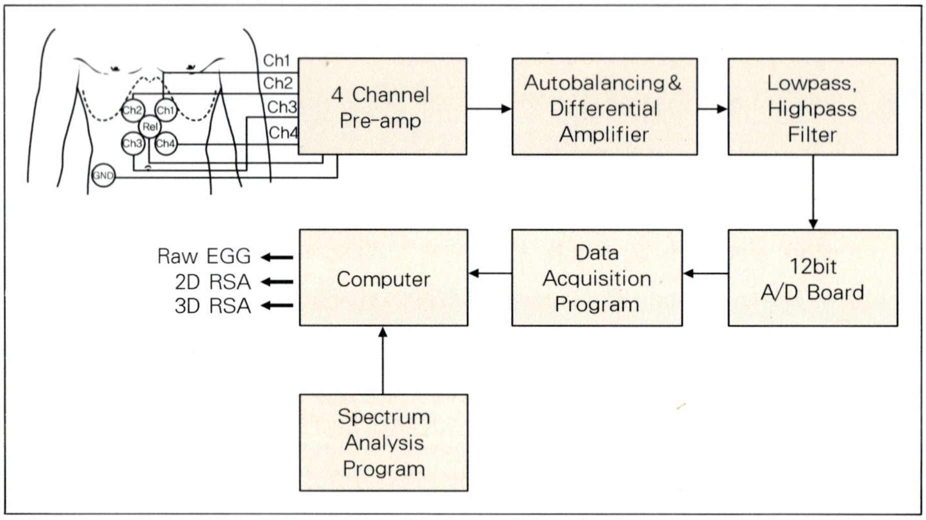

그림 2. 4-채널 위전도 시스템

3) 위전도 분석영역

사람의 위전도 신호는 위서맥(bradygastria), 정상 위서파, 위빈맥(tachygastria)으로 구분한다. 이때 위서맥은 0.5~2.4cpm, 정상 위서파는 2.4~3.7cpm, 그리고 위빈맥은 3.7~9cpm의 범위를 말한다〈표 1〉.

표 1. 주파수 범위에 따른 위전도 분석영역

	Component	Frequence(cpm)
Valid signal	Bradygastria Normal slow wave Tachygastria Gastric arrhythmia	0.5~2.4 2.4~3.7 3.7~9
Noise	Respiration Motion artifacts EKG Small intestinal interference	12~24 Whole range 60 9~12

3. 평가지표

1) 위전도 파워의 주파수 대역별 비율(%) 분포

일정 시간 동안의 특정 주파수 대역 파워의 합을 동일 시간 동안의 총주파수 범위(1-15cpm) 파워의 합으로 나누고 100%를 곱한다. 총 위전도 파워의 비율 분포는 위서맥, 정상 위서파, 위빈맥, 잡음의 각 주파수 대역으로 계산된다. 위전도의 파워는 진폭의 크기 및 리듬의 규칙성을 반영한다. 즉 진폭이 증가할수록 또한 리듬이 규칙적일수록 파워는 증가한다〈식 1〉.

식 1
$$\frac{\sum \textit{ of x frequency band power}}{\textit{Total power}} \times 100\ \%$$

2) 일정 주파수 대역에 있는 주 주파수를 가진 시간의 비율(%)

주 위전도 주파수가 일정 주파수(예를 들어 2-4cpm의 정상 위서파) 범위 안에 있는 시간의 비율을 계산한다〈식 2〉.

식 2
$$\frac{\textit{Time with x dominant frequency}}{\textit{Total time}} \times 100\ \%$$

3) 파워 비(Power ratio)

특정 검사나 치료법 이후, 일정 주파수(cpm) 대역에 있는 위전도 파워를 기준 기간 동안 그 동일한 주파수 대역에 있는 위전도 파워와 비교한 값이다. 이는 일반적으로 위 수축력을 반영한다〈식 3〉.

식 3
$$\frac{\textit{EGG power after test}}{\textit{EGG power before test}}$$

4) 주 주파수의 불안정 계수(Dominant frequency instability coefficient)

각 기간의 연속 스펙트럼 분석에서 구한 주 주파수의 평균에 대한 표준 편차의 비로 정한다. 즉, 특정 시간 동안 얼마나 많은 주 주파수의 변화가 일어났는지를 반영하는 것이다〈식 4〉.

식 4 $\dfrac{\textit{Standard deviation of x dominant frequences}}{\textit{Mean of x dominant frequences}}$

4. 임상적 활용

1) 위 운동 약물과 치료효과의 검증

위 활동에 관한 약물의 효과를 평가하는데 있어 위전도는 위 근전 활동을 측정하므로 유용하게 이용될 수 있다. 대표적인 위 운동 촉진제인 cisapride는 여러 논문에서 기능성 소화불량 환자의 비정상적 위 근전 활동의 증상 완화와 개선에 기여한다고 하였고, cisapride보다 omeprazole이 더 효과가 있다는 결과도 있다. erythromycin이 위전도 검사 후 위운동 촉진에 효과가 있었다는 연구와 함께, 정맥 투여시 소량으로도 다용량 투여와 동일한 효과를 보인다는 보고가 있다.

2) 위 기능 상태와 질환의 진단

소아의 비정상적 위전도 소견은 위배출의 지연을 나타내고, 복통과 관련이 있어 소화불량증의 정량적 평가가 가능하다고 하였으며, 위장의 팽창은 위서파의 주파수를 줄이고 위서맥성 부정맥(bradyarrhythmia)을 촉진시키지만, 위서파의 진폭은 바뀌지 않는 연구보고가 있었다. 위마비 환자에 있어서도 3cpm의 위서파가 나타나지만 피크 파워가 감소된다. 위 마비 환자의 위전도와 위 배출과의 관계를 분석한 결과, 위전도 리듬과 진폭 이상의 환자는 모두 위 배출이 지연됨이 발견되었다. 위배출 지연환자는 정상 위서파의 비율(%)이 낮고 식후 주주파수와 진폭 증가율 역시 비교적 낮다. 식후 위전도 수치의 변화는 위 마비 환자의 위배출 지연을 예측할 수 있는데, 그 중 위운동리듬 이상의 예측률이 78%이며, 진폭 이상의 예측률은 75%였다.

3) 멀미증에의 응용

멀미구토시 위전도의 정상 3cpm의 주파수가 감소하고 위빈맥이 증가한다.

4) 기타 질환의 병인 병기 분석

위 관련 조직의 질환에 위전도를 이용하여 병리 분석에 이용한 연구들도 있다. 위 식도 역류증(GERD; gastroesophageal reflux disease) 환자의 위전도 검사는 정상소견을 보이지만, 구토증이 동반된 GERD환자는 위 부정맥을 보이는데, 이는 식도에의 위산 침범과 연관이 있다.

과민성 대장 증후군(IBS; irritable bowel syndrome)환자의 REM(rapid eye movement) 수면 기간이 길다는 것은 이미 알려져 있다. 정상인은 수면 전에서 non-REM 수면까지의 위전도 주 주파수의 진폭은 감소하고, non-REM 수면에서 REM 수면까지의 위전도 주 주파수의 진폭은 증가한다. 그러나 IBS 환자는 위전도상의 이러한 변화가 없다. REM수면은 자율신경과 관계가 있으므로 IBS 환자는 자율신경 계통의 내적 변화가 원인임을 확인할 수 있다.

5) 한의학적 진단에 관한 연구

한의 진단에 있어서 위 기능의 변증 분류와 위전도와의 상관관계를 구하는 연구에 이용되고 있다. 기능성 소화불량 환자의 氣血水 변증과 위 운동성의 상관성 연구에서 기혈수 변증 증후가 소화불량과 위근전 활동에 연계되어 있으며, 허실 진단과의 상관성 연구에서는 기능성 소화불량 환자의 통증은 실증을 반영하고, 식후 부정맥이 이와 관계있다고 하였다.

6) 한약의 효과에 관한 연구

한약의 효능을 검증하는 도구로서의 위전도 활용에 관한 연구는 특히 활발히 진행되고 있는데, 당뇨병 2형의 위 마비 환자 군에게 凉潤 通絡시키는 약물을 투여한 후 cisapride를 투여한 환자 군과의 대조실험을 하여 위전도 리듬에 있어서 두 군 모두 현저히 개선되었다고 하였으며, 기능성 소화불량 환자에게 和胃 capsule을 투여하여 위전도 검사를 한 결과, 위 부정맥이 감소하였다. 肝鬱脾虛型 기능성 소화 불량 환자군에 있어서 식후 위전도 평균 진폭과 주 주파수가 감소하였으나, 加味逍遙散을 투여한 후 현저히 개선되었다는 보고도 있었다.

7) 침구의 효과에 관한 연구

침구의 효능에 관한 위전도 활용 연구도 많았는데 기능성 소화불량 환자에게 足三里, 內關, 中脘에 자침 시술을 한 군 1조와 cisapride를 투여한 군 2조, marzulene 과립을 투여한 군 3조와의 대조군 실험에서 위전도 검사상, 1조와 2조군은 치료후 위전도 주 주파수와 위서맥이 개선되었다. 당뇨성 소화 불량 환자에게 침 시술시 자침의 강도를 강, 중, 약으로 나눈 군과 혈당 강하제를 복용시킨 환자 군과의 대조군 실험에서 자침 군에서 각각 85.0%, 95.0%, 85.0%가, 대조군에서는 65.0%가 위전도 주 주파수와 진폭이 증가하는 결과를 보였다.

8) 기타

한약과 침구 이외의 한방 요법을 위 기능과 관련된 질환에 실시한 후 그 효능의 검증에 위전도를 이용한 연구도 있었다. 內關穴의 지압이 정상인 위 근전 활동에 미치는 영향에 관한 연구에서 지압과 휴식을 1분씩 교대로 30분간 지압을 했더니 시술 전에 비해 정상 위서파의 비율이 유의성 있게 증가하였다. 만성 위염 환자들에 胃兪, 中脘, 足三里에 穴位 埋線 요법을 시술한 환자군과 동일 혈위에 자침 시술한 환자와의 대조군 실험에서 두군 모두 위전도의 진폭이 증가하였고, 식후 위전도 주 주파수가 개선되었으며, 위전도상 두 군의 유의한 차이는 없었다.

5. 위전도의 향후 전망

향후 위전도 소견과 위의 운동기능 및 상부 위장관 증상간 상관성에 대한 임상연구가 추가로 진행되어야 할 것이다. 비정상적 위전도는 비정상적 위 운동을 의미하지만 위전도가 정상이라고 해서 위 운동이 정상이라고 단정할 수는 없으므로 여러 분석 지표들에 대한 임상적 의의를 정립하고 새롭고 유용한 지표의 추가 개발이 필요하다. 위전도는 현존하는 위 기능의 동태적 진단기로 활용가치가 매우 높으므로 지속적으로 연구하고, 임상에 활용한다면 위 운동과 관련된 의미 있는 정보를 얻을 수 있을 것이다.

| 참고문헌 |

1. 유창용, 이상민, 남기창, 송철규, 김덕원. 4채널 위전도 시스템의 개발 및 유용성. J. Biomed. Eng.Res. 2000;21(6):543-549.
2. Chen JDZ Lin ZY, Pan J, McCallum RW. Abnormal gastric myo-electrical activity and delayed gastric emptying patients with symptoms suggestive of gastroparesis. Dig Dig Sci. 1996;41:1538-1545.
3. Alvarez WC. New methods of studying gastric peristalsis. JAMA. 1922;22: 1281-1284.
4. Tumpeer IH, Blitzsten PW. Registration of peristalsis by the Einthoven galvonometer. Am J Dis Child. 1926;21:454-455.
5. Davis RC, Garafolo L, Gault FP. An exploration of abdominal potentials. J Compar Physiol Psychol. 1957;50:519-475.
6. Davis RC, Garafolo Kveim K. Conditions associated with gastrointestinal activity. J Compar Physiol Psychol Psychol. 1959;52:466-475.
7. Stevens JK, Worrall N. External recording of gastric activity. the electrogastrogram. Physiol Psychol. 1974;2:175-180.
8. Sobakin MA, Smirnov IP, Mishin LN. Electrogastrography. IRE Trans Biomed Electr. 1962;9:129-132.
9. Nelsen TS, Kohatsu S. Cinival electrogastrography and its relationship to gastric surgery. Am H Surg. 1968;116:215-222.

10. K. A. Kelly, C.F. Code and L.R. Elveback. Patterns of canine gastric electric activity. Am J Physiol. 1969; 217:461-470.
11. E. E. Daniel and K. M. Chapman. Electrical Activity of gastrointestinal tract as an indicator of mechanical activity. Am J Dig Dis. 1963;54:54-102.
12. M. P. Papasova, T. Nagai and C. L. Prosser. Two component slow waves in smooth muscle of cat stomach. Am J Physiol. 1968;214: 695-702.
13. Koch KL, Hong SP, Xu L. Reproducibility of gastric myoelectrical activity and water load test in patient with dysmotility like dyspepsia symtoms and in control subjects. J Clin Gastoenterol. 2000;31:125-129.
14. Chen JD, Co E, Liang J, et al. Patterns of gastric myoelectrcal activity in human subjects of different ages. Am J Physiol. 1997;272(5 Pt 1):G1022.
15. Homma S. Correlations between the responses of electrogastrograms, heart rate and respiratory rate to the stress of the mirror drawing test in human subjects. Muscle Res. 2006;42(1):9-19.
16. De Groot GH, de Both PS. Cisapride in functional dyspepsia in general practice. A placebo-controlled, randomized, double-blind study. Aliment Pharmacol Ther. 1997 Feb; 11(1):193-9.
17. Rong Shi ling, LI Dian gui. Effects of Chinese Herbs for Cool moistening and Freeing Collaterals on Serum Gastrin and Surface Electro gastrogram in Patients of Diabetes Mellitus with Gastroparesis. Chinese Journal of Integrated Traditional and Western Medicine. 2004 Nov;24(11):976-8.
18. Ren Ping, Huang Xi. Effect of Modified Xiaoyao Powder on Electrogastrographic Picture and Pharmacokinetic Characteristics of Ferulic Acid in Patients with Functional Dyspepsia of Gan-qi Stagnation with Pi-deficiency Syndrome Type. Chinese Journal of Integrated Traditional and Western Medicine. 2006 May;26(5):398-402.
19. Chen Jian yong, PAN Feng. Effects of Acupuncture on the Gastric Motivity in Patients with Functional Dyspepsia. Chinese Journal of Integrated Traditional and Western Medicine. 2005 Oct;25(10):880-2.
20. Leahy A, Besherdas K, Clayman C, Mason I, Epstein O. Gastric dysrhythmias occur in gastro-oesophageal reflux disease complicated by food regurgitation but not in uncomplicated reflux. Gut. 2001;48(2):212-5.
21. Orr WC, Crowell MD, Lin B, Harnish MJ, Chen JD. Sleep and gastric function in irritable bowel syndrome: der ailing the brain-gut axis. Gut. 1997;41(3):390-3.
22. Rong Shi ling, LI Dian gui. Effects of Chinese Herbs for Cool moistening and Freeing Collaterals on Serum Gastrin and Surface Electro gastrogram in Patients of Diabetes Mellitus with Gastroparesis. Chinese Journal of Integrated Traditional and Western Medicine. 2004 Nov;24(11):976-8.
23. Ren Ping, Huang Xi. Effect of Modified Xiaoyao Powder on Electrogastrographic Picture and Pharmacokinetic Characteristics of Ferulic Acid in Patients with Functional Dyspepsia of Gan-qi Stagnation with Pi-deficiency Syndrome Type. Chinese Journal of Integrated Traditional and Western Medicine. 2006 May;26(5):398-402.
24. Chen Jian yong, Pan Feng. Effects of Acupuncture on the Gastric Motivity in Patients with Functional Dyspepsia. Chinese Journal of Integrated Traditional and Western Medicine. 2005 Oct;25(10):880-2.

임피던스 심장기록

ICG; impedance cardiography

요약

임피던스 심장기록법은 흉부의 전기적 저항 변화를 측정해서 심장의 기계적 특성, 즉 심실박동량, 심근 수축력, 심박출량 등을 측정하는 방법이다. 일반적으로 임상에서 측정되는 혈압과 심박동수(HR; heart rate) 정보는 피검자의 혈행역학적 상태를 알기에는 부족한 데이터이며, 혈류량과 심박출량(CO; cardiac output)의 평가를 통해서 심혈관의 상태를 보다 자세히 알 수 있다. ICG검사는 지속적, 비침습적으로 심박출량을 관찰할 수 있는 검사방법이며, 비용면에서도 효율적이고 사용이 쉬운 편이다. ICG 검사 지표를 통해 심장의 기능뿐만 아니라 혈관저항, 자율신경 활성도 등을 평가할 수 있다. ICG 검사는 순환기능, 활력기능 등의 평가에 활용된다.

1. 개요

임상에서 심혈관계 질환을 가진 환자들을 관찰하기 위해 측정하는 혈압과 심박동수(HR; heart rate)는 피검자의 혈행역학적 상태에 관한 적절한 데이터로는 부족하다. 혈류량, 나아가 심박출량(CO; cardiac output)이 심혈관 능력을 나타낼 수 있는 궁극적인 지표이다. 임피던스 심장기록법이란 피검자 흉부의 전기적 저항 변화를 측정해서 심장의 기계적 특성 즉 심실박동량, 심근 수축력, 심박출량 등을 측정하는 방법이다. 임피던스 심장기록법을 이용해서 심실박동량(SV; stroke volume)을 구할 수 있는데 심박동수와 연계하면 결국 심박출량을 얻을 수 있다. 지속적으로 심박출량을 관찰하기 위한 이상적인 시스템은 비침습적이고, 다목적인 사용이 가능하며, 신뢰성이 높으며 비용면에서 효율적이고 사용이 쉬워야한다. 임피던스 심장기록법(ICG; impedance cardiography)은 이러한 요구조건들을 대부분 만족시키면서 혈행역학기능을 지속적으로 평가할 수 있는 방법이다.

신체 저항 변화를 측정해서 심박출량을 구하기 위한 연구의 역사를 간략히 살펴보면, 1932년 Atzler와 Lehmann 등은 최초로 흉부 전기저항의 변화를 측정해서 심박출량을 구하고자 하였다. 그들의 연구 결과는 심장의 특성을 측정한 것으로 인정되었으나 심박출량의 정량적인 측정을 하지는 못하였다. 1946년 Holzer 등은 환자의 팔과 다리에 부착된 전극에서 측정된 전기저항 신호를 기록하였고, 1959년 Nyboer는 팔과 다리의 혈액 부피변화를 계산하는 혈류 측정법(plethysmography)을 발표했다. 이 방법이 심박출량 계산의 이론적 근거를 제공했다. 1966년 Kubice'k 등은 최초로 실제적인 임피던스 심장기록법을 제안했으며 그 측정 결과를 다른 침습적인 방법들–Fick 방법, 열희석법(thermodilution) 등–과 비교해서 상관계수를 구하였다. 1974년 Kubice'k 등은 이전의 방법을 개선했으며, Sramek 등과 Bernstein 등 역시 Kubice'k의 방법을 개선한 연구를 보고했다. 임피던스 심장기록법의 개선에 관한 연구는 그 이후로도 계속되고 있다.

2. 측정방법

1) 측정원리

인체 조직 중에서 고유저항(resistivity: Ω·cm)이 가장 낮은 혈액이 신체의 어느 부위로 유입되면 그 부위의 임피던스가 감소한다는 것이 임피던스를 이용한 혈류량 측정법의 기본 원리이다. 흉부의 임피던스 변화는 흉부의 기하학적 구조와 각 장기의 고유저항의 변화에 의해서도 발생되지만, 혈액이 임피던스 변화에 가장 큰 영향을 준다. 흉부 대동맥에서의 혈류량은 심장의 수축기(systole)에 증가하는데, 혈액의 고유저항이 다른 장기들에 비해 낮으므로 흉부의 저항은 이완기(diastole)때 보다 감소하게 된다. 한편 흉부 대정맥의 혈류량은 심장의 주기에 관계없이 거의 일정하기 때문에 흉부 혈류량의 변화는 주로 대동맥의 혈류량의 변화에 기인하며, 따라서 흉부 임피던스의 변화 역시 거의 흉부 대동맥 혈류량의 변화에 기인한다. 흉부 임피던스의 변화는 일반적으로 〈그림 1〉과 같이 약한 전류를 흘려주는 전극 2쌍과 흉부 임피던스를 측정하는 전극 2쌍을 목부위와 흉부에 각각 부착해서 측정한다. 임피던스 심장기록 측정에 사용하는 전류는 약한 세기(2.5~4mA)와 높은 주파수(70~100 kHz)를 가진 교류 전류이다.

1966년 Kubice'k 등은 흉부 대동맥에 반영된 심실박동량 SV와 그로 인해 일어난 흉부 임피던스 변화량 △Z 과의 관계를 다음의 〈식 1〉과 같이 정의했다.

식 1

$$SV=\rho_b \frac{L^2}{Z_0^2} \triangle Z$$

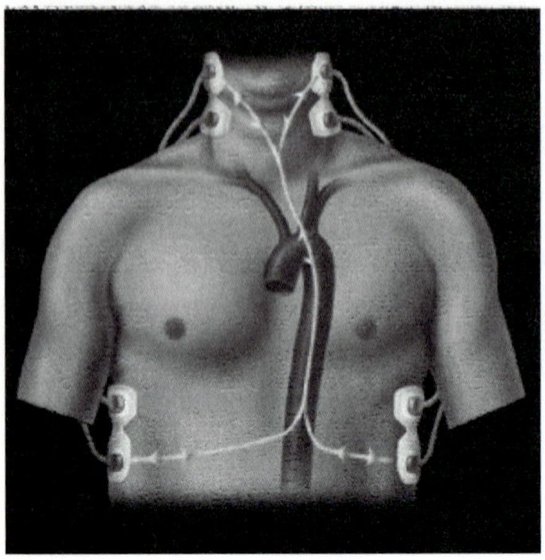

그림 1. 4쌍의 전극을 이용한 임피던스 심장기록법에서의 흉부 임피던스 변화 측정

〈식 1〉에서 ρ_b는 혈액의 고유저항(Ω·cm)이며, L은 임피던스 측정 전극 간의 직선거리(cm), Zo 은 흉부의 기저 임피던스(base impedance, Ω)이다. 이 공식에서 Kubice'k은 흉부를 높이 L의 원통형으로서 가정했다.

1974년 Kubice'k 등은 심실박출량을 정하는데 있어서 〈식 1〉에서 사용된 흉부 임피던스 변화량 △Z 대신 그의 일차 미분값인 dZ/dt를 이용하도록 심실박출량을 〈식 2〉와 같이 정의했다.

식 2 $$SV=\rho_b \frac{L^2}{Z_0^2} LVET(dZ/dt)_{max}$$

Kubice'k의 방법에서 가장 큰 문제점은 심실박동량을 정량화하기 위해서 혈액 고유저항 ρ_b을 결정하는 것이다. ρ_b을 결정하기 위한 여러 연구가 있었지만 좋은 결과를 얻기는 힘들었다. 일반적으로 균일한 부피와 특성의 전도체의 임피던스는 그 길이에 비례하고 단면적에 반비례하기 때문에 인체의 흉부를 높이 L, 단면적 A의 원통으로 가정하는 경우 흉부의 기저 임피던스 Zo는 다음과 같이 표현될 수 있다.

식 3 $$Z_o=\rho_b \frac{L}{A}$$

〈식 2〉의 ρ_b을 제거하기 위해서 〈식 3〉을 〈식 2〉에 대입하면 다음과 같이 정리될 수 있다.

식 4

$$SV = A \cdot L \cdot LVET \cdot \frac{(dZ/dt)_{max}}{Z_o} = V_{th} \cdot LVET \cdot \frac{(dZ/dt)_{max}}{Z_o}$$

〈식 4〉에서 V_{th}는 원통형으로 가정된 흉부의 체적이다. 〈식 4〉로부터 임피던스 심장기록법의 문제점을 명백하게 보여준다. 정확한 심실박동량을 구하기 위해서는 피검자의 흉부 체적을 정확하게 추정해야한다는 것이다. V_{th}의 추정 방법이 현존하는 여러 임피던스 심장기록법의 주요한 차이점이자 핵심기술이다.

Sramek 등과 Bernstein 등은 흉부를 각각 원뿔과 절두체(截頭體) 등으로 모델링하고 새로운 공식을 유도했다. Sramek 등은 성인 자원자들을 대상으로 직접 측정하고 흉부 X-ray를 분석한 결과, 검상 돌기 높이에서 측정되는 흉곽둘레는 임피던스 심장기록법 측정 시 사용되는 전극간의 거리 L의 대략 3배 정도라는 사실을 밝혀냈다. 이러한 사실에 근거해서 흉부를 원뿔로 가정한 후 〈식 4〉에 대입하면 결과는 〈식 5〉와 같다.

식 5

$$SV = \frac{L^3}{4.2} \cdot LVET \cdot \frac{(dZ/dt)_{max}}{Z_o}$$

Sramek 등은 대부분의 성인에서 전극간의 거리 L이 신장의 17%라는 것을 알아내고 임피던스 심장기록법을 이용한 심실박동량의 측정 공식을 다음과 같이 제시했다.

식 6

$$SV = \frac{(0.17H)^3}{4.2} \cdot LVET \cdot \frac{(dZ/dt)_{max}}{Z_o}$$

〈식 6〉에서 H는 피검자의 신장(cm)이다.

Bernstein 등은 Sramek 등의 방법인 〈식 6〉을 수정해서 그들의 방법을 유도하는데 가정되는 이상적인 체형과 피검자의 체형간의 차이를 보정해주는 인자 δ를 고려한 기법(Sramek-Bernstein method)을 제안하고 상업화했다.

2) 임피던스 심장기록법에 영향을 미칠 수 있는 인자

임피던스 심장기록법의 측정 결과에 영향을 미칠 수 있는 요인들 중 우선 고려할 수 있는 것은 피검자의 체형과 이상적인 체형과의 차이이다. 〈식 4〉에서 알 수 있듯이 피검자의 체형이 원통이나 원뿔, 절두체 등 공식 유도시 가정했던 이상적인 체형과 편차가 큰 경우 측정결과의 정확도는 저하된다. 저체중인 경우의 흉부 형태는 원통에 가까우며, 과체중인 경우는 절두체(截頭體)에 가까운 경향이 있다. 체중이 30kg 미만이거나 155kg 이상인 경우는 측정결과가 매우 부정확했다는 연구결과도 있다. Miles와 Gotshall 등은 지방 조직이 근육보다 전기저항이 높으며, 흉부의 둘레가 작은 경우가 큰 경우보다 전기저항이 높기 때문에 여성과 남성을 대상으로 한 측정 결과의 정확도에는 차이가 있을 수 있다고 보고했다. 그 외에도 만성 폐쇄성 폐질환(chromic obstructive lung disease) 등과 같은 폐질환, 지성피부, 호흡곤란, 판막 역류, 수술 등으로 인한 흉부 금속 물질의 존재, 고혈압, 패혈증, 부정맥, 분당 150회 이상의 높은 심장박동, 혹은 심박출량이 분당 2L 이하인 경우 부정확한 측정이 있을 수 있다는 연구결과도 보고되었다.

3) 임피던스 심장기록법의 타당도와 신뢰도

임상에서 심박출량(CO)을 측정하기 위한 현존하는 여러 방법들로서 임피던스 심장기록법 이외에도 열희석법(thermodilution), Fick 방법, 초음파 심장 검진법 등이 있으나, 그 중 열희석법이 가장 표준적인 방법으로서 인정되며 침습적 방식이다. 그러므로 임피던스 심장기록법의 타당도 연구에는 비교 기준 방법으로 열희석법이 가장 광범위하게 사용되었다.

1995년도 이전까지의 임피던스 심장기록법의 타당도에 대한 연구들을 살펴보면, Sramek-Bernstein 방법에 의해서 측정된 심박출량과 열희석법을 이용한 결과를 비교하는 많은 연구가 행해졌는데, 보고된 연구들의 반 수 이상에서 두 방법 간의 상관계수는 0.7 이상이었다. 물론 0.4~0.6 사이의 비교적 낮은 상관계수를 보고한 연구들도 있었다.

그 이후로도 임피던스 심장 기록법의 개선에 관한 여러 연구가 행해졌으며 그 결과, 이전 세대의 임피던스 심장기록법에 비해서 더욱 정확한 데이터를 얻을 수 있었다. 1998년 이후 행해진 임피던스 심장기록법의 타당도에 관한 여러 연구결과를 〈표 1〉에 정리했는데, 임피던스 심장 기록법은 침습적인 심박출량 측정법과 비교했을 때 매우 높은 상관관계와 정확도를 나타내고 있다.

임피던스 심장기록법의 신뢰도에 대한 연구들을 살펴보면, Wilson 등은 Sramek-Berstein 방법을 이용하는 경우 연속된 측정에서 변이계수(coefficient of variation)는 1.2%~15%의 범위에 있었다고 보고했다. 김 등은 임피던스 심장기록법과 열희석법으로 2명의 피검자에게 각각 10분 간격으로 연속적으로 10회 측정한 심실박동량(SV)으로 각 방법의 재현성을 구하였다. 재현성의 평가를 위해 연속된 각 SV로부터 변이계수(CV)-변이계수는 (SV의 표준편차/SV의 평균)×100로 정의됨-를 산출했다. 실험결과 피검자 1에 대한 재현성은 9.32%, 피검자 2의 경우는 3.24%로서, 실험에서 구해진 열희석법 재현성 30%보다 월등했다. Water 등은 혈관우회로술(bypass surgery)을 받은 후 폐동맥에 카테터(catheter)

표 1. 임피던스 심장기록법(ICG)의 타당도 연구 결과

연구대상	저자	파라메터	비교대상	r value	Bias	Precision
HF in ICU	Albert 등[22]	CO	ICG-TD	0.89	0.08	1.38
HF in catheterization lab.	Drazner 등[23]	CO	ICG-Fick	0.73	0.74	1.1
			TD-Fick	0.81	0.75	0.95
			ICG-TD	0.76	0.03	1.1
Mechanical Ventilation	Ziegler 등[24]	CO	ICG-TD	0.89	-0.45	1.2
Post-CABG	Sageman 등[25]	CI	ICG-TD	0.92	0.07	0.40
Post-CABG	Van De Water 등[21]	CO	ICG-TD	0.81	-0.17	1.09
Pulmonary hypertension	Yung 등[26]	CO	ICG-Fick	0.84	-0.24	0.87
			TD-Fick	0.89	-0.19	0.76
			ICG-TD	0.80	-0.43	1.01

HF: heart failure, ICU: intensive care unit, TD: thermodilution,
CABG: coronary artery bypass surgery

를 삽입한 환자들에 대해서 열희석법과 임피던스 심장기록법으로 심박출량을 측정했다. 각각 3번씩 연속으로 측정하고 측정 결과간의 상관계수와 표준편차를 구했는데, 임피던스 심장기록법의 경우 측정 결과간 평균 상관계수는 0.93, 표준편차의 평균은 0.42 L/min으로서, 열희석법의 상관계수 0.83, 표준편차 1.03 L/min보다 우수했다. 이 연구에서 연구자들은 임피던스 심장기록법은 열희석법과 동등한 정도의 측정결과를 보여준다고 결론을 내렸다.

3. 분석

일반적으로 임피던스 심장기록법을 이용해서 피검자를 관찰할 때는 흉부의 임피던스 변화량뿐 아니라 심전도와 혈압을 동시에 측정한다. 〈그림 2〉는 피검자에서 동시에 측정된 심전도(ECG; electrocardiography) 결과와 임피던스 변화량의 일차 미분 dZ/dt의 전형적인 관계를 나타낸다.

〈그림 2〉에서 ECG의 Q점은 심실 탈분극이 시작되는 시점이며, dZ/dt의 파형에서 B점은 대동맥판과 폐동맥판이 열리는 시점이다. C점은 dZ/dt이 최대값을 가지는 시점이자 흉부 임피던스의 변화량이 가장 급격한 시점이다. X점은 대동맥판이 닫히는 시점이며 O점은 승모판이 열리며 심실이 혈액으로 급속하게 채워지는 시점이다. LVET(left ventricular ejection time)은 좌심실에서 대동맥으로 혈액이 박출되는 기간으로서 B점에서 X점까지의 기간이며, PEP(pre-ejection period)는 심실의 탈분극이 일어나기 시작해서 대동맥 밸브가 열리기 전

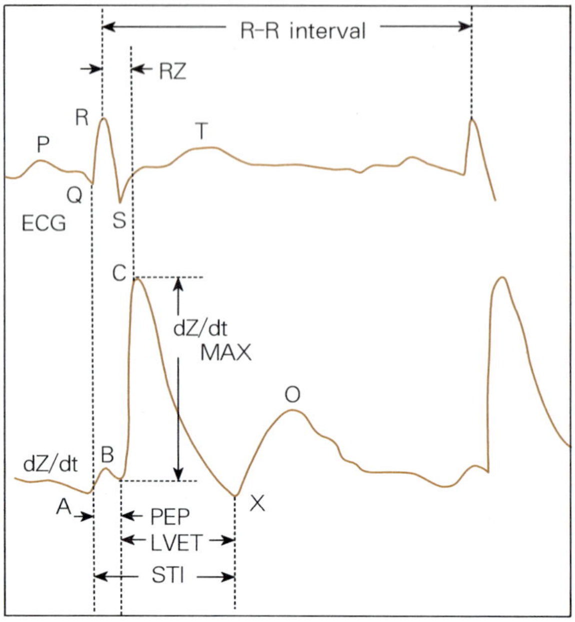

그림 2. 전형적인 심전도와 dZ/dt 파형

까지의 시간 간격으로서 Q점에서 B점까지이다. PEP와 LVET의 합은 STI(systolic time interval)로서 정의된다. 임피던스 심장기록법을 이용해서 직접적으로 측정가능하거나 측정치로부터 계산해서 얻어지는 측정지표들을 표로 정리하면 〈표 2〉와 같다.

〈표 2〉에서 cardiac index나 stroke index에 포함되어 있는 BSA(body surface area)는 피검자의 체표면적으로서, 신장(H)과 체중(W)을 이용하면 〈식 7〉을 구할 수 있다.

식 7 $$BSA = H^{0.725} \times W^{0.425} \times 0.007284$$

V_{th}는 전술한대로 피검자 흉부 체적의 추정치로서, 이용되는 임피던스 심장기록법에 따라 그 추정방식이 다르다. Zo는 thoracic fluid index라고도 하며, 흉부의 기저 임피던스이다. CVP(central venous pressure)는 중심정맥압으로서 흉부 대정맥과 우심방에서의 혈압이며, 기본값으로는 주로 6mmHg가 이용된다. PAOP(pulmonary artery occlusion pressure)는 wedge pressure라고도 불리며, 기본값으로는 주로 10mmHg가 이용된다. MAP(mean arterial pressure)는 평균 동맥압이다.

PEP와 LVET의 비인 systolic time ratio(STR)는 심실 수축기능을 반영하는 비침습적

표 2. 임피던스 심장기록법에서 측정가능한 주요 측정 지표들

측정 지표	기호	정의	계산 공식
Heart Rate	HR	분당 심장 박동수	ECG에서 R-R간격으로 구함.
Pre Ejection Period	PEP	심실이 탈분극되기 시작해서 동맥판이 열리기까지의 기간 (전기적 수축기)	ECG의 Q점에서 dZ/dt 그래프의 B점까지 기간
Left Ventricular Ejection Time	LVET	대동맥판이 열려서 닫히기까지의 기간(기계적 수축기)	dZ/dt 그래프에서 B점에서 X점까지의 기간
Stroke Volume	SV	심장 박동 당 좌심실에 의해 박출되는 혈액량	$SV = V_{th} \times LVET \times \frac{(dZ/dt)_{max}}{Z_o}$
Stroke Index	SI	단위 체표면당 심실박동량	$SI = \frac{SV}{BSA}$
Cardiac Output	CO	분당 좌심실이 박출하는 혈액량	$CO = SV \times HR$
Cardiac Index	CI	단위 체표면당 심박출량	$CI = \frac{CO}{BSA}$
Heather Index	HI	심근 수축성의 변화에 매우 민감함	$HI = \frac{(dZ/dt)_{max}}{(Q \sim C\text{시간간격})}$
Thoracic Fluid Content	TFC	흉부의 혈관내액, 폐포내액, 간질액 등으로 결정되는 흉강의 도전율	$TFC = \frac{1}{Z_o}$
Systolic Time Ratio	STR	전기적 수축기와 기계적 수축기의 비	$STR = \frac{PEP}{LVET}$
Systemic Vascular Resistance	SVR	혈류에 대한 동맥계의 저항	$SVR = 80 \cdot \frac{(MAP - CVP)}{CO}$
Systemic Vascular Resistance Index	SVRI	단위 체표면당 동맥계의 혈류 저항	$SVR = 80 \cdot \frac{(MAP - CVP)}{CI}$
Left Cardiac Work	LCW	분당 좌심실이 하는 물리적 일의 양의 지표	$LCW = 0.0144 \cdot (MAP - PAOP) \cdot CO$
Left Cardiac Work Index	LCWI	단위 체표면당의 LCW	$LCW = 0.0144 \cdot (MAP - PAOP) \cdot CI$

이고 적합한 지표가 된다. STR의 증가는 심장 기능이상을 의미할 수 있다. Systolic time interval(STI)을 이루고 있는 PEP와 LVET은 심장마비, 심근질환, 관상동맥 질환, 고혈압 질환의 진단에 이용되며, LVET는 좌심실이 대동맥으로 혈액을 박출하는 시간, 부하 정도에 비례하며 근 수축력과는 반비례한다. 또한 STI는 심장의 교감신경과 중추 교감신경계의 활성화 정도에 대한 표지자로서도 이용될 수 있다. PEP는 말초 adrenergic stimulation이 가해지면 짧아지며, β_1-adrenergic blockade가 가해지면 길어진다. PEP는 명백히 심장에 대한 교감신경계의 활성과 차단에 대해 반대 경향을 가진다. 그러므로 심장의 교감신경 활성도에 대한 가장 적절하고 유효한 지표는 PEP이다. 그러나 PEP 지표는 혈압에 의해서 영향을 받을 수 있다. 만일 피검자의 혈압이 높은 경우라면 PEP가 연장될 수 있는데, 대동맥 판

막이 열리기 전에 높은 압력이 형성되어야 하기 때문이다. 고혈압의 피검자에서 측정된 PEP의 기간이 긴 경우, 이것은 심장 교감신경 활성도의 저하를 의미하는 것이 아니라 외부압력을 극복하는데 필요한 시간의 증가를 의미할 수 있다. 따라서 PEP를 기록할 때는 혈압도 함께 기록하는 것이 좋다.

4. 임상적 활용

임피던스 심장기록법은 인체와 동물의 심혈관 반응을 관찰하기 위해 광범위하게 사용되어 오고 있다. Miles와 Gotshall 등은 수중(水中)에 노출된 경우, 수면중, 운동중 심박출량과 심실박동량을 측정하는데 임피던스 심장기록법을 이용하였다. Patterson 등은 valsalva maneuver시 혈류와 혈압변화 등을 임피던스 심장기록법과 광센서를 이용한 혈류측정법(photoplethysmograph)으로 각각 측정하였다. Valsalva maneuver 실행 전과 후의 측정 지표들의 변화와 비를 구하고 비교함으로써, 흉부 임피던스 변화에 대정맥 혈류의 변화가 영향을 줄 수 있으며, 흉부 혈류량의 측정에는 임피던스 심장기록법이 더 적합하다고 결론을 내렸다.

임신 상태에서 임피던스 심장기록법의 활용시, 검사의 정확성에 대한 문제제기가 있었다. 그런데 임신 중의 심박출량과 심실박동량의 변화에 대한 장기간의 연구 결과, 연구자들은 Kubice'k이 임피던스 심장기록법에서 제시된 가정들은 임신부의 측정에 있어서 큰 문제가 없었다고 결론 내렸다.

임피던스 심장기록법과 수술 전후의 체액균형(fluid balance)에 관한 연구도 Meguid 등에 의해서 행해졌다. 일반적으로 수술 후의 체액 균형의 변화는 섭취한 수분의 양, 소변으로 배출된 수분량, 체중 변화량을 통해서 측정된다. 이 연구에서는 섭취한 수분의 양, 배출된 수분량, 체중변화량, 신체의 임피던스 변화량, 리액턴스(reactance) 변화량과 순 체액균형(net fluid balance)을 구하고 측정했다. 연구 결과 순 체액균형의 변화는 체중 변화보다 임피던스 심장기록법에 의한 임피던스의 변화와 더욱 높은 상관관계를 가졌다.

Hector 등은 임피던스 심장기록법이 단순 혈압뿐 아니라 혈관저항(SVR)과 심박출량(CO) 등 여러 지표들을 측정할 수 있기 때문에 고혈압의 진단, 예후 추정, 치료 계획 수립에 있어서 중요한 역할을 하는 진단 도구가 될 수 있다고 보고했다. 혈압은 SVR과 CO의 곱으로 정의되므로, 같은 수치의 고혈압 환자라도 SVR이 상승되어 있는 경우와 CO가 상승되어 있는 경우의 치료법이 달라질 수 있다. 마찬가지로 CO가 상승되어 있는 경우 역시, 그 원인이 HR의 상승인 경우와 SV의 상승인 경우에 따라서 치료법은 달라진다.

임피던스 심장기록법 지표와 심장에 대한 교감 신경계와 부교감 신경계의 활성도와의 관계를 비교하는 연구들도 있었는데, 전술한 바와 같이 PEP는 교감신경계의 항진과 밀접한 관계가 있었다. 따라서 valsalva maneuver, 경동맥동(carotid sinus) 마사지, 기립경사 검사(head-up tilt test) 동안의 자율반사 기전 연구에도 임피던스 심장기록법이 활용될 수 있다. Julie 등은 측정 지표중 하나인 TFC(thoracic fluid contents)와 혈액 투석시 발생하는 수분 제거량간 관계를 조사하고, 두 측정값 사이에 의미 있는 상관관계가 있음을 밝힘으로써 임피던스 심장기록법이 혈액투석시 유용한 환자 관찰장치로서 사용될 수 있음을 보고했다.

임피던스 심장기록법은 심혈관계 상태를 종합적으로 알 수 있는 측정 지표들을 산출할 수 있기 때문에 한의학에서도 心과 血分에 영향을 줄 수 있는 진단 및 치료법의 정량적 평가에 활용될 수 있다. 예로서, 馮은 人蔘·附子 전탕액을 울혈성 심부전 환자에게 투여하고 좌심실 수축 기능의 개선정도를 임피던스 심장기록법의 측정지표인 STI을 통하여 측정하였다. 李 등은 관상동맥 결찰술로 심근경색을 일으킨 후 울혈성 심부전을 유발시킨 rat에 대해 각각 活血, 益氣, 氣血藥을 투여한 후의 심장기능 개선정도를 측정하기 위해 임피던스 심장기록법을 통해 심실박동량(SV), 심박출량(CO)을 이용하였다.

임피던스 심장기록법의 지표인 PEP는 심장에 미치는 교감신경계의 항진과 밀접한 관계가 있으며, 심박변이도(HRV) 고주파성분은 부교감 신경계의 항진과 관계가 있으므로 명상, 기공, 호흡유도 등의 한의학 치료술이 자율신경계에 미치는 영향을 연구하는데도 폭넓게 사용할 수 있다. 기존에 개발된 寒熱 설문지, 맥률과 임피던스 심장기록법을 연계한 寒熱 변증 정량화 연구도 가능할 것이다. 호흡당 맥박수로 정의되는 맥률의 생리학적인 기전은 아직 완전히 밝혀진 것은 아니지만, 뇌간의 기능에 그 토대를 두고 자율신경계를 통해 작용된다고 보고되고 있으므로, PEP, HF, HR 등의 측정지표는 寒熱 현상의 정량화 연구에 이용될 수 있을 것이다.

| 참고문헌 |

1. 김덕원, 김정열, 고한우, 김남현, 김원기. 임피던스 심장기록법을 이용한 심장기능의 측정. 의공학회지. 1988;9(1):109-115.
2. 김숙경, 박영배. 한열변증 설문지 개발, 대한한의진단학회지. 2003;7(1):64-75.
3. 김동훈, 양동훈, 허웅, 박영재, 박영배. 맥률 측정방법의 신뢰도 분석. 대한한의진단학회지. 2005;9(2):123-144.
4. 馮青根. 參附注射液治療充血性心力衰竭的療效觀察. 上海中醫藥雜志. 1999;9:17-18.
5. 李敏, 王碩仁, 趙明鏡, 王振濤. 活血益气方藥對心梗后心衰大鼠血流動力學影響的實驗研究. 中國中医基础医學雜志. 2001;7(6):22-25.
6. Louise Jensen.,RN,PhD, Joan Yakimets, RN, MN, Koon K. Teo, MB, PhD. Issue in Cardiovascular Care: A review of impedance cardiography. Heart & Lung The Journal of Critical Care. 1995;24(3):183-193.

7. E.Atzler, G.Lehmann, Über ein neues Verfahren zur Darstellung der Herztätigkeit. Arbeitsphysiologie. 1932;5(6):636-680.
8. W.Holzer, KPolzer, A.Marko, RKG. Rheography, Ein Verfahren der Kreislaufforschung und Kreislaufdiagnostik. Wilhelm Maudrich. 1946.
9. J.Nyboer, Electrical impedance plethysmography. A physical and physiologic appreach to peripheral vascular study. Circulation. 1950;2:811-821.
10. W.G. Kubicek, J.N. Karnegis, R.P. Patterson, D.A. Witsoe, R.H. Mattson. Development and evaluation of an impedance cardiac output system. Aerosp. Med. 1966;37:1208-1212.
11. W.G. Kubicek, F.J. Kottke, M.U. Ramos, R.P. Patterson, D.A. Witsoe, J.W.Labree, W. Remole, T.E.Layman, H. Schoening, J.T. Garamela. The Minnesota impedance cardiograph-theory and applications. Biomed. Eng. 1974;9:410-416.
12. B.B. Sramek. Non-invasive measurement of cardiac output by means of electrical impedance. proceedings of the 5th International Conference of Electrical Bioimpedance. Japan. 1981:91.
13. B.B. Sramek, D.M. Rose, A. Miyamoto. Stroke volume equation with a linear base impedance model and its accuracy as compared to thermodilution and magnetic flow meter techniques in humans and animals. Proceeding of the 6th International Conference of Electrical Bioimpedance. Yugoslavia. 1983:83.
14. D.B Bernstein. A new stroke volume equation for thoracic electrical bioimpedance: theory and rationale. Crit. Care Med. 1986;14:904-909.
15. D.B Bernstein. Continuous non-invasive real-time monitoring of stroke volume and cardiac output by thoracic electrical bioimpedance. Crit. Care. Med. 1986;14:898-901.
16. J. Fortin, W.Habenbacher, A.Heller, A.Hacker, R.Grüllenberger, J. Innerhofer, H.Passath, Ch. Wagner, G. Haitchi, D. Flotzinger, R.Pacher, P.Wach. Non-invasive beat-to-beat cardiac output monitoring by an improved method of transthoracic bioimpedance measurement. Computers in Biology and Medicine. 2006;36:1185-1203.
17. Harrell JS, Futrell AG, Adams LF, Forst S, Sherwood A, Hutcheson JS. Cardiac output and associated cardiovascular responses to bed making. Crit. Care Nursing Q. 1989;12:19-33.
18. Sheps DS, Petrovick ML, Kizakevich PN, Wolfe C, Craige E. Continuous noninvasive monitoring of left ventricular function during exercise by thoracic impedance cardiography-automated derivation of systolic time intervals. Am Heart J. 1982;103:519-524.
19. Capan LM, Bernstein DP, Patel KP, Sanger J, Turndorf H. Measurement of ejection fraction by bioimpedance method. Crit. Care Med. 1987;15:402.
20. Weissler AM. Current concepts in cardiology: systolic-time intervals. N Engl J Med. 1977;296:321-322.
21. Hartmut Schächinger, MD, Markus Weinbacher, MD, Alexander Kiss, MD, Rudolf Ritz, MD, Wolf Langewitz, MD. Cardiovascular Indices of Peripheral and Central Sympathetic Activation. Psychosomatic Medicine. 2001;63:788-796.
22. Helen J. Burgess, Plamen D. Penev, Renate Schneider, Eve Van Cauter. Estimating cardiac autonomic activity during sleep: impedance cardiography, spectral analysis, and Poincare plots. Clinical Neurophysiology. 2004;115:19-28.
23. Hector O. Ventura, Sandra J. Taler, and John E. Strobeck. Hypertension as a Hemodynamic Disease: The Role of Impedance Cardiography in Diagnostic, Prognostic, and Therapeutic Decision Making. the American J of Hypertension. 2005;18:26-43.
24. Miles DS, Gotshall RW. Impedance cardiography: noninvasive assessment of human central hemodynamics at rest and during exercise. Exerc Sport Sci Rev. 1989;17:231-63.
25. Van De Water Jm, Miller Tw. Impedance Cardiography: The next vital sign technology?. Chest. 2003;123:2028-2033.
26. Albert N, Hail M, Li J, Young J. Equivalence of bioimpedance and thermodilution in measuring cardiac output and index in patients with advanced, decompensated chronic heart failure hospitalized in critical care. Am J Crit. Care. 2004;13:469-479.

27. Drazner M, Thomson B, Rosenberg P. Kaiser PA, Boehrer JD, Baldwin BJ, Dries DL., Yancy CW. Comparison of impedance cardiography with invasive hemodynamic measurements in patients with heart failure secondary to ischemic or nonischemic cardiomyopathy. Am J Cardiol. 2002;89;993-995.
28. Ziegler D., Grotti L. Krucke G. Comparison of cardiac output measurements by TEB vs. intermittent bolus thermodilution in mechanical ventilated patients(abstract). Chest 1999;116:281s.
29. Sageman WS., Riffenburgh RH, Spiess BD. Equivalence of bioimpedance and thermodilution in measuring cardiac index after cardiac surgery. J Cardiothoracic Vasc. Anesth. 2002;16:8-14.
30. Yung, G, Fedullo P., Kinninger K, Johnson W., Channick R. Comparison of impedance cardiography to direct Fick and thermodilution cardiac output determination in pulmonary arterial hypertension. Congest Heart Fail. 2004;10:7-10.
31. Wilson MF, Sung BG, Pincomb GA, Lovallo WR. Simultaneous measurement of stroke volume by impedance cardiography and nuclear ventriculography: comparisons at rest and exercise. Ann Biomed. Eng. 1989;17:475-482.
32. R.P Patterson, J. Zhang. Impedance cardiographic measurement of the physiological response to the valsalva manoeuvre. Med. Biol. Eng. Comput. 2003;41:40-43.
33. De Swiet M, Talbert DG. The measurement of cardiac output by electrical impedance plethysmography in pregnancy: are the assumptions valid?. Br. J. Obstet Gynaecol. 1986;93:721-726.
34. Davies P, Francis RI., Docker MF, Watt JM, Crawford JS. Analysis of impedance cardiography longitudinally applied in pregnancy. Br. J. Obstet. Gynaecol. 1986;93:717-720.
35. Meguid MM, Lukaski HC, Tripp MD, Rosenberg JM, Paker FB Jr. Rapid bedside method to assess changes in post-operative fluid status with bioelectrical impedance analysis. Surgery. 1992;112:502-508.
36. Julie L. Wynne, MD, Leo O. Ovadje, MD, Chaltsy M. Akridge, BS, Samuel W. Sheppard, MS, Robert L. Vogel PhD, Joseph M. Van de Water, MD. Impedance Cardiography: A Potential Monitor for Hemodialysis. J. of Surgical Research. 2006;133:55-60.

심자도 *MCG; magnetocardiography*
뇌자도 *MEG; magnetoencephalography*

요약

최근 자기장이 차단된 방에서, 심장의 전기적 신호로부터 발생하는 자기장의 변화를 측정하는 기술이 개발되었다. 이 방법을 심자도(MCG; magnetocardiography)라 한다. 또한 뇌내 활동전류로부터 발생한 자기장 신호를 측정한 것을 뇌자도(MEG; magnetoencephalography)라 한다. 심자도 및 뇌자도 검사는 기존 심기능검사 및 뇌전도 검사에 비해 왜곡되지 않은 심장 및 뇌의 자기신호 변화를 실시간(real time)으로 검출할 수 있다. 심장과 뇌의 자기신호는 순환기능, 情志기능, 한열기능 등의 평가에 활용할 수 있다.

1. 개요

生體磁氣場(biomagnetic fields)은 사람의 심장, 뇌, 척수, 위 등으로부터 발생하는 자기신호를 말한다. 生體磁氣 측정을 이용한 진단은 비접촉적이고 비파괴적이면서 시간 및 공간의 분해능이 우수하게 나타나기 때문에 뇌 또는 심장의 내부에서 일어나는 활동전류의 미세한 변화를 정밀하게 측정할 수 있다. 따라서 뇌 또는 심장의 기능연구 및 기능적 질환진단에 중요하게 사용될 수 있는 차세대 의료진단기술이다.

심장이나 뇌 등에 존재하는 체내 활동전류는 生體磁氣場을 발생시키며, 폐나 위 등에 외부로부터 유입된 자성물질도 미소자석이 되어 자기장을 발생시킬 수 있다〈그림 1〉. 하지만 폐나 위 등에 축적된 자성체에 의해 발생하는 직류자장은 체내에 전류를 발생시키지는 않는다. 인체 내 활동전류에 의한 전압을 인체표면에서 측정한 것이 腦波(EEG)와 心電圖(ECG)이며, 뇌 또는 심장의 활동전류에서 발생한 자기장신호를 측정하는 것이 心磁圖(MCG; magnetocardiography)와 腦磁圖(MEG; magnetoencephalography)이다.

腦磁圖와 心磁圖를 이용한 生體磁氣場 측정은 비접촉적이기 때문에 腦波와 心電圖를 이용해 전압을 측정하는 것에 비해서 활동전류 주변매질의 영향을 훨씬 적게 받는다는 장점을 가지고 있다. 특히 腦波와 心電圖가 胎兒에게서 발생하는 전기신호를 측정하는 것이 불가능한 것에 비하여, 腦磁圖와 心磁圖는 胎兒의 뇌와 심장에 흐르는 전류로부터 만들어진 자기

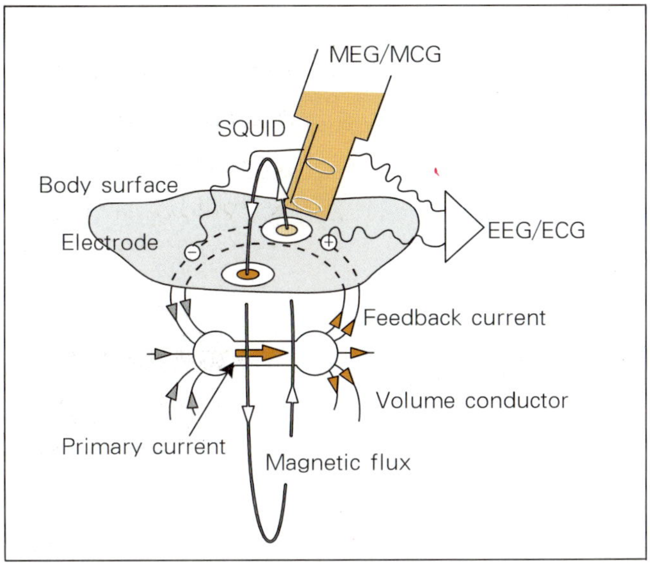

그림 1. 生體磁氣場의 발생원리

장을 측정할 수 있기 때문에 分娩 이전에 미리 胎兒의 이상을 파악하여 分娩 직후 수술 등의 처치를 하는 것이 가능하다.

지구자기장의 세기가 약 50μT인데 비하여, 심장에서 발생하는 자기장의 세기는 수십 pT에 불과하며, 뇌에서 발생하는 자기장은 이보다도 훨씬 적은 수십 fT에 불과하다. 그러므로 生體磁氣場 신호를 측정하기 위해서는 고감도의 측정기술이 필요하다. 生體磁氣場 측정을 위하여 일반적으로 사용되는 센서는 자기장 측정감도가 매우 높은 초전도양자간섭소자(SQUID; superconducting quantum interference device)이다〈그림 2〉. SQUID는 인류가 만든 현존하는 가장 감도가 높은 센서중 하나로서, 초전도 상태를 유지하면서 동작시켜야 하기 때문에 저온냉매를 사용해 냉각시켜야 한다. 腦磁圖 측정 및 정밀한 心磁圖의 측정에서는 액체헬륨으로 냉각하는 저온초전도 SQUID를 사용하며, 채널수가 적은 간이 心磁圖 장치에는 액체질소로 냉각하는 고온초전도 SQUID를 사용할 수 있다. 냉각장치 속에 배치되는 센서는 측정하고자 하는 부위에 따라 腦磁圖의 경우 헬멧 모양, 心磁圖의 경우에는 평면 모양으로 제작한다.

生體磁氣신호는 환경자기잡음에 비해 그 세기가 매우 미약하기 때문에 측정시 반드시 자기잡음을 제거하는 것이 필요하다. 측정하려는 인체와 SQUID 센서 및 측정회로를 외부잡음으로부터 전기, 전자적으로 분리시키기 위해서 자기차폐실이 사용된다. 측정하고자 하는 자기장 신호는 SQUID 구동회로를 거쳐 전압신호로 바뀌고, A/D 카드를 통하여 컴퓨터에 수집된 후 신호대 잡음비를 높이기 위하여 추가적으로 각종 신호를 처리를 거친다.

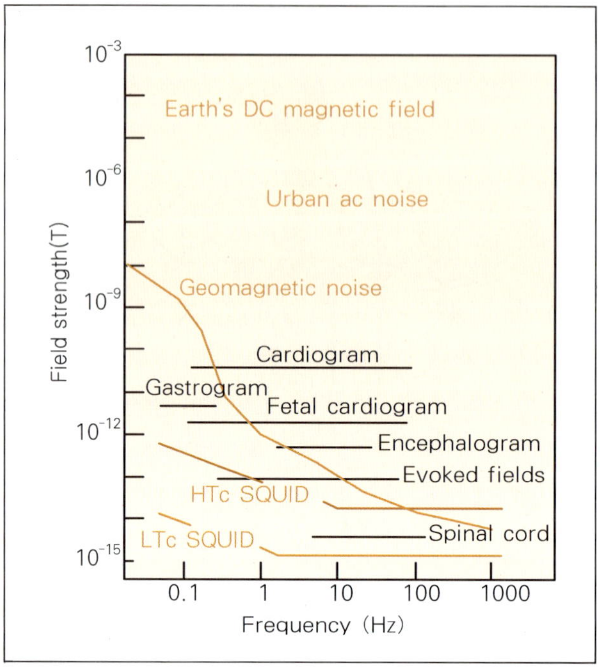

그림 2. 生體磁氣신호의 크기

2. 心磁圖(MCG; magnetocardiography)

心磁圖란 심장에서 발생하는 미세한 자기 신호를 측정하여 심장에서의 전기전도 상태와 심근의 활성화 상태를 검사할 수 있는 기술이다. 심장을 연구하는 전통적인 기기 중에서 가장 보편적이고 효율적인 것은 心電圖(ECG)인데, 心電圖가 인체의 표면에 접촉해 secondary volume current를 측정하는 방식을 사용하는 데 비하여 心磁圖는 비접촉적으로 인체 표면 근처에서 자기장을 측정해서 primary current에 대한 정보를 직접 얻는 방식을 사용하기 때문에, 心電圖보다 순수한 측정결과를 얻을 수 있으며 心電圖로는 측정할 수 없는 vortex current를 측정하는 것도 가능하다. 心磁圖는 1960년대 말 Baule 과 Mcfee 에 의해 처음 기록되었으며, 1970년대에 들어서 Cohen이 자기차폐실과 SQUID센서를 사용하여 성능을 향상시켰다. 1974년에 V. Karimiemi 등은 胎兒의 心磁圖 측정을 하였으며, 1990년에 S. Schneider 등은 심장전체를 덮을 수 있는 다채널 心磁圖를 개발하였다.

1980년대까지의 心磁圖 연구는 심장의 전기적인 활성도를 측정하고 임상적인 응용을 시도하는 데 국한되어 있었으나, 1990년대에 들어와서 心磁圖를 이용하여 심장 병변부위의 위치를 찾아내려는 시도가 많아졌으며 1990년대 후반부터 胎兒의 심장을 관찰하는 胎兒心磁

圖 측정이 많아져서 2003년에는 胎兒心磁圖에 대한 표준이 제안되기도 하였다. 心磁圖는 관상동맥의 조기진단과 치료, 심장 돌연사의 예측, 심근허혈증의 진단, 부정맥의 위치추정, 태아의 心磁圖 검사 등에 이용되고 있다.

心磁圖는 장비가 高價이며, 설치공간이 크고 이동성이 없으며, 검사비용 또한 高價이다. 이러한 점에 대해서는 향후 개선이 요망된다. 이밖에 아직 임상연구가 초기단계이기 때문에 임상데이터베이스와 분석방법의 표준화 등도 연구과제이다. 2006년 1월을 기준으로 전세계에는 6개 국가에서 총 17개의 心磁圖시스템이 운용되고 있다. 心磁圖가 임상에서 screening method로 사용되기 위해서는 신뢰도가 확보되어야 하며, 측정시간이 보다 짧아져야 하고 설치가격과 유지비용이 더 낮아져야만 한다.

3. 腦磁圖(MEG; magnetoencephalography)

腦磁圖란 뇌의 신경활동에서 생기는 미세한 자기신호를 측정하여 뇌 속의 국부자기장의 분포도를 얻는 기술이다. 腦磁圖는 뇌신경세포에서의 전기적 활동을 수 mm의 공간분해능과 millisecond 단위의 시간분해능으로 직접 관철할 수 있다는 점에서 다른 뇌기능 영상진단법과는 구분되는 특징을 가진다.

腦磁圖는 10여 년전 헬멧형 시스템이 병원에 본격적으로 투입되면서 수술 전 대뇌피질의 기능조사, 간질 발생부위의 국소화, 정신분열진단 등 임상에 널리 활용되고 있고, 최근에는 감각/지각, 주의/기억/학습, 정서/사회인지 등 고차뇌기능과 관련된 연구에도 활용되고 있다.

| 참고문헌 |

1. Hans Koch. Recent Advances in Magnetocardiography. Journal of Electrocardiology. 2004;37 :117-122.
2. Seppo P. Ahlfors. Biomagnetism in 2004: Introduction. Neurology and Clinical Neurophysiology. 2004: 113-114.
3. Jonathan S. Steinberg, Howard Levitt. Magnetocardiography throws its hat in the ring. J Cardiovasc Electrophysiol. 2006;17:402-404.
4. Birgit Hailer, P. Van Leeuwen. Detection of coronary artery disease with MCG. Neurology and Clinical Neurophysiology. 2004:82-89.
5. Audrius Brazdeikis. Novel MCG applications: stress MCG, fetal MCG and MCG diagnostics using magnetic nanoparticles. KRISS MCG workshop. 2006.
6. Yong-Ho Lee. Multichannel MCG system with planar gradiometers for the measurements of tangential cardiac fields. KRISS MCG workshop. 2006.
7. Tavarozzi I, Comani S, Del Gratta C, Romani GL, Di Luzio S, Brisinda D, Gallina S, Zimarino M, Fenici R, De Caterina R. Magnetocardiography: Current status and perspectives. Part I: Physical principles and instrumentation. Ital Heart J. 2002;3:75-85.

모세혈관경

Capillaroscopy

요약

모세혈관경 검사는 말초부위 모세혈관의 모양, 밀도, 혈류속도를 형광비디오 모세혈관경을 통해 평가하는 검사이다. 피부나 손톱 주위에 모세혈관은 측정이 쉽고 간편한데, 특히 손톱 부위에서의 관찰이 보다 용이하다. 그동안 고혈압, 당뇨병 등의 질환에서 모세혈관의 모양이 변형되거나 혈류속도가 변화한다는 연구보고가 있었다. 말초부위의 혈류속도 저하는 혈액순환의 阻滯를 의미하며, 이는 瘀血의 범주에 포함된다. 모세혈관경 검사는 순환기능 등의 평가에 활용된다.

1. 개요

최근 심혈관계 질환이 증가하고 있어, 개인은 물론 국가적으로 큰 문제가 되고 있다. 심혈관계 질환인 중풍과 심근경색 질환에 대해서 그동안 관심이 집중되었으며, 이러한 질환의 진단 및 치료를 위해 뇌혈관이나 관상동맥과 같은 비교적 큰 혈관에 대한 연구가 꾸준히 진행되어 왔다. 이런 상황에서 미세혈관에 대한 연구는 상대적으로 중요시되지 않았다. 실질적으로 고혈압, 당뇨, 고지혈증, 말초혈관 질환 등은 미세순환에 영향을 미치는 것으로 알려져 있다. 즉 인체의 생리, 병리과정중 많은 요소들이 미세순환에 영향을 주거나, 영향을 받는다. 그리하여 20년 전부터 인체내에서 미세혈관의 상태를 평가하는 많은 연구와 실험들이 진행되었다. 이러한 대부분의 연구는 비침습적으로 피부의 일정부위에서 미세순환의 기능을 평가하는 방식을 사용하였다. 이런 과정을 통해 미세혈관 검사는 혈관질환 및 여러 위험인자들과의 관계 규명을 통해 임상적으로 질병이 생기는 기전을 미리 파악하여 조기에 진단할 수 있는 진단적 기술로 이용되고 있다. 이러한 검사들중 피부미세혈관 순환평가에 많이 사용되고 있는 검사는 모세혈관경(capillaroscopy), 광용적맥파(plethysmography) 그리고 레이저 도플러검사이다. 특히 모세혈관경은 현미경을 통해 모세혈관의 상태를 직접 보고 평가할 수 있다는 장점을 지니고 있다〈그림 1〉.

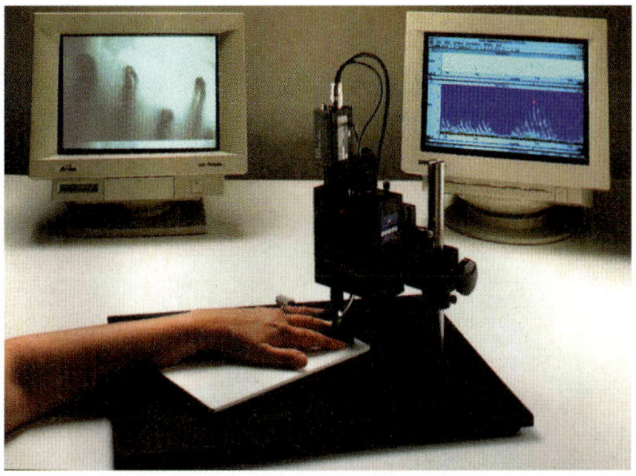

그림 1. 모세혈관경 검사

2. 검사방법

모세혈관경은 실시간으로 모세혈관망을 2차원적으로 직접 볼 수 있다. 피부나 손톱 주위의 모세혈관망은 측정이 쉽고 간편하여 모세혈관경 검사시 이 부위를 주로 이용하고 있다. 특히 손톱 부위에서의 모세혈관에 대한 연구가 꾸준히 진행되었는데, 이는 다른 부위에 비해 손톱 부위에서 모세혈관의 분포, 흐름 및 형태를 비교적 쉽게 관찰할 수 있기 때문이다.

모세혈관경을 통해 손톱부위의 모세혈관을 관찰할 경우 모세혈관이 표면에 수직으로 놓여 있으면 모세혈관은 까만 점으로 보인다. 만약 모세혈관이 비스듬하게 놓여 있다면 선으로 보일 것이다. 손톱부위에서 모세혈관 고리는 완벽하게 보이는데, 이것은 고리가 피부표면과 나란히 놓여 있기 때문이다. 모세혈관경은 모세혈관의 모양 밀도 및 모세혈류 속도를 평가하는데 사용되어 왔다(dynamic capillaroscopy). 모세혈관의 형태적 검사는 기존 현미경을 통해 낮은 확대 비율에서 피부를 관찰하는 방법을 사용해 왔다. 모세혈관 밀도에 대한 평가는 모세혈관 현미경을 사용하여 피부 모세혈관에서 이미지를 기록한다. 대부분의 모세혈관은 휴식 상태에서 적혈구가 충분히 관류되지 않으며, 모세혈관경을 사용해도 명확하게 보이지 않는다. 그러므로 몇 가지 추가적인 기술이 수행되어 현미경으로 관찰하는 동안 볼 수 있는 피부 모세혈관의 수를 최대화하였다. 이중 많이 쓰이는 방법은 공기 커프를 이용하여 2분 동안 60mmHg 압력으로 압박하거나, 10분 동안 40mmHg 압력으로 압박함으로써 정맥압을 높이거나, 동맥을 눌러 막았다가 압박을 풀면서 모세혈관을 관찰한다.

모세혈관 주위의 적혈구 운동은 현미경을 통해 쉽게 볼 수 있다. 그렇지만 정확한 모세혈관의 혈액흐름은 일반적인 모세혈관경의 기술로는 정량화할 수 없다. 그리하여 모세혈관 혈류 속도의 평가를 위해 컴퓨터 다이나믹 모세혈관경 기술이 도입되었다. 이 방법에 대해 간략히 설명하면 다음과 같다. 통계적 연관성 모드에서 두 가지 photometric 창(상향창과 하향창)이 비디오 모세혈관경 관찰시 설정된다. 이 창은 모세혈관 고리의 직선적인 부위를 넘어 위치하게 된다. 이 방법은 모세혈관의 혈류속도 측정 연구에 적용될 수 있다. 두 창에서의 이미지 강도가 모니터링된다. 상향창과 하향창 사이의 신호 순회의 시간간격이 결정되고, 두 창 사이의 거리를 알게 되면 컴퓨터가 모세혈관 혈류 속도를 측정할 수 있다.

3. 분석 및 임상적 활용

정상적인 모세혈관은 동맥에서 분지하는 가지가 고리를 만들면서 다시 정맥으로 넘어가는 가지로 이어져 정맥으로 통하게 된다. 이때 고리의 모양이 명확하게 나타나야 하며 여기 저기 잘려지거나 좁아져 있는 곳이 없어야 한다〈그림 2〉. 만일 여기저기 잘려지거나 좁아져 있는 부분, 혹은 모세혈관 배열 자체가 일정하지 않으면 병적인 경우이다〈그림 3〉. 일반적으로 모세혈관의 동맥 분지가 정맥 분지에 비해 더 가늘다. 이런 모세혈관 고리들이 질서 있게 일정하게 배열되어 있어야 한다.

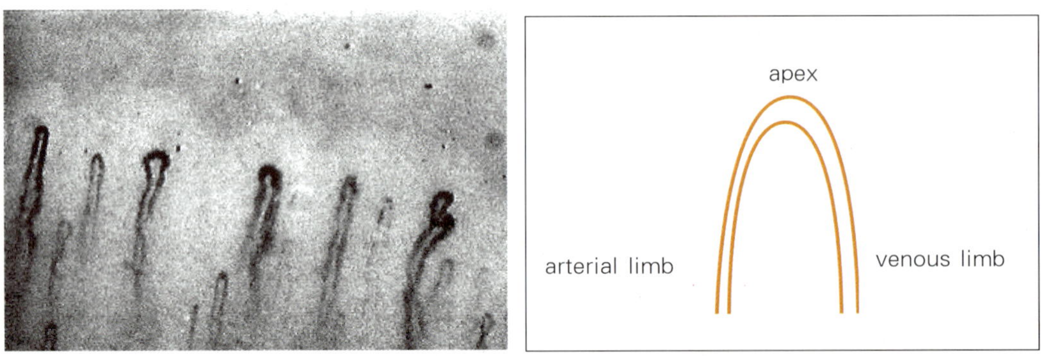

그림 2. 정상 모세혈관경 사진(좌측) 및 그림(우측)

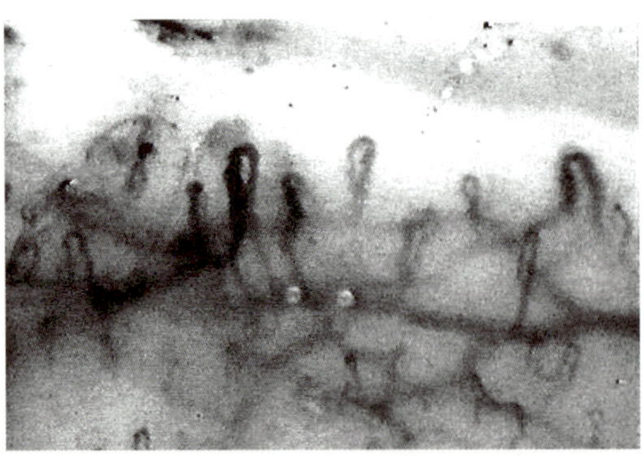

그림 3. 병적인 모세혈관경 사진

모세혈관 조절의 이상(반응성 충혈중 발가락 모세혈관 혈류 속도의 극심한 감소)이 말초혈관 질환을 가진 당뇨환자에서 허혈성 족부궤양의 진행의 가장 큰 위험 인자로 알려져 있다. 1형 당뇨병에서 미세순환의 자동조절의 이상이 당뇨병이 진행됨에 따라 병행하여 진행된다. 이런 미세순환 자동조절 이상은 당뇨를 가진 기간이 증가할수록, 특히 혈당조절이 잘되지 않는 환자들에서 보다 명확하게 나타난다〈그림 4〉.

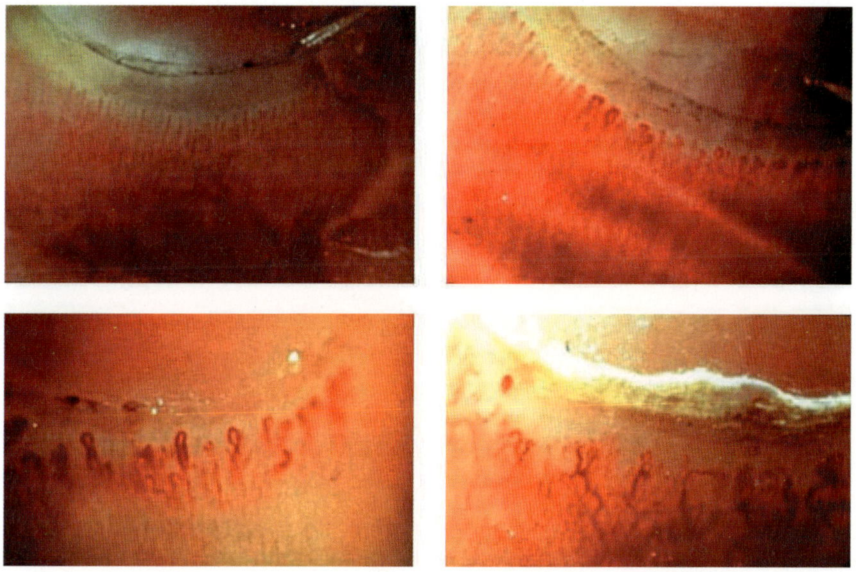

그림 4. 左上: 정상 모세혈관소견, 左下: 성인형 당뇨환자의 모세혈관소견, 右上: 전신성 경화증 환자의 모세혈관소견, 右下: 소아형 당뇨 환자의 모세혈관소견

모세혈관 혈류 속도는 치료받지 않은 고혈압 환자에서 감소한다. 모세혈관 혈류 속도와 활동 혈압 사이에는 일정한 상관관계가 나타난다. 즉, 활동혈압이 높으면 모세혈관혈류 속도가 저하된다고 알려져 있다. 모세혈관의 희소성(비디오 모세혈관경 검사시 조직부피당 모세혈관의 밀도 감소)은 고혈압에 대한 가족력이 있는 젊은 남자의 고혈압 진행과 연관 있다는 연구가 보고되었다.

모세혈관검사를 잇몸의 모세혈관 순환을 평가하는데 사용한 연구도 보고되었다. 이 연구에서는 흡연자의 잇몸부위에서의 모세혈관은 비흡연자에 비해 직경이 감소하고, 개수가 증가했다고 보고했다. 이와 같이 모세혈관 검사부위를 임상에서 다각도로 활용하는 방안이 중요하다고 생각된다.

4. 주의사항

모세혈관 혈류 흐름은 피부의 체온조절 기전, 교감신경 흥분 및 정맥압의 변화에 따라 민감하게 반응하므로 표준화된 외부조건을 중립적으로 유지하면서 검사를 시행해야 신뢰성 있는 모세혈관 검사결과를 도출할 수 있다. 또한 기존의 레이저 도플러 검사 및 경피 산소, 이산화탄소압 측정검사와 병행할 경우 임상적으로 보다 객관적인 자료를 얻을 수 있을 것이다. 모세혈관의 밀도는 높은 통계적 변동을 가지고 있으며, 이는 상당 부분 측정부위에 따른 변동으로 발생한다고 생각된다(sampling error). 그러므로 모세혈관경의 측정이 수행된 위치가 엄격하게 표준화되고(臥位, 혹은 座位 상태에서 손은 심장 높이를 유지하며, 표준화된 검사실 환경을 가진 조용한 방), 식사, 담배, 검사시간, 생리주기 같은 요소들이 적절히 제어되거나 기록되어야 한다.

▌참고문헌▐

1. Alfred Bollinger, Bengt Fagrell. Clinical Capillaroscopy: A guide to its use in clinical research and practice. Hogrefe&Huber Publishers. Canada & U.S.A.
2. Cortes S, Cutolo M. Capillarosecopic patterns in rheumatic diseases. Acta Reumatol Port. 2007;32(1):29-36.
3. Iabichella ML, Melillo E, Mosti G. A review of microvascular measurements in wound healing. J Low Extrem Wounds. 2006;5(3):181-99.
4. Scardina GA, Messina P. Morphologic changes in the microcirculation induced by chronic smoking habit: a videocapillaroscopic study on the human gingival mucosa. Am J Dent. 2005;18(4):301-4.

모발미네랄

Tissue mineral analysis

요약

모발은 일종의 저축기관으로서 나무의 나이테처럼 인체의 미네랄 상태를 영구적으로 기록하는 장점이 있다. 모발은 한 달에 1cm 정도 자라기 때문에 두피로부터 5~6cm 이내의 모발은 인체내에서 지난 5~6개월 동안의 신체 건강상태를 저장하고 있다. 모발미네랄검사는 근위부 모발을 채취하여 미네랄의 체내 균형 상태를 평가함으로써 건강을 유지하는 방향을 제시하는 모발조직 검사방법이다. 영양미네랄의 부족이나 독성미네랄의 과다로 인해 정신적, 육체적인 여러 증상이 발현될 수 있는데, 대표적인 증상은 피로, 통증, 불안, 불면, 면역력 저하 등이다. 모발미네랄검사는 활력기능, 순환기능, 情志기능 등의 평가에 활용된다.

1. 개요

모발미네랄검사(TMA; tissue mineral analysis)는 근위부 모발을 채취하여 30여 가지 미네랄과, 8가지 중금속의 양과, 중요 미네랄 비율을 분석하여 체내 미네랄의 과잉, 결핍 및 불균형 상태를 평가하고, 그 결과가 현재 인체에 미치는 영향을 예측하여 건강관리방안을 제시하는 모발조직 검사방법이다. 이 검사법은 1988년 미국에서 임상시험 방법으로 인정받았으며, 국내에서는 2000년 이후 많은 의료기관에서 다양하게 활용되고 있다.

최근 비만의 동반질환인 고혈압, 당뇨, 고지혈증 등 대사증후군의 치료에 있어서 인슐린 저항성이 중요하게 인식되고 있다. 그런데 인슐린 저항성을 유발하는 요인으로 미량영양소중 마그네슘 결핍이 주목받고 있다. 과거 영양 결핍과 관련되어 언급되었던 악성빈혈, 괴혈병, 구루병 등은 최근 그 발생빈도가 드물지만, 권장용량 이하의 용량을 섭취할 경우 대사과정중 특히, 노화와 퇴행성 질환의 진행과정에 영향을 미칠 수 있으므로, 치료과정에서도 요구량 이상의 영양소의 섭취가 필요하다. 기존에 영양소간 균형을 맞추려는 노력을 많이 해왔던 주 영양소인 단백질, 탄수화물, 지방뿐만 아니라 DNA 손상과 관련되는 미량 영양소(비타민·미네랄)에 더욱 주목을 해야 한다는 주장이 힘을 얻고 있다. 마그네슘, 아연, 크롬, 셀레늄, 칼슘 등을 중심으로 미네랄과 질병과의 관련성 연구가 현재 활발히 진행되고 있다.

미네랄은 체내에서 여러 가지 생리기능을 조절하고 유지하는 중요한 역할을 하며, 각종 대사과정에 작용하지만 체내에서 생성되지 않으므로 반드시 식이를 통한 섭취를 해야 하며, 미네랄의 흡수와 대사 및 배설은 내분비계의 활성과 신경의 조절에 의해 이루어지고 미네랄간 상호 협력과 길항적 관계가 존재하므로 정상적 대사를 위해서는 여러 미네랄들의 적정한 비율을 유지하는 것이 더욱 중요하다. 식생활과 관련된 영양불균형 외에도 스트레스, 환경호르몬, 중금속 오염, 토양 오염, 약물남용 등은 현대인들에게 미네랄 불균형과 관련된 생화학적 개별성(biochemical individuality)을 나타내는 원인으로 작용하며, 未病(亞健康)과 관련되는 경우가 많을 것으로 생각된다.

최근 의료기관을 찾는 환자들의 특성이 질병에 대한 치료가 아닌 미병관리의 개념으로 변해가고 있는 현 상황에서, 질병의 유무를 파악하는 것 외에도 건강과 불건강의 중간상태인 미병 상태를 파악할 수 있는 검사방법의 유용성이 더욱 부각되고 있다. 그러므로 미량영양소를 분석하는 모발미네랄검사는 임상에서 적극적으로 활용할 수 있는 검사이다.

2. 검사목적 및 의의

1) 검사목적

모발미네랄검사 목적은 체내 생화학적 상태를 평가하기 위함이다. 모발내에 포함된 미네랄 양은 체내에 포함되어 있는 미네랄의 양과 유사하다. 그러므로 모발분석을 통해 검출되는 미네랄의 분포상태를 평가하여 잠재된 질병상태를 파악하고, 만일 미네랄의 함량 및 조성비율에 문제가 발견되면 그 원인을 제거하여 건강을 증진시키려는 예방의학적 수단으로 이용될 수 있다〈그림 1〉.

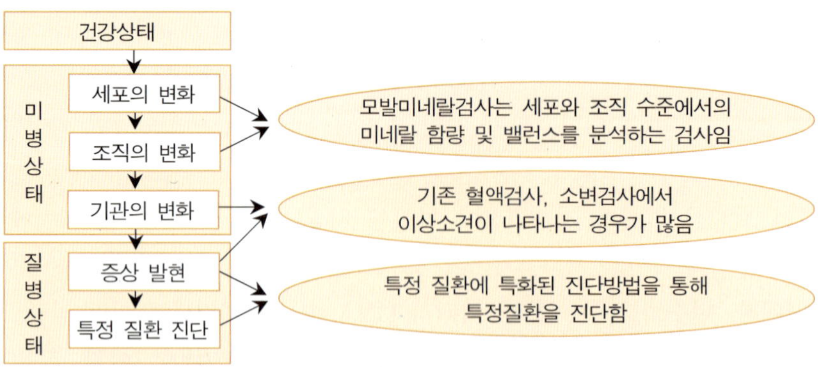

그림 1. 모발미네랄검사를 통하여 질병 상태 전에 건강을 회복하기 위한 건강 상태 체크가 가능하다.

2) 검사의의

혈액검사(blood test)는 특정 성분이 체내를 순환하는 동안 잠정적으로 존재하는 것들만 측정한다. 즉, 일단 몸속에 축적되거나 배설되면 그 내용물들의 측정이 어려워 장기간에 걸친 조직의 변화를 파악하기 어렵다. 그러나 혈액검사는 아직까지도 콜레스테롤, 혈당, 적혈구, 백혈구 등의 상태 변화를 관찰하는 데에는 가장 정확한 검사이다. 적혈구는 골수에서 생성된 후 121일 만에 몸 밖으로 배설된다. 또한 소변검사(urine test)는 체외로 배출되는 것들이 측정되므로 현재 체내에서 활동하고 있는 성분들의 상태를 파악하기 어렵다. 그러나 병균의 침입 여부나 당분의 배설상태, 미네랄들의 배설상태 등을 알아보는 데에는 도움이 된다. 또한 X-ray검사, 뇌파검사 등은 진행된 질병의 상태를 반영하나, 세포레벨에서의 변화는 포착하기 힘들다. 이러한 검사들은 질병의 예방보다는 질병의 진행 상태를 더 잘 반영해주고 있으므로 예방학적인 관점에서의 의의는 상대적으로 낮다. 이에 비해 모발은 일종의 저축기관으로서 나무의 나이테처럼 인체의 미네랄 상태를 영구적으로 기록하는 장점이 있으며, 한 달에 1cm정도 자라기 때문에 두피로부터 5~6cm 이내의 모발은 지난 5~6개월 동안의 신체 건강상태를 기록하고 있으므로 혈액검사나 소변검사에 비해 보다 더 정확한 결과를 얻을 수 있다.

3. 영양 미네랄의 밸런스와 건강

독성물질 제거와 영양미네랄의 적정한 공급은 다음과 같은 6가지 계통의 문제에 대해 효과를 나타낸다.

1) 신경, 정신계통

이것은 다시 감정, 정서 관련 효과와 운동신경 관련 효과로 구분할 수 있다.

(1) **감정, 정서계통**: 우울증, 불면증, 안절부절, 건망증, 극심한 정서불안
(2) **운동 신경계통**: 다발성 경변증, 근육 경련, 안면 근육 떨림, 만성피로, 지구력 저하, 정력 감퇴, 간질 발작 등

2) 심장혈관계통

심계, 심부전, 흉통, 고혈압, 저혈압, 고지혈증, 당뇨병, 신장 기능 이상 등

3) 피부, 근육, 연골조직계통

피부각질, 악성 피부발진, 근육통, 어깨 결림, 관절염 등

4) 면역 계통

항체생산능력 및 백혈구활동 능력저하

5) 알러지 계통

음식, 공기, 물 등을 통한 오염에 지나치게 민감한 경우

6) 소화기계통

식욕감퇴, 소화불량, 위궤양, 변비, 설사, 장내 가스 등

4. 검사방법

모발 0.15gram을 두피에서 가까운 부위(대체로 후두부 귀의 높이 정도)에서 3~4cm (3개월 동안의 기록) 정도 잘라낸다. 잘라낸 깨끗한 모발을 통해 영양미네랄과 독성미네랄의 함량을 검사한다. 미네랄 기기로서 상용화된 장비로 ICP-MS(Trace Elements, Inc., Dallas, TX, USA)가 있다. 샘플 모발의 무게를 정밀하게 측정한 후 이를 强酸에 용해한다. 그 후 고온의 마이크로웨이브 오븐(약 8,000~10,000℃)에서 연소시킨다. 미네랄 함량의 측정은 연소후 각 미네랄 성분의 흡수파장을 측정하여 미네랄 함량을 산출한다. 검사결과를 통해 대사유형과 호르몬의 신체적 특징, 질병경향을 유추한다. 분석결과를 토대로 일상생활에서의 금기사항, 적합한 식단, 적합한 영양 보충제를 추천한다; 탄수화물, 단백질, 지질, 유제품, 미네랄, 비타민 등(3개월). 필요한 경우 영양치료를 3개월 시행한 후 재검사를 통해 미네랄 변화 여부를 관찰한다.

5. 분석

1) 미네랄의 종류

미네랄은 5대 영양소(단백질, 탄수화물, 지방, 비타민, 미네랄)중 하나로서, 인체의 여러

가지 활동을 도와주는 보조효소(co-enzyme)의 역할을 하며, 자동차 열쇠에 비유된다. 즉 열쇠가 없이는 엔진의 시동을 걸 수 없으며, 일단 시동이 걸리면 거대한 자동차라도 쉽게 움직일 수 있는 것과 마찬가지로, 미네랄은 인체 세포 energy system의 열쇠 역할을 하는 것이다.

잘 알려진 미네랄로서, 칼슘, 철분, 나트륨, 칼륨 등이 있으나 이 외에도 여러 가지가 있으며, 현재 미네랄분석법을 통해 39종의 미네랄들을 분석할 수 있다. 이들은 필수 영양미네랄 19종류-칼슘(Ca), 마그네슘(Mg), 나트륨(Na), 칼륨(K), 동(Cu), 아연(Zn), 철(Fe), 망간(Mn), 크롬(Cr), 코발트(Co), 바나듐(V), 몰리브데늄(Mo), 보론(Bo), 요오드(I), 리튬(Li), 인(P), 셀레늄(Se), 스트론튬(Sr), 설파(S)-와, 독성미네랄 15종류-알루미늄(Al), 안티몬(Sb), 비소(As), 베릴륨(B), 비스므스(Bi), 카드늄(Cd), 납(Pb), 수은(Hg), 니켈(Ni), 플라티늄(Pt), 은(Ag), 탈륨(Ti), 토륨(Th), 주석(Sn), 우라늄(U)-, 그리고 보조미네랄 5종류-바륨(Ba), 게르마늄(Ge), 루비듐(Rb), 티타늄(Ti), 지르코늄(Zr)- 등으로 구분된다〈그림 2〉.

유 독 성 원 소

유독성 원소	결과치(μg/g)	허용범위(μg/g)	허 용 범 위	초 과
Hg(수은)	1.529	< 1		
Pb(납)	0.553	< 2		
Al(알루미늄)	6.76	< 10		
Ba(바륨)	0.376	< 1.5		
Cd(카드뮴)	0.018	< 1.5		
As(비소)	0.118	< 1		
U (우라늄)	0.013	< 1		
Bi (비스무스)	0.008	< 1		
Tl (탈륨)	0.001	< 0.01		
Cs(세슘)	0.001	< 0.01		

필 수 미 네 랄

영양 미네랄	결과치(μg/g)	균형범위(μg/g)	불 균 형	균 형 범 위	불 균 형
Na(나트륨)	64.14	18~85			
K (칼륨)	28.24	5~40			
Ca(칼슘)	317.9	180~760			
Mg(마그네슘)	15.92	18~78			
Zn(아연)	110.1	150~250			
S (황)	34849	30000~55000			
P (인)	163.1	145~250			
Cr(크롬)	0.302	0.2~1.2			
Mn(망간)	0.196	0.2~0.8			
Co(코발트)	0.01	0.01~0.05			
Fe (철)	9.599	6~15			
Cu(구리)	23.06	15~35			
Se(셀레늄)	0.869	0.6~1.6			
Li (리튬)	0.01	0.01~0.2			
V (바나듐)	0.047	0.02~0.1			
Mo(몰리브덴)	0.025	0.02~0.1			

그림 2. 모발미네랄검사 결과 예

미네랄은 모두 합해야 몸무게의 3% 정도밖에 안 되는 적은 양이지만, 이들 미네랄이 인체 내에서 불균형을 이룰 때 건강과 죽음(life and death)에 직접적으로 관여하는 것으로 알려져 있다. 또한 필수 영양미네랄(nutrient mineral)의 불균형은 면역기능 저하, 호르몬 생산 저하, 질병 진행의 가속화 등을 초래하고 중금속(toxic mineral)의 과도한 축적은 만성 피로, 두통, 불면증을 비롯해 심장질환, 정신질환, 소화기질환, 알러지질환, 기형아 출산 등 여러 가지 문제를 유발하는 것으로 밝혀졌다.

2) 필수 미네랄의 결핍과 과잉

필수 미네랄은 정상적인 육체적, 정신적 생명현상을 발현하기 위해서 체내에 반드시 필요한 미네랄을 의미한다. 이중 어떤 것은 극히 미량 원소이기 때문에 ppb(10억분의 1g)단위로 측정한다. 이 미량 원소의 활동 상태를 모발을 통해 관찰하는 것이다. 필수미네랄의 역할은 다음과 같다.

첫째, 음식물 신진대사 효소계에 작용한다. 단백질, 탄수화물, 지방질 등을 위장에서 소화시키고, 흡수하여 그 영양물질들을 혈관을 통하여 각 세포 세포에 전달하는 과정은 필수 효소를 필요로 하는데, 이러한 효소의 작용을 할 수 있도록 도와주는 역할을 하는 것이 보조효소이다. 이러한 보조효소 역할을 미네랄이 수행한다. 만일 미네랄의 균형이 맞지 않을 경우, 음식물 신진대사 효소계가 제 역할을 하지 못하므로 섭취한 음식물 전체가 제대로 영양분으로서의 작용을 못하게 된다.

둘째, 호르몬의 생산과 기능수행에 관여한다. 우리 몸에는 여러 가지 호르몬, 즉 성장과 발육 및 남성과 여성의 생식 기능 등을 관장하는 여러 호르몬들이 있는데, 이것들에 작용하여 그 호르몬의 기능을 조절하여 몸 전체의 균형을 유지시켜주고 활동을 원활하게 해준다.

셋째, 세포의 신진대사에 작용을 한다. 몸을 구성하고 있는 기본적인 단위는 세포인데, 우리 몸은 약 100조 개의 세포들로 구성되어 있음은 주지의 사실이다. 이렇게 많은 세포 하나하나는 살아서 숨을 쉬고 있으며, 영양 대사 작용을 하고 있는데, 모든 세포 속에 미네랄이 들어가 있거나 또는 간접적으로 이들 세포의 활동을 도와주고 있다. 세포 하나하나는 작은 엔진과 같아서 개별적이며, 독자적으로 일을 하며, 또한 24시간 대기상태에 있다. 이러한 작은 엔진인 세포가 최고의 활동을 하기 위해서는 연료로서 최고의 영양 공급과 최적의 환경이 요구된다. 대부분의 사람들이 호소하는 만성피로, 두통, 신경통, 불면증, 손발의 쥐남, 소화불량, 식욕감퇴, 설사, 변비, 월경불순, 정력감퇴 등은 물론, 만성질환인 당뇨병, 고혈압, 심장병, 관절염 등도 결국 이러한 부위를 관장하는 기관인 세포가 병든 것이며, 따라서 이러한 병든 세포는 적절한 외부환경 및 영영공급을 통해 기능이 회복되거나 활성화될 수 있다.

넷째, 면역 기능에 작용한다. 감기를 비롯하여 간염, 폐렴, 암, 에이즈 등 거의 모든 전염성 질환은 직접 그 병균이 몸에 주입되는 경우를 제외하고, 면역력이 충분할 경우 쉽게 질병에 이환되지 않을 뿐만 아니라, 만일 이환되었다 하더라도 비교적 쉽게 회복될 수 있다. 이에 비해 면역력이 저하된 노인이나 소아의 경우 사소한 감염이라 하더라도 위중한 단계에까지 빠른 속도로 진행될 수 있다. 그만큼 면역력의 활성화 정도가 임상에서 중요한데, 면역력의 80% 정도가 미네랄의 영향을 받는다.

필수 미네랄은 부족해도 문제가 발생하며, 과다해도 문제가 발생한다. 부족한 것은 의도적으로 섭취하고, 과다한 것은 제거하되, 만일 오염원이 있으면 인지시켜 일상생활에서 오염원을 피하도록 한다. 예를 들면 망간(Mn)의 부족은 불임, 습관성 유산, 정신질환, 전립선 비대, 성기능장애, 당분분해기능 저하, 난청, 이명 등과 관계있으며, 이와 반대로 과다는 두통, 정신장애(정신병), 난폭성(소년범죄와 관계있음), 학습능력 저하, 마비, 파킨슨씨병 등과 관계가 있다. 망간의 과다축적은 섭취과다 보다는 대부분 환경오염으로 인해 망간에 지속적으로 노출됨으로써 야기된 결과이다.

또한 특정 원소의 결핍은 당뇨병, 암, 고혈압, 피부질환, 우울증 등이 발생, 혹은 어느 정도 진행되었음을 의미한다. 즉 모발분석으로 "현재 고통을 받고 있는 고질병이 있다면 그 원인은 특정 미네랄 결핍 때문이다"라고 해석한다. 이와 같이 모발미네랄 분석을 통한 체내 미량 미네랄 분석방법은 특정질환에 이환되었을 때 그 질환을 일으키고 있는 근본 원인이 무엇인지에 대한 결정적인 정보를 제공하기도 한다.

이 정보는 기존 검사법으로 진단해 알아내기 훨씬 이전에 세포 레벨에서 변화가 시작되는 단계에서 그 상태를 알게 되어 미리 영양학적 방법이나 의학적 방법에 의해 예방적 대책을 세워 질병을 미연에 방지할 수 있도록 주치의나 환자에게 그 정보를 제공하는 것이다. 이런 의미에서 미네랄 검사방법은 미병의 진단 및 관리에 중요한 검사법이다.

3) 미네랄 불균형시 유발되는 질환

건강이상의 발현에 앞서 발현되는 증상들로서 근육 경련 또는 떨림, 격렬한 운동 후 통증, 혹은 쥐남, 저혈당(음주 후), 빛이나 소리에 대한 과민반응, 약간 자극성의 음식 섭취시 多汗症狀, 불안과 돌연한 공황 등이 있다. 이러한 증상은 未病 증상과 유관하며, 만일 이러한 증상이 발현되면 모발미네랄검사가 권장된다. 여기에서는 각 미네랄 불균형시 유발될 수 있는 질환에 대해 언급한다.

(1) 칼슘(Ca)

칼슘은 인체에 가장 많이 존재하는 무기질로서 99%는 뼈와 치아에, 1%는 혈액에 존재한다. 칼슘은 세포 외액, 근육과 기타 조직에 존재하여 대사 조절 기능을 수행한다. 만일 칼슘이 부족할 경우 골다공증, 신경과민, 불안감을, 여성의 경우 월경전 증후군이나 월경통을 호소하며, 칼슘이 과다할 경우 피로, 식욕감퇴, 근육통, 우울, 불안을 유발할 수 있다.

(2) 마그네슘(Mg)

마그네슘은 세포와 관절 주위에 칼슘이 과도하게 축적되는 것을 방지한다. 또한 세포 대사에 있어서 가장 핵심적인 여러 효소의 보조 인자 및 활성제로 작용하며, 신경안정효과를 발휘한다. 마그네슘 부족의 주요 원인으로서 스트레스와 운동이 알려져 있다. 평소 과격한 운동을 지속적으로 하거나, 스트레스에 지속적으로 노출될 경우 마그네슘 부족이 나타날 수 있다. 마그네슘 부족시 불안, 신경과민, 집중력장애, 우울, 불면증, 변비 등이 발생하며, 또한 칼슘이 연조직, 관절, 동맥에 과다하게 침착되어 석회화(calcification)가 가속화된다. 이 외에도 심리적 무기력, 에너지 생산의 감소, 갑상선 기능 저하, 저혈당, 저혈압, 흡수력 저하, 근육의 과도한 긴장이 나타난다. 검사시 칼슘/마그네슘 비가 7/1 이상인 경우 마그네슘 결핍을 의심한다. 마그네슘은 칼슘과 길항작용을 하므로 만일 칼슘과잉이 나타나면 마그네슘을 처방하기도 한다.

(3) 구리(Cu)

구리는 세포 내에 있는 여러 효소들의 구성 성분으로서, 그중 철분 흡수와 이용을 돕는 효소의 구성 성분이며, 결합조직의 정상화, 신경전달 물질, 에너지 생성에도 관여한다. 구리의 결핍이 지속되면 빈혈, 만성세균감염, 피로, 알레르기 반응 등이 유발될 수 있고, 구리의 체내 과잉시 감정의 급격한 변화, 우울, 임신 합병증, 정서적 불안정 등이 유발될 수 있다.

(4) 아연(Zn)

아연은 생체 내 여러 효소의 구성성분으로 단백질 합성과 면역 등 여러 방면에서 중요한 역할을 담당한다. 신체의 발육과 성(性) 발달, 면역기능과 항산화 기능에도 관여한다. 아연의 결핍이 지속되면 면역결핍, 성장부진 등이 유발될 수 있고, 아연의 체내 과잉시 피로, 식욕부진, 활력저하, 성기능 장애 등이 유발될 수 있다.

6. 임상적 활용

모발미네랄검사는 1929년 처음 사용된 후 주로 독성 원소 노출에 대한 평가방법으로 사용되었으나, 최근 영양평가를 위한 미량원소 측정방법으로 더 많이 응용되고 있다. 과거에는 인체의 미네랄 양을 측정하기 위해 혈액과 땀, 소변 등을 이용하였으나, 이들은 흡수와 분비가 빨라 장기간의 축적된 양을 측정하기에는 한계가 있었다. 미네랄 평가방법으로서의 모발미네랄검사가 각종 질병, 대사질환, 환경 노출과 영양 상태와 유의한 관련성이 있다는 연구결과들이 그 동안 꾸준히 보고되었다.

모발미네랄검사는 인체의 건강상태를 체크하고 미병 상태에서 질병의 발생하기 전에 치료를 할 수 있는 좋은 검사법이다. 모발은 성장 기간 동안 혈액, 림프, 세포외액과 같은 내부대사 환경에 노출되며 대사산물이 축적되어 인체의 영양 대사 활동에 대한 정보를 제공하기 때문에 임상에서 쉽게 비침습적으로 이용할 수 있는 검사법이다.

모발미네랄검사를 통해 미네랄 밸런스 상태를 분석하여, 만일 독성 미네랄의 과잉이 나타나면 어느 경로를 통해 그 미네랄이 축적되었는지 분석한다. 특정 미네랄의 부족 혹은 과잉으로부터 특정 질병을 예측하고 필요에 따라 추가 진단검사를 시행한다. 검사결과를 토대로 그 환자에 적합한 식이요법과 미네랄 처방을 작성한다. 결국 모발미네랄검사는 모발분석결과와 환자의 임상 증상, life style 등 여러 가지를 종합한 자료에 의거하여 모자라는 것은 공급해 주고, 너무 많은 것은 제거해 주는 밸런스 교정방법으로서, 잠재질환을 예측하고, 미병을 관리하기 위한 검사법이다.

이러한 방법으로 질병의 원인을 알아내고 자연식품에서 얻어진 영양식품을 통해 질병을 치료하고자 하는 의료인들이 전세계적으로 계속해서 증가하고 있다. 이러한 방법에 관심을 가지고 연구하는 학문을 분자교정의학(orthomolecular medicine)이라 부르기도 한다.

한의학 분야에서도 모발미네랄검사를 응용하여 당뇨, 심장병, 비만 등의 질병과의 상관성을 연구한 결과들이 발표되었고 다양한 연구가 진행 중에 있다. 모발은 한의학적으로 血의 상태를 반영하는 外候로서, 모발이 腎에 배속되어 사람의 생장 노화와 관련된 精氣의 성쇠를 반영한다고 하였으며 생리적, 병리적 상황을 반영하는 지표로 인식해 왔다. 모발미네랄검사의 한의학적 임상활용방안의 범위는 앞으로 보다 확대될 것으로 사료된다.

참고문헌

1. 장수익, 김경곤, 이복기, 김형준, 유수현, 강희철, 윤방부. 당뇨 환자의 모발 내 미네랄의 함량- 당뇨군과 비당뇨군을 비교하여 시행한 환자 대조군 연구. 가정의학회지. 2002; 23(9):1133-9.
2. 신현택, 송재철, 이재성, 이경희. 모발미네랄 분석결과와 비만도의 상관성. 대한한방비만학회지. 2004; 4(1):67-80.
3. 신현택, 송재철, 이재성, 이경희, 곽창규, 박선영. 저신장을 주소로 내원한 환자들의 모발내 중금속 함량분석. 한방재활의학과학회지. 2006;16(1):73-91.
4. 최승범, 송윤경, 임형호, 신현택. 한의학적 진단 방법으로서의 모발미네랄검사에 대한 고찰. 대한한방비만학회지. 2006;6(1):11-26.
5. 이승준. 모발조직 미네랄과 심박동수 변이와의 관계. 계명대학교, 대학원. 2005.
6. 송윤경외. 모발미네랄검사와 자율신경기능 및 비만도와의 연관성 연구. 대한한의학회지. 2007;3:249-259.
7. Wilson L. Determination of Oxidation type by means of tissue electrolyte ratios. J Ortho Med. 1986;1:126-31.
8. Leslie MK, Bruce RB, Richard CF, Chalotte GN. Hair analysis in clinical and experimental medicine. Am J Clim Nutr. 1989;46:233-6.
9. Boumba VA, Ziavrou KS, Vougiouklakis T. Hair as a biological indicator of drug use, drug abuse or chronic exposure to environmental toxicants. Int J Toxicol. 2006;25(3):143-63.
10. Katz SA. The use of hair as a biopsy material for trace elements in the body. American Laboratory. 1979;6:44-52.

생혈액
Live blood analysis

요약

생혈액검사는 환자의 손가락에서 소량(한방울)의 혈액을 채취하여 고배율의 특수현미경을 통해 분석하는 방법이다. 생혈액 분석은 적혈구의 형태 이상, 적혈구 응집상태, 혈색소 이상, 혈장내 독성 물질, 세균 등의 분석으로 구성된다. 소마타이드는 혈액내에서 활동하는 세포면역물질로 인식되며, 인체 면역 저하 및 퇴행화가 진행될수록 변성된다고 알려져 있다. 생혈액분석이 기존 혈액검사와 다른 점은 고배율 현미경을 통해 살아있는 상태의 혈액을 관찰함으로써 질병 위험인자, 면역상태, 세포 영양상태 등을 평가할 수 있다는 점이다. 생혈액분석은 활력기능, 순환기능 등의 평가에 활용된다.

1. 개요

생혈액검사는 말초혈액의 혈구 형태와 혈장내에서 발견되는 기타 물질들을 확대하고 분석하여 진단에 응용하는 방법이다. 이 검사를 위해서는 특수 광원이 부착된 현미경과 이를 직접 모니터로 관찰할 수 있는 장치가 필요한데, 이 장치를 통틀어 '생혈액분석기'라고 부르고 있다. 이 검사법은 局所的인 病變보다는 全身의 기능상태를 파악하는데 장점을 가진 검사법이다. 그 이유는 기존의 血液學에서 얻을 수 있는 血液의 형태에 관한 정보는 도말 후 染色과 固定의 과정을 거치기 때문에, 生體로서의 특징을 잃은 후의 형태만을 파악할 수 있으므로 해당 적혈구와 백혈구의 變性만을 측정하는 방법이었던 반면, 生血液檢査를 통한 血液의 형태분석은 生體로서의 특성을 유지하고 있는 상태에서 얻을 수 있는 정보를 제공하여, 全身에 대한 다양한 해석을 가능하게 하기 때문이다.

현재 활용되고 있는 생혈액검사를 정확하게 命名하면 '말초혈관 생혈액 형태분석'이라고 이름붙일 수 있다. 그 이유는 혈액의 채취부위가 말초혈관이며, 염색과 같은 과정을 거치지 않기 때문에 생혈액 상태의 관찰이 가능하며, 현미경을 통한 혈액의 형태변화가 이를 통하여 얻을 수 있는 주된 정보이기 때문이다.

2. 검사원리 및 검사시 주의사항

1) 검사원리

현재 활용되고 있는 말초 혈액을 검사하는 방법은 크게 세 가지로 나눌 수 있는데, 첫째, 위상차현미경(phase contrast microscopy)을 통해 혈액의 固形成分의 형태를 관찰하는 방법을 들 수 있다. 이는 혈액의 고형성분의 陰影을 비추는 方法으로 적혈구, 백혈구, 각종 결정, 혈장내 이물질 등의 형태를 입체적으로 확인할 수 있다. 이는 각 고형물질의 형태변화를 확인하는데 유리한 점이 있다. 둘째, 암시야검경(darkfield microscopy)을 통하여 얻을 수 있는 독특한 정보들을 분석하는 방법을 들 수 있다. 이는 독특한 광원의 조절을 통하여 혈장을 암실과 유사한 상태로 변화시킨 상태에서, 혈액의 고형물질을 관찰한다. 이 검사를 통하여 혈장내 세포보다 훨씬 작은 콜로이드 형태의 미세한 물질이 존재한다는 것을 발견하였다. 셋째, 엄격히 말하면 생혈액 검사라고 할 수는 없지만, 凝固血을 확대하여 관찰하는 방법을 들 수 있다. 이는 혈액의 응고상태에서 나타나는 서로 다른 변화를 관찰하여 환자의 全身機能을 유추, 해석하는 방법이다. 이상의 세 가지 말초혈관 血液檢査 방법은 각각 특징과 장단점을 가지고 있어서, 임상에서는 세 가지 방법을 효율적으로 결합하여 진단에 활용하는 것이 좋다.

2) 검사시 주의사항

생혈액검사는 기존의 혈액검사에 비해 샘플을 채취할 때 많은 오류가 발생할 수 있다. 따라서 생혈액 채취시 일정한 기준이 필요하다. 이 기준은 획일적으로 정해질 수 있는 것은 아니다. 즉 임상에 활용하는 사람들이 각자의 경험과 상황에 맞추어 그 기준을 설정해야 한다. 기존에 연구되어진 샘플 채취 방법을 근거로 대략 다음과 같이 기준을 제시할 수 있다.

(1) 생혈액 샘플 채취시 혈액이 흐를 정도로 심하게 찌르면 안된다. 왜냐하면 검사하고자 하는 혈액량이 너무 많을 경우, 너무 두꺼운 도말표본이 만들어져 정확히 관찰할 수 없기 때문이다. 또한 검사부위가 알코올로 제대로 닦이지 않아도 오차가 발생하므로 환자의 손가락을 알코올 솜으로 철저히 씻어야 하기는 하지만, 실제로 손가락을 찌르기 전에 알코올이 마르도록 하는 것이 중요하다.

(2) 손가락은 3번째나 4번째 손가락 끝부분의 손바닥 쪽으로 손톱바닥의 외측 3~5mm 부분에서 채취한다. 되도록이면 일정한 손가락에서 시행하는 것이 좋으며, 자료에 의하면 왼손 中指에서 채취하는 것이 좋다고 하는데, 왼손은 심장에 가까이 있으므로 좋은 표본을 얻을 수 있다고 한다. 어떤 자료에 의하면 손에서 나오든 손가락에서 나

오든 실제로는 문제가 되지 않지만, 검사의 일관성을 유지하기 위해서는 매번 같은 방법으로 채취하는 것이 좋다고 하였다. 아울러, 혈액 도말시 커버글라스(cover glass)가 피부에 닿지 않도록 해야 한다. 그 이유는 감염이나 압박에 의한 손상을 방지하기 위해서이다.

(3) 생혈액 샘플을 공기중에 3~5초 이상 방치하지 않아야 한다. 10초를 넘게 되면 혈소판은 응집하고 적혈구는 연전현상(連錢現狀)-이에 대해서는 後述하기로 한다-을 일으키게 된다.

(4) 자연스럽게 흐르는 혈액을 얻는 것이 필수적이고, 아주 부드럽게 짜는 것까지는 허용되는데, 원칙적으로 혈액방울이 자연스럽게 流出되도록 한다. 혈액채취를 위해 힘주어 짜낼 경우, 그 결과를 신뢰할 수 없다.

(5) 혈액 표본 채취시 혈액 방울의 크기가 중요하며 슬라이드글라스 위에 커버글라스를 덮을 때도 주의를 기울여야 한다. 표본이 너무 두껍다면 과감하게 다시 채취해야 한다. 왜냐하면 적혈구가 한 겹으로 퍼질 수 있는 얇은 층이 필요하기 때문이다. 채취한 혈액 한방울이 커버글라스의 가장자리를 넘친다면 다시 채취해야 하는데 한 방울의 양이 너무 많으면 상할 수도 있으며, 서로 뭉쳐 있어서 관찰을 하기 어렵기 때문이다. 연구 결과에 의하면 커버글라스는 넓은 것일수록 좋고 아무런 조작을 하지 않고 커버글라스를 덮었을 때 혈액 방울의 지름이 커버글라스의 한 면 길이의 반을 넘지 않아야 한다.

(6) 연전현상(連錢現狀)의 상황을 제대로 파악하기 위해서는 정전기에 의한 전하를 없애기 위해 슬라이드글라스를 충분히 두드려 준다. 일반적으로 사방에서 20회씩 적당한 세기로 두드리는 방법을 사용한다.

(7) 인위물질(artifact)에 주의해야 한다. 슬라이드 글라스가 잘못되었을 경우 線이나, 작은 흠집 모양이 나타난다. 지나친 광원의 집중이 있는 경우나 거품, 먼지 등이 있는 경우는 매우 커다란 지방성분과 같이 밝은 빛의 덩어리가 보인다. 티슈나 실오라기는 심플라스트(symplast)나 엽상체(thallus), 벌레처럼 보인다. 털이 있는 경우는 기다란 튜브처럼 보인다.

(8) 한 번의 채취와 한 번의 검사보다는 수차례에 걸친 채취와 검사를 통한 오차의 감소도 꼭 고려해야할 조건이다.

(9) 조작에 따라 인위적인 결과의 조작이 가능하므로, 사전에 검사자와 분석자를 다르게 하고, 환자에 대한 사전정보의 교류 차단 등의 조건도 설정할 필요가 있다.

3. 검사항목 및 의의

1) 소마타이드

소마타이드(somatide)는 혈장내에서 빠르게 움직이는 콜로이드 물질이다. 아직까지 소마타이드가 어떤 물질이며, 어떤 작용을 하는지에 대해서 명확하게 확인된 보고가 없다. 이는 프랑스의 가스톤 네센(Gaston Naessen; 1924~현재)이 규정한 이름으로서, 모두 16단계로 구분되는 일종의 미생물이라고 규정하고 있다〈그림 1〉. 독일의 엔더라인(1872~1986)은 혈장내의 콜로이드 물질을 프로티트(protit)로 命名하고, 모두 14단계로 구분되는 미생물로

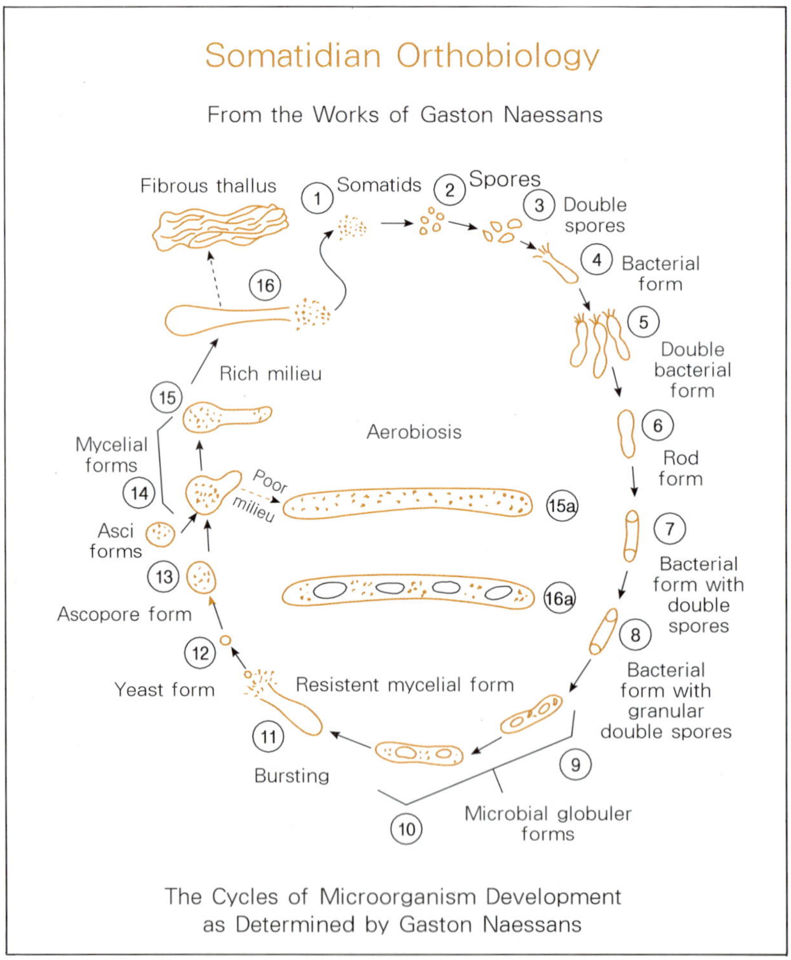

그림 1. 소마타이드의 16단계 순환도

규정하였다. 이들의 관찰 내용이 동일 미생물을 대상으로 연구한 것인지는 분명하지 않지만, 몇 가지 공통점이 있다. 즉, 소마타이드나 프로티트 모두 발전이 심하지 않은 콜로이드 단계에서는 인체에 병리적 반응을 하지 않으며, 인체의 면역계도 이를 병원균으로 이해하지 않는다는 점, 콜로이드 단계에서는 어느 정도 인체와 공생관계를 이루고 있다는 점, 과도하지 않을 경우 말초혈액의 혈장내에 많이 존재할수록 血漿의 성질이 중성에서 약알카리성을 유지하고 있기 때문에 인체의 면역기능과 소화력, 활동력 등이 왕성한 상태를 나타내준다는 점 등이다. 즉, 한의학적 관점에서, 소마타이드는 氣의 충족여부와 유관하다고 생각된다.

2) 적혈구 연전현상(連錢現狀)

적혈구의 연전현상(連錢現狀)이란 혈구가 동전처럼 쌓여있는 형태를 의미한다. 여기에는 세 단계가 포함된다. 즉, 단백질 소화시간의 차이에 따른 단백연결체 현상이 첫 번째 단계이며, 심하고 지속적인 신체적, 정신적 스트레스에 의하여 발생하는 연전현상이 두 번째 단계이며, 이 과정이 더욱 진행된 적혈구 응집단계가 세 번째 단계이다〈그림 2〉.

단백연결체(protein linkage) 상태는 단백질 소화능력이 저하된 상태로, 이 상태가 교정되지 않으면 연전현상으로 발전할 가능성이 있다. 연전현상(rouleau)은 신체적, 정신적 스트레스에 의하여 혈장내 전하의 불균형을 초래하는 경우 발생하는 것으로, 이러한 현상이 보인다면 혈액순환장애로 인한 산소와 영양물질 운반능력의 저하를 초래하여, 疲勞, 消化不良, 浮腫(기능성)을 수반한다. 응집단계(aggregation)는 소화가 되지 않은 지질, 단백질의 농도와 유관하며, 그 원인으로 불충분한 운동, 무기염류 결핍, 금속 독성, 스트레스, 알레르기, 위내 염산부족 등이 있는데, 연전현상보다 악성이며, 산소의 운반과 혈액의 흐름을 매우 심하게 방해한다.

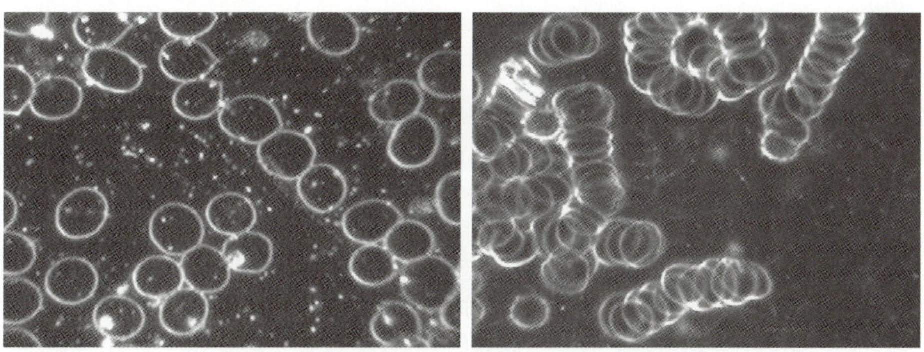

그림 2. 단백연결체현상(좌측)과 연전현상(우측)

3) 적혈구 형태변화

정상 적혈구(normocyte)의 직경은 7.5~8.7㎛, 표면적은 136μm²이며, 생성된 후 시간이 지나면서 크기가 약간 줄어든다. 형태는 양쪽에서 가운데로 약간 오목하게 들어간 도우넛 모양이다(discocyte). 형태와 함께 중시되는 것이 적혈구막의 탄력성인데, 이는 적혈구가 모세혈관을 빠져나가거나 변형을 이루지 않고 혈관내를 순환하는데 중요한 역할을 한다. 즉, 정맥혈이나 동맥혈과는 달리 적혈구의 탄력성에 이상이 발생하면 말초혈관에서 충분히 병리적 형태를 발견할 수 있다. 주로 많이 발견되는 병리적 형태는 극상세포(burr cell), 유극적혈구(acanthocytes), 변형적혈구(poikilocytes), 난형적혈구(ovalocytes), 표적적혈구(target cell) 등이다〈그림 3〉.

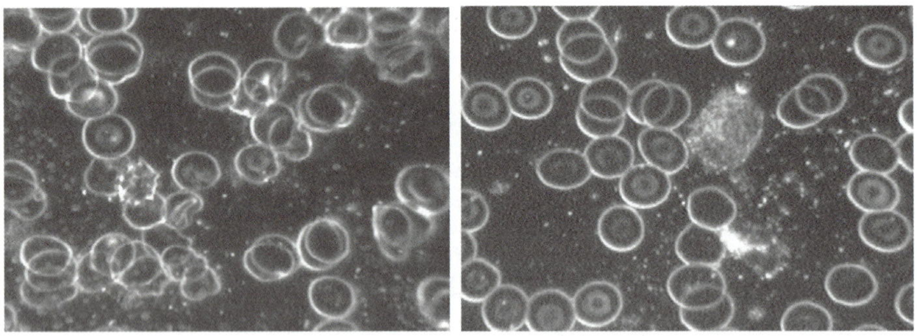

그림 3. 적혈구 형태변화; 변형적혈구(좌측)와 표적적혈구(우측)

4) 혈장내 이물질

혈장내 이물질의 확인은 암시야검경보다는 위상차현미경을 통한 방법이 더 효율적이다. 하지만, 암시야검경상에서도 확인할 수 있는 이물질들이 있는데, 가장 많이 확인할 수 있는 것은 혈소판응집(thrombocyte aggregation)과 지질(유미물질; chyious)이다.

혈소판응집은 혈소판의 반발력 상실에 의하여 나타나는 것으로 혈액순환의 이상을 시사한다. 지질의 경우 암시야검경상에서는 소마타이드와 유사한 형태를 이루는데, 다만 움직임이 둔하거나 전혀 없다는 차이가 있다. 이는 채 소화가 되지 못한 지방이나, 혹은 약물치료에 의한 간의 스트레스를 의미하는데, 식사후 12시간 경과 전에 유미관이나 흡관에 의해 정맥으로 운반되어 혈액과 혼합된 것으로, 소화되는 동안 장내 음식물로부터 유미관에 흡수된 것이다.

이밖에 각종 결정을 확인할 수 있는데, 이런 물질들은 말초혈관에서는 많이 보이지는 않지만 간혹 확인할 수 있으며, 이 또한 진단에 보조수단이 될 수 있다. 그중 특히 반점(plaque)은 가장 심각한 콜레스테롤 찌꺼기로 매우 큰 형태를 취하고 있으며, 동맥경화, 순환장애, 칼슘 불균형, 수족냉증, 에너지감소 등과 연관 있다고 보고되었다.

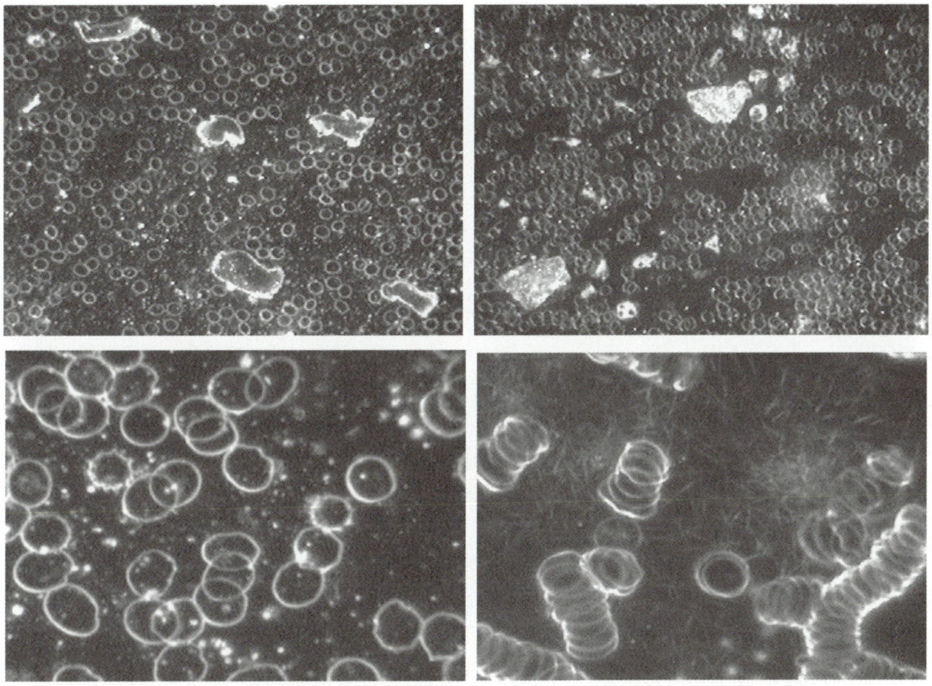

그림 4. 혈장내 이물질; 원형질체(左上), 반점(右上), 지질(左下), 혈소판응집·소극(右下)

| 참고문헌 |

1. 권헌영 외. 혈액학. 고려의학. 1993.
2. 김경철 외 2인. 생혈액 형태진단의 기초적인 연구. 동의논집. 1998.
3. 김경철 외 2인. 영상분석을 통한 혈액 형태 진단의 기초적인 연구. 동의한의연 2집. 1998.
4. 김경철 외 2인. 컴퓨터를 이용한 생혈액 분석 시스템의 개발과 활용 방안에 대한 연구. 경산·동의 한의학 학술대회 자료집. 1999.
5. Mychael Coyle. Advanced Applied Microscopy. Nulife Siences Laboratory. 1998.
6. William J. Williams etc. Hematology fourth edition. McGraw-hill publishing company. 1991.

근전도

EMG; electromyography

요약

근전도검사는 말초신경과 근골격근에서 형성되는 미세한 전기현상(electrical potential)을 감지하여 이를 기록, 근육의 기능을 평가하는 검사이다. 본 검사는 전통적으로 근육질환 및 신경질환에 활용되었는데, 최근에는 생기능의학 영역에서 이완요법을 시행하면서 經筋 이완 상태의 평가지표로 사용되고 있다. 특히 심리적 스트레스에 민감하게 반응하는 經筋의 과도한 항진 정도를 지속적으로 모니터링함으로써, 보다 효율적인 이완 훈련을 도모할 수 있다. 근전도검사는 호흡기능, 형질기능 및 情志기능 등의 평가에 활용된다.

1. 개요

근전도검사는 말초신경과 근골격근에서 형성되는 미세한 전기현상(electrical potential)을 감지하여 증폭기에서 증폭시킨 후 음극선을 통해 형성되는 전기적 파장을 계기판(oscilloscope)에서 관찰, 분석하여 병변을 찾아내는 전기진단법이다.

정상 수의근의 근섬유에서는 복합동작 전위로 기록되는 전기방출이 발생하는데, 근의 활동전위는 약 10μV~10mV의 전위, 30ms의 지속시간, 5~10,000Hz의 넓은 주파수 대역을 갖는 특성이 있어 이 조건을 충족시켜 증폭, 기록할 수 있는 근전도 기기를 이용하여 질적, 양적으로 분석하게 된다.

근전도 기기의 구성은 〈그림 1〉과 같고, 근전도 검사는 의심되는 임상질환이 무엇인가에 따라 몇 가지로 구분되어 시행된다. 기본적인 검사는 말초신경에 전기적 자극을 가하여 유발되는 복합전위를 응용해 신경기능을 평가하는 신경전도검사(NCS; nerve conduction study), 운동신경을 반복적으로 자극하여 이에 따른 복합근 활동전위의 진폭감소 정도를 평가하는 반복신경자극검사(RNS; repetitive nerve stimulation), 근에 바늘을 찔러 근섬유로부터 나오는 전기적 활동을 평가하는 침근전도검사(needle EMG)가 있다.

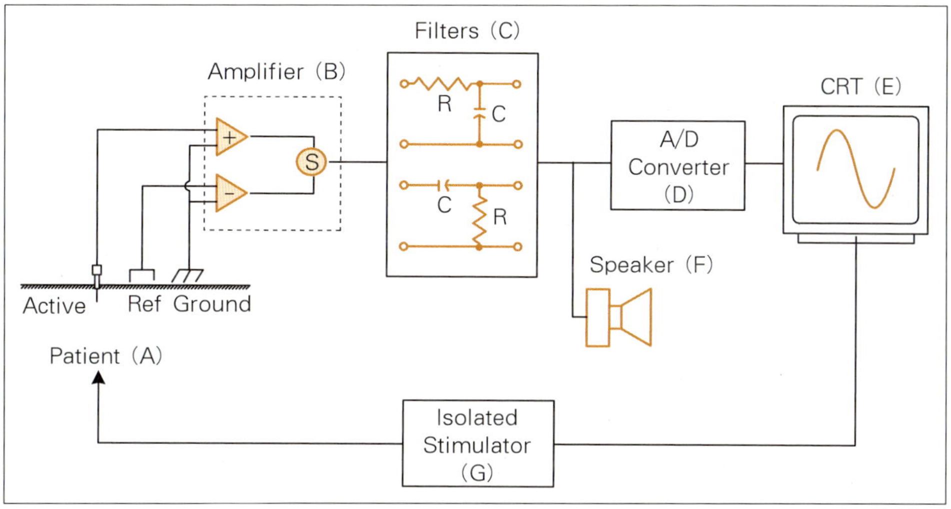

그림 1. 근전도 기기의 기본 구성

2. 근전도검사의 종류

1) 신경전도검사(NCS; nerve conduction study)

신경전도검사는 말초신경의 한 부위에 전기자극을 가했을 때 발생되어 전이되는 활동전위를 신경 또는 근육의 일정부위에서 기록하여 신경전달 경로상의 이상 유무를 변별하는 검사이다. 대체로 활동전위의 잠복기, 진폭, 전도속도, 지속시간, 모양 및 면적 등을 측정하여 정상치와 비교, 평가한다. 신경전도검사에는 운동신경, 감각신경, 혼합신경전도검사가 있다.

(1) 운동신경전도검사(MNCS; motor nerve conduction study)

운동신경전도검사는 운동신경을 전기자극하고 그에 따라 발생하는 근육의 운동량, 즉 복합근 활동전위(CMAP; compound muscle action potential)를 측정하여 검사하는 방법으로서, 정확한 신경병변의 신경전도 속도검사를 위해서 손상후 또는 병변 후 최소한 1주일이 경과되어야 한다. 상지에서는 median nerve, ulnar nerve를 측정하며, 하지에서는 tibial nerve, peroneal nerve를 측정한다. 신경전달속도는 상지가 하지보다 빠르며(상지는 45~75m/s, 하지는 37~55m/s), 근위부가 원위부보다 빠르다. 온도에 비례하여 증가하며, 고령자, 소아에서는 느리다〈그림 2, 3〉.

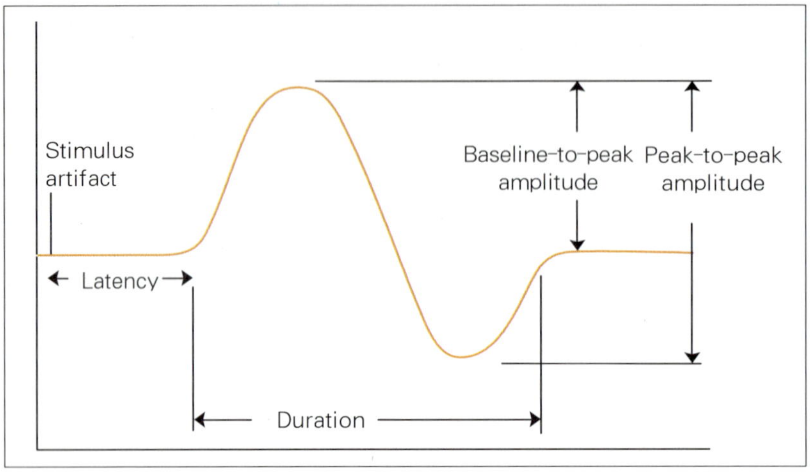

그림 2. 운동신경전도검사시의 파형

잠복시간(latency): 자극 후 반응의 시작까지 숨어있는 시간
진폭(amplitude): 반응의 크기
반응시간(duration): 반응의 시작~끝
거리(distance): 줄자로 직접 측정
전도속도(conduction velocity) = 거리 / 잠복시간

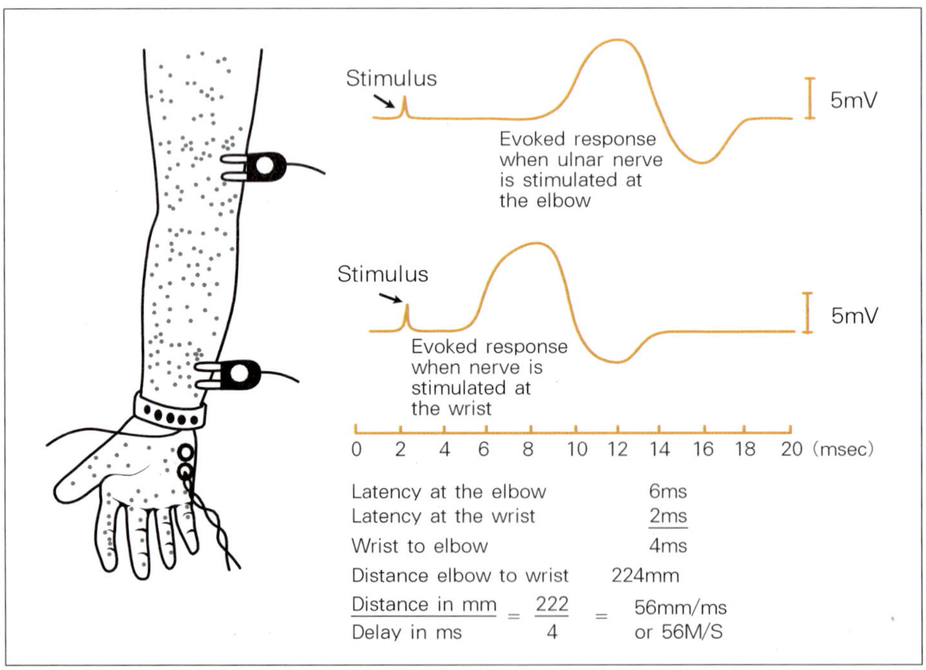

그림 3. 운동신경전도속도(척골신경) 측정

(2) 감각신경전도검사(SNCS; sensory nerve conduction study)

감각신경전도검사는 신경을 전기자극하고 그에 따라 발생하는 감각신경내 축삭에 흐르는 전위의 합을 기록하는 검사로서, 상지에서는 median nerve, ulnar nerve, 하지에서는 SPN (superficial peroneal nerve), sural nerve를 측정한다〈그림 4〉.

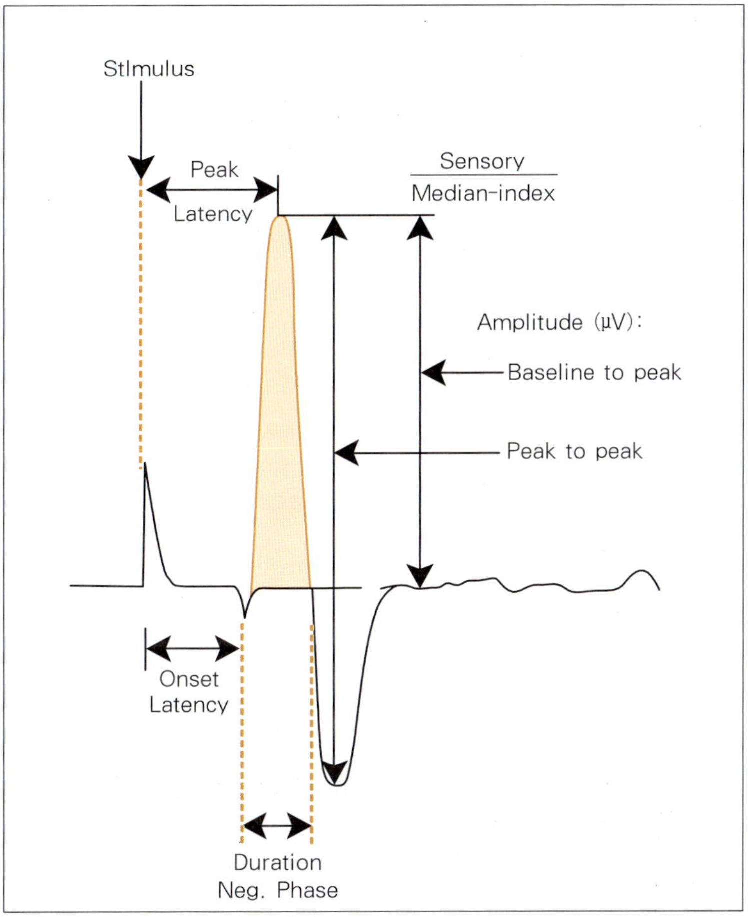

그림 4. 감각신경전도검사시의 파형

잠복시간(latency): 자극 후 반응의 시작까지 숨어있는 시간(감각신경은 peak latency를 측정)
진폭(amplitude): 반응의 크기
반응시간(duration)
자극: 초 최대자극
감각신경전도속도(SNCV):거리(D)/잠복시간(L)

(3) 혼합신경전도검사(MNCS; mixed nerve conduction study)

감각신경은 대부분 운동신경과 혼합하여 주행한다. 본 검사는 상지에서 median nerve, ulnar nerve에 적용하며 검사의 원리는 감각신경전도검사와 동일하다〈그림 5〉.

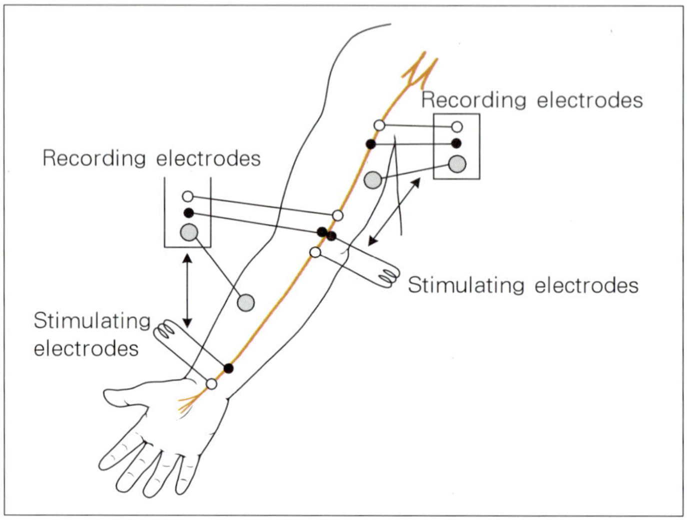

그림 5. 혼합신경전도검사(median nerve)

(4) 신경전도검사의 후기반응

① H 반사검사

경골신경에 정향성(orthodromic) 전기자극을 가하면 장딴지 근육에서 두 개의 명백한 활동전위가 나타나는데 처음 전위는 운동신경섬유를 직접 자극해서 나타나는 M파이고, 나중 전위는 그 근육에서 출발하는 구심성 섬유에서 다시 그 근육으로 들어가는 원심성 섬유의 경로를 거치는 단신경근 연접(monosynaptic) 반사인 H반사이다. H반사는 제1천추 신경근 병변에서 다른 어떤 검사보다도 민감도가 높고 근위부를 주로 침범하는 말초신경병증 및 경직성 환자의 경우 척수단일연접반사궁의 흥분도 평가방법으로 많이 사용되고 있다. H반사 검사는 양쪽 검사로 좌우비교를 하며 소실된 활동전위나 유의성 있게 연장된 잠복시간을 이상 소견으로 한다〈그림 6〉.

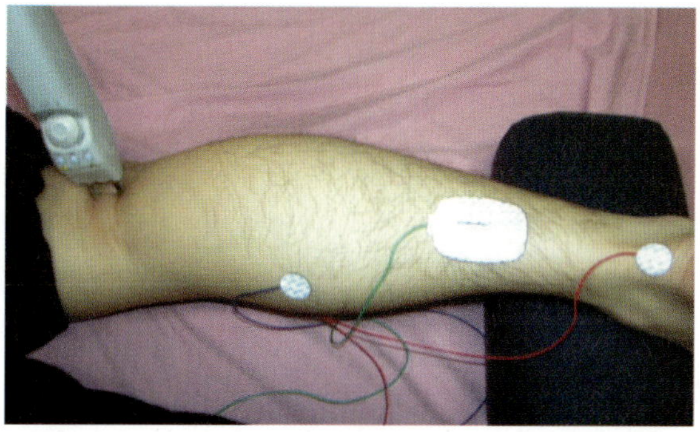

그림 6. H 반사검사 모습

② F 반사검사

Magladery와 McDougal이 척골신경을 최대 전기자극했을 때 생기는 느린 전기반응을 F파로 처음 보고한 이후 F파는 말초운동신경, 신경근접합부, 혹은 근육에서 생긴 것이 아닌, 운동신경을 따라 운동신경원 세포를 거쳐 다시 말초운동신경을 통하여 근육으로 전달되는 반사 전위로 생각하거나 운동원신경세포의 "backfiring"으로 생성되는 것으로 알려져 있다.

F반사검사는 근위부 운동신경기능을 측정하는 검사로서 신경근증 및 말초신경병증(예, Gullain-Barre syndrome)진단에 유용하다. 상지에서는 정중신경과 척골신경에서, 하지에서는 총비골신경과 후경골신경에서 주로 측정하며, 양측 검사결과를 좌우 비교하게 된다〈그림 7〉.

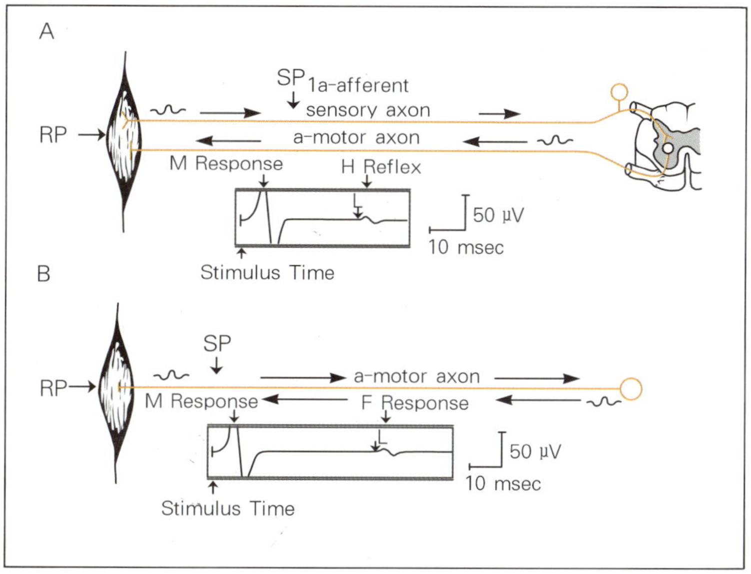

그림 7. H 반사(A), F 반사(B)에 관한 모식도

2) 반복신경자극검사(RNS; repetitive nerve stimulation)

신경근접합부의 기능을 전기 생리학적으로 측정하는 검사로 중증근무력증, 근무력증후군, 보툴리즘 중독의 진단 등에 이용된다. 예를 들어 중증근무력증에서는 느린 연속자극에 대해 활동전위진폭이 점차 감소한다. 근무력증후군에서는 빠른 연속자극에 대해 전위의 진폭이 커진다〈그림 8〉.

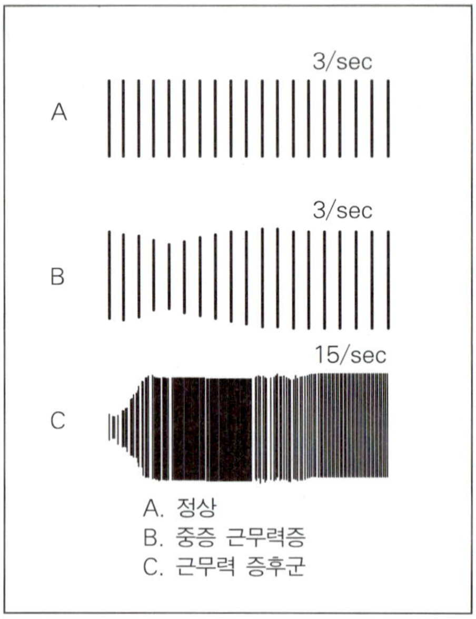

그림 8. 반복신경자극검사

3) 침근전도검사(Needle EMG)

침전극을 근육내로 삽입할 때, 삽입 후 근육을 완전히 이완시켰을 때, 그리고 수의적 수축을 시켰을 때 발생하는 복합근 활동전위를 측정하여, 신경이나 근육에 병변이 있을 때 발생하는 여러 형태의 특정 전위를 관찰 진단하는 검사이다.

(1) 휴식기 근육의 근전도검사

① 삽입활동전위(Insertional activity)

침전극을 근육내로 삽입할 때 바늘끝으로 세포막을 자극함으로써 발생하는 활동전위이다. 이는 비교적 진폭이 큰 연속파장이다. 정상근육에서는 시작과 끝이 명확한데, 신경질환에서는 진폭과 기간이 커진다. 근육질환에서는 진폭과 기간이 작아진다.

② 자발전위(Spontaneous activity)

침전극을 삽입한 후 자극을 주지 않고 근육을 이완시키면 아무런 활동전위가 없는 것이 정상이다. 그런데 신경질환이나 근육질환에서는 여러 형태의 자극이 나타난다.

i. 정상자발전위

종판전위(end-plate activity)로서 침전극이 종판에 닿았을 때 sea-shell sound가 나타난다.

ii. 비정상자발전위

근세동전위(fibrillation)는 근막의 세동(hyperoscillation)의 증가로 인한다고 생각된다. 근전도상으로 biphasic, triphasic 형태로 나타나며, 전위의 길이가 짧고 진폭이 작다. 신경병증의 특징적 소견이며, 신경손상후 2~3주후에 현저히 나타난다. 또한 다발성근염, 일부 진행성 근이영양증과 같은 근육병증에도 출현한다. 양성예각파(positive sharp wave)는 신경병증의 특징적 소견으로서 신경손상후 3~4일후에 나타난다. 속상수축전위(fasciculation potential)는 근육에서 불수의적인 짧은 뒤틀림으로 인해 나타난다. 이는 정상근육에서도 나타나지만 많이 나타나면 병적으로 간주한다. ALS와 같은 척수전각세포병변에서 특징적으로 나타난다. Myotonic discharge는 근긴장증(myotonia)에서 볼 수 있는 고주파 방전전위이다. 근육수축이나 침전극자극시 일정기간 출현한다. 빈도와 진폭이 반복적으로 커졌다 작아졌다 하는 것(wax and wane)이 특징이다. CRD(complex repetitive discharge)는 전위의 모양과 진폭의 크기가 비교적 일정하게 유지되는 고주파방전전위로서 근이영양증, 다발성근염, 오래 지속된 불완전 신경손상시 나타난다〈그림 9〉.

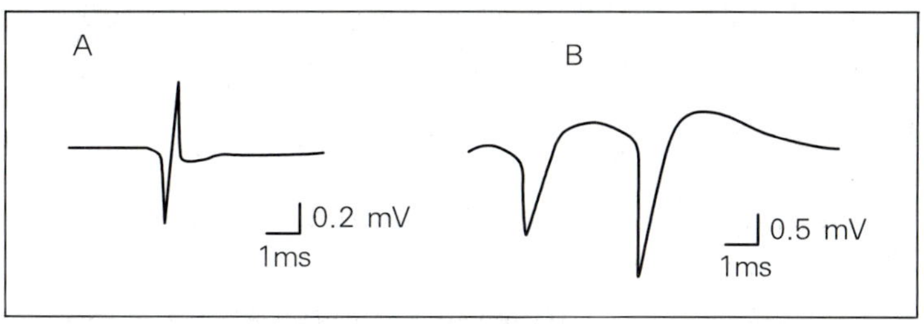

그림 9. 비정상자발전위; A는 근세동전위, B는 양성예파

(2) 최소수축기시의 근전도검사

① 운동단위 전위(Motor unit potential)

Motor unit란 한 개의 신경섬유와 이에 의해 지배받는 근섬유를 의미한다. 약한 근수축시 침전극과 접촉하고 있는 주위 근섬유에서 발생하는 전위의 종합을 action potential이라 한다. 운동단위전위란 근수축시 발생하는 활동단위의 최저단위를 말한다. 정상운동단위전위는 파형이 biphasic, triphasic하며 진폭은 0.3~3mV, 기간은 3~16ms이다.

i. 다상성 운동단위전위(Polyphasic MUP)
   파형이 4개 이상이다. 정상에서는 정상근육에 의해 활동전위의 약 10%를 차지한다. 신경병증, 신경손상후 재생중, 진행성 근이영양증, 다발성근염과 같은 질환에서 나타난다.

ii. 거대 운동단위전위(Giant motor unit potential)
   진폭이 5mV 이상이다. 주로 척수전각세포병변이나 신경손상후 장기간 경과한 경우에 나타난다. 진단상 큰 의미는 없다〈그림 10〉.

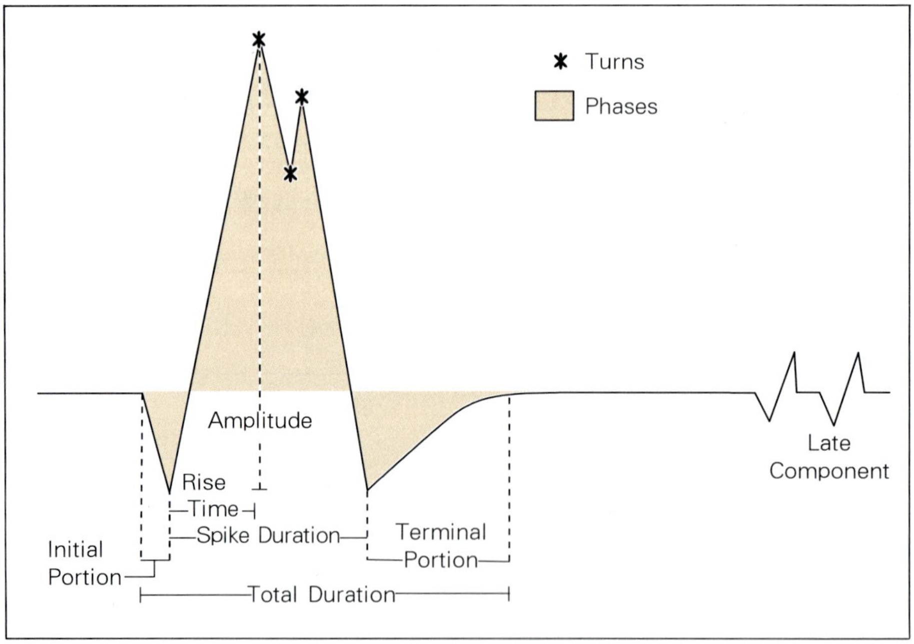

그림 10. Motor unit action potential parameters

(3) 최대수축기시의 근전도검사

① 간섭양식(Interference pattern)

근수축을 점차 강하게 하면 여러 운동단위(motor unit)가 작용하여 많은 운동단위전위가 나타나는데 이들 운동단위전위간 관계를 간섭양식이라 한다. 혹은 운동단위의 동원양식(recruitment pattern)이라고도 한다〈그림 11〉.

완전간섭양식은 정상소견이며, 수축을 강하게 하면 기선(base line)을 볼 수 없을 정도로 많은 운동단위전위가 연결된다. 근육병증에서 나타나기도 한다. 불완전간섭양식은 근수축을 매우 강하게 하였음에도 기선이 보일 정도로 운동단위전위 수가 적은 경우이다. 신경질환에서 나타난다. 단위간섭양식(single interference pattern)은 하나하나의 운동단위 전위가 뚜렷하게 구분되는 경우이다.

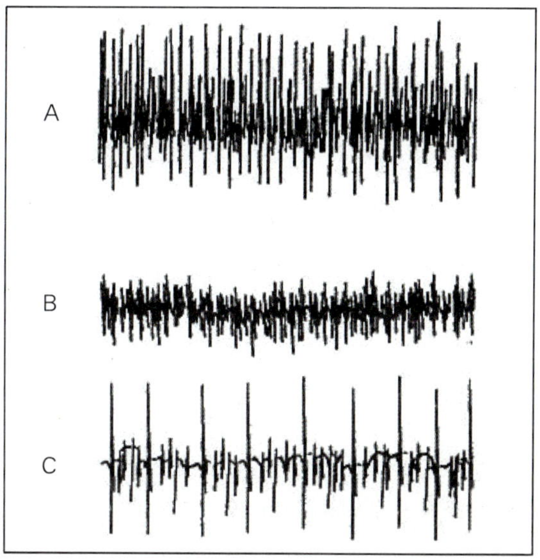

그림 11. 간섭양식의 비교. A는 정상, B는 근육병변, C는 신경병변

3. 각 병변에서의 근전도 소견

1) 척수전각세포병변(Anterior horn cell disease, motor neuron disease)

신경전도검사상 정상이다. 침근전도검사상 양측 상하지에서 속상수축전위와 근세동전위, 거대 운동단위전위가 나타난다. ALS 질환이 대표적이다.

2) 신경근증(Radiculoneuropathy)

신경전도검사상 정상이다. 침근전도 검사상 자발전위(양성예각파, 근세동전위, 다상성운동전위)가 나타난다. 모든 level이 구분되는 것은 아니며, 방사선검사가 병행되어야 한다. 특히 H반사는 S_1 신경근병증에 대해 유효하다.

3) 포착성 신경증(Entrapment neuropathy)

신경전도검사상 전도속도가 느려진다. 침근전도 검사상 일반적으로 정상이지만, 진행되어 축삭이 변성되면 양성예각파 및 근세동전위가 출현한다. 수근관증후군에서 정중신경이 압박되면 원위잠시가 지연된다.

4) 다발성 신경증(Polyneuropathy)

수초가 탈락되면서 신경전도검사에서 원위잠시가 지연되고 전도속도가 느려진다. 축삭이 변성되면 신경전도검사에서 활동전위진폭이 작아진다. 침근전도 검사사상 자발전위, 운동단위전위수가 감소한다.

5) 외상성 말초신경손상(Traumatic peripheral nerve injury)

생리적 신경차단(neuropraxia)은 수초를 침범하여 전도속도가 감소한다. 축삭절단증(axonotmesis)은 진폭이 감소하며, 자발전위, 운동단위전위수가 감소한다. 신경절단(neuromesis)은 신경전도가 없으며, 자발전위, 운동단위전위가 없어진다. 절단된 신경이 재생되면 먼저 침근전도상 진폭이 매우 작고 다상성인 운동단위전위가 출현한다. 이후 신경전도가 증가되며 자발전위가 감소하고 운동단위가 정상으로 변해간다.

6) 신경근접합부병변(Neuromuscular junction disorder)

신경전도검사, 침근전도 검사상 정상이다. 신경연속자극검사상 의미있는 소견이 나타난다. 중증근무력증의 경우 느린 연속자극시 점차 진폭이 감소하여 3~5번째가 제일 감소한다. 첫번째 진폭에 10% 이상 감소시 의의가 있다. 운동직후 3초후 정상이며, 2분후 감소되고 10분후 다시 정상으로 나타난다. 보통 척골신경에 대해 검사한다. 양성율은 50%이다. 근위부근피신경, 액와신경의 경우 양성율이 70~80%이다.

근무력증후군(myasthenic syndrome, Eaton-Lambert syndrome)의 경우 활동전위진폭이 작으며, 빠른 연속자극에 대해 진폭이 2~3배 증가한다.

7) 근육병증(Myophthy)

근세동전위, 양성예각파 등의 자발전위가 나타난다. 진폭이 작고 짧은 지속시간의 다상성 운동전위가 나타난다. 운동단위의 조기동원(early recruitment), 완전간섭양식이 나타난다.

신경계, 근육계 병변에서의 근전도 소견을 정리하면 〈표 1〉과 같다.

표 1. Neuromuscular disorder에서 EMG소견의 특징

Disorders	N.C.S.	Needle EMG	
		spontaneous activity	MUAP
Motor neuron dis.	normal	abundant activity	large size
Radiculopathy	usually normal	present CRD	polyphasic & dec. number
Entrapment neuropathy	slow conduction across lesion	usually present	polyphasic & dec. number
Polyneuropathy 1) demyelinating 2) axonal	 slow conduction dec. amplitude	 absent abundant	 polyphasic & dec. number
Peripheral n. inj. 1) degeneration 2) regeneration	 block slow conduction & dec. amplitude	 abundant reduced	 absent a few (BSAPP)
Neuromuscular junctional dis.	repetitive stil(+) normal C.V.	absent	usually normal
Myopathy	normal	usually present, myotonic disch.	small, short & inc. number

BSAPP: brief, small, abundant, polyphasic, potentials
C.V.: conduction velocity

4. 임상적 활용

근전도 검사는 생리적, 기능적인 면에서 근육과 신경질환 등을 검사하는 것으로 오늘날에는 새로운 근전도기의 개발과 검사 방법의 개선으로 진단의 정확도가 높아지게 되었고, 대상 질환도 확대되고 있는 실정이다. 최근 한의계에서도 근전도의 임상 활용 및 임상연구에 활용하려는 시도가 확대되고 있다.

박 등은 근전도를 이용하여 각종 침자극 방법에 의한 전력스펙트럼상의 변화를 비교, 관찰하였고, 김 등은 측두하악장애 환자를 대상으로 레인보우요법을 시술하고 그 치료효과를 근전도를 통해 분석하였다.

조 등은 경근전도 검사의 임상활용에 관한 연구를 통해 경근전도는 근육의 작용을 경근의 단위로 묶어 보다 쉽게 병소를 찾아 치료할 수 있으며, 근육의 성능을 종합적으로 도식화하여 해당 경근의 기능을 객관적으로 평가할 수 있는 자료를 제공하므로 다양한 임상분야에서 활용 가능하다고 하였다.

김 등은 편바미측 견관절 통증을 호소하는 중풍 환자를 대상으로 견관절 중심을 지나는 수양명대장경근의 삼각근 중부와 승모근 상부의 경근전도를 측정하여 통증과 삼각근 중부, 승모근 상부의 근수축력과 유의한 음의 상관관계가 있어 경근전도가 중풍 편마비 견관절 통증의 객관화에 이용될 수 있다고 보고하였고, 조 등은 중풍 환자의 경직에 전침과 경근 저주파요법을 시행하여 치료 효과 특성 및 지속효과를 평가하기 위해 경근전도를 이용하였다. 근전도 검사는 경근병변의 진단, 한의학적 치료효과 평가지표, 예후판정 등에 다양하게 응용될 수 있다.

참고문헌

1. 강세윤. 근전도의 개요. 대한통증학회지. 1994;7(1):13-24.
2. Kenneth W. Lindsay, Ian Bone. 임상신경학. 고려의학. 1997.
3. 이동국. 신경전도검사의 기초기술. 대한임상신경생리학회지. 1999;1(2):202-9.
4. 김진호, 한태륜. 재활의학. 군자출판사. 2002:21-47.
5. 김호봉, 박영한, 배성수. 근전도와 신경전도 검사의 임상적 응용. 대한물리치료학회지. 1998;10(1): 199-212.
6. 김대성. 침근전도 검사. 대한임상신경생리학회지. 1999;1(2):220-9.
7. 박영배, 이봉교. 수기법에 의한 근전도의 전력스펙트럼관찰. 대한한의학회지. 1985;6(2):37-44.
8. 김희준, 김정연. 측두하악장애에 대한 레인보우 요법 시술전후의 표면근전도 변화 연구. 한방재활의학과학회지. 2004;14(4):11-21.
9. 조재흥, 이종수, 김성수. 경근전도 검사의 임상 활용에 관한 연구. 한방재활의학과학회지. 2005; 15(4):89-104.
10. 김민범, 이종수, 김성수. 중풍 편마비 환자의 견관절 통증에 대한 경근전도 분석. 한방재활의학과학회지. 2006; 16(3):103-110.
11. 조재흥, 정석희, 이종수, 김성수. 전침과 경근 저주파의 경직 완화 효과에 대한 경근전도 분석. 한방재활의학과학회지. 2006;16(2):131-143.
12. Bruke D, Gandevia SC, McKeon B. Monosynaptic and oligosynaptic contributions to human ankel jerk and H-reflex. J. Neurophysiol. 1984;52(3):435-438.
13. Daelmans HEM, Colong EJ. Normal H reflexs and denervation in the low leg musculature: comparison of EMG with computed tomography, myelography and operation in patients with radiculopathy. Electromyogr. Clin. Neurophysiol. 1987;27:109-114.
14. Peioglou-Harmoussi S, Fawcett PRV, Howel D. F-response: a study of frequency, shape, and amplitude characteristics in healthy control subjects. J Neurol Neurosurg Psychiatry. 1985;48:1159-1164.

자율신경기능

Autonomic function tests

1. 심혈관계 검사

1) 기립 검사

(1) 개요

기립검사는 기립성 저혈압, 신경 조절성 실신 등을 진단하거나, 기립에 의한 심혈관계 변화의 이상여부를 조사하여 자율신경 기능이상을 진단할 목적으로 시행된다. 기립시 중력에 의해 혈액이 하반신의 정맥계로 이행하여 유효 순환 혈액양이 감소, 혈압이 일단 하강한다. 그러나 즉시 혈압하강을 보정하기 위한 압수용기 반사가 작동하므로 정상인에서는 기립해도 혈압은 거의 일정하게 유지되며, 심박수는 약간 증가한다. 만일 압수용기 반사에 이상이 있을 경우, 기립시 혈압 및 심박수 조절기전에 이상이 생겨 현기증, 두통, 실신 등의 증상이 나타난다. 이러한 혈압, 심박수 조절기전의 이상이 나타나는 질환 혹은 증후군으로서 기립성 저혈압(OH; orthostatic hypotension), 체위성 빈맥증후군(POTS; postural tachycardia syndrome), 신경 조절성 실신(NMS; neurally mediated syncope), 기립성 고혈압(orthostatic hypertension) 등이 알려져 있다. 기립검사의 종류에는 능동적 기립(active standing)과 수동적 기립(passive head up tilt)이 있다. 능동적 기립시 하지근육에 수의적인 수축이 발생하여 하지의 혈액 저장이 경감된다. 반면 수동적 기립에서는 이 기전이 작동하지 않기 때문에 압수용기 반사에 대한 활성화자극으로서 수동적 기립검사가 보다 강력하며, 검사의 재현성도 우수하다. OH 환자에 대해서 경사침대를 이용, 60° 수동적 기립을 시행했을 경우, 혈압 하강폭이 능동적 기립 검사에 의한 혈압 하강폭과 비슷하게 나타난다. 또한 NMS, POTS, 기립성 고혈압 환자는 능동적 기립 검사시 특이 반응을 나타내지 않는 경우도 있다.

(2) 종류 및 검사의의

① 능동적 기립검사

누운 상태에서 10분간 안정한 후, 10분간 기립시킨다. 기립 전 3회 심박수와 혈압을 측정한다. 기립 후 1분마다 심박수, 혈압을 측정한다. 심리적 변화가 있거나 저혈압 발작이 있으면 검사를 즉시 종료하고 눕혀 안정시킨다. 기립시나 기립중의 자각 증상을 검사 종료후 문진한다.

능동적 기립검사를 통해 현기증, 휘청거림, 눈앞의 暗黑感이나 白濁感 등의 기립 실조 증상을 나타내고, 또 기립시에 20~30mmHg 이상의 수축기 혈압 저하가 있으면 기립성 저혈압(OH)으로 진단한다. 미국 자율신경학회 기준으로는 기립 3~4분후 수축기 혈압 저하 ≥20mmHg, 혹은 확장기 혈압 저하 ≥5mmHg시 기립성 저혈압으로 진단한다. 또 기립성 저혈압이 없고 기립 수분 후 빈맥(심박 증가가 30~40박/분 이상)이 나타나면 체위성 빈맥증후군으로 진단한다.

② 수동적 기립검사(HUT; head-up tilt)

HUT검사의 목적은 기립시 혈압 및 심박수 조절 이상을 검출하기 위해서이다. HUT검사를 시행하기 위해서는 전동식 또는 수동식 tilt table이 필요하다. 소음이 차단된 조용한 방에서 검사하는 것이 바람직하다. 식사는 혈압 변동을 증가시키므로 검사전 금식한다. 예를 들면, 오전중 검사시 아침식사를 금한다. Tilt table에서 와위로 안정시켜 혈압 및 심박수가 안정되면 검사를 개시한다. 혈압, 심박수는 통상 5~10분 동안 臥位시 안정되지만, HUT검사와 함께 혈장 노르아드레날린, 바소프레신 측정을 병용할 경우 30분간 와위 안정이 필요하다. 혈압, 심박수의 연속 측정이 가능할 경우, 30초 동안 tilt table을 거상 한 후 혈압, 심박수 변화를 관찰한다. Table 경사각도는 60~70°가 일반적이지만, 고도의 기립성 저혈압환자는 60~70°의 경사 각도에 견딜 수 없으므로 20~30°의 경사 각도를 유지하기도 한다. 경사 유지시간도 목적에 따라서 달라, OH의 유발에는 적어도 5분간 이상, NMS의 유발에는 적어도 15분간 이상(일반적으로는 30~45분간), 혈장 바소프레신 측정을 하는 경우는 30분 이상의 유지시간이 필요하다. 일반적으로 혈압, 심박수는 tilt 시행 약 2분 후에는 안정되므로, 이 시점의 혈압, 심박수를 기록한다. 일부 OH에서는 tilt 시행중 혈압이 점차 하강하는 패턴을 나타내며, 일부 NMS에서는 tilt 시행중 갑자기 혈압 하강과 심박수 감소가 생기기도 한다. 이러한 증례에서는 어지러운 증상이 출현할 때까지 혈압, 심박수 변화를 관찰할 필요가 있지만, 증상이 출현하면 즉시 臥位를 취하여 안정시킨다.

HUT검사의 해석시 혈압, 심박수의 변동폭 뿐만 아니라 변동 패턴의 관찰도 중요하다. 기립성 저혈압(OH)은 다시 신경성 OH와 비신경성 OH로 나눌 수 있다. 신경성 OH에서는 tilt 시행후 혈압이 하강하다가 2분후 안정되는데, 이때 심박수 변화는 나타나지 않는다. 비신경성 OH(출혈, 빈혈, 심부전 등 순환혈액량 감소에 의한 OH)에서는 혈압하강과 함께 심박수 증가가 나타난다. 단, 교감신경긴장형 OH와 같은 신경성 OH에서도 혈압하강과 함께 심박수 증가가 나타나므로 감별을 요한다.

체위성 빈맥증후군(POTS)은 tilt 시행시 명확한 심박수 증가가 생긴다. 교감신경 긴장형 OH, NMS, 기립성 고혈압도 POTS의 특수형이라 볼 수 있다. 교감신경 긴장형 OH는 기립후 심박수가 증가함에 있어서는 POTS와 동일하지만 명백한 혈압하강이 동반된다. NMS는 tilt 직후 심박수가 증가하는 것은 POTS과 동일하지만 tilt 시행중 갑자기 심박수 및 혈압이 하강한다. 이때 안면창백, 발한(교감신경 기능항진)이 나타난다. 기립성 고혈압은 기립성 저혈압과 반대로 기립시 심박수가 증가하는 것은 POTS와 동일한데, 혈압이 함께 상승한다.

2) 기립시 맥박변동측정

(1) 개요

정상인에 있어서 급속한 기립으로 야기되는 맥박변화는 30초 동안 두 번의 peak를 나타낸다. 즉, 안정시의 맥박(Ho)은 급속한 기립후 3-4초 내에 초기 맥박 증가(ΔHim)를 야기하고, 이어서 15초 전후에서 최대 맥박증가(Hmax)를 나타낸 후 저하해 20초 전후 최소 맥박(Hmin)을 나타낸다. 안정시 맥박(Ho)은 심장을 지배하는 교감신경 긴장과 이를 억제하는 부교감 신경 긴장의 균형에 의해 유지되고 있다. 기립후 첫 번째 초기맥박증가 시점에서는 급속한 기립으로 인해 운동중추로부터의 central command와 말초의 기계 수용기로부터의 exercise reflex에 의해 심장 부교감신경 원심로의 긴장이 억제되고 맥박이 증가한다(ΔHim). 맥박의 증가로 흉곽내의 혈액이 구출되어 일시적으로 심박출량은 유지되지만, 심장으로의 정맥 환류량 저하로 혈압은 저하하기 시작하다. 최대 맥박증가 시점에서는 정맥 환류량 저하에 수반하는 혈압 저하에 대해 압수용체를 통해 교감신경 긴장이 활성화되어 혈관계에서는 말초 혈관이 수축하고 심장계에서는 맥박이 증가한다(Hmax). 최소맥박시점에서는 말초 혈관 수축에 의한 심장에의 정맥 환류양의 증가로 혈압이 상승해서 다시 압수용체 반사를 통해 심장 부교감 신경 긴장이 생기고 맥박이 저하한다(Hmin).

이상으로부터 ΔHim는 심장 부교감신경 원심로 기능을, Hmax는 압수용체 반사에 의한 심장 교감신경 기능을, Hmin는 압수용체 반사에 의한 심장 부교감 신경 기능을 나타낸다고 해석할 수 있다. Hmax/Ho는 기립시 혈압 저하에 대한 압수용체로부터의 교감신경 구심로의 기능을 반영해, 이 비가 정상적이면 적어도 구심로는 유지되고 있는 것을 나타낸다. Hmax/Hmin는 혈압 저하에 대한 심장 교감신경과 혈압 상승에 대한 심장 부교감신경 기능을 반영한다. 이와 같이 Ho, ΔHim, Hmax, Hmin, Hmax/Ho, Hmax/Hmin의 검토에 의해 심장 교감, 부교감신경 기능을 복합적으로 평가하는 것이 가능하다.

(2) 검사방법

피검자를 5분간 와위상태로 안정시킨다. 그후 가급적 빨리 기립해서 기립 전후의 맥박 변동을 3회 측정하고 각 항목(Ho, ΔHim, Hmax, Hmin, Hmax/Ho, Hmax/Hmm)의 평균치를 구한다. 본 검사는 빨리 기립할수록, 또한 검사전 안정와위 시간이 길수록 반응이 강하게 나타난다.

(3) 임상적 활용

정상인에 있어서 Hmax/Ho, Hmax/Hmim값은 연령증가에 따라 저하한다. 검사결과를 일정한 패턴으로 분류할 수 있다. 교감신경 기능항진패턴에서는 압수용체를 통하는 구심로가 정상적이고 ΔHim, Hmax는 상승하고, Hmax/Ho는 정상적이다. Hmin은 교감신경 기능항진 때문에 하강도가 감소하고 Hmax/Hmin는 감소한다. 부교감신경 기능항진 패턴에서는 △Him이 정상적이거나 약간 상승하고 Hmax, Hmax/Ho가 정상적이지만 Hmax/Hmin이 상승하고 Hmin이 하강한다. 교감신경·부교감신경 기능저하 패턴에서는 △Him, Hmax, Hmax/Ho, Hmax/Hmin 모든 지표가 저하한다.

본 검사는 간편하며 비침습적이고 부하가 일정하며 재현성이 뛰어나 각종 자율 신경 장애 및 심혈관계 기능 장애 감별에 유용하다. 특히 교감신경, 혹은 부교감신경 기능항진 감별에 유용하다. 단, 기립이 어려운 환자에게 시행하기 곤란하며, 기립으로 인해 현기증을 유발할 수 있다는 문제점이 있다.

3) 발살바 검사(VT; valsalva test)

(1) 개요

발살바검사(VT; valsalva test)는 순환기계, 자율신경장애에 빈번하게 응용되는 검사이다. VT의 원리는 강제 呼氣를 시행한 후, 흉강 내압, 복강 내압 상승으로 인한 혈압 및 심박수 변동을 유도하고 그 변화패턴을 분석함으로써 심장기능, 심혈관 반응성 혹은 압수용기 반사 기능의 이상 유무를 판단한다.

(2) 방법

본 검사시 연속적으로 혈압, 심박수를 측정하는 장치가 필요하다. 최근에는 비관혈적으로 지첨 tonometry장비를 활용하는 경우가 많다. 정확한 검사를 위해 加壓을 일정하게 유지하는 것이 필요하고, 이를 위해서 수은 혈압계 등의 가압 측정기구도 필요하다. 체위는 와위 또는 좌위로 일정하게 한다. 피험자에게 혈압 및 심박의 모니터를 장착하고 일정한 체위로 피험자의 혈압 및 심박이 안정되는 상태를 기다린다(5~10분). 그 후 nose clip을 장착해 코로부터의 공기의 누출을 막고, 깊이 숨을 들이마시게 한 후 마우스피스로 피험자에게 숨을 내뱉게 하되, 파이프 끝에 부착된 수은 혈압계 수치를 모니터링하면서 30~40mmHg의 압력을 유지하며 10~15초간 배에 힘주어 숨을 내뱉도록 한다. 그 후 즉시 강제 呼氣를 중단하고 보통 호흡을 하게 한다. 강제호기 기간 및 호기후 혈압, 심박수의 변화를 기록, 분석한다.

(3) 정상 및 이상 반응과 판정

① 정상인의 VT

정상인에 있어서의 VT시 혈압 및 심박수의 반응은 네 가지의 相으로 나눌 수 있다.

i. 제 I 상

강제 호기 직후, 일과성의 수축기 및 확장기 혈압의 상승과 심박수의 저하가 나타난다. 이것은 기계적 기전에 의한다고 여겨진다.

ii. 제 II 상

수축기압, 확장기압 및 맥압의 저하와 심박수의 증가. 증가된 흉강 내압 및 복압에 의한 정맥 환류의 감소로 인해 심장의 1회 박출량 및 심박출량이 감소해 혈압이 저하된다. 이것에 대한 대상성 반응으로서, 심박수와 말초혈관저항이 증가한다. 혈압의 반응은 초기의 혈압 저하기(II상 전기)와 후기의 혈압의 회복기(II상 후기)가 존재한다.

iii. 제III상

순간적인 일과성 혈압 저하가 나타나며, 이는 기계적 기전으로 일어난다. 강제호기의 해제에 의한 左心室 후부하의 증대와 흉강내 혈관의 확대에 의한다고 여겨진다.

iv. 제IV상

III상에 계속하는 반응성의 혈압 상승과 서맥이 출현한다. 강제 호기의 해제에 의해 1회 박출량, 심박출량이 증대해 정상화하지만, 증가한 말초 혈관 저항이 정상화되는 것이 늦기 때문에 혈압이 검사전보다 더 상승(반동성 혈압 상승 : overshoot)한다. 이 혈압 상승이 압수용기를 자극해, 부교감 신경이 활성화되어 서맥이 나타난다. 각 상에 따른 혈압과 심박수의 변화를 요약하면 〈표 1〉과 같다.

표 1. 각 상에 따른 혈압 및 심박수 변화

	제 I 상	제 II 상	제 III 상	제 IV 상
혈압	+	-	-	+
심박수	-	+	+	-

② 임상적 활용

자율신경장애 판정시 제 I 상, 혹은 제III상은 기계적인 기전으로 일어나는 과정이므로 정상인과 특별히 차이가 없으나 반사적 기전인 제Ⅱ 및 제Ⅳ상은 차이를 나타낸다. 일반적으로 제Ⅱ상 후기에서 혈압의 회복 또는 일정한 상태의 결여, 제Ⅳ상에 있어서의 혈압의 overshoot의 결여 및 제Ⅱ상에 있어서의 심박수 증가의 감소 내지 소실은 교감신경 원심로의 장애를 나타내며, 제Ⅳ상에 있어서의 반사성의 서맥의 경감내지 소실은 부교감신경 기능장애를 나타낸다.

Valsalva ratio(VR), 또는 HRmax/HRmin ratio는 제Ⅱ상에서의 최대 심박수를 제Ⅳ상에서의 최소 심박수로 나눈 값(제Ⅳ상에 있어서의 최대 R－R간격을 제Ⅱ상에 있어서의 최소 R－R간격으로 나누어 구한 값)이다. VR은 1.21 이상이면 정상 반응, 1.11 이하일 때에는 이상, 1.20~1.11은 경계 영역이다. VR은 부교감신경 기능의 지표로서 널리 임상적으로 이용되고 있지만 연속적인 혈압 측정을 할 수 없는 경우에 심박수만을 측정해 VR을 평가할 경우 주의가 필요하다. 왜냐하면 VR에는 제Ⅱ상에 있어서의 최대 심박수의 영향이 크고, 교감신경 기능이 유지되고 있는 경우 부교감신경 기능장애가 존재해도 VR는 정상으로 평가될 가능성이 있고, 또 VR는 제Ⅳ상에 있어서의 overshoot의 정도에도 관련성이 있어, VR의 이상은 부교감 신경 기능 장애뿐만 아니라 교감신경 기능에도 관련해 변동할 가능성이 있기 때문이다. 따라서 VT 시행시 심박수의 변화만으로 자율 신경 기능을 평가하려고 하는 것은 신뢰성이 부족하며, 반드시 혈압을 동시 측정하여 평가할 필요성이 있다.

또한 VT를 이용해, 압수용기 반사의 종합적인 기능을 평가할 수 있다. VT시행시 overshoot에서의 최대 혈압 및 그 전 다섯 개의 수축기 혈압과 각 R-R간격의 상관계수를 구해 압수용기 반사 기능(BRS; baroreceptor reflex sensitivity)을 평가한다.

본 검사는 환자의 협력이 필요하므로 중증의 호흡근 근력 저하가 있는 환자, 안면근의 근력 저하가 있는 환자 등에서 시행하기 곤란하다. 또한 망막증, 녹내장, 동맥류, 부정맥, 고혈압 등의 환자는 신중하게 검사해야 한다. 울혈성 심부전, 승모판협착증, 심막염 등의 환자에 있어, VT시의 혈압 반응은 거형반응(square-wave response)이라고 일컬어지는 패턴을 나타낸다. 즉, 제Ⅱ상에서의 심박수 증가의 감소(서맥), 혹은 제Ⅳ상에 있어 徐脈의 감소를 나타내, 자율 신경 기능이 정상임에도 불구하고 이상 VT소견을 나타낼 수 있으므로 해석상 주의를 요한다.

4) 한랭 승압 시험

(1) 개요

신체에 가해진 한랭 자극은 척수의 외측 척수 시상로를 통해 상행하고, 연수에서 가지를 내서 혈관 운동중추를 자극한다. 혈관 운동중추는 연수 망양체의 일부인 문측 연수배외측부(RVLM; rostral ventrolateral medulla)에 분포하는 혈관 운동 뉴런군이다. RVLM은 연수 망양체중 안면신경핵의 尾側端으로부터 아래로 올리브핵의 머리 부분 1/3까지의 레벨로, 배외측 표면에 매우 가까운 부분이며, 아드레날린 함유 세포군의 분포와 거의 일치한다. 여기에는 경동맥동의 압수용기 및 다양한 부위로부터의 자극이 입력된다. 한랭자극은 RVLM을 활성화하고, 활성된 자극은 하강하여 척수 중간 외측핵의 교감신경절전 뉴런을 자극해 그 결과 교감신경 활동의 상승이 일어나 말초 혈관 수축에 의한 혈압상승이 나타난다.

따라서 본 검사는 체성감각 입력으로부터 심혈관계 교감신경 원심로 및 그 효과기를 포함한 일련의 경로를 조사하는 검사법이다. 그러나 실지로 냉수의 차가움을 느끼지 않는 상황은 거의 존재하지 않기 때문에 주로 교감신경 원심로를 조사하는 검사가 된다. 냉수로서는 4℃ 물을 많이 사용하지만, 얼음물이나 15℃까지의 물이 다양하게 이용되고 있고, 이것에 의해 야기되는 냉각 및 통각은 꽤 강한 것이다. 혈압상승은 신속하게 출현하기 때문에 간단한 준비로 대략의 기능을 추정할 수 있는 선별검사로서 유용하다.

(2) 검사방법

검사를 정확하게 시행하기 위해서는 혈압과 심박수를 연속으로 측정할 수 있는 장치가 바람직하다. 이를 통해 한랭 자극시 혈압 및 심박수 상승을 기록한다. 혈압은 가능하면 심전도나 호흡 곡선과 함께 polygraph상에 기록하면 좋다. 왜냐하면 한랭 또는 동통 자극에 의해 호흡 패턴도 변화하기 때문이다.

피험자는 仰臥位 상태로 검사전 적어도 10분간 안정을 취한다. 안정기간 동안에도 심박수와 혈압을 연속적으로 모니터링한다. 일정한 온도의 냉수를 미리 준비한 후, 신호와 함께 한 손을 손목까지 냉수에 담그고 1분간 참는다. 그 때 냉각과 아픔 때문에 호흡 패턴이 부하전과 크게 바뀌지 않도록 주의를 준다. 갑자기 숨을 멈추면 Valsalva 효과로 인해 혈압이 하강하기 때문이다. 도중에 통증이 심해 참을 수 없는 경우 그 시점에서 검사를 중지한다. 손 전체에서 통증이 너무 강해 혈압상승까지 참을 수 없는 경우가 있으므로 中手指節關節까지를 담그는 경우도 있다. 이 경우 자극이 약해질 수도 있지만, 냉수를 항상 손가락에 차가운 물이 닿도록 하기 위해, 피검자에게 손가락을 계속 움직이도록 지시한다.

(3) 임상적 활용

아직까지 상지 한랭부하시 명확한 정상값이 알려져 있지 않지만, 일반적으로 평균 혈압에서 10mmHg 이상 상승시 정상으로 판단한다. 심박수는 처음에는 상승하지만 혈압의 상승이 강하면 압수용기 반사로 심박수가 저하된다. 그러므로 이 검사에 있어서 심박수보다는 혈압의 상승에 초점을 맞춰야 한다. 혈압 상승이 너무 강해 수축기 혈압이 40mmHg 이상 상승하거나, 절대값이 200mmHg 이상일 때는 한랭자극을 중지한다. 냉수 부하 종료후 혈압은 2

분 이내에 이전 값으로 회복되지만, 본태성 고혈압증에 있어서는 복귀 시간의 지연이 나타난다. 또 다발성 위축증(MSA; multiple system atrophy) 등 혈압 완충계에 장애가 있는 경우에도 혈압 상승이 지속되는 경우가 있다. 그 때는 몸을 일으켜 혈압하강을 도모한다. 또한 냉수에 담갔던 손을 재빨리 닦고 따뜻하게 해주어 통증완화 및 혈압하강을 도모한다.

본 검사에 의한 혈압 상승에 대해서, 혈관 운동신경 긴장항진상태라는 표현이 일반적으로 사용되어왔다. 그러나 이 말은 본래 혈관 지배성의 교감신경 활동이 항진되어있는 상태를 가리킨다. 예를 들면 Guilian-Barre syndrome에서는 설인・미주 신경으로부터 연수로의 억제성 입력이 저하됨으로써 RVLM의 활동이 높아져 혈압이나 심박수가 상승한다. 이는 교감신경 활동의 항진상태이며, 마이크로 뉴로그래피에 의한 근 교감신경 활성검사시에도 항진상태가 관찰된다. 그런데, 이 경우 한랭 승압검사를 시행했다고 해서 혈압 상승의 폭이 특히 커지는 것은 아니다. 따라서 본검사에 대한 혈압상승만으로 교감신경 활동이 항진되어 있다고 판단할 수 없다.

본 검사는 어디까지나 교감신경 원심로의 스크리닝 검사로서 평가하는 것이 좋다. 따라서 혈압의 절대치보다는 혈압 변동폭을 봐서 그 이상의 승압 반응이 있으면 혈관 운동신경 원심로에 기능 이상이 없다고 생각하는 것이 타당하다.

심혈관계의 원심로 장애가 의심되는 질환은 모두 본 검사의 적용 대상이 된다. 따라서 다발성 위축증과 같은 중추성 질환이나 acute pandysautonomia 등 각종의 자율신경 신경병증의 심혈관계의 선별검사로서 이용하는 것이 좋다. 본 검사로 혈압이 상승하지 않는 경우, 특히 後者 등에서는 냉수의 차가움을 충분히 느끼고 있는지가 문제가 된다.

기립성 저혈압에 있어서 압수용기로부터의 입력이 불완전하기 때문에 증상이 출현하는 경우가 있다. 예를 들면 경동맥부에 방사선 치료를 할 경우나 설인신경통에 의한 기립성 저혈압과 같은 경우이다. 이러한 증례는 기립검사시 혈압이 하강하지만 본시험은 혈압 상승을 위한 입력이 다르므로 반응은 정상적일 것이다. 즉, 구심성 경로는 장애가 있지만 원심성 경로는 정상이므로 기립검사에서는 양성으로, 한랭부하검사에서는 음성으로 나타나는 것이다. 이와 같이 복수의 검사에 대한 반응 양식의 차이로부터 병소부위를 추정하는 것도 가능하다.

본 검사는 급격한 혈압 변화를 초래하므로 부하 자체가 상당한 스트레스를 유발한다. 그러므로 심근경색이나 협심증의 기왕력이 있거나 유발 가능성이 있는 경우 금해야 한다. 또한 레이노드 현상이나 말초 동맥 폐색증 환자에 대해서도 금해야 한다. 현저한 고혈압상태나 빈맥, 중증의 부정맥, 출혈 소인이 있을 때도 금해야 한다. 임신시에도 시행을 금한다.

5) 암산 검사, hand-grip 검사

본 검사들은 정신적 긴장, 운동 자극에 의해 심장과 혈관을 지배하는 교감신경 흥분을 높여서 맥박과 혈압에 변화를 일으키는 시험이다. 본 검사들은 모두 자극량을 정량화하기 어려워 피험자가 받아들이는 주관적인 반응에 따라 결과도 다르다는 문제점을 지니고 있다.

(1) 암산 검사

암산은 일종의 부하이다. 즉, 암산이라는 부하에 의해 대뇌피질로부터 시상하부 및 연수 혈관 운동 중추가 자극되어 혈압 및 심박수가 상승한다. 혈관 운동 중추에의 다양한 자극중 고위기능 자극에 의한 혈관운동중추 반응을 검사하는 것이다. 계산이 어려우므로 정신 부하가 강해져 혈압이나 심박 상승이 강하게 나타난다고 생각된다. 그러나 순수한 정신 활동뿐 아니라 "계산이 서투르다", "잘 할 수 있을까?", "잘못되면 어떻게 하지?"라고 하는 불쾌감, 불안 등의 정동 변화도 생긴다고 생각되므로 고위중추 활성뿐만 아니라, 대뇌변연계로부터 시상하부에의 활력도 관여한다고 생각된다. 만일 검사에 의해 혈압이나 심박의 상승 반응이 생기지 않을 경우, 교감신경의 출력계에 강한 장애가 있다고 생각된다.

검사방법은 혈압 연속 측정 장치를 피험자에 부착하되, 심전도, 호흡 패턴과 함께 polygraph로써 기록하는 것이 바람직하다. Polygraph 기록을 할 수 없는 경우에는 심전도와 혈압계를 붙이고 여러 차례 측정한다. 앙와위에서 적어도 10분 이상 안정을 취한다. 불필요한 대화를 하지 않도록 사전에 잘 설명을 해 둔다. 신호를 해 100빼기 7 또는 3, 더 어려운 과제로서 1,000빼기 17을 암산으로 반복해서 하게 한다. 실제로 피험자가 제대로 가고 있을지 어떨지를 아는 의미에서는 한 문제마다 물어서 답을 말하게 하는 편이 좋지만, 대화를 하는 것만으로 호흡 패턴이 바뀌며, 그것이 혈압 변화에 영향을 주므로 조용하게 암산시켜 일정 시간이 경과하면, 암산결과를 말하게 하는 것이 좋다. 암산의 시간으로서는 1내지 2분이 적당하다고 생각되지만 4분으로 하고 있는 경우도 있다.

본 검사는 순수한 의미에서의 정상값은 없다. Brod 등의 데이터에서는 수축기 혈압에서 26±16.7mmHg, 확장기 혈압에서 18±9mmHg, 평균 혈압에서 22±10.4mmHg의 상승결과를 보고했다. 이를 근거로 수축기 혈압(또는 평균 혈압)에서 10mmHg의 상승이 있으면 양성반응라고 판단해도 좋다. 다만, 계산을 전혀 할 수 없는 상황에서는 검사가 되지 않기 때문에, 치매나 정신 발달 지체가 있는 예에는 적응이 되지 않는다.

(2) Hand-grip 검사

피험자에게 한쪽 손으로 악력계를 잡게 한다. 이 동작으로 야기되는 근육내 乳酸의 상승이 근육내 화학 수용기에 의해 감지되고, 그것이 입력 자극이 되어 심혈관운동 중추를 자극해 혈압상승 반응이 일어난다. 이때 입력 자극을 여러 가지로 변화시켜 출력계 작동을 살핀다. 상지 운동 기능이나 근력에 이상이 없으면서 把握時 혈압 상승이 나타나지 않는 것은 교감신경 출력계의 이상을 의미한다.

검사를 위해 악력계를 준비한다. 가능하면 혈압 연속 측정장치를 이용한다. 우선 악력계를 최대 악력으로 잡게 한다. 그것에 의해 최대 악력을 얻고, 최대 악력의 약 40%의 힘으로 1분 간 잡아서 유지시킨다. 이 때 호흡을 멈추거나 배에 힘을 주지 않게 하고, 호흡을 자연스러운 패턴으로 유지하도록 지시한다.

본 검사도 혈압의 상승의 정도에 명확한 기준이 있는 것은 아니다. 검사전의 혈압의 동요의 정도를 보면서 10mmHg 이상 상승하고 있으면 좋다고 생각된다. 악력이 최대 악력의 10%, 30%, 45%에 따라 근 교감신경 활동 및 혈압도 이것에 수반해 증가한다. 암산검사와 본 검사는 모두 정상값을 결정하기 어려운 점이 있다. 그것은 부하를 일정하게 가하는 것도 어려우며, 그 부하를 개인간 받아들이는 정도도 다르기 때문이다. 그러나 이러한 부하에 대해서 부하량이나 부하정도를 변동시켜 시행했음에도 반응하지 않으면 확실히 교감신경 출력계에 이상이 있다고 추측할 수 있다.

6) 혈압, 심박수의 일중변동

(1) 개요

최근 휴대형 24시간 혈압 측정 장치가 개발되어 일상 진료에 널리 응용되고 있다. 혈압, 심박수 일중변동 측정의 최대 장점은 기존의 일회~수회의 측정에 비해 다량의 혈압 및 심박수 측정값을 얻을 수 있다는 점이다. 예를 들면 30분 간격으로 측정하면 1일 48 시각의 측정값을 얻을 수 있다. 이는 외래 등에서 측정한 일회~수회 측정값에 비해 고혈압등 질환의 평가 및 예후 예측시 더 유용하다. 혈압의 일중 변동 검사를 통해 야간 수면중 자연 강압이 나타나지 않는 non-dipper가 있음이 알려졌다. 이러한 특징을 나타내는 病態로서 현재 고혈압성 장기손상의 진행, 중추성 및 말초성 자율신경장애, 식염 감수성 고혈압 등이 알려져 있다. 정상인에 있어서 혈압과 맥박변동은 양의 상관관계가 존재한다고 알려져 있지만, 자율신경 장애시 이러한 상관성이 저하된다. 또한 혈압과 심박수의 일중 변동 패턴 역시 서로 괴리되는 경우가 적지 않다.

(2) 검사방법

휴대형 혈압계를 착용한 후 커프(cuff)를 상완에 장착해 일상생활중 자동적으로 혈압 및 맥박을 측정(ABPM; ambulatory blood pressure monitoring)한다. 행동에 의한 artifact를 알기 위해 환자에게 행동 기록 일기를 쓰게 하거나 actigraphy를 병용한다. 본 검사시 지나친 운동이나 스트레스를 피하는 것이 바람직하다. 혈압의 일중 변동을 해석하는 방법에는 cosine fitting법, 최대 엔트로피법, cusums-derived statistics 등이 있다. 검사 시 행전 좌위, 와위, 입위로 혈압, 심박수 측정을 해서 기립성 저혈압의 유무 등을 확인한다.

(3) 임상적 활용

① 24시간 혈압 평균치, 일중 혈압 평균치, 야간 혈압 평균치

통상 30분 간격 혹은 1시간 간격으로 측정하되, 필요에 따라서는 15분 간격으로 혈압 및 심박수를 측정한다. 24시간 평균치, 日中(통상 오전 5~6시부터 오후 9~10시) 평균치, 야간(일중 이외의 취침 시간대) 평균치, 혈압, 심박수의 야간 하강율을 산출한다. 야간 하강율은 〔(일중 평균치-야간 평균치)/일중 평균치〕×100(%)로 산출한다. 통상 일중수축기/확장기혈압은 135/85mmHg, 야간 수축기/확장기혈압은 120/85mmHg를 기준치로 하고 있다. 24시간 혈압 평균치로 수축기/확장기혈압이 135/80mmHg 이상인 경우 치료 대상이 되고 수축기/확장기혈압 125/75mmHg 이하인 경우 정상혈압이라고 생각되고 있다.

특정 시각에 측정된 수시혈압과 비교했을 때, 24시간 평균 혈압은 고혈압성 臟器 장애의 예후판단에 유용하다고 알려져 있다. 특히 일중혈압보다 야간혈압이 보다 상관성이 높다. 강압약을 사용하고 있지 않은 미소 경색(lacunar infarction) 환자에 있어서의 무증후성 미소병변의 정도는 24시간 혈압, 특히 야간 혈압과 상관성이 높다. 고혈압의 지속은 미소경색을 비롯한 고혈압성 장기 장애를 진행시키지만, 다발성 미소경색이나 대뇌의 미만성 백질병변을 수반하여 치매가 진행되는 Binswanger형 뇌혈관성 치매에서는 대부분 고혈압 병력이 있음에도 혈압이 반드시 높은 것은 아니다. 미소경색으로부터 Binswanger형 뇌혈관성 치매로 이행된 예에서는 심박수에 변화는 없었지만 혈압은 경시적으로 저하하는 경향을 나타냈다.

② 야간 취침중의 혈압의 하강 현상; dipper와 non-dipper

혈압 야간 하강율이 주간혈압 평균에 비교해 10% 이하이면 non-dipper라 하지만 이는 어디까지나 편의적인 것이다. Shy-Drager증후군, 순수 자율신경장애(PAF), 파킨슨병, 다발성 위축증 등의 신경변성 질환이나, 자율신경 신경병증, 당뇨병성 자율신경장애, 말초신경병증 등의 말초신경질환에서는 중추성 혹은 말초성 자율신경장애를 수반한다. Non-dipper는 심혈관계 질환의 발생률이 높고 장기적 예후가 불량하며, 특히 혈압 야간하강률이 〈0%인 야간 상승형은 예후가 불량하다는 보고가 많다. 또, non-dipper가 고혈압성 장기 장애의 원인, 혹은 결과인가에 대한 논란이 있었는데 최근 dipper로부터 non-dipper로 변화한다는 여러 증례에 근거했을 때 non-dipper는 장기 장애의 결과에 해당한다고 생각된다.

뇌혈관 장애에서는 급성기나 중증예에서 non-dipper가 되는 경향이 있지만, 만성기 예에서는 다발성 미소경색이나, 시상 출혈 등, 특히 대뇌 深部나, 뇌간 등 부위의 병변에서 일중

변동 패턴이 소실하는 경향이 나타난다. 뇌내 순환기능 조절계나 일중 리듬 형성계는 視交叉上核을 중심으로 중추성 자율 신경계 네트워크-室傍核(PVN; paraventricular nucleus), 視床下部, 扁桃(amygdala), 島葉(insula), 中腦, 橋被蓋(tegmentum pontis)로부터 延髓 혈관운동 중추에 이르는 중추성 자율 신경망-와 관련이 있다고 생각되며, 이러한 부위의 장애로 non-dipper가 되는 것으로 추측된다.

혈압의 일중 변동은 혈장 노르에피네프린의 일중 변동과 상관성을 나타내기 때문에, 혈압의 야간 하강은 야간의 교감신경계 기능의 감약과 관계있다고 생각되어왔다. 혈압의 일중 변동과 심박 변동 스펙트럼간 상관성 연구에서 dipper에서는 부교감신경지표인 고주파영역의 일중변동은 야간에 상승을 나타내고, 혈관 운동성 교감신경계의 지표인 LF/HF비는 야간에 감소를 나타냈다. 이에 비해 non-dipper에서는 이러한 지표들의 일중 변동이 나타나지 않았다. 이러한 결과로부터도 혈압의 야간 하강은 부교감 신경계의 기능항진과 교감신경계의 기능저하가 관여하고, non-dipper에서는 자율 신경에 의한 조절계가 장애가 있는 것으로 생각된다.

③ 夜間 睡眠中의 심박수 하강 현상

혈압의 일중변동에 비해 심박수의 일중변동은 덜 주목받고 있다. 통상 non-dipper라 하더라도 심박수의 일중 변동은 야간 하강을 나타내는 dipper형태인 경우가 많다. 만성기의 뇌혈관 질환중 시상출혈, 연수출혈, 뇌교출혈, 대뇌피질 광범위 경색에서 심박수의 non-dipper가 많이 나타났다. 이것은 혈압에 있어서의 non-dipper를 초래하는 병변부위와 다르기 때문에 혈압과 맥박에서는 일중리듬 형성계에 차이가 있을 수 있음을 의미한다. Korpelainen 등도 심박수의 일중변동 소실은 대뇌반구경색과 뇌간경색 급성기에 나타난다고 했다. 이 경우 6개월 후에 재검사한 결과 심박수의 일중변동이 회복되고 있었다고 한다. 심박수 일중변동에 있어서의 자율신경 기능역할은 더 많은 연구가 필요하다.

④ 혈압과 심박수간 상관성

혈압과 심박은 통상 연동해서 변동하고 있어서 정상인에서는 양의 상관성이 나타난다. 척수 손상, 당뇨병성 신경병증, 파킨슨병, 뇌혈관 장애 등에서는 혈압과 심박수간 상관성이 소실되거나, Shy-Drager 증후군에서는 음의 상관성을 나타냄이 보고되었다. 예를 들면 48포인트의 혈압, 심박수 측정값으로 상관계수를 산출하면, 정상인에서는 r=0.5 이상의 양의 상관성을 나타내는데, 이 상관성이 소실되는 것 자체가 교감신경과 부교감신경의 균형 이상과 같은 자율신경장애를 반영하는 지표가 된다고 생각된다. 뇌혈관질환 만성기에 non-dipper를 나타내는 경우, 혈압과 심박수간 상관성이 소실된 경우가 많다. 그런데 소실된 혈압과 심박수간 상관성은 시간이 경과한 뒤에 다시 양의 상관성을 회복하는 경우도 있다.

⑤ 혈압의 단기 변동성

혈압의 단기적 변동성은 압수용기 감수성이 낮을수록 항진된다. 연령증가에 따라 대혈관의 동맥경화가 진행되면서 혈압의 단기적 변동성은 항진한다. Sander 등에 의한 ABPM 측정에서 일중 혈압값의 SD값은 동맥경화가 없는 372예에서 SBP; 14.6(14.2~15.0)mmHg, DBP; 12.3(12.0~12.6)mmHg이었으며, 경동맥 에코로 확인되는 intima to media wall thickness(IMT)가 1.5mm 이상의 동맥 경화병변을 지니는 53예에서 SBP; 19.8(18.1~21.5)mmHg, DBP; 15.3(14.3~16.3)mmHg이었다. 이 결과에 의해 SBP, DBP 모두 동맥경화병변을 가지는 군에서 유의하게($p<0.001$) 높았다. 다른 연구에서는 미만성 대뇌 백질병변이 상당히 진행된 군에서는 ABPM에서의 SBP의 단기 변동성이 크다고 보고했다. 따라서 혈압의 단기적 변동성의 항진은 고령, 경동맥 경화, 미만성 대뇌 백질병변과 관련되어 있다고 볼 수 있다.

(4) 주의사항

본 검사는 고혈압성 질환, 자율신경 장애를 수반하는 신경계 질환이 검사대상이 될 수 있다. 단, 고혈압성 질환에 대한 장기 장애의 정도나 예후 예측에 가장 유용하고, 자율신경계 검사 자체로는 심박변동 스펙트럼 해석 등을 병행하는 것이 바람직하다. 금기로서 특별한 것은 없지만 역시 야간의 불면 등이 문제가 될 수 있다. 고혈압성 질환에 있어 야간 혈압이 예후 예측 인자로서 가장 유용한 값이라는 보고가 계속 발표되고 있다. Non-dipper에서 어떤 자율 신경 장애가 독립적 위험 인자인지, 혹은 24시간 혈압이나 야간 혈압의 절대치가 중요한지 여부는 향후 연구과제이다.

2. 발한, 피부 혈관계

1) 온열성, 정신성 발한 검사

(1) 개요

발한 검사는 발한의 구역 분포, 발한량, 역치와 동기성, 각종 자극이나 부하에 대한 반응성 등을 평가하는 것으로서, 피부지배 교감신경과 발한 중추의 양상을 파악하는 것을 주목적으로 한다. 발한은 온열성 발한과 정신성 발한으로 분류되는데, 손바닥, 발바닥 발한과 같은 정신성 발한은 생리적 의의뿐 아니라 검사의 목적, 방법에 있어 온열성 발한과 다르다.

온열성 발한은 손바닥, 발바닥 부위를 제외한 전신에 동시성으로 나타나며 發汗波로 불린다. 온열성 발한의 생리적 기능은 체온 상승시 체온조절을 위한 열방산이다. 중추는 전시상하부의 視束前野에 존재한다. 원심로의 주체는 척수 시상로에 인접해 腦幹被蓋 外側을 하행하여 동측의 척수 교감신경절전 세포에 도달한다. 절전섬유는(C_8), T_1-L_2(L_3)의 前根을 나와, 복수의 교감신경절로 끝나고, 절후섬유는 말초 신경속 표재감각 섬유를 따라 주행하여 피부에 이른다. 따라서 이 경로의 어느 레벨의 손상도 온열성 발한의 이상을 초래하지만, 그 양상은 원인 질환, 손상 레벨과 범위 등에 따라서 다르다.

손바닥, 발바닥 발한의 생리적 기능은 수족의 피부의 굴곡성을 유지하는 한편 피부와 대상물간의 저항을 증대하여 확실히 잡을 수 있도록 하는 것으로 생각된다. 발한파는 좌우의 손바닥, 발바닥에 동시에 출현하는데, 스트레스, 정신적 흥분, 신체 운동 등으로 유발되며, 수면시 완전히 소실되는 것으로 미루어, 주로 전두엽, 두정엽, 대뇌변연계 등의 영향을 받고 있다고 생각된다. 일반적으로 손바닥, 발바닥 발한의 평가는 그 동적 측면이 중요하며 검출에는 환기 캡슐법이 이용된다. 손바닥, 발바닥 발한과 그 외의 구역(有毛部; 주로 온열성 발한 부위)의 발한을 동시 기록하면, 양자의 발한파는 일부분 동시에 발생하지만 그 정도는 대상에 따라서 다르다.

한편, 과도한 정신성 흥분으로 '식은 땀'을 흘리는, 이른바 정신성 발한의 유발 자극은 전신의 유모부에서는 주로 촉진성으로, 때로는 억제성으로 작용한다. 이러한 점으로부터, 무모부 및 유모부 발한의 중추 기구는 일부 공통되고, 그 외는 독립적이라고 추정된다. 또한 신경 질환에 의한 발한 저하, 소실의 상당수는 상기의 신경 경로의 손상과 기능 탈락으로 해석 가능하지만, 병적 다한은 다양이고, 발현 기전도 불명확한 점이 많다.

(2) 발한 유발법

① 온열성 발한

加溫 또는 운동 부하 등에 의해 피검사자의 체온을 상승시킨다. 온도, 습도를 조절할 수 있는 인공 기상실에서의 실시가 바람직하지만, 일반 병원에서는 실시하기 곤란하다. 간편한 방법으로서 전기모포나 가정용 사우나 등으로 加溫한다. 가능하면 고막 온도 등과 같은 심부체온을 관찰한다. 구강내 온도를 지표로 하고 있는 연구자도 있다. 가온의 정도는 가온 개시전 체온으로부터 1.0~1.4℃의 상승을 목표로 한다.

② 정신성 발한

손바닥, 발바닥 발한을 환기 캡슐법으로 연속 측정한다. 자발 발한의 양상을 관찰한 후 심호흡, 예기치 않은 소리 자극, 암산, 운동 부하 등을 더한다. 정신성 발한 정도는 국소 피부온도에 크게 영향을 받기 때문에, 수족이 차가운 경우는 28~30℃ 정도로 따뜻하게 해 재검사 한다.

(3) 검출법

① 광범위의 정성적 검출법

i. 미노르법(요드・전분법)

요드 15g, 피마자기름 100ml, 무수 알코올 900ml의 혼합액을 붓으로 피부검사 구역에 바른다. 건조 후 전분을 골고루 뿌려둔다. 발한부는 흑자색으로 변색된다. 염가이지만, 준비와 검사 후에 씻어내기가 번잡하고, 다량의 발한으로 변색부가 흐르고 떨어져 버리는 등의 난점이 있다. 이러한 결점을 보충한 것으로 랩필림법, 아리자린・레드 또는 키니자린법 등이 있다.

ii. 랩필름법

500ml 정도의 병을 이용해 포비돈액과 합성풀을 용적비 약 4 : 1의 비율로 잘 혼합하여 며칠 동안 놓아둔다. 폭 40cm 정도의 가정용 랩필림을 약 90cm의 길이로 잘라내, 상기의 혼합액을 폭이 넓은 붓으로 매우 얇게 균등하게 펴서 바른다. 건조 후, 초음파 가습기로 적당히 습기를 주어 시판되는 대형 오블라토(oboblato) (50・50cm) 2매를 붙인다. 여분의 오블라토를 잘라내고 신문지에 끼워 두면 반영구적으로 보관할 수 있다. 본 시험지를 오블라토면이 가능한 피부에 밀착되도록 셀로판테이프로 붙인다. 이 검사법의 결점은 리트머스지 작성에 시간이 걸리고, 움직이면 리트머스지가 찢어지기 쉽다는 것 등을 들 수 있다. 그러나 미노르법에 비해 검사 당일의 조작은 매우 간편하다.

② 좁은 범위의 정성적 검출법

몇 가지 방법이 알려져 있지만, 주로 국소 약물 발한 검사에 이용되며, 온열성 발한 검사, 정신성 발한 검사에 이용되는 것은 드물다

i. Wata법

요드 2~3g을 무수 알코올 100ml에 용해해, 검사 부위에 도포한다. 건조 후 전분 50g, 피마자기름 100g의 혼합액을 얇게 도포한다. 땀방울은 암자색으로 변색된다.

ii. 주형법

실리콘 印象劑를 발한 부위에 도포한다. 굳어지면 벗겨내어, 실체 현미경으로 단위면적 당의 땀방울수나 크기를 관찰한다. 활동 땀샘수의 평가에 적절한데, 정량적 평가는 가능하지만 동적 측면은 평가할 수 없다.

③ 정량적 검출법(환기 캡슐법)

피부면에 밀착시킨 캡슐을 건조한 공기나 질소 가스로 관류시켜, 유출부의 습도를 전기신호로 바꾸어 연속 기록한다. 이 원리를 이용한 여러 종류의 기기가 시판되어 있다. 이 방법은 국소 발한의 정량성이 뛰어나 발한파의 양상이나 부하에 대한 반응 등, 동적 측면의 평가가 가능하다. 2채널의 장치를 이용하면, 두 부위의 동기성이나 부위 특성도 평가할 수 있다.

(4) 검사시 유의사항

① 체위

측와위에서는 아래 쪽 발한이 억제되고 위쪽 발한이 촉진된다. 또 立位, 座位에서는 상반신 발한이 촉진되고, 와위에서는 하지 발한이 약간 선행하는 예가 많다. 이러한 현상은 피부압 발한반사에 의한다. 신경질환, 특히 척수장애, 다발성 신경질환, 진행성 자율신경실조증 등에서는 하반신 지배의 교감신경계가 보다 강하게 장애받기 때문에, 온열 발한 검사는 앙와위로 실시하는 것이 바람직하다. 손바닥, 발바닥 발한도 피부압 발한반사의 영향을 받는다. 게다가 손바닥 발한은 앙와위보다 좌위, 좌위보다 입위에서 나타나기 쉽다. 이것은 자세유지를 위한 운동계 중추 활동이 손바닥, 발바닥 발한에 촉진적으로 영향을 주기 때문이라고 생각된다.

② 복용 약제

항콜린제를 비롯한 많은 약물이 발한 기능에 영향을 미칠 수 있다.

③ 기타

식사 후 얼마 되지 않은 검사에서는 심와부 근처에 경계가 불명확한 발한항진역이 나타나는 경우가 있다. 이는 내장-내장 반사에 의한 발한이라고 추측되고 있다. 따라서 발한 검사는 식후 2시간 이상 경과후, 배뇨 후에 시행할 것이 권장된다.

(5) 임상적 활용

온열성, 정신성 발한은 모두 개인차가 크며, 연령, 자세 등 여러 가지의 요인에도 영향을 받기 때문에, 정상 발한 패턴이나 발한량 등을 규정하기 어렵다. 앙와위에서의 온열성 발한은 일반적으로 상지에 비해 하지 발한이 선행하고 양적으로도 많다. 이러한 경향은 남성에게 강하다. 加溫前 손바닥, 발바닥, 겨드랑이 이외의 부분에 발한이 나타나는 경우, 그 부위의 발한항진을 의심한다. 또, 체온이 10~14℃ 상승해도 발한이 나타나지 않는 구역은 無汗으로 판단한다. 정중선을 경계로 분명한 좌우차이(체위로 인한 가능성을 제외한), 경계가 명확한 상하차와 국한성 무한부위, 다한부위, 點狀, 斑狀 발한은 병적이다. 국한성 다한부위에서는 정상부위와 동기하지 않는 발한파가 나타나기도 한다. 손바닥, 발바닥 발한에는 성별에 따른 차이가 없다는 보고도 있지만, 개인차나 연령의 영향이 크기 때문에, 자발성 및 유발 발한의 양상을 몇 개의 패턴으로 나누어 비교 검토하고 있는 추세이다. 단, 좌우의 비동기성 발한은 이상소견이다.

온열성 발한 검사는 발한 이상을 주소로 하는 환자, 자율 신경 기능의 계통적 평가를 필요로 하는 환자 등에 적용한다. 피부지배 교감신경의 주행은 표재감각 섬유와 인접하기 때문에 장애레벨이나, 병태 불명의 감각 장애의 정량적 평가에 도움이 될 수 있다. 금기로서는 악성 고열증 가족력, 고CK혈증, CK치가 높은 근질환 등이 포함된다. 다혈증이나 탈수 상태 환자에서는 수분을 보충하면서 검사하고 일찍 종료한다. 정신성 발한검사는 일반적으로 불안신경증, 패닉 증후군 등의 정신과 영역의 환자 외에도 손바닥, 발바닥 다한증, 말초신경장애의 치료판정을 위해 보조적으로 실시한다.

2) 발한계 검사(Sudorometry)

(1) 개요

발한계 검사는 정량적 발한 검사법의 일종이다. 이전에는 환기 캡슐법을 이용한 발한계(간접 환기캡슐 발한계)로 국소 발한양을 측정하였다. 그러나 간접 환기캡슐법은 질소 가스 탱크 및 대규모 센서에 의한 대규모 측정시스템을 필요로 하고, 또 센서가 측정부로부터 떨어져 있는 간접 측정으로서, 발한양 변화 측정시 민감도에 문제가 있었다. 그런데 1985년 Sakakuchi 등에 의해 국소 발한량 연속 기록장치(직접 환기캡슐 발한계)가 개발되었다. 직접 환기캡슐 발한계는 간이 건조가스 시스템 및 캡슐내장 소형센서에 의해 측정 시스템이 간편해졌다. 근래에는 측정장비가 더욱 진보하여 건조공기 대신에 실내공기를 사용할 수 있고, 또 건전지로 작동되는 소형 계측기도 개발되어 있다.

직접 환기캡슐 발한계는, 발한량검출 소형 probe와, 출력신호를 수신해 기록하는 본체로 구성된다. 발한량검출 probe는 고감도의 습도 센서와 온도 보상을 할 수 있는 자기제어 회로를 내장하고 있으며, 본체에는 probe에 건조공기를 송풍하는 압력장치와 실리카겔이 봉입된 제습장치가 설치되어 있다. 피부로부터 증발하는 땀은 probe로 송풍되는 건조공기에 의해 확산되고, 습도센서는 상대습도를 검출하여 온도보정 자기제어회로에 의해 온도가 보정된 절대습도로 변환되며, 절대습도는 다시 발한량으로 변환, 기록된다.

직접 환기캡슐 발한계는 캡슐내장 습도센서의 내열성의 문제로 인해 현재 온열성 발한의 측정에 사용하는 것은 어렵고, 주로 손바닥, 발바닥 발한의 측정에 이용된다. 손바닥, 발바닥 발한에는, 정신성 발한과 체성-교감신경 반사성 발한이 있다. 정신성 발한은 정신성 스트레스(암산 부하, 운동 부하)에 의해 대뇌피질, 변연계, 시상하부, 뇌간망양체를 포함한 중추성 발한 운동 촉진계가 작동하여 일어난다. 체성-교감신경 반사성 발한은 손바닥, 발바닥의 촉각 자극이나 심흡기시의 구심성 자극에 의해, 척수성 내지 상척수성 반사성의 발한 반사계가 작동하여 일어난다.

직접 캡슐 발한계의 임상적 의의는 크게 두 가지이다. 첫 번째는 발한 기능의 정량적 검사이고 두 번째는 피부-교감신경(발한 운동신경) 기능검사이다. 발한 기능의 정량적 검사는 다시 ① 발한 장애의 선별검사(발한 장애의 유무, 정도), ② 발한 장애분포(좌우차, 상하차), ③ 발한 장애의 시간적 양상의 평가로 세분된다. 피부-교감신경 기능검사는 ① 발한 운동신경(콜린 작동계) 기능, ② 자율신경 장애의 선택성 평가에 유용한데, 이 검사는 레이저도플러를 이용한 피부혈류측정검사와 병행하여 평가함이 권장된다.

(2) 검사방법

실온 20~25℃, 습도 40~60%의 방(외래 또는 병실에서 가능)에서, 피검사자는 좌위 또는 앙와위를 취한다. 캡슐발한계 probe의 표면을 방습테이프로 덮은 후 전원을 켠다. 그 후, 캡슐내 습도가 0이 될 때 baseline을 0이 되도록 조정하여 맞춘다. 캡슐 표면의 방습 테이프를 떼어, 측정 부위(엄지손가락, 엄지발가락, 손바닥, 발바닥 등)의 피부 표면에 캡슐을 가볍게 압박하면서 장착한다. 안정시 발한(기초 발한)을 일정기간 기록한 후, 각종 발한 유발 자극에 대한 발한 반응을 기록한다. 발한 유발 자극으로서는, 심흡기(2회), 암산 부하(100-7시리즈, 20초), 운동 부하(악수, 와위에서 상반신 거상, 또는 양하지 거상, 15초), 손바닥 또는 발바닥 찰과자극(15초) 등이 시행된다. 소요 시간은 손바닥, 발바닥은 각각 15분이고, 합계 약 30분 후 종료한다. 피부 교감신경 기능검사로서 캡슐 발한계 검사를 하는 경우에는, 검사와 함께 레이져도플러 probe를 발한계 probe 근처에 장착하여 피부혈류를 동시에 연속기록한다.

(3) 분석 및 임상적 활용

① 정상값

정상인에서는 기초 발한과 각종 자극에 대한 스파이크상의 발한파(SSR)가 인정된다. SSR는 좌우 동기성이면서 동진폭이다. 또 SSR와 동시에 피부혈관 수축에 의한 피부 혈류량의 반사성 저하, 즉 교감신경성 혈류반응(SFR; sympathetic flow response)이 나타난다. SSR 그래프는 SFR 그래프와 상하로 뒤집힌 모양이다. 정상인의 발한양은 개인차가 상당히 크지만, 일반적으로 청년에서는 높게, 고령자에서는 낮게 나타나는 경향이 있다. 발한계 검사는 발한 기능의 선별 검사로서의 의의가 크다. 만일 발한파가 확인되면, 발한기능이 작동하고 있는 것이라고 판단된다.

정량적 발한 분석시 ① 기초 발한률(BSR; basal sweat rate), ② 최대 발한률(PSR; peak sweat rate), ③ 발한량(SV; sweat volume), ④ 발한시간(ST; sweating time) 등의 지표를 활용한다.

② 임상적 활용

발한계 검사는 발한장애에 대한 유용한 정보를 제공한다. 또 자율 신경 기능의 선별검사로서 교감신경 기능의 상태를 파악하는데 유용하다. 임상에서는 다음과 같은 질환에 응용할 수 있다.

i. 발한 장애 심각도 평가

Shy-Drager증후군에 있어서 발한장애는 하지로부터 상행성으로 진행하여 서서히 전신성 무한증이 나타난다.

ii. 발한 장애의 좌우차이

척수 질환(척수 종양, 척수 공동증), 반사성 교감신경성 디스트로피, 뇌질환 등에서 잠재성으로 발한의 좌우차이가 나타나는 경우가 있다. 발한계 검사는 병변부위의 평가 진단에 도움이 된다.

iii. 발한 과다의 특징

특발성 손바닥・발바닥 다한증은, 정신성 발한계와 체성-교감신경 반사성 발한의 기능항진에 의해, 손바닥・발바닥영역의 발한 과다를 초래하는 원인불명의 질환이다. 본 질환은 기초 발한률이 높은 수치를 나타내며, 각종 교감신경 자극에 대한 SSR 그래프상에서 최대 발한 속도의 증대보다 발한 시간의 연장이 특징적이며, 그 결과 발한양이 증대함을 알 수 있다.

(4) 주의사항

발한계 검사의 장점은 여러 가지이다. 즉, 간편하면서도 단시간에 비침습적으로 발한을 계측할 수 있는 것, 발한 장애의 정량적 진단(심각도, 분포부위, 치료 효과 등)에 유용한 것, 피부 혈관 운동 기능과의 동시 대비가 가능한 것, 잠재성의 발한 장애를 검출 할 수 있는 것 등을 들 수 있다. 그러나 측정값의 격차(개인차, 측정 부위차이)가 있는 것, 국소성 발한의 평가만으로 전신성 발한의 양상을 알 수 없는 것, 손바닥 및 발바닥 발한 이외의 온열성 발한은 평가하기 어려운 것 등이 문제점으로서 지적된다. 향후 과제는 정상예(연령별)에서의 통계적 검토가 충분히 행해져 정상 발한의 양상을 밝히는 것, 다채널(4 채널 이상)로 좌우 상하지의 동시 측정, 온열성 발한 측정을 할 수 있도록 측정 probe의 내열성을 높이는 것 등이다.

3) 정량적 축색반사성 발한검사 (QSART; quantitative sudomotor axon reflex test)

(1) 개요

정량적 축색반사성 발한검사(QSART; quantitative sudomotor axon reflex test)는 1983년에 Low 등에 의해 고안되었다. 본 검사는 말초성 발한신경기능을 정량화할 수 있어 비침습적이며 재현성도 뛰어나다고 알려져 있다. 다른 자율신경기능검사가 모두 시냅스에 관련된 검사이지만, QSART는 반사경로가 절후성 교감신경만으로 행해지고 있는 축색반사이므로, 당뇨병성 신경장애 등의 말초신경장애 치료효과 판정에 효과적이다.

QSART는 축색반사성 발한에 근거하고 있다. 축색반사성 발한은 절후섬유말단에 있는 니코틴 수용체를 자극하면, 그 자극이 말초신경 분지를 통해 직접 자극되지 않았던 부위에도 발한이 나타나는 현상을 말한다. 이 반사는 손바닥이나 발바닥 등의 정신성 발한 부위나 안면을 제외한 일반 체표면에서 관찰할 수 있다.

(2) 검사방법

일반적으로 실온 25℃ 전후, 피부온도 31~32℃를 유지한다. 특히 겨울철은 환경온도에 충분히 순응시킨 후 검사를 시행해야 하며, 때로는 측정부위에 국소 가온을 행하기도 한다. 또, 항콜린약이나 삼환계 항우울제는 본 반사를 억제하므로, 이런 종류의 약물을 복용하고 있는 경우 48시간의 약물복용을 중단한 후 시행해야 한다. 발한의 정량에는 캡슐 환기법을 이용한다. 캡슐 환기법은 피부 표면에 캡슐을 밀착시켜, 건조공기를 유입시켜, 유출하는 공기의 습도변화로부터 발한량을 산출하는 방법이다. 실제로는 QSART에서는 Low에 의해 고안된 multicompartmental sweat cell 캡슐을 사용한다. 측정 부위는 온열자극 등으로 발한저하 부위를 확인한 후 시행하는 것이 바람직하다. Low는 routine 검사로서 시행할 경우 전완의 손바닥측, 하지근위 前面, 하지원위 前面, 발등 4부위를 추천하였다.

(3) 임상적 활용

발한양의 측정은 통전중 5분간과 통전 종료후 5분간을 연속 측정한다. 발한 출현 시간(잠시; latency) 및 발한량에 근거하여 절후성 교감신경기능을 판정한다. 정상에서는 여성이 남성에 비해 약간 높다. 단 연령증가 영향은 거의 받지 않은 것으로 알려져 있다. Low는 QSART 결과를 다음의 4형태로 분류하고 있다. ① 정상, ② 소실, ③ 저하, ④ hung-up이 그것이다. ③의 저하 판정시, 하지 원위부 발한양이 근위에 비해 50% 이하인 경우 발한양이 정상값 내에 있어도 이상이라고 해석한다(length-dependent pattern). 이는 조기 당뇨병성 신경장애에서 나타나다.

QSART의 이점은 다음과 같다. 첫째, QSART의 저하는 절후성 교감 신경장애를 의미하고 있으므로 검사를 통해 병소를 파악할 수 있다. 둘째, 종래의 발한 시험은 가온 장치 등을 필요로 했으나, QSART검사는 커다란 시설이 없어도 가능하며, 병실에서 간단하게 검사할 수 있다. 셋째, 검사자의 숙련된 기술을 필요로 하지 않는다. 넷째, 축색반사이므로, 말초 신경 질환에 있어서의 치료 효과 판정시 감수성이 좋다. 본 검사의 한계점은 sampling error이다. 즉, 측정 범위가 매우 작기 때문에 전신 질환에 수반하는 말초신경 장애 이외에는, 측정 부위 결과만으로 전신 문제를 유추하는데 한계가 있다. 이에 대한 보완책으로 랩법 등을 시행, 발한 저하부위를 확인한 후 QSART를 하는 것이 바람직하다.

4) 교감신경성 피부반응(Sympathetic skin response)

(1) 개요

발한은 온열성 발한, 정신성 발한과 미각성 발한으로 대별된다. 그동안 정신 자극, 온열 자극, 약물 자극 등에 의해 유발된 발한의 정성적 혹은 정량적 평가가 진행되었다. 그중 심리학 분야에서는 피부 전기 반사(GSR; galvanic skin response)가 널리 이용되어 왔다. 이 검사법은 유해 자극, 정동 자극 등으로 야기되는 피부 저항 변화를 측정하는 것으로, 땀샘 활동의 변화를 반영하고 있다고 생각된다.

1984년 Shahani 등이 보고한 교감신경성 피부반응(SSR; sympathetic skin response)는 말초신경을 전기로 자극한 후 발생하는 손바닥-손등간 전위변화를 측정하는 검사법이다. 이는 GSR와 달리 근전계 등으로 용이하게 기록할 수 있기 때문에 발한에 관한 교감신경 원심로의 객관적 평가법으로 널리 보급되었다. SSR의 발생기전은 완전하게 해명되지 않았지만 다음과 같이 추정된다. 즉, SSR은 多시냅스성 체성 교감신경 반사의 일종으로서, 구심로는 말초신경 전기자극에 의해 체성 감각섬유를 따라 상행하며, 반사 중추는 대뇌피질전 운동야와 시상하부 등이고, 원심로는 교감신경, 효과기는 에크린 땀샘으로 추정된다. SSR은 GSR과 거의 유사한 반사경로를 경유하는 반응을 나타낸다. SSR은 microneurography를 이용한 연구나 약리학적 연구로부터 교감신경 활동과의 관계가 증명되었다. SSR에 있어서 전위변화의 發生原은 땀샘 활동(분비세포의 탈분극, 導管의 충만, 도관에 있어서 Na^+, Cl^-의 재흡수 등)에 의한 전위 변화 및 표피 막전위 변화의 두 가지가 복합된 것으로 생각된다.

손바닥, 발바닥 부위에서의 땀샘의 기능은 다른 부위의 피부 표면과 차이를 나타낸다. 전자는 정신성 발한 부위이고, 여러 종류의 정신 자극이나 체성감각 자극에 의해 발한이 촉진된다. 또한 운동시 미끄럼방지 효과도 가지고 있다. 후자는 온열성 발한부위이고, 주로 열부하에 의해 발한하여, 증발성 열방산을 촉진하지만, 일부는 정신 자극에 대해서도 반응을 나타내며, 이 경우 발한이 일과성으로 증감한다. 또 발한 시기는 일반적으로 발한능력이 높은 부위에서 빠르다고 생각되고 있다.

(2) 검사방법

① 손바닥, 발바닥 부위 기록

검사실은 따뜻하고(24~28℃가 바람직하다) 조용한 상태로 하고, 피험자는 안정된 앙와위 상태에서 기록한다. 사지의 피부온도가 낮으면 진폭의 저하, 잠복 시간의 연장을 초래하므로, 32℃ 이상으로 유지한다. 피부온도가 낮을 경우 전기모포 등을 이용해 가온한다. 기록 전극은 일반적으로는 손바닥, 발바닥 중앙부에 表面 평판 전극(plate electrode)을 붙인다. 긴장 등으로 기록부가 과도하게 습윤하면 반응이 작아지므로 피부를 건조시킨다. 기준 전극은 손등, 발등 중앙부에 두지만 손톱에 두는 경우도 있다. 어느 기준 전극부위도 전위 변동이 생기므로 SSR은 측정 부위 전극과 기준 전극간 전위차를 측정하는 검사이다. 주파수 대역 설정시 low-pass filter는 0.5~1Hz, high-pass filter는 3,000~5,000Hz, 분석 시간은 5~10sec로 하는 경우가 많다.

② 손바닥, 발바닥 이외의 피부으로부터의 기록

손바닥, 발바닥 이외의 피부 표면으로부터의 발한은 온열 발한이 주체이므로 34℃ 이상으로 피부온도를 상승시키는 것이 필요하다. 60~80℃의 온수 100~200ml를 피험자가 마시는 것이 효과적이다. 기록 전극은 사지, 체간의 어느 부위에도 둘 수 있다. 손바닥, 발바닥 이외 부위의 SSR 반응은 손바닥, 발바닥 SSR 반응보다 작게 나타난다.

③ 자극 방법

자극에는 전기 자극, 자기 자극, 심호흡, 소리 자극이 이용되는 경우가 많다. 전기 자극은 앞이마부위의 상안와신경 또는 손관절부위의 정중신경에 지속시간 0.1~0.2ms, 강도 10~30mA의 조건으로 자극을 준다. 심호흡은 가능한 한 빠르게 심호흡시키는 것으로 어느 정도의 연습이 필요하다. 심호흡자극은 전기자극보다 자극효과가 높지만, 자극 개시점을 정확하게 결정하는 것이 곤란하다는 결점도 있다. 어느 자극법도 습관화(habituation)가 인정되므로 30초~1분 이상 간격을 두고, 무작위로 10회 이상 기록해, 재현성을 확인하는 것이 필요하다. 磁氣자극법은 자기 자극장치를 이용해 원형 코일의 중심을 제1 흉추 극돌기상에 두어 상지근육에 운동 유발 전위가 충분히 출현하는 강도로 자극한다. 자기자극은 용이하고 피험자의 고통도 거의 없고, 많은 신경근을 동시에 자극할 수 있으며, 자극 효과가 가장 높고, 습관화 문제도 다른 자극에 비해 경미하다는 이점이 있다. 피부 전위는 긴장이 강하면 항상 크게 변동하므로, 정신적으로 충분히 이완시키고, 모니터로 기선이 평탄하게 나타나는 시점을 확인해 자극을 주는 것이 정확한 SSR 검출을 위해 필요하다.

(3) 분석

정상자를 대상으로 한 경우 손바닥, 발바닥부위는 어느 유발법으로도 명료한 SSR를 기록할 수 있다. SSR의 파형은 일반적으로는 2~3가지 유형이고, 음성-양성 패턴이 가장 많지만 양성 성분만의 패턴, 음성 성분만의 패턴, 양성-음성 패턴 등 다양하게 나타난다.

파형중에는 측정시마다 변화하는 것도 있다. 70세 이상의 고령자에 있어 전기 자극법에서는 SSR를 유발할 수 없는 경우도 있으므로 다른 유발법에서도 무반응인지 확인해야 한다. 磁氣자극법을 이용할 경우, 고령자라도 반드시 SSR를 유발할 수 있으므로, 연령에 관계없이 무반응이면 이상이라고 판정할 수 있다. SSR의 무반응은 구심로, 반사중추, 원심로, 효과기의 반사경로중 어느 부위에서 문제가 나타난 것이라 추측되며, 무반응이 곧 교감신경 원심로 이상이라고 말할 수는 없다. 예를 들면 말초신경장애 환자에서는 전기 자극으로는 SSR이 반응하지 않아도, 심호흡 혹은 자기 자극으로 SSR이 유발되는 경우도 자주 나타난다.

潛時는 자극 개시시부터 반응의 첫 시작까지의 시간이다. 潛時가 다른 반사와 비교해 1 sec 이상 연장될 때, 반사 경로중 유수섬유의 전도 지연은 거의 영향을 주지 않는다. 潛時 연장의 정도는 교감신경 절후 섬유(무수 섬유), 신경-땀샘 접합부, 땀샘 자체의 이상을 반영하고 있다. 潛時는 연령에 의한 영향을 거의 받지 않는다. 단, 피부온도 저하의 영향은 큰데, 1℃의 저하로 잠시는 0.088sec 연장된다. 신장을 고려하여, 정상자의 mean+2~3SD를 상회하는 경우에 이상으로 판정한다. 손바닥에서는 1.27~1.51sec, 발바닥에서는 1.84~2.07sec가 정상범위이다. 본 검사는 자극법 및 주파수대역 등의 검사 조건에 의해 영향을 받으므로 정상값은 각 시설을 고려해 작성할 필요가 있다. 자기자극법에 의한 SSR는 다른 자극법보다 潛時가 짧다.

진폭은 정점간 진폭을 측정하지만, 개인차가 크다. 자극법에 따라서는 자극간 차이가 크기 때문에 10회 이상 기록한 파형 속에서 최대치를 잡는 경우와 재현성이 있는 4~5파형 속의 최대 진폭을 선택하는 경우가 있어, 그것에 따라서도 정상값이 다르다. 진폭은 연령증가시 저하한다고 알려져 있다. 또한 피부온도의 저하에 수반해 진폭도 저하한다. 손바닥쪽이 발바닥보다 진폭이 크고, 온열 발한의 부위는 반감하다. 磁氣 자극법은 가장 진폭의 큰 SSR를 유발할 수 있고, 반면 전기자극법은 제일 작은 진폭의 SSR을 유발하는 경우가 많다. 기록 전극을 장착한 피부 상태의 영향도 큰데, 예를 들어 皮疹 등에 의해 진폭은 저하한다. 발한양과 SSR 진폭도 반드시 상관하지 않으므로 SSR 진폭의 진단적 가치는 부족하지만, 50%

이상의 좌우차이, 국소성 저하시 이상이라고 판정한다.

磁氣자극에 의한 손바닥, 발바닥 이외 부위의 SSR의 특징은 다음과 같다. SSR 潛時는 기록부위가 遠位일수록 연장된다. 이 방법으로 신체의 각 부위로부터 SSR를 기록함으로써 온열성 발한기능을 평가할 수 있다. 국소성의 반응 소실이나 저하가 확인될 경우 척수 수절성 장애나 말초신경성 장애의 가능성을 시사한다. 발한계의 절전 신경세포는 척수의 T_1~L_3(때로는 C_8, L_4를 포함한다)의 중간 외측핵에 존재하고, 頭部, 頸部, 上胸部는 C_8~T_6에, 상지는 $T_{5\sim7}$에, 체간은 $T_{7\sim9}$에, 하지는 하부흉수와 상부요수에 의해 지배된다고 생각된다. 절후섬유의 분절성 분포는 지각성 피부 분절과 거의 일치한다. 이로부터 손바닥, 발바닥 이외의 SSR검사를 통해 교감신경 절후섬유의 전도 속도의 측정이 가능하다. 전도속도는 두개의 기록 부위간 직선거리와 SSR 潛時차로부터 계산할 수 있는데, 상지(상완~전완 사이)에서는 1.32±0.21m/sec, 하지(대퇴~하퇴 사이)에서는 0.99±0.11 m/sec이다(정상자 23예의 평균치). 또한 손바닥, 발바닥으로부터 기록한 SSR의 잠시는 다른 부위보다 거리로 환산해 빠르기 때문에(아마 땀샘 기능의 차이에 의한 것으로 추측된다) 전도 속도의 측정에 이용할 수 없다.

(4) 임상적 활용

본 검사의 적용 대상 질환으로서 우선 교감신경 절후섬유 장애를 초래하기 쉬운 말초 신경장애를 들 수 있다. 특히 당뇨병 환자에 대해서 넓게 이용되고 있어 당뇨병 초기부터 SSR의 이상이 검출되기 쉽고, 다른 자율신경 기능검사 결과와 상관관계가 있기 때문에 임상적 유용성이 높다. 그 외의 말초신경장애(아미로이드 신경병증, 급성 자율신경 신경병증, 알코올성 신경병증 등)에서도 SSR의 이상이 보고되었다. 중추신경장애로서 파킨슨병, 척수소뇌 변성증, 다발성 경화증, 뇌혈관 장애, 척수 외상 등으로 SSR가 소실되거나, 진폭 저하 등의 이상이 보고되고 있지만, 이상을 일으키는 기전이나 병변부위와의 관련성이 충분히 해명되어 있지 않은 경우가 많아서 결과 해석시 신중해야 한다.

SSR는 비침습성이고, 검사 시간도 짧고, 피험자의 고통도 거의 없으므로 특별한 금기사항은 없으나, 피부병변이 있는 경우나 의식 장애 환자에게는 시행하지 않는다. 발한 양식이나 발한양은 개인차가 크고, 연령, 피부온도, 피부의 상태, 신장, 체위, 자극법, 검사실의 환경, 의식 상태, 인지 기능 등 다양한 요인의 영향을 받음에 유의해야 한다. 가능하면 여러 부위에서 SSR를 기록하는 것이 필요하다. 또, 발한 기능이 항진된 병태에 있어서는 SSR로 이상을 검출할 수 없다. 또한 땀샘 자체에 이상이 있는 경우에도 SSR로 평가하는 것은 곤란하다. 따라서 SSR의 이점과 한계를 충분히 이해한 후 임상에 응용해야 한다.

5) 교감신경성 피부혈류반응(SFR; sympathetic flow response)

(1) 개요

인체의 말초 신경에서 기록할 수 있는 교감신경 활동성 지표는 筋 교감신경 활동과 피부 교감신경 활동으로 분류된다. 筋 교감신경 활동은 골격근을 지배해 혈압 유지에 중요한 역할을 수행하며, 피부 교감신경 활동은 땀샘 및 피부 모세혈관의 괄약근을 지배해 체온조절에 중요한 역할을 수행한다. 피부 교감신경 활동은 땀샘을 지배하는 발한신경 활동(sudomotor nerve activity)과 혈관 운동신경 활동(vasomotor nerve activity)이 포함되며, 후자는 다시 혈관 수축신경 활동(vasoconstrictor nerve activity)과 혈관확장 신경활동(vasodilator nerve activity)로 분류된다. 교감신경성 피부혈류반응(SFR; sympathetic flow response)은, 이 중 혈관 수축신경 활동이 정신적 자극, 물리적 자극, 폐포 확장성 자극에 의해 변화하는 것을 측정하는 검사이다. 평가방법은 지첨용적맥파 측정이나 레이저도플러 피부혈류검사를 이용하는데, 이중 레이저도플러 피부혈류계는 각 맥파마다의 조직 유순도 변화를 측정할 수 있으며, 커프(cuff)의 압박 등에 의한 vasoarteriolar reflex를 일으키지 않는 이점이 있기 때문에, 최근에는 혈류반응 평가시 거의 레이저도플러 피부혈류계가 이용된다.

레이저 도플러 피부혈류계는, 1975년 Stero에 의해 개발되어 1980년 Nilsson 등이 실용화하였다. 또한 Bonner 등은 실시간으로 말초의 피부혈류를 모니터링하는 간편한 측정법을 확립하였다. 레이저도플러 피부혈류측정은, 소형이며 비침습적이고, 검사방법도 간편하기 때문에 자율신경 검사법의 하나로 널리 이용되고 있다.

(2) 검사방법

① 측정 원리

laser관에서 발생한 레이저광이 송신선을 통해 생체조직에 조사된다. 인체내 조직에서 움직이지 않는 부분에 반사된 것은 주파수 변조를 초래하지 않고 수신선으로 반사되지만, 조직내 운동 입자에 반사된 것은 도플러 효과를 받아 주파수변조 과정을 거친후 반사, 수신된다. 레이저도플러 혈류계는 조직내 주파수 변동이 주로 적혈구의 속도 및 용적의 변동에 의해 생기는 것을 이용해 혈류변화를 구하는 것으로, 혈류의 방향성에 관계없이 측정된다. 일반적으로 조사 및 수신용 선 사이의 거리가 0.7mm인 probe가 사용된다. 만일 probe 단면의 송신, 수신 섬유간 거리를 길게 하면 측정 범위가 넓어진다.

SFR은 말초 교감신경중 혈관수축 반응에 의한 혈류의 변화를 측정한다. SFR은 정상인에서는 8.1±1.7/분의 주파수를 나타내는 basic wave, 각종 자극에 대해 혈류감소를 나타내는 reflex wave, 진폭이 보다 작은, 심박에 일치해서 BW(basic wave)와 중첩되는 CW(cardiac wave)로 구성된다. 이 중 BW와 RW는 식물상태로부터 뇌사에 가까운 상태에서도 나타난다. 또 말초부에 신경병증, 기계적 손상, 신경블록 등으로 denervation이 진행되면 분당 3~4회 주기의 율동파가 나타난다. 통상 검사에서는, 이 가운데 reflex wave를 중심으로 각종 자극, 부하에 따른 혈류감소율을 측정한다.

② 검사 방법

측정 probe를 고정용의 고무통에 삽입한 후, 양면테이프로 피부에 고정한다. 혈류량은 ml/100g/min 단위로 실시간으로 표시되는데 절대량은 신뢰성이 부족하여 mV단위를 평가지표로서 이용하는 경우도 있다. 다른 자율신경 검사법과 같이, 본 검사법도 피검사자가 정신적 이완상태로 일정한 검사실 조건하에서 검사받는 것이 재현성 높은 데이터를 얻기 위해서 중요하다. 검사실 온도는 25℃ 전후로 유지한다. 소리 자극에 의해서도 순간적으로 혈류변화가 발생하므로 방음실이 권장된다. 실내의 광량을 일정하게 유지하고, 통상 눈을 뜬 채 검사한다. 심부 온도계 등으로 측정 전 사지의 온도를 측정하여 만일 온도가 지나치게 낮으면, 전기모포 등으로 가온한다. Probe는 상지에서는 제 2 指腹에, 하지에서는 제1趾 혹은 제 2趾腹에 레이저광을 통과 할 수 있는 양면테이프를 이용해 장착한다. 기록시 時定數를 0.1초로 하면 파형을 읽기 쉽다. 기록 전에 교정해서 baseline을 안정화시킨 후 측정을 개시한다. 혈류는 귓바퀴 부위 등에서도 측정할 수 있지만 reflex wave는 측정할 수 없다.

부하자극으로 심호흡 부하, 소리자극, 기립, 통증자극, 냉수부하 등이 이용된다. 모두 재현성이 있는 데이터를 얻기 위해, 일정한 조건을 설정해 검사를 한다. 심호흡 부하는 가능한 짧은 시간내 최대의 흡기를 하게 한다. 조건을 일정하게 설정하기 위해 최대 흡기를 10초간 하게 한 후, 일순간 호기를 하게 한다. 심호흡 부하는 비교적 간편한 부하이기 때문에, 수차례 반복하도록 요청한 후 혈류감소가 최대인 데이터를 추출한다. 소리 자극 도구로 박수, 알람시계, 스타트 피스톨 등이 이용되는데 귀로부터 일정한 거리를 유지하는 것이 필요하다. 체성 전기 자극은, 한쪽의 정중 신경 수관절부에 전압을 가한다. 냉수자극은 측정부위를 비닐로 싼 후 4℃ 냉수에 30초 담근 후에 혈류의 변화를 측정한다. 일반적으로 부하전 최대혈류량과 부하후 최소혈류량을 구해 감소율을 산정한다.

③ 측정시 유의사항

측정값에 다양한 영향을 미치는 인자는 다음과 같다.

i. 약제

혈관 확장약은 말초 혈관을 확장시켜 혈류량이 증가한다. 혈관 수축약은 혈관을 수축시켜 혈류감소를 일으킨다. 따라서 측정전 자율신경에 영향을 미치는 약물의 투여를 일시 중지한다.

ii. 의식 및 정신 상태

의식이 저하된 환자나, 마취상태의 환자는 SFR이 저하한다.

iii. 측정 부위의 상태

레이저도플러 혈류검사는 probe 장착 부위 이하 1 mm의 부위의 혈류를 측정하기 때문에 특히 다리의 각질이 두꺼운 경우는 데이터가 불안정하다. 피부병변도 측정에 영향을 준다.

iv. 실온 및 피부온도

말초의 arterio-venous(A-V) shunt 부위는 체온에 의해 민감하게 수축, 확장하기 때문에, 실온을 일정하게 해서 피부온도에 대한 영향을 최소화해야 한다. 측정 부위의 피부온도가 30℃ 이하인 경우, 전기모포, 혹은 foot(arm) warmer로 측정 부위의 피부온도를 32℃ 이상으로 상승시킨다.

v. 연령

혈류량은, 연령증가에 따라 감소하는데, 특히 60세 이상에서 혈류 절대량 및 반응성이 유의하게 감소한다.

(3) 임상적 활용

기립 시험, 심호흡 부하, 소리 자극에 의한 혈류감소율의 정상값을 기준으로 판단한다. 부하 자극은 반복해서 시행한 후 최대치를 산출한다. 그러나 혈류감소율은 부하를 반복하면 대체적으로 저하되는 경우가 많다. 아밀로이드 신경병증이나, 당뇨병성 신경병증 등 자율신경 장애를 수반하는 신경병증에서는 초기부터 혈류량 및 반응성이 감소하지만 반사성 교감신경 디스트로피 등의 병태에서는 초기에는 오히려 혈류량 및 반응성이 일시적으로 증가하고, 그 후 병의 진행과 함께 감소한다.

레이저도플러 혈류계는, 실시간으로 말초 피부혈류량 변화를 측정할 수 있기 때문에, 주로 피부혈관 수축성 교감신경 기능을 측정할 수 있는 편리한 방법의 하나이다. 또, 실시간으로 측정할 수 있어서 각종 부하에 따른 변화를 평가할 수 있다. 그러나 혈관 수축(확장)을 통한 반응이기 때문에 microneurography 등과 달리, 혈관이나 혈관주위 조직에 병변을 가지는 질환에서는 직접적으로 자율신경 기능을 반영하지 않는 경우도 있으므로 주의를 요한다.

6) 얼음물 담그기 검사

(1) 개요

사지 말단에는 풍부한 피부 교감신경지배와 동정맥문합이 존재하여 사지의 피부혈류 조절에 관여하고 있다. 한랭 환경에서는 세소동맥을 수축시켜 혈액은 모세혈관까지 흐르지 않으며 곧바로 동정맥문합으로 흐른다. 그 결과 피부 말단부를 흐르는 혈액양이 저하되고 피부온도가 저하하는데, 이는 심부 체온저하를 막기 위한 생리적 방어기전이다. 그런데 이것이 몇분간 계속되면 국소의 한랭 및 상해 자극이 통각신경 섬유말단에서 substance P나 bradykinin 등의 혈관확장 물질을 방출시켜 세동맥이 확장되고 피부말단을 흐르는 혈액이 증가해 다시 피부온도가 상승한다. 얼음물 담그기 시행시 피부온도의 상승 및 하강은 1930년 Lewis에 의해 발견되었다. 피부온도가 상승하거나 하강하는 온도 변화 궤적은 마치 사냥꾼이 사냥감을 쫓아 야산을 여기저기 걸어 다니는 발자국을 닮아서 hunting reaction으로 불린다. 이 중 피부온도가 일단 저하한 후 재차 상승하는 현상이 활발히 연구되어 한랭 유발 혈관확장 반응(cold induced vasodilatation)으로 불리면서 상기와 같은 기전이 밝혀졌다. 역사적으로 한랭에 의해 유발되는 혈관수축 후의 확장 반응에 관심이 집중된 것이었지만, 자율신경의 입장에서 보면 한랭자극을 준 원래의 피부혈류나 피부온도의 저하에 피부 교감신경 활동이 깊이 관여하고 있다고 말할 수 있다. 따라서 이 시기의 피부혈류나 피부온도의 저하를 조사해서 국소의 피부 교감신경의 활동성을 조사할 수 있다고 생각한 것이 얼음물 담그기의 피부 혈관계 자율신경 기능검사 의의이다.

한랭 유발에 의해 피부온도가 저하하는 시기에 실제로 피부 교감신경 활동이 증가하고 있는 것은 마이크로 뉴로그래피를 이용한 연구로 밝혀지고 있다. 따라서 자율신경 기능검사법으로서의 얼음물 담그기의 목적은 hunting reaction을 관찰하는 것보다, 얼음물에 담근 직후부터 시작되는 피부온도 및 피부혈류의 저하가 충분히 생기는지 여부에 있다.

(2) 검사 방법

① 장비

피부온도계, 피부혈류계(레이저 도플러), 체온계, 얼음물과 그릇, 교반기를 준비한다. 얼음물을 넣는 그릇은 발포 합성수지 등으로 단열성을 가져, 뚜껑 위에 손을 두어도 담근 지첨부위 이외는 냉각되지 않는 것이 좋다. 여러 차례의 검사시 모터식의 교반장치를 부착하여도 괜찮다. 중요한 것은 담그는 손가락에 항상 차가운 물이 계속 접촉되는 것이다. 충분히 물이 얼음과 교반되지 않은 상태에서는 손가락 주위의 수온이 상승한다.

② 검사 순서

피험자에게 검사에 대해 충분히 설명한다. 차가운 물에 담근후 당분간 통증이 수반될 것이며, 그후 차가움이나 통증은 소실되며 오히려 따뜻한 느낌이 날 것이라고 설명함으로써 검사에 대한 공포감을 없앤다. 실온은 24~27℃, 습도는 40~60%, 복장은 가볍게 입고 정신적으로 이완된 상태로 좌위 또는 앙와위로 행한다. 통상 검사 부위로는 제 2손가락, 다리에서는 제1발가락을 이용하지만, 손가락 중에서도 특별히 검사하고 싶은 손가락이 있으면 그 부위를 이용한다. 대상 손가락, 발가락에 피부온도 또는 피부혈류를 측정하기 위한 probe를 테이프로 붙이고 안정을 유지한다. 피부온도나 피부혈류가 안정되어 있는 것을 확인한 후(피부온도는 가능하면 34℃ 이상이 바람직하다), 검사하고자 하는 뷔위를 얼음물에 10~20분 담근다. 담근 직후 차가움을 느끼고, 수십 초 후 통증을 수반한 감각이 생기면서 다소의 고통을 수반한다. 그러나 6~7분 경과하면 통증이 소실되며, 그후 얼음물에 담근 부위가 오히려 따뜻한 느낌이 들 것이다. 이 때 지첨을 꺼내 보면 얼음물에 담갔던 부분만이 發赤되어 있다.

(3) 임상적 활용

한 연구에 의하면 초기 최저 온도는 0.2±0.50℃이지만 병적인 예에서는 피부 교감신경 활동이 약해져 피부온도가 충분히 저하되지 않는다. 대체적으로 10℃ 이하로 내려가지 않는 것은 이상이라고 생각한다. 이는 교감신경을 차단하는 성상 신경절 블록시 얼음물 담그기 검사에서 피부온도가 10℃ 이하로 하강하지 않았기 때문이다.

또한 피부 교감신경 기능항진에서는 피부온도의 재상승이 일어나기 어렵다. 정상인 경우 재상승한 피부온도의 최고온도는 9.43~19.94℃ 범위인데, 만일 이 범위로 재상승하지 않는 것은 피부 교감신경 기능항진이라고 생각된다. 피부혈류의 변화로 볼 경우, 혈류저하나 재혈류 증가 반응이 피부온도의 변화에 선행하여 나타난다. 이 경우 초기의 피부혈류의 저하가 생기지 않는 것이 이상이라고 생각된다.

본 검사는 피부 교감신경의 국소적 이상을 평가하는 검사이다. 또한 전반적인 피부 교감신경 활동의 반응 저하를 조사하는 선별검사로서 의미도 있다. 전자의 예로서는, 혈관염으로 말초신경에 단신경마비가 나타난 상황에서 통상 피부 교감신경활동 장애가 병변부위 피부 신경 영역에 나타난다. 이 경우 급성기에서는 thermography로도 병변부위의 피부온도 상승을 확인할 수 있다. 이때 병변부위에 본 검사를 하면 피부의 차가움은 느끼지만 피부온도는 내려가지 않는다. 일반적으로 피부 교감신경 활동의 저하를 조래할 수 있는 낭뇨병, 경수 손상 등에서 본 검사 시행이 권장된다. 특히 상지에 가는 교감신경은 제 1, 2흉수에서 나오고 있고, 그 교감신경 절전, 절후 부위에서는 체성신경과 교감신경이 나눠지므로 경부 종양이나 개흉수술에 의한 Horner증후군에서는 교감신경만이 장애를 받은 경우도 일어날 수 있다.

본 검사는 얼음물 담그기 초기의 통증이 너무 강해, vasovagal syncope를 일으키는 경우도 있다. 동통자극이 관상동맥연축을 일으키는 경우도 있으므로 협심증이나 심근경색 환자는 시행하지 않는다. 또 얼음물에 담그는 부위에 차이는 있지만 한랭 승압검사처럼 고혈압, 뇌혈관 장애를 합병한 경우 주의를 요한다.

7) 임상 체온(액와 온도, 구강온도, 고막온도, 직장온도 등)

(1) 개요

생체의 온도는 크게 핵심온도와 외핵온도로 대별된다. 핵심온도는 생체의 深部 온도로서, 환경 변화 등의 외부 자극에 의해 변화하지 않고 일정하게 유지된다. 외핵온도는 환경 변화에 의해 자율신경을 통해 피부혈류나 발한양의 변화에 의해 변화한다. 임상 체온에서는 핵심온도 또는 핵심온도의 지표가 될 수 있는 온도가 측정된다. 그러나 핵심온도는, 개념적인 온도이며, 실지로 측정 부위에 따라 다르다. 직장온도와 액와온도는 0.8~0.9℃ 다르다고 여겨지고 있다. 따라서 측정의 실제에 있어 직장온도, 액와온도 등의 측정부위를 기록하는 것이 좋다. 각 측정부위에 따른 온도의 특징은 다음과 같다.

① 액와온도

일반적으로 임상체온은 액와온도를 측정하는 경우가 많다. 그런데, 액와온도는 엄밀하게 말해서 피부의 외핵온도이며 핵심온도는 아니다. 다만, 상완을 완전하게 밀착시키면 그 부분이 체강과 유사한 온도가 되는 것을 이용한 것이다. 따라서 정확한 체온을 측정하기 위해서는 겨드랑이를 최대한 밀착시키고, 열평형에 이를 때까지 시간을 충분히 유지해야 한다. 보통 측정에서는 최저 10분, 엄밀한 측정에서는 30분의 측정 시간을 필요로 한다.

② 구강온도

체온 측정기를 舌下에 넣어 측정한다. 차가운 혹은 따뜻한 음식의 섭취 직후나, 호흡이 격렬한 경우 구강온도 측정시 주의를 요한다. 또, 바깥 공기 온도가 10℃ 이하일 때도 영향을 받는다. 그러나 이러한 조건을 제외하면, 입을 다물고 온도의 평형 상태에 이를 때까지의 시간은 액와온도 측정보다 짧기 때문에 액와온도 측정방법보다 정확하다고 인식된다.

③ 고막온도

腦溫의 좋은 지표가 된다고 여겨져 온열 생리학적 실험에 많이 이용된다. 고막에 이상이 없음을 반드시 확인해야 하기 때문에, 일상 임상에 이용하기에는 제한이 있다. 최근 센서를 外耳에 넣어, 고막에서의 방사열을 측정해 고막온도를 측정하는 기기가 발매되어 소아과 등에서 널리 이용하고 있다.

④ 직장온도

체온 측정기를 항문부보다 8cm 이상 깊게 삽입해 측정해야 한다. 이 부위의 온도는 따뜻한 음식을 먹어도 거의 영향을 받지 않기 때문에 신뢰도 높은 지표로서 이용할 수 있다.

⑤ 식도온도

식도는 대동맥궁이나 심장 근처에 있으므로, 대동맥혈액 온도의 좋은 지표로 된다. 센서를 비강이나 입을 통해 식도내로 하강시켜, 심장의 높이까지 삽입해야 하므로, 일상에서 이용하기에는 제한이 있다.

(2) 검사방법

근육운동, 목욕후 핵심온도는 높은 수치를, 추위에 노출되면 낮은 수치를 나타내므로, 피검자를 충분히 실온(20℃ 정도)에 순응시킨 후 측정하는 것이 중요하다. 체온 측정 온도계로서는 상용하는 수은온도계, thermistor 등의 저항온도계, 열전대 온도계 등이 이용되고 있지만 모두 측정기 자체의 공학적 정밀도는 임상에 이용하는데 충분하다.

(3) 임상적 활용

성인의 액와온도의 평균치는 36.89±0.34℃로 보고되고 있다

① 핵심온도의 이상

핵심온도가 상승하는 경우는 발열과 고체온증이 있지만, 발열은 이 항에서는 취급하지 않는다. 고체온증의 항목에는 열산출양의 이상 증가(운동이나 악성 증후군 등), 열의 이상 흡수(열사병 등), 체온중추 장애(뇌혈관 장애 등) 등을 고려할 수 있다. 핵심온도가 41.5℃ 이상으로 상승하면 의식장애가 생기며, 42℃가 수 시간 계속되면 치명적이다. 핵심온도가 정상범위보다 저하된 병태 상태를 저체온증이라 한다. 핵심온도가 20℃ 전후로 저하하면 치명적이다. 저체온의 원인으로서는 갑상선 기능저하나 뇌하수체 기능저하 등의 호르몬계의 이상뿐 아니라 신경안정제 등의 약물 부작용도 중요하다.

② 중추기능 장애

뇌혈관 장애시 자주 발열이 수반된다. 일반적으로 고열을 나타내는 것은 예후가 불량하다고 알려져 있으나, 모든 경우에 체온중추의 이상인지에 관해서는 논란이 있다. 악성 증후군은 향정신약이나 파킨슨병 치료약을 중지함으로써 체온조절중추 내 도파민과 모노아민의 불균형으로 인해 고열 및 혼수가 발생된다.

③ 말초 기능 장애

다발성 위축증(MSA; multiple system atrophy)에서는 발한 장애가 하지로부터 상행성으로 진행한다. 만일 발한장애가 제 5흉추 이상에 이르면 鬱熱이 생긴다. 이 경우 체온조절중추는 이상이 없다. 절후성 발한신경 장애나 땀샘의 장애에 의해 후천적으로 발한기능만이 소실하는 병증을 무한증이라 한다. 이 경우 여름철이나 운동시에 鬱熱이 생기기 쉽다.

3. 호흡 기능 검사

폐는 자율신경계에 의해 여러 가지의 지배를 받고 있는데, 임상적으로 기도 평활근과 호흡조절에 관련된 신경지배가 중요하다. 특히 기도평활근 기능은 폐색성 폐질환(기관지 천식, 만성 폐색성폐질환)과 같은 폐질환의 병태, 진단, 치료에 크게 관계되고 있으므로, 기도평활근에 대한 자율신경계의 역할을 이해하는 것이 중요하다. 호흡(환기)의 조절은 연수 및 뇌교에 위치한 호흡중추의 제어에 의해 무의식중에 행해지고 있지만, 자율신경계는 호흡 운동, 즉 환기량의 증감에 큰 영향을 미친다. 이러한 기능의 평가법은 호흡기능검사장비(spirogram)와 같은 표준 호흡기능 검사에는 포함되지 않으며, 폐기능의 특수검사에 속하는 검사법이다.

생체 조절에 있어 호흡, 순환 기능을 포함한 자율기능은 외적 환경의 변화에 대해서 최적 패턴으로 조절, 내부 환경의 항상성을 유지하고 있다. 호흡은 생체의 내부 및 외부 환경의 변화에 따라서 여러 종류의 신경성 및 화학성 조절기전에 의해 제어되고 있고, 이러한 자동조절계에는 보다 상위중추인 행동조절도 포함된다. 이와 같이 실제의 호흡조절계는 매우 복잡해서 호흡 중추에서 입력 및 출력을 검출하는 것은 곤란하다. 따라서 호흡중추의 활동성을 임상적으로 평가하기 위하여, 호흡조절계 전체의 출력으로 간주되는 분시환기양(VE)을 측정하는(환기응답) 것이 일반적이다. 그러나 이 방법의 최대의 문제점은 VE가 폐, 흉곽계의 환기 역학적 특성에 크게 영향을 받는다는 점이다. 그 때문에, 이러한 영향을 받지 않는 구강내압(mouth occlusion pressure)의 측정($P_{0.1}$)이 호흡 중추의 평가에 이용되고 있다.

1) 저산소 환기 응답

(1) 개요

PaO_2의 저하는, 말초성 화학 수용체를 통해 호흡중추를 자극해, 그 결과 VE를 증가시킨다. 특히, $PaO_2 < 60mmHg$시 VE는 급증한다. 이 반응은 $PaCO_2$의 영향을 받기 때문에, $PaCO_2$를 일정하게 유지시키면서 저농도의 산소를 연속적으로 흡입시켜, 그 때의 VE를 측정한다.

(2) 방법

Progressive isocapnic hypoxia법이 일반적으로 이용된다. 이것은, $PaCO_2$를 일정하게 유지하면서, 5~10분 동안 서서히 PaO_2를 40mmHg 정도까지 내려가게 하는 방법으로, 흡입 공기에 질소를 첨가해서 흡입 공기의 산소 농도를 저하시킨 후 그 때의 VE를 측정한다. 이 때, 호기종말 PCO_2($P_{ET}CO_2$)를 일정하게 유지하기 위해 탄산가스 흡수회로가 붙은 고무백으로 재흡수시키면서, 필요에 따라서는 수동으로 탄산가스를 더하기도 하면서 자동제어장치에 의해 흡입공기를 조절한다. 저산소 부하는 PaO_2가 40mmHg까지는 비교적 안전하게 시행할 수 있지만, 그 이하에서는 신중해야 한다. 최근에는 펄스 oxymeter의 정밀도가 향상되었으므로, SpO_2의 목표를 75~80% 정도로 설정한다.

(3) 임상적 활용

저산소 환기응답은 폐포기 PO_2(PaO_2, 실제의 측정은 $P_{ET}O_2$)와 VE의 관계를 쌍곡선 회귀하여 그 기울기 A값으로 평가하는 방법과, 펄스 oxymeter로 구한 SaO_2와 VE의 관계를 직선 회귀하여 그 기울기(△VE/△SaO_2)로 평가하는 두 가지 방법이 있지만, 후자가 일반적이다. △VE/△SaO_2(l/min/% fall)의 정상값은 0.52±0.344(045±0.335)로 보고되어 있다. 다만 저산소성 환기 응답은, 개체차이가 크고, 정상인에서도 이 반응이 나타나지 않기도 한다. 그러므로 정상값±2SD의 범위를 넘은 예를 모두 이상으로 간주하는 것은 신중해야 한다.

본 검사는 혈액가스 분석으로 이상이 인정되는 경우, 특히 폐포저환기($PaCO_2$의 상승, PaO_2의 저하)가 인정되는 경우, 후술의 CO_2 환기응답과 더불어 적용된다. 호흡기질환에서는 만성 폐색성폐질환, 기관지 천식의 일부가 주된 대상이다. 또, 분명한 호흡기능 장애가 인정되지 않음에도 불구하고, 저산소혈증, 고탄산 가스혈증이 나타날 경우, 호흡조절 장애가 의심되면 본 검사를 시행한다. 폐외성으로 폐포저환기의 원인이 되는 것은 뇌혈관 장애, 뇌염, 폴리오, 수막염, 다발성 경화증 등의 연수 질환, 근 디스트로피, 중증근무력증 등의 신경-근 질환, 수면시 무호흡 증후군 등이 있다.

만일 $PaO_2<40$mmHg와 같은 강한 저산소 부하가 걸리면, 그때까지 증가하고 있던 환기량이 반대로 저하하는 현상이 일어난다. 이것은, 중추성의 저산소성 호흡억제로 불린다. 이러한 강한 저산소 부하에서는 때로 실신이나 경련 등 위험한 상태가 야기될 가능성이 있다. 따라서 검사시 $PaO_2<40$mmHg를 방지하기 위해 SpO_2를 모니터링함과 동시에, 피검자의 상태를 자주 관찰하여 위험한 상황을 초래하지 않게 주의할 필요가 있다.

2) 호기말 이산화탄소분압($P_{ET}CO_2$) 측정; capnography를 중심으로

(1) 개요

호기말 이산화탄소 분압은 호기말의 이산화탄소 농도로서, 사강상태의 영향을 거의 받지 않고 환기와 관류의 불균형이 없는 정상상태에서는 동맥내 이산화탄소분압($PaCO_2$)을 반영한다. 동맥혈 이산화탄소 분압을 간접적으로 측정하는 방법으로 호기말 가스분석, 혼합 정맥혈 가스분석, 경피적 측정법이 있다. 이중 호기말 가스를 이용한 이산화탄소 분압측정은 1865년 적외선 흡수원리를 이용하여 처음 시도되었으며, 1943년 Luft가 capnography를 처음 사용했으며, 1950년대에 임상에 적용되기 시작하였다.

Capnography를 사용한 호기말 이산화탄소분압의 모니터링은 대부분 수술을 위한 마취, 응급실, 중환자실 등에서 심폐기능 사고시 조기 감지역할로서 사용되거나, 심폐소생술의 성공 여부를 평가하거나, 무호흡 감시를 목적으로 사용되어왔다. 중환자실이나 수술실 등에서 간편하게 사용할 수 있는 capnometer는 호기말 이산화탄소 수치뿐만 아니라 파형(wave) 자체를 나타냄으로써 간접적으로 폐포의 환기상태를 평가할 수 있다〈그림 1〉.

최근 만성 과호흡증후군(CHS; chronic hyperventilation syndrome)이 未病 분야에서 관심을 받고 있다. 본장에서는 capnography를 중심으로 $P_{ET}CO_2$ 측정에 대해 살펴보고자 한다.

(2) 측정방법

호기말 이산화탄소 측정방법에는 infrared spectroscopy, mass spectroscopy, Raman spectroscopy, photoacoustic spectroscopy, chemical CO_2 indicators 등이 있는데, 이중 infrared spectroscopy가 가장 많이 사용된다. Capnography는 호흡회로에서 이산화탄소를 채취하는 장소와 분석방법에 따라 side stream법과 main stream법이 있다. 이중 side stream법은 main stream법에 비해 분석이 지연되고 가스누출의 단점이 있으나, 기관내 삽관을 하지 않은 경우에도 적용할 수 있으며, 여러 가지 지표를 동시에 분석할 수 있으므로 보다 효율적이다.

〈그림 1〉에서 A~B구간은 CO_2가 거의 없는 해부학적 사강내의 가스가 배출되는 호기의 초기단계이다. B~C구간은 폐포로부터 배출되는 가스와 해부학적 사강내의 가스가 혼합되어 배출되는 단계이다. C~D구간은 폐포내의 가스가 배출되는 단계이다. D시점이 호기말 이산화탄소분압이다. 결국 Ⅰ, Ⅱ, Ⅲ구간이 호기구간이며, Ⅳ구간이 흡기구간이다.

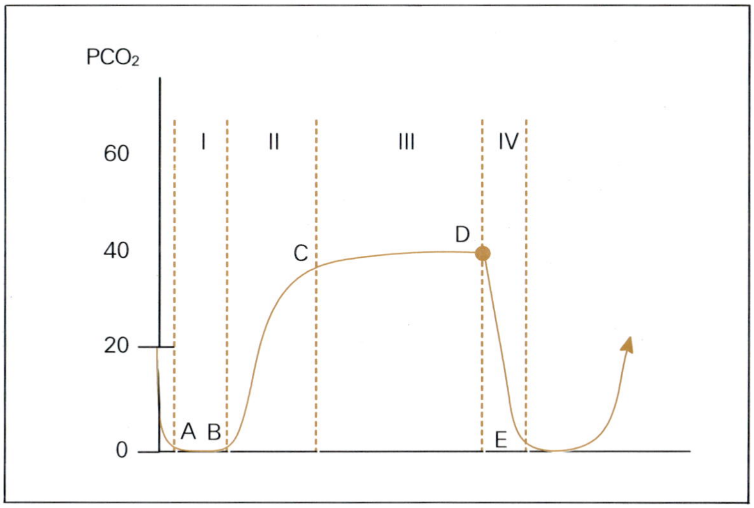

그림 1. 정상인의 capnogra

(3) 임상적 활용

정상인에게서 폐포의 이산화탄소분압($PaCO_2$)를 반영하는 $PaCO_2$는 40mmHg 내외이며, 기관이나 기관지와 같은 사강내의 이산화탄소분압은 28mmHg 내외이다. 또한 호기말 이산화탄소분압은 사강내 이산화탄소분압의 영향을 많이 받으므로 대략 28mmHg 내외가 된다. 즉 일반적으로 동맥혈내 이산화탄소분압보다 호기말 이산화탄소분압이 약간 낮은데, 마취중, 기계적 환기보조, 임신부의 일부에서는 두 값이 같거나, 오히려 호기말 이산화탄소분압이 높다는 보고도 있다.

호기말 이산화탄소분압의 증가는 체온상승, 사강의 증가시 나타나며, 감소는 체온하강, CO_2 생산량의 감소, 심박출량 저하, 폐색전증, 그리고 과환기(hyperventilation)에서 나타난다.

3) $P_{0.1}$의 측정

(1) 개요

환기응답 검사를 통해 호흡출력의 지표로서 활용되는 VE는 호흡 중추의 활동성을 직접 반영하지 않는다. 즉, 횡격신경 등의 원심성 신경, 횡격막이나 늑간근 등의 호흡근, 폐 혹은 흉곽계의 역학적 특성, 상기도의 저항 등 다양한 인자가 개재되어 VE가 결정된다. 특히, 여러 호흡기 질환에서는, 폐, 흉곽의 탄성 저항이나 점성 저항 등의 역학적 특성의 영향을 크게 받기 때문에, 이러한 영향을 제거하고 호흡 중추의 활동성을 평가하는 방법으로서 고안된 것이 $P_{0.1}$ 측정법이다.

안정 환기중 기도를 폐쇄했을 때, 구강내에 발생하는 압을 mouth occlusion pressure라고 부르는데, $P_{0.1}$은 흡기 개시 0.1초 후의 구강내압을 의미한다. 이 값은 호흡 출력을 표현하는 지표중 하나이지만, 측정시 기도가 폐쇄되어 있기 때문에 기도를 흐르는 기류가 존재하지 않고, 폐의 역학적 특성의 영향을 받지 않는 이점이 있다. 따라서 호흡 중추로부터의 명령을 받아 효과기인 흡기근(주로 횡격막)이 수축하는 것에 따라 발생하는 순수한 흡기근에 의한 압을 나타낸다고 생각된다. Mouth occlusion pressure중, 0.1초 후의 구강내압을 호흡 중추의 출력의 평가로서 이용하는 것은 무의식중에 호흡하는 피검사자가 돌연 기도를 폐쇄하였을 때, 그것을 감지하고 오히려 강하게 흡기하려고 하는 반응이 흡기를 개시하고 나서 0.25초 이상 소요되므로, 이 반응 이전의 0.1초 시기에는 아직 자의적인 요소가 포함되지 않으면서, 재현성도 우수하기 때문이다.

(2) 방법

먼저 피검자에게 J밸브, 마우스피스를 통해 안정호흡을 시킨 후 폐기량, 유량, 구강내압을 연속적으로 측정하는 동시에, 호기가스도 모니터링한다. 호기시에 피검사가 깨닫지 못하게 흡입기관을 폐쇄한다. 이때 피검자가 폐쇄를 감지하면 통상의 호흡 패턴이 변화해 의도한 검사를 시행하기 어렵다. 이를 방지하기 위해 이어폰을 장착하여 음악을 들려주어 기도 폐쇄를 알지 못하게 하는 방법 등을 사용하기도 한다. 흡입기관이 폐쇄된 다음, 흡기시에 횡격막의 수축에 의해 생긴 구강내의 음압을 측정, 기록함으로써 흡기 개시 0.1초 후 구강내압인 $P_{0.1}$을 산출한다.

(3) 임상적 활용

호흡중추는 PaO_2, $PaCO_2$의 영향을 강하게 받기 때문에, $P_{0.1}$의 측정시 이러한 조건을 유지할 필요가 있다. 동시에 호기가스를 모니터링하여, 호기말 탄산가스 분압($P_{ET}CO_2$)이 60mmHg일 때의 구강내압을 $P_{0.1}$이라고 한다. 정상값으로서는 1.3~89cmH$_2$O, 2.2~12.0 cmH$_2$O가 보고되어 있다. 또, $P_{0.1}$과 $P_{ET}CO_2$의 직선의 기울기($\Delta P_{0.1}/\Delta P_{ET}CO_2$)값을 이용해 평가하는 방법도 있다. 정상값은 0.12~0.64cmH$_2$O/mmHg, 0.18~0.82 cmH$_2$O/mmHg로 보고되어 있다.

일반적으로 폐질환에서는 구속성, 폐색성을 불문하고 $P_{0.1}$, $\Delta P_{0.1}/\Delta P_{ET}CO_2$의 값이 모두 상승한 경우가 많다. 이는 흡기시의 저항에 대해서 신경적 반사가 일어나고 있기 때문이라고 해석된다. 따라서 $P_{0.1}$의 분명한 저하는, 호흡 중추의 활동성 저하를 보다 예민하게 나타내고 있다고 생각된다. 본 검사는 환기응답 검사와 같이, 호흡 중추의 장애가 의심될 경우에 적용된다.

4. 기타 자율신경 검사

1) 타액 분비 검사

(1) 개요

타액을 분비하는 타액선에는 대타액선(이하선, 악하선 및 설하선)과 소타액선(구순선, 설선, 협선, 구개선 등)이 있다. 타액의 성질과 상태는 침샘에 따라서 다르다. 장액성 타액은 이하선에서 분비되며, 점액성 타액은 설하선 및 소타액선에서 분비되고, 악하선에서는 장액성과 점액성 혼합 타액이 분비된다. 타액 분비는 자율 신경계에 의해 제어되는데, 교감신경계로서는 胸髓의 1~2 혹은 2~4레벨로부터 상경신경절을 거쳐 각 선에 분포한다. 부교감신경계의 원심로는 이하선의 경우 하타액핵으로부터 설인신경을 지나 耳神經節에서 시냅스한 후 분포하고, 악하선 및 설하선의 경우 상타액핵으로부터 鼓索신경을 지나 악하신경절에서 시냅스한 후 분포한다. 이하선 타액의 분비에 부교감신경뿐 아니라 교감신경도 관여하는 점에서, 타액 분비는 다른 부위의 자율신경 조절과 상이하게 교감 및 부교감 신경의 작용이 반드시 길항적이지 않다.

맛있는 음식 혹은 시큼한 것을 상상하는 것만으로도 타액이 증가하거나, 우울증 환자에 있어서 구갈증을 호소하는 경우가 많다. 이는 정신 상태, 특히 情動이 타액 분비에 영향을 주는 것은 아닐까라고 생각되고 있다. 최근 사람의 이하선 타액의 분비 속도와 여러 가지의 정동 상태 사이에 일정한 관계가 있는 것이 밝혀졌다. 그러므로 하술하는 타액 분비 검사들을은 사람의 감정 추정에도 유용하리라고 생각된다.

(2) 검사방법

이하선은 3대 타액선중 가장 크고, 뺨의 피부의 바로 아래의 後端부터 귀의 아래 부근에 존재한다. 이하선 타액은 1개의 도관(스텐센관)을 통해 위턱의 어금니(제2 대구치) 부근의 뺨점막에 위치한 구멍(이하선 유두)으로부터 구강으로 분비된다. 이하선 유두는 직경이 약 2~3mm로, 주위와 조금 다른 색을 띠고 약간 융기되어 있기 때문에 발견하기에 비교적 쉽다. 이하선 유두 위에 작은 컵(내경 6mm, 높이 4mm 정도)을 설치해, 컵에 장착된 도관으로부터 타액을 채취한다. 이 때 컵을 피검자의 뺨점막에 밀착해 검사 시간동안 안정적으로 장착되도록, 컵의 주위에 공동을 만들어 진공으로 한다. 일정 시간(최저 10분간)의 분비 타액의 용량을 측정하여 타액 분비속도를 구한다. 이 조작은 매우 단순하지만, 얼마 동안 기다려도 타액을 채취할 수 없는 경우가 가끔 있다. 이는 컵이 이하선 유두부에 정확히 장착되지 않아 타액을 도관에 흘릴 수 없는 경우, 혹은 컵의 위치 및 장착에는 문제가 없었지만 피검자가 긴장하거나 불안감을 느끼는 등의 스트레스로 인해 타액이 거의 분비되지 않았기 때문일 수 있다.

타액 분비 시험을 chewing gum 테스트라고 부르기도 하는 것은, 미각을 자극하는 맛있는 추잉검은 일반적으로 타액 분비를 촉진하기 쉽기 때문이다. 그러나 맛이 없는 추잉검이나, 단지 기계적인 턱관절의 상하운동 등에서 타액 분비는 거의 촉진되지 않는다. 타액 채취용 컵의 장착 확인시 치아운동에 의한 뺨점막부 振動 등은 고려하지 않아도 되며, 레몬 캔디 등을 혀에 놓고 테스트한다.

(3) 임상적 활용

Dawes의 보고 등에서, 사람의 타액 분비 속도에 일주리듬(circadian rhythm; 오후 8시부터 오전 4시경이 최소치, 오후 2시부터 4시경이 최대치)이 있다고 믿어져 왔기 때문에, 초기에는 타액 분비 속도의 측정 시각을 중시했다. 그러나 최근, Dawes가 이용한 측정 방법 - 타액을 1일에 5회(1회 5분 간) 채취해 계량한다고 하는 불연속 측정의 시행-과는 다르게, 수면시(취침으로부터 각성까지)와 각성시(기상으로부터 취침까지) 타액양을 장시간 연속 측정, 분비 속도를 계산한 결과, 각성시의 타액 분비 속도는 수면시에 비해 일반적으로 높지만, 수면시와 큰 차이가 없을 때도 있는 등 변동폭이 컸다. 이 결과로부터, 타액분비는 Dawes가 보고한 것과 같은 circadian rhythm이 미약하므로, 타액 분비속도 검사시 측정시각에 대해서는 크게 고려하지 않아도 된다.

일반적으로 쓴맛, 짠맛, 단맛, 신맛의 순서로 타액 분비가 증대하지만, 피검사자의 심리 상태에 영향을 받아 변동하는 것이 판명되고 있다. 더욱이 새콤달콤한 레몬 캔디를 동일용량 피검자의 혀에 올려놓은 것과 같이, 타액 분비의 유발 자극 조건이 같아도, 측정시 야기된 주관적 미각 느낌에 따라 타액 분비 속도도 다르다. 즉, 피검자가 맛있다, 매우 맛있다, 보통, 싫은 느낌의 순위로 타액 분비 속도가 저하한다.

한 연구에서는 각성시 12명의 정상 피검사자(여성이 5명, 남성 7명, 평균 연령 33세)에게 여러 가지의 감각자극(청각 및 시각 자극), 정신자극(계산, 공상, 사고), 운동자극(사지, 안면의 신체 활동)으로 여러 정동변화를 일으켜, 그 때 분비되는 타액양을 계측, 타액 분비 속도를 계산했다. 정동상태를 편의상 6종류(정신 집중, 감동, 이완감, 무관심 혹은 무감동, 불안 혹은 긴장 등의 스트레스, 분노)로 나누어 타액 분비 속도와의 관계를 검토한 결과, 정신 집중, 감동 및 분노 등 뇌의 활발한 활동시 타액 분비 속도가 최대로 상승했으며, 이완, 그 다음 불안감 혹은 긴장 등의 스트레스의 순서로 타액 분비가 저하되었다. 특히 무관심 혹은 무감동시 타액 분비가 거의 촉진되지 않고 수면시와 거의 같은 값을 나타내었다. 본 시험은 이하선 유두 주변의 뺨점막에 출혈 혹은 궤양성 병변이 있어, 이하선 타액 채취용 컵의 장착이 곤란한 경우를 제외하고는 적용 가능하다.

2) 동공검사

(1) 개요

동공은 생체에 있어 두 가지 중요한 역할을 하고 있다. 첫째, 눈 안으로 들어가는 광량을 조절하는 것이며, 둘째, 눈 자체가 인체 자율신경의 기능 상태를 나타내므로 자율신경 평가 지표로 활용할 수 있다. 동공은 망막 시신경계로부터 시작되는 구심로를 가지며, 원심로는 자율신경이 주가 된다. 결국, 동공은 부교감신경이 지배하는 동공괄약근인 홍채근과 교감신경이 지배하는 동공산대근에 둘러싸인 공간이다. 동공의 정적인 크기는 빛, 약물 자극에 의해 반응이 가장 정확하게 나타나며 정량적 평가가 가능하기 때문에, 신경학, 안과학, 약리학뿐 아니라 최근 특히 생활 습관병인 당뇨병, 미량 환경오염 화학물질(유기 인, 톨루엔 등)에 의한 타각적인 신체 영향의 탐지, 마약 중독자(모르핀인, 코카인, LSD)의 발견, 또 정신심리 상태의 타각적 검사 등에 많이 이용되고 있다. 또한 홍채 무늬를 이용한 홍채진단법도 임상에서 활용되고 있다.

(2) 검사방법

① 장비

적외선 전자동공계 HTV-C2515는 쌍안용으로 동시에 2대의 적외선 TV카메라가 분리 또는 연동해 작동하기 때문에 쌍안용의 결점이었던 초점 맞추기가 용이해졌다. 자극 광원도 open loop, closed loop 방식의 양자를 선택할 수 있고, transient, steady state에서의 자극이 가능해졌다. 주시목표가 눈앞 5cm로부터 무한대까지 광학적 이동이 가능하고, 종래 문제시되었던 조절 영향을 제거할 수 있으며, 근시 반응의 기록도 가능해졌다. 한편 휴대용 간이형 적외선 전자 동공계(HTV-02514)는 원리적으로 기존 closed loop 방식의 pupillogram과 동일하지만, 경량, 소형이고 쉽게 이동할 수 있으므로 위급한 신경장애나 의식장애 환자의 동공 운동 분석 및 검진시 매우 유용하다.

② 광자극의 종류; open loop 및 closed loop

동공반응을 일으키는 광자극 방법에는 closed loop 방식과 open loop 방식이 있다. closed loop 방식은 산란광을 이용하기 위해 동공반응의 크기보다 굵은 광속을 이용하고 있기 때문에, 망막에 조사되는 빛의 양은 동공지름에 좌우되어 일정량의 빛자극이 주어지지 않는 결점이 있다. 그러나 일상의 광자극은 거의 closed loop이다. 반면 open loop 방식 광자극은 광원과 안구의 사이에 볼록 렌즈 등을 장착하여 광원이 눈앞에서 한다발로 묶여 동공반응이 일어나서, 축동시 동공 지름보다 더욱 작게 묶여서 눈안으로 들어가기 때문에 일정량의 자극이 가능하다. 절대양의 측정이나 극미양의 약물 반응 등의 측정에는 open loop 방식이 뛰어나지만, 임상적 검사에서는 closed loop 자극으로도 충분한 정보를 얻을 수 있다. Open loop 방식과 closed loop 방식의 차이점은 대광 반응 잠복시간에 잘 반영된다. Closed loop 방식에서는 잠복시간이 자극전 동공면적에 의존하는 경향이 있지만 open loop 방식에서는 잠복시간이 자극전 동공 면적과는 관계없이 일정하다.

③ 대광반응 지표

대광반응 지표는 다음과 같다.

- A_1 : 동공 면적(mm^2)
- A_2 : 빛자극 후의 최소축동면적값(mm^2)
- A_3 : 빛자극 후의 변화 동공 면적값(mm^2)
- D_1 : 동공 직경(mm)
- D_2 : 빛자극 후의 축동최소지름(mm)
- CR : 축동률 D_1-D_2/D_1(%)
- T_1 : 빛자극으로부터 축동개시까지의 시간(mili second:ms)
- T_2 : 동공지름의 변화의 1/2까지 변화하는데 필요한 시간(ms)
- T_3 : 동공이 최소가 되기까지 필요한 시간(ms)
- T_5 : 최대축동지점으로부터 동공이 확장되어 있는 상태 해 63%까지 회복하는데 필요한 시간(ms)
- VC : 최대축동속도(mm/sec)
- VD : 최대산동속도(mm/sec)
- AC : 최대축동가속도(mm/sec^2)

(3) 임상적 활용

동공 반응은 통증, 놀람, 감동 등의 정신운동반사로 변화한다. 이 반응이 소실하는 예도 있다. 동공 반응 소실이나 형태의 이상은 뇌간, 중뇌의 장애 레벨을 아는데 도움이 된다. 뇌사에서는 동공이 좌우 4mm 이상으로 산동 고정되는 것이 중요한데, 高度의 뇌간 장애시 좌우에 난형동공(oval pupil)이 나타난다. 이 경우 예후가 불량하다.

① 입력계 장애

대광 반응잠시(T_1)의 연장, 축동량(A_3)의 저하, 축동률(CR)의 저하가 일반적이다. 눈앞에 ND필터를 장착, 점차 그 농도를 높여 자극 광량을 감소시키면서 대광 반응의 여러 요인을 비교하면, 대광 반응은 얕고 늦어져 T_1, A_3, CR 뿐만 아니라, 축동속도(VC)와 축동률(CR)

도 저하되고, 특히 이 두 인자는 ND필터의 장착에 수반되는 시력저하와 높은 상관성을 나타낸다.

② 출력계 장애

부교감신경계는 縮瞳相(CR, T_3, VC, AC)에, 교감신경계는 동공이 散瞳相(T_5, VD)에 각각 반영된다고 생각되고 있다. 최근 조직화학적 연구, 전기 생리학적 연구에 의해 홍채근은 각각 이중 신경지배를 받고 있는 것이 분명해졌다. 즉, 괄약근에도 아드레날린 작동성 신경이, 산대근에도 콜린 작동성 신경이 분포해, 각각의 근에 대해서 억제적으로 작용한다고 생각되고 있다.

③ 환경 미량 화학물질 중독

최근 새집증후군(sick house syndrome)이나 다종 화학물질 과민증(MCS; multiple chemical sensitivity syndrome)이 문제가 되고 있다. 증상의 기본은 화학물질에 의한 만성 중독의 형태로서, 자각 증상이 강하지만 일반검사에서 객관적 증거가 잘 나타나지 않는다. 이 경우 동공반응은 자율신경증상을 평가하는데 큰 역할을 한다. Sirakawa 등은 MCS로 진단된 환자(미량 화학물질 부하에 의해 확인)의 동공 반응을 측정하여 휘발성 방향족 화합물(VOC; volatile organic compounds), 즉 포르말린, 톨루엔, 크실렌 등에 의한 환자에서는 정상군보다 유의하게 축동속도 및 산동시간의 연장이 나타나고, 유기인 살충제에 노출된 환자에서는 축동, 축동속도, 산동속도의 지연이 나타난다고 보고하였다. 다른 연구에서는 유기인 노출시 급성 중독에서는 축동하지만, 만성 중독에서는 대광반응을 반복해야 점차 축동한다고 했다. 또한 톨루엔 노출시 어두운 곳에 있으면 시간 경과에 따라 동공이 산동한다고 했다. 정상인에게 있어 얼음을 담그기 부하시 나타나는 산동현상이 포르말린의 만성 중독환자에서는 소실되었다.

(4) 주의사항

당뇨병에서는 동공이 축동된다. 통상 대광반응의 파형으로부터 분석된 속도 인자, 시간 인자를 기초로 교감, 부교감신경 기능이상을 추정하고 있지만, 최근 이 방법에 대한 재검토가 시작되었다. 대광반응의 반응양은 반응전 면적에 의존하고, 최대 축동속도, 최대 산동속도 등의 속도 인자는 반응양에 의존한다고 하는 것을 판독시 고려해야 한다. 또한 교감신경 차단약, 부교감신경 차단약의 영향을 고려하여 평가해야 한다. 지금까지 교감신경 유래로 생각되었던 인자는, 교감신경 차단약에서는 block 되지 않고 부교감 신경 차단약에 의해 활성화됨을 볼 때, 대광 반응에 있어서의 산동은 괄약근의 이완 및 부교감 신경에 의한 산대근 억제에 의한 이완과 보다 밀접하게 관계하고, 교감신경의 관여는 비교적 적다는 연구보고도 있다. 그러나 산동시간 T_5는 Horner증후군에서 분명하게 연장되어 독특한 파형을 나타내는 것 등을 볼 때 더 많은 연구가 필요하다.

3) 누액분비 검사

(1) 개요

눈물샘으로부터 분비되는 누액은, 눈표면에서 누액막을 만든 후, 상하누점으로부터 흡인되어 涙道로 배출된다. 일부는 눈표면에서 증발하지만, 안구를 적시고 있는 누액량은 주로 눈물샘으로부터의 분비 속도와 涙道로의 배출속도에 의해 결정된다. 눈물샘에는 주눈물샘과 다수의 작은 부눈물샘이 있는데, 주된 역할은 주눈물샘에 의해 수행된다. 눈물샘으로부터의 눈물 분비가 적어지는 원인으로서는 약물 부작용, 쉐그렌 증후군, 말초 안면신경마비, 청신경종양 등을 들 수 있다.

누액분비의 신경지배는 삼차신경, 안면신경, 경부 교감신경에 의해 일어난다. 누액의 분비는 지속적으로 소량이 분비되는 기초 분비와 자극에 의한 반사성 분비로 분류된다. 기초 분비에 해당하는 소량의 눈물도 신경을 통해 주눈물샘이나 부눈물샘으로부터 분비되고 있다. 주눈물샘은 반사성 누액분비도 담당하는데, 반사궁의 구심로는 각막 등에 분포하는 삼차신경이고, 원심로는 상타액핵과 가까운 눈물샘핵으로부터 시작되는 부교감신경이다. 이 원심로는 안면 신경에 포함되어 내이도를 지나, 안면신경의 슬상 신경절, 대추체신경, 익돌관신경을 지나서 익구개신경절에 이르는데, 여기까지가 절전섬유이다. 절후 섬유는 상악신경, 협골신경, 누선신경을 지나 주눈물샘에 이른다. 이 반사궁중 어느 부분에 이상이 발생하면 눈물 분비 저하가 일어날 수 있다. 따라서 누액분비검사는 말초성 안면신경마비 부위의 진단, 청신경종양의 보조진단 등에도 이용되고 있다. 부눈물샘은 주눈물샘과 달리 비신경 지배로 생각되었지만, 최근 주눈물샘과 마찬가지로 신경지배를 받고 있다는 것이 밝혀졌다.

(2) 검사 종류 및 해석

① Schirmer법(5분 여과지법)

1903년 Schirmer가 개발했다. 폭 5mm, 길이 35mm의 여과지(Schirmer strips, Alcon Laboratories, Fort Worth, TX)의 한쪽 끝 5mm를 접어서 구부려, 하안검 耳側쪽에 삽입해, 5 분후 여과지가 젖은 부분을 접어 구부린 선의 부분에서 측정한다. 점안 마취는 하지 않는다. 또 자극에 의한 반사성 분비를 측정하는 것이 목적이기 때문에 측정중에는 눈을 뜬다. 정상값은 10~25mm라고 알려져 있지만, 정상 눈에서도 10mm 미만을 나타내는 경우가 많고 재현성도 불량하다. 본 검사법에서는 여과지의 첨단 5mm의 부분의 젖은 길이를 무시하고 있지만, 실제는 이 부분을 계측하는 것이 임상적으로 중요하다. 지정된 여과지를 사용하지 않으면 값이 달라진다. 본 검사는 간편하므로 널리 쓰이지만 신뢰성이 부족하다.

※ Schirmer 여과지법의 변법

기존 Schirmer검사법과 동일한 여과지를 사용하여 하안검의 중앙부에 삽입한 후 눈을 감게 하되, 5~10초 후에 눈을 뜨게 하고 여과지를 꺼내 젖은 길이를 여과지의 첨단부터 계측한다. 양눈 동시 계측이 원칙이라고 하지만, 한눈씩 계측해도 괜찮다. 본 검사법은 측정시간이 원래 Schirmer법과 다르지만, 측정 목적은 동일하다.

② 綿絲法

면사(직경 약 0.2mm, No 82/3, American pimacotton, Yokota CO, Ltd, Osaka)의 첨단 7mm를 10% fluorescein(F색소)으로 염색한다. 하안검을 가볍게 당겨, F색소가 붙은 면사의 첨단 5mm를 하안검의 중앙부에 삽입하고 눈을 감게 한다. 5~10초 후에 눈을 뜨게 하고 면사를 꺼낸다. 5초부터 10초의 사이에는 측정값에 차이가 없다. 면사가 젖은 부분은 F색소에 의해 노랗게 되어 있어 그 부분을 면사의 첨단으로부터 mm단위로 측정한다. 3회 연속 측정을 한다. Schirmer법보다 본 검사법이 재현성이 높다고 알려져 있다.

③ Tear meniscus height(TMH) 측정

하안검 下緣에 고여 있는 淚液의 높이를 측정하는 방법이다. Tear meniscus height(TMH) 측정은 세극등 현미경의 접안 렌즈에 micrometer disk (NQ305592, for 12.5×eyepiece, Zeiss제)를 부착하여 계측한다. 피검자에게 조금 아래를 보도록 지시한 후, 하안검의 眼緣으로부터 tear meniscus의 상연까지의 높이를 측정한다. 상연은 어두운 선 black line을 형성한다. 유루증으로 인해 누액의 하연이 피지선 개구부의 위치까지 하강한 경우, 그 위치로부터 측정한다. Micrometer disc가 없으면 수치적으로는 표현할 수 없지만, 대체적인 정도는 관찰할 수 있다. 그러나 TMH 0.05 mm의 좌우차가 임상적 의의가 있다고 알려져 있으므로 micrometer disc사용이 권장된다. 플루오르세인(F색소)으로 누액을 염색하면 TMH의 측정이 용이하게 된다. F색소 첨부 면사법으로 누액이 착색된다. F색소로 누액을 착색했을 때와 하지 않을 때에 TMH에 유의한 차는 없기 때문에, 통상 면사법을 한 후에 TMH를 측정한다. Tear meniscus 검사시, F색소에 의한 착색 정도에 좌우차이가 있을 때는, 진하게 착색된 쪽은 淚道로의 배출 장애, 즉 導淚기능 장애를 의심한다. TMH 측정법은 가장 신뢰성의 높은 검사법이지만, 세극등 현미경이 없으면 정확하게 할 수 없는 것이 결점이다. 정상값은 0.1mm~0.3mm이다. 만일 0.3mm 이상이라면 어떠한 최루자극이나, 導淚기능 장애

에 의한 流涙症이 의심된다.

④ Periotron법

미량 수분 측정기(Periotron Harco Electronics社)와 전용 여과지(periopaper)를 이용해 측정하는 방법이다. Periopaper를 하안검 결막에 5초간 밀착시키고 바로 periotron로 측정한다. 이 값은 저장 누액량이라 여겨지고 있다. 30초 후 다시 측정하는데, 이것은 반사성 분비량을 반영한다고 여겨진다. 반사성 분비는 여과지를 꺼낼 때 동통 자극으로 다량의 눈물 분비를 야기하기 때문으로 추측된다. 뇌혈관장애 환자의 마비측 눈에서는 반사성 분비가 유의하게 저하된다.

⑤ 플루오로포토메트리(fluorphotometry)를 이용한 측정법

플루오르세인(fluorescein) 색소를 점안해, 그 희석도를 측정하는 방법이다.

4) 각성, 수면 polygraphy; 수면다원검사(PSG)

(1) 개요

자율신경계의 중추 조절기구는 일종의 네트워크로서, 뇌간-시상하부-대뇌(변연계, 피질)에 광범위하게 분포되어 있다. 수면-각성의 조절 기구 역시 단일한 부위에 의해 조절되지 않으며, 뇌간-시상하부-전뇌 기저부가 협조하여 조절을 담당하고 있다. 이러한 구조적인 배경을 기초로 수면-각성의 변화는 자율신경 기능과 밀접한 관련되어 있으며, 섭식행동, 체온조절, 내분비계 등 여러 생체 기능에도 영향을 주고 있다. 각성, 수면 polygraphy는 수면-각성의 변동과 관련된 여러 생체현상 및 수면 구조의 변화를 평가하기 위해서 시행된다.

(2) 검사방법

① 시설 및 장비

검사실은 공기가 조절되고, 방음시설이 된 검사실이 바람직하다. 적외선 감시 장치와 VTR 기록 장치가 있으면 수면중의 이상 행동을 감시해 녹화할 수 있다. 검사장비는 각 채널마다 時定數, 감도, 필터를 조정할 수 있는 8채널 이상의 뇌파계를 이용한다. 아날로그 데이터의 보존장치는 8시간 이상, 8채널 이상의 기록이 가능한 데이터 기록기가 바람직하다. PSG 검사항목은 뇌파, 안구전도(EOG), 턱끝근(이근; mentalis muscle), 근전도 등이다. 그 외에도 검사목적에 따라 기타 생체신호도 동시에 기록한다.

② 검사항목

i. 뇌파(EEG)

전극의 배치는 국제적인 전극 배치법(10~20법)에 준한다. 기준 전극은 귓불 또는 유양돌기에 부착한다. 피부와 전극간 접촉저항을 최소화하기 위해 표면 각질층을 일부 박리하는 피부전처리제를 이용하는 경우도 있다. 접촉저항은 10kΩ 이하가 바람직하다.

ii. 안구전도(EOG)

한쪽의 외안각으로부터 외상방 1cm 부위와, 반대측의 외안각으로부터 외하방 1cm 부위에 전극을 장치해, 탄력반창고 등으로 고정한다. 각각의 전극과 한쪽의 기준 전극과의 사이에 단극도출을 한다.

iii. 표면 근전도(EMG)

턱끝근(이근; mentalis muscle) 또는 근육위 피부에 3~4cm 떨어져서 2개의 전극을 장착하고 탄력 반창고 등으로 고정해 쌍극도출을 한다.

iv. 호흡

환기 상태를 thermistor 호흡계를 이용, 좌우의 비강 및 입술부의 3곳에서 측정한다. 출력은 3부위를 각각 기록하기도 하며, 이를 종합하여 하나로 출력하기도 한다. 호흡 운동은 strain gauge식 호흡계를 흉부 및 복부에 2개 장착해 측정한다. 최근에는 plethysmography에 의해 정량적 측정도 가능하다. 이 방법은 비침습적으로 동맥혈 산소 포화도(SpO_2)를 동시 측정할 수 있다. 병적 소견으로서 무호흡(apnea)이 알려져 있는데, 이는 10초 이상의 환기정지로 정의된다. 환기정지 시 호흡 운동의 정지가 있으면 중추형, 없으면 폐색형으로 구별하고 있다. 또, 환기 곡선이 50% 이하로 저하된 상태가 10초 이상 지속되면 저호흡(hypopnea)이라 한다. '총무호흡횟수/총수면시간'을 apnea index(AI)라 하며, AI가 5 이상을 병적으로 간주한다. 또, '(총 무호흡횟수+총 저호흡횟수)/총 수면시간'을 apnea-hypopnea index(AHI)라 하며, 10 이상을 병적으로 간주한다. AI나 AHI의 지표와 SpO_2의 저하의 정도에 의해, 수면시 무호흡 증후군의 중증도를 분류한다. AHI가 30 이상, SpO_2 최저값이 75% 이하인 경우 CPAP 등의 치료를 필요로 한다. 빈호흡(tadypnea)이나 호흡리듬의 불규칙 등은, 다발성 위축증(MSA)환자의 야간호흡 특징으로 주목받고 있으며, 기관절개가 필요한 경우도 있다. 상기도저항 증후군(upper airway resistance syndrome)의 진단에는 식도내압의 측정이 필요하다.

v. 순환

심전도는 흉골부 유도가 다용된다. 심박수는 일반적으로 수면 심도가 깊어짐에 따라 완만하게 저하한다. 그러나 수면 전체에 걸치는 오랜 주기의 변동이 있어, 수면 후반부에 적어진다. 이 때문에, 밤새 평균 심박수를 산출하면 St.Ⅱ가 수면 후반에 많기 때문에, St.Ⅱ의 심박수가 최저가 된다. 혈압도 일반적으로는 심박 변동과 같은 움직임을 나타낸다. 자율신경 부전증에 있어서 야간에 비정형적 저혈압 발생이나, 반대로 야간 고혈압 등의 이상이 나타나기도 한다.

vi. 체온

체온 변동은 강한 내인성 리듬을 지니므로 수면-각성의 리듬 장애를 수반하는 경우 필수 검사항목이다. 체온은 thermistor 온도계로 직장에서 측정한다. 체온의 자율신경 조절은 발한, 피부혈관의 반응을 통해 행해진다. 이 때문에 발한의 직접 측정이 필요한 경우도 있다. 또, 피부전기반응(EDR; electric dermal response)을 이용하기도 한다. 피부혈관 반응은 레이저 혈류측정계에 의해 측정할 수 있다.

vii. 근육활동(표면 근전도)

본 검사는 원래 불수의 운동의 성질 및 특징을 평가하기 위한 검사이나, 불수의 운동은 일반적으로 palatal myoclonus 등을 제외하고, 수면시 소실된다. 그런데 수면시에 출현하는 하지의 간대성 근경련(myoclonus) 형태의 운동에 의해 수면장애를 야기하는 periodic limb movement disorder(PLM)가 알려져 있다. 이는 restless leg syndrome과 더불어 PSG에 의한 수면검사의 대상이 된다. PLM index는 1시간당 발생하는 PLM의 회수로 정의된다. PLM에서는 전경골근에 0.5~5초간 지속되는 근연축이 반복적으로 4회 이상 나타나는데, 만일 5회 이상 나타나면 병적으로 간주한다.

③ 주의사항

환자는 최대한 평상시 수면에 가까운 상태가 기록될 수 있도록 하고, 또 검사전 수분 섭취는 삼가고 배설을 마쳐둔다. 삼환계 항우울증약이나 benzodiazepine계 수면제, 정신안정제를 복용하고 있는 피검사자의 검사시 약물의 영향을 제외한 기록을 얻기 위해서, 복약 중지 후의 반동현상(rebound phenomenon)을 고려해 적어도 2주간 복약을 중단한 후 검사한다. '첫날밤 효과'는 피검사자에 있어 검사가 처음인 경우, 수면 환경의 변화에 의해 중도 각성이나 수면 단계 이행의 증가, REM 수면이나 서파 수면의 감소 등이 발현되는 현상으로서, 수면검사시 고려해야 한다. 이 때문에, 수면 검사는 둘째 날 밤 또는 셋째 날 밤 연속한 후, 이를 분석하는 것이 바람직하다.

(3) 분석

메뉴얼에 따라 20초 내지 30초 구간마다 수면 단계(sleep stage)의 판정을 한다. 구간내 여러 수면 단계가 혼재하는 경우, 가장 많이 나타나는 단계를 그 구간의 수면 단계로 한다. 또 구간중 뇌파, 안구운동, 근전도의 특징이 모두 갖추어지지 않아 수면 단계 판정이 어려운 경우, 그 전후의 구간과의 관계를 감안하여 판정한다.

판정한 수면단계를 기초로 수면 경과도를 작성한다. 수면 단계의 변화나 지속 시간을 도시하는 것으로써 하룻밤의 수면 경과를 보다 명확하게 파악할 수가 있다. 보통 하룻밤에 3~5회의 수면 주기가 나타나는데, 徐波수면은 전반의 수면 주기에 많이 나타나고, REM 수면은 주기 횟수를 거듭함에 따라 지속시간이 길어진다. 이때 생체현상을 동시에 표시하면 병태 생리를 검토하는데 참고가 된다. 수면 경과도를 작성한 후 수면 변수를 구한다. 이러한 변수를 통해 하룻밤의 수면을 객관적으로 파악할 수 있다. 정형적인 수면단계에 부합하지 않는 수면 패턴으로써 비정형 수면 polygram 소견은 다음과 같다.

① α–δ sleep

수면서파(SWS)라고 생각되는 단계에서 α파와 δ파가 혼재하는 패턴이다. 원래 억울증에서 관찰되었지만, fibrositis syndrome(fibromyalgia)에서도 특징적으로 나타난다.

② REM-spindle sleep

REM 수면과 non-REM 수면의 경계는 여러 가지의 조건하에서 무너질 수 있다. 이 단계는 REM 수면의 특징을 가질 단계에, 명료한 spindle의 출현이 나타나는 것이다. 정상 수면시에도 모든 수면시간의 수 %를 차지한다고 하며, 여러 종류의 수면장애시 증가한다고 알려져 있다.

③ REM sleep without atonia

약물(삼환계 항우울증약, MAO억제제 등) 사용시 자주 관찰된다. 또한 다발성 위축증(MSA), 올리고-교-소뇌 위축증(OPCA), Shy-Drager증후군 등에 있어서 본 PSG 소견이 주목되고 있다.

④ sleep onset REM period(SOREMp)

정상인 수면에서는 REM 수면은 입면후 60~90분에 출현한다. SOREMp는 입면 10분 이내에 출현하는 REM 수면으로 정의된다. 이것은 수면 발작병의 50% 정도에서 나타난다고 알려져 있다.

(4) 임상적 활용

임상적으로는, 수면 및 각성 장애를 초래하는 거의 모든 질환이 검사 적응증이지만, 그 중에서도 수면 장애에 관련한 질환으로서 수면시 무호흡 증후군, 주기성 사지 운동장애(PLM), 수면 발작병, REM 수면 행동 장애 등이 대표적인 적응증이다. 또한 다발성 위축증(MSA; multiple system atrophy), 진행성 핵상성 마비, Alzheimer병 등의 신경변성 질환이나 간질에 대해서도 검사 의의가 있다.

수면, 각성 polygram은 다양한 생체 현상을 장기간에 걸쳐 측정할 수 있어 수면의학의 검사 수단으로서는 필수적이다. 그러나 많은 노력과 시간을 필요로 하는 점에서 큰 제약을 가진다. 이 때문에 두 가지 대안이 개발되고 있다. 첫 번째는 디지탈식 PSG로서, 소형의 다채널, 장시간 기록계에 의해 자택이나 병실에서의 기록이 가능하게 되었다. 이것에 의해, 검사자가 철야를 하면서 검사를 담당할 필요가 없어져 PSG의 수고를 덜 수 있게 되었다. 두 번째, 수면 단계의 자동판정이 실용 단계에 접어들었다. 현재 여러 제품들이 상용화되면서 신뢰성도 높아지고 있다. 이러한 기기를 활용하면 수면단계 외의 다른 항목, 즉 호흡이나 심전도 등의 자동 계측을 통해 수면중 다른 생체현상의 분석도 가능해졌다. 그러나 뇌파의 기초 율동이 이상을 나타내는 신경 변성질환에서는 자동진단의 응용에 한계가 있다. 또, 간편하고 휴대 가능한 간이 수면무호흡 모니터도 제작됨으로써, 수면시 무호흡 증후군의 선별검사가 가능해지고 있다.

뇌파, 맥파, 호흡곡선, 심전도, 위전도 등의 생기능신호를 실시간으로 동시에 검출하는 polygraphy시스템은 수면다원검사뿐만 아니라 활력기능, 정지기능, 호흡기능, 승강기능 등의 각종 기능평가 및 未病의 정량적 평가에도 적용할 수 있다. Takeichi는 미병이 진행될수록 뇌파 및 호흡곡선 지표의 복잡도(complexity)가 증가한다고 보고했다.

설진

Tongue diagnosis

요약

舌診은 脈診과 더불어 望診의 주요 분야이다. 설진검사에는 舌質, 舌苔, 舌下絡脈검사가 중요시되며, 최근 이들을 정량적으로 평가하기 위한 시도가 활발히 진행되고 있다. 그중 대표적인 예가 색차(color differences)개념을 활용한 설진의 정량화작업이다. 설진은 기혈, 한열 상태와 痰飮, 食積 및 瘀血의 성질 및 정도를 반영한다. 舌診은 순환기능, 한열기능, 승강기능 등의 평가에 활용된다.

1. 개요

舌診은 舌象을 관찰하여 辨證에 활용하는 望診의 일종이다. 舌象은 舌質과 舌苔의 色, 澤, 形, 態의 변화를 포괄한다. 四診 중 望診의 범주에 속하는 舌診은 변화가 신속하여 질병의 傳變을 살펴볼 수 있으며, 臟腑・氣血・津液 상태를 관찰할 수 있다. 또한 病邪의 부위와 성질을 판별할 수 있으며 질병의 輕重, 進退를 추측할 수 있으므로 診斷에 있어서 중요한 위치를 차지하고 있다. 舌診 분야는 최근 디지털 기술의 발달로 舌診 결과를 쉽게 디지털 이미지로 저장, 가공할 수 있기 때문에 다른 진단분야에 비해 客觀化作業이 용이하다.

여기에서는 최근 설진분야에서 진행되어온 설진 객관화 작업을 간략하게 정리하고, 이 중 색차값을 활용한 설색(태색, 설하락맥 포함) 정량화 작업을 보다 구체적으로 언급하려 한다. 마지막으로 설진의 미병 적용방안에 대한 최근 연구 성과를 소개하고자 한다.

2. 설진의 정량화 연구

舌診의 객관화 작업은 크게 다섯 분야로 대별된다. 물론 이러한 분류는 편의적인 관점이므로 분류의 종류 자체가 중요한 것은 아니나, 대부분의 정량화 연구가 다음과 같은 분야에 포함이 된다. 첫째, 舌體의 미시적 연구(microscopic study), 둘째 혈액유동학적 연구(blood rheological study), 셋째 舌體 연구(tongue shape study), 넷째 舌色 연구(tongue color study), 다섯째 실험동물의 舌을 대상으로 한 변증모델 연구(Bian Zheng model study)이다.

1) 舌體의 微視的 연구

舌體의 미시적 연구에는 舌乳頭(papillae)연구가 포함된다. 정상설체는 絲狀乳頭(filiform papillae), 菌狀乳頭(fungiform papillae)가 포함되어 있다. 사상유두는 薄白 舌苔를 형성한다. 젊은 사람의 경우 발육이 왕성하며, 노년층에서는 평활해진다. 균상유두는 사상유듀 사이에 분포하며 홍색의 원추형태이다. 사상유두 표면에 돌출되어 있으며 유두상피는 투명하며 유두내 미세혈관의 혈액이 드러난다. 매 균상유두에는 3~10개의 미세혈관이 나타나며, 생리, 병리상태에 따라 명확히 변동한다. 氣虛證에서는 사상유두 발육이 불량하며, 血虛證에서는 사상유두 발육이 불량하면서 균상유두내 혈관의 숫자도 감소하여 색이 담박해진다. 血瘀證에서는 균상유두내 혈관이 충혈되며 혈관숫자도 증가한다. 혈관직경이 증가하거나 정맥색과 같이 변색된다.

균상유두 수를 세는 방법도 시도되었는데, 이를 위해 자연광에서 설을 노출한 상태에서 설체, 설변, 설근부에 5배 확대경을 관찰하여 각 부위내의 균상유두수를 조사했다. 균상유두수를 조사하는 흰종이에 직경 2cm의 구멍을 낸 후 그 안에 나타나는 균상유두수를 측정했다. 그 결과 균상유두숫자는 각 부위마다 차이가 있었는데, 舌尖에 가장 많았으며(21.1), 설근부위는 10.87, 舌邊은 6.5, 중앙부는 2.54였다.

설체를 전자현미경을 이용하여 관찰한 연구에 의하면 설태의 형성은 설점막상피세포의 角化탈락과 밀접한 관계가 있으며, 설태는 설점막세포탈락의 두께, 형태, 수량, 분포 등과 일정한 관계가 있다고 한다. 태소무태는 각화세포 및 불완전 각화세포가 모두 감소되어 있고, 외기저층세포나 중간세포수는 비교적 많이 증가되어 있었다. 厚苔의 경우, 각화세포 및 불완전각화세포수가 증대되어 있었다. 그러므로 苔色변화는 세포의 각화 정도와 유관하다 볼 수 있다.

2) 血液流動學 연구

이는 혈액점도, 혈소판수와 같이 혈액 유동에 영향을 미치는 인자를 조사함으로써 기존 설진정황과 연관성을 살피려는 연구이다. 혈액의 점도와 혈어증간 상관성 연구에서는 혈어증군에 있어서 비혈어증군보다 혈액점도가 더 높게 나타났다. 혈소판점부율, 혈소판확대율 역시 혈어증군에서 높게 나타났다. 혈중 헤모글로빈, triglyceride, 총지질은 혈어증군과 비혈어증군에서 차이가 없었다.

3) 舌形의 연구

舌形의 연구는 아직 초보적 단계이며, 주로 설체측정을 주된 연구과제로 삼고 있다. 한 연구에서는 설체의 길이, 폭, 높이를 측정할 수 있는 눈금이 달린 기구를 활용하여 피검자의 설체를 측정하였다. 이 세 척도를 측정하면 피검자의 설 체적을 알 수 있다. 이를 위해 자연광 하에서 피검자는 자연스럽게 설을 노출시킨다. 그 후 위생비닐에 싸여진 측정기구를 구강내에 삽입하여 길이를 잰다. 그 결과 성년과 청소년의 설 체적에 현저한 차이가 있었으며, 성인들의 경우 크기의 변화가 거의 없었다.

4) 舌色의 연구

舌色의 연구에서는 舌色을 객관적으로 평가할 수 있는 다양한 방법들이 시도되었다. 여기에는 測色儀를 통한 연구, 比色板을 이용한 연구, RGB 및 L*a*b*를 활용한 연구를 들 수 있다.

(1) 測色儀를 통한 연구

북경중의학원에서 개발한 측색의의 경우 특정파장의 광원을 설표면에 조사한다. 그후 반사되어 나오는 반사광을 통하여 명도, 색조, 포화도를 표시하게 된다. 補新民에 의한 측색의 역시 광섬유를 사용하여 조명광원에서 나온 빛을 취집하여 설면에 조사하고, 그 반사광을 다른 광섬유를 통과하여 삼색필터를 통해 필터링하여 X, Y, Z에 해당하는 펄스신호로 바꾼 후 필요한 색도학지수를 산출하게 된다.

자외선형광을 통한 설진연구도 진행되었는데, 이 연구에서는 암실내에서 설상면에 자외선을 주사하여, 형광법을 이용, 舌色을 관찰하였다. 그 결과 정상인은 홍색형광이 나타나는 비율이 63.5%로 가장 높았고, 病人의 경우 백색형광이 나타나는 비율이 42%로 가장 높았다. 정상인의 경우 연령의 증가에 따라 홍색형광이 발생하는 비율이 감소하였다. 病人들중 陰虛證의 薄黃苔, 陽虛證의 白苔에서는 홍색형광을 나타냈으며, 陽虛證의 薄白苔, 陽虛證의 白潤苔에서는 백색형광을 나타냈다. 陰虛證의 苔少無苔, 陽虛證의 薄白苔에서는 형광을 나타내지 않았다.

(2) 比色板을 이용한 연구

色譜圖, 比色板을 통해 한의학에서 언급하고 있는 舌色, 苔色을 몇 단계의 색으로 규정한다. 色譜圖는 여러 색을 모아놓은 책 형태의 자료집이며, 比色板은 色譜圖보다 간편한, 휴대하기 편리하도록 막대 모양으로 여러 색을 모아 놓은 자료집이다. 이들을 피검자의 설체 옆에 위치시키고, 환자의 舌色, 苔色과 동시에 관찰하면서 舌色, 苔色이 色譜圖, 比色板중 어느 색과 유사한지 살핀다. 예를 들어, 色譜圖, 比色板을 몇 단계 표준색, 즉 舌色은 淡紅, 淡白, 紅, 絳, 紫, 藍 여섯 종류로, 苔色은 白, 黃, 灰 세 종류로 미리 설정한 후, 피검자의 舌色, 苔色이 미리 설정된 색중 어느 색과 가장 유사한 지 확인한 후, 舌色 및 苔色을 결정한다.

(3) 色度學을 통한 연구

색은 RGB, L*a*b*체계로 표현될 수 있다. RGB는 적색, 녹색, 남색 세 성분으로써 1~256 단계로 표시한다. 한 연구에서는 육안으로 관찰한 淡紅舌, 紅舌, 淡白舌, 絳舌, 青舌, 紫舌 등의 RGB값이 어느 범위에 속하는지 살핀 후, 각 설색에 대한 RGB값의 범위를 설정했다. 태색 역시 설색과 동일한 방법으로 薄白苔, 薄黃苔, 白厚苔, 白膩苔, 白厚膩苔, 黃厚苔, 黃膩苔, 黃厚膩苔, 黑褐苔에 대한 RGB값의 범위를 설정했다.

L*a*b* 역시 색을 표현하는 체계이다. L*은 명도, a*는 赤綠 밸런스를 표시하며, 0보다 크면 적색성분의 증가, 0보다 작으면 녹색성분이 증가한다. b*는 黃藍 밸런스를 표시하며, 0보다 크면 황색성분의 증가, 0보다 작으면 남색성분의 증가를 표시한다. 補新民은 L*a*b*를 이용하여 苔厚指數를 설정했다. 補에 의한 苔厚指數는 〔(舌質 a*-舌苔a*)/舌質 a*〕이다. 苔厚指數의 범위는 최소값이 0이며, 최대값이 1이다. 舌苔의 적색성분은 거의 없으므로 만일 舌苔가 얇을수록 순수한 舌質 영역의 舌色 적색성분과 舌苔를 포함한 영역의 적색성분의 차이가 거의 발생하지 않으므로 苔厚指數는 0에 가까워진다. 반대로 舌苔가 두꺼울수록 순수한 舌質 영역의 舌色 적색성분에 비해 舌苔를 포함한 영역의 적색성분은 월등히 저하된다. 그러므로 苔厚指數는 1에 가까워진다.

(4) 색차값을 활용한 설색(태색, 설하락맥 포함) 정량화 연구

① 색차값의 정의

최근 比色板, 즉 참조색(reference color)과 색도학을 복합적으로 활용한 설진 정량화작업이 진행되었다. 참조색과 설색간 색의 차이를 수치화한 개념이 색차값(color differences)이다. 색차값은 두 색의 L*a*b*값의 차이를 의미한다. L*a*b*는 각각 하나의 축을 형성하여 색공간좌표에서 (L, a, b) 좌표를 가지는 하나의 점에 대응된다. 이때 두 색 A, B가 있을 때 각각의 색공간좌표값은 (L_1, a_1, b_1), (L_2, a_2, b_2)로 표시되며, 색차값은 두 색의 색공간 좌표의 길이에 해당한다. 색공간 좌표에서 각각 (L_1, a_1, b_1), (L_2, a_2, b_2) 공간 좌표상에 있는 두 점간 색차값 ΔE는 다음 〈식 1〉과 같이 표시된다.

식 1 $\Delta E = \sqrt{(L_2 - L_1)^2 + (a_2 - a_1)^2 + (b_2 - b_1)^2}$

② 색차값을 통한 설진연구 의의

색차값을 산출하기 위해서는 두 가지 색이 전제되어야 한다. 즉 설색, 혹은 태색을 L*a*b*를 활용하여 색차값으로 산출하려면 설색, 태색과 비교할 수 있는 색이 필요하다. 이를 참조색(reference color)이라 한다. 참조색이 정의되면 참조색과 설색, 혹은 참조색과 태색을 동시에 측정하여 두 색의 L*a*b*값을 각각 산출한 후 전술한 공식에 의거하여 색차값을 산출할 수 있다. 색차값은 앞서 언급한 내용중, 비색판을 활용한 설색연구의 범주에 해당한다. 다만, 기존 비색판을 활용한 연구는 비색판과 설색간 비교를 육안으로 시행함으로써 정량적인 방법이라 할 수 없으며, 필연적으로 검사자의 주관이 개입된다. 또한 광원과 같은 외부환경 인자에 의해서도 편차가 발생한다. 이에 비해 색차값을 활용할 경우 광원조건의 다양성을 극복할 수 있다는 선행 연구결과가 발표되었다. 이는 광원의 종류-자연광, 혹은 형광등과 같은 인공 광원의 종류에 상관없이-에 따른 색도학 지수의 변화를 색차값을 활용하면 어느 수준 극복할 수 있다는 의미이다.

③ 신뢰성(reliability)과 타당성(validity) 검정

색차값을 활용한 설진검사의 신뢰성 연구에서, 조명조건을 자연광과 형광등으로 다양하게 적용하면서 디지털 카메라를 이용, 참조색과 설체를 동시에 촬영했다. 이때 2명의 검사자가 동일 피검자를 촬영했다. 그 후 연속적으로 각 검사자는 동일 피검자를 2회 촬영했다. 이를 통하여 검사자간 신뢰도와 검사자내 신뢰도를 각각 비교, 분석했다. 그 결과 설하면 촬영시 다양한 조명조건에서 촬영한 사진의 색차값은 검사자내 신뢰도와 검사자간 신뢰도를 모두 확보했다.

색차값을 활용한 타당성 연구에서, 임상의들이 육안을 통해 판단한 설태의 후박 정도와 색차값을 통해 산출한 苔厚指數간 상관성을 검토했다. 이를 위해 舌上面을 참조색과 더불어 촬영한 후, 색차값 공식과 보신민의 태후지수 공식을 모두 활용, 色差苔厚指數를 산출했다. 그 후 여러 명의 임상의들은 촬영한 사진을 모니터를 통해 보면서 설태의 후박 정도를 평가하도록 요청받았다. 그 결과 임상의들에 의해 평가된 설태의 후박 정도와 色差苔厚指數간 높은 상관성을 나타냈다. 그 후 다른 연구에서는 임상의들에 의해 평가된 舌下絡脈의 심한 정도와 색차값을 통해 산출된 舌下絡脈指數 역시 높은 상관성을 나타냈다.

④ 색차값을 통한 舌色의 정량화 연구

색차값을 활용한 설진의 연구에서, 참조색을 적색의 단일 색이 아닌, 청, 적, 황, 백, 흑의

五色을 활용했다. 이는 五色主病 이론에 입각하여, 설색이 五色중 특정 색과 얼마만큼 유사한지 정량적으로 평가하기 위함이었다. 기존 설색의 평가지표는 淡白, 淡紅, 暗澹紅, 紅, 絳色 등과 같이 주로 적색계열에 편중되어 있었다. 물론 舌色의 평가 의의는 주로 寒熱의 편차를 살피기 위함이지만, 만일 五色主病에 입각해서 설색을 정량화한다면, 각 색의 편중 결과를 五臟辨證과 연계하는 것이 보다 용이할 것이다. 이를 위해 그는 각 五色과 설색간 색차값의 역수를 舌色指數로 정의했다. 설색지수는 청색지수, 적색지수, 황색지수, 백색지수, 흑색지수이며, 각 지수가 높다는 의미는 설색중 그 색과 유사한 성분을 많이 포함하고 있음을 의미한다. 그는 舌色指數를 산출함과 동시에 피검자에게 변증설문을 작성하도록 요청했다. 그리하여 舌色指數와 변증설문간 통계분석을 시행했다. 그 결과 설색지수는 특정 변증설문과 유의한 상관성을 나타냈는데, 예를 들면 소화기 계통의 부조화-八綱中 實證에 해당하는-를 나타내는 증상들이 심할수록 청색지수와, 백색지수가 낮게 나타났다.

⑤ 색차값을 통한 苔色의 정량화 연구

i. 苔色의 정량화 연구

설색과 동일한 방법으로 五色主病에 근거하여 五色을 각각 참조색으로 규정하고, 참조색과 설태간 색차값의 역수를 苔色指數로 규정했다. 舌色指數와 마찬가지로 苔色指數 역시 청색태색지수, 적색태색지수, 황색태색지수, 백색태색지수, 흑색태색지수의 5가지 지표로 산출된다. 그 후 산출된 5가지의 苔色指數와 변증설문간 상관성을 검토했다. 그 결과 口渴과 연관 있는 증상이 심할수록 적색, 황색설태지수값이 증가했으며, 청색설태지수값은 감소했다.

ii. 舌苔 厚薄의 정량화 연구

앞서 補新民이 태후지수를 활용하여 설태의 후박을 정량화했음을 언급했다. 하지만 苔厚指數는 광원조건의 다양성에 영향을 받으므로 이를 극복하기 위해 색차값을 활용하여 苔厚指數를 다음과 같이 정의했다. 이 식은 기본적으로 補의 苔厚指數와 동일한 개념이다. 단, 舌色과 苔色內 적색 정도를 색차값 개념으로 표시하여 '개정된 補의 苔厚指數(MBtitc; modified Bu's thickness index of tongue coating)'로 규정했다〈식 2〉.

식 2 $$MBtitc = \frac{RIt - RItc}{RIt}$$

(단, MBtitc는 개정된 補의 태후지수, RIt(red index of tongue)는 설질의 적색지수, RItc(red index of tongue coating)는 설태의 적색지수)

⑥ 색차값을 통한 설하락맥의 정량화 연구

舌下絡脈 진찰은 舌診의 중요한 영역중 하나로서, 舌下面의 絡脈과 細脈 등의 변화를 관찰하여 인체 氣血의 瘀滯 정도를 판단하는 望診의 일종이다. 舌下絡脈 진찰은 氣血중 특히 血瘀證 진단의 중요한 지표로 인식되어 왔다. 또한 심혈관계 질환, 소화계통 질환, 뇌혈관 질환, 당뇨병, 각종 癌, 老年病, 肝病과 설하락맥간 유의한 상관성이 있음이 보고되었다.

그동안 설하락맥 평가지표로서 설하락맥 굵은 가지의 직경, 길이, 彎曲 정도, 充盈度, 紫暗度 및 가는 가지의 발달 정도 등이 제안되었는데, 각 항목에 대한 점수를 단계별로 설정하여 점수의 총합으로써 설하락맥의 심한 정도를 평가했다. 이러한 방법은 검사자의 육안에 의존함으로써 평가자의 주관성이 개재된다. 또한 검사실 조명조건의 다양성은 설하락맥 평가의 장애요인이 된다. 이에 박 등은 설하락맥의 정량화 방안으로 색차값을 활용하여 기존 설하락맥 평가지표중 일부를 정량화하고자 하였다. 또한 색차값을 기반으로 산출된 설하락맥 평가지표가 임상적 타당성이 있는지 살펴보았다. 설하락맥은 舌下面의 일부에 분포해 있는데, 설하락맥 영역을 정확히 구분하는 것 자체가 실지로 용이하지 않다. 따라서 그는 苔厚指數개념을 舌下絡脈 정량화 연구에 도입하여, 이를 舌下絡脈指數로 정의했다. 그 후 산출된 舌下絡脈指數의 임상적 타당성을 살피고자 임상 한의사들의 평가 결과와 舌下絡脈指數간 상관성을 분석한 결과, 통계적으로 상당히 높은 상관성을 나타냈다.

5) 변증동물모형을 활용한 설진 연구

실험동물에 특정 증형에 해당하는 조작을 가한 후 설의 변화를 살피는 연구가 진행되었다. 예를 들어, 실험용 쥐에 대황을 투여한 후 설상피세포변화가 명확했으며, 세포분열주기가 연장되고 세포증식속도는 감소했다. 또한 설유두상피가 위축되었다. 대황에 의해 유발된 실험용쥐의 설상피세포의 변화는 병리적으로 舌苔의 剝落, 경면설의 형성기전과 유관하다. 설상피기저세포의 증식률이 저하되는 것은 만성적인 설사에 의한 舌苔의 박락현상이며, 大黃으로 인해 陰液의 虧損이 야기되었기 때문이다. 이 밖에도 陽虛證, 氣虛證에 대한 변증모형 실험연구가 보고되었다.

3. 舌診을 통한 未病평가

Takeichi는 의대생들을 대상으로 설색과 설하락맥의 RGB값을 각각 산출했다. 그는 산출된 각 색도학 지표가 미병과 임상적인 상관성을 가지고 있는지 살펴보았다. 그 결과를 간략하게 요약하면 다음과 같다.

1) STAI 설문중 특성불안 점수가 높은 군에서 설색은 보다 紅하다. 이전 연구에 의하면 STAI 설문중 특성불안 점수가 증가할수록 未病의 정도가 심해진다고 보고되었다. 따라서 설색이 紅하다는 것은 未病의 정도가 심하다는 의미이다.

2) 舌色이 紅色일수록 복식호흡운동이 얕고 약하며, 상대적으로 흉식 호흡운동이 우세하다. 이는 舌色이 紅할수록 횡격막의 운동이 약하다는 의미이다. 이는 내장의 만성기능운동 저하상태를 의미한다. 횡격막은 호흡과 관련해서 폐의 가스교환에 중요한 역할을 담당하며, 동시에 정맥혈 펌프로서 혈액순환에 공헌하고 있다. 즉, 횡격막의 수축 및 하강은 정맥혈 펌프로 작용한다. 未病의 정도가 심할수록 흉식 호흡위주로 호흡하게 되는데, 舌色의 紅한 정도가 이를 반영한다.

3) 舌色이 紅色이면 카오스 분석으로부터 산출된 뇌파 복잡도가 감소한다. 이는 未病이 심해질수록 대뇌활동이 저하되는 것으로 해석할 수 있다.

참고문헌

1. 李鳳敎 外. 漢方診斷學. 成輔社. 1988.
2. 朴永在, 朴英培. 參照色과 色差값을 活用한 舌診의 同質性檢定. 大韓韓醫診斷學會誌. 2002;6(1):79-96.
3. 朴永在, 朴英培. 舌色指數를 活用한 舌診定量化研究. 韓韓醫診斷學會誌. 2002;6(2):127-140.
4. 朴永在, 朴英培. 舌苔指數를 活用한 舌苔望診 研究. 大韓韓醫診斷學誌. 2003;7(1):125-136.
5. 朴永在, 朴英培. 色差값을 활용한 舌下絡脈의 定量化研究. 大韓韓醫學會誌. 2006;27(3):211-221.
6. 補新民 外. 200例人體舌象 定量測定. 中西醫結合雜誌. 1993;13(2):110-111.
7. 鄭進 外. 微視的 舌診研究 發展現況. 雲南中醫雜誌. 1991:13-17.
8. 潭自民 外. 舌體와 內臟의 關係에 관한 研究. 陳西中醫, 1990:278.
9. 張大崇 外. 血液粘稠度의 舌診上의 反影. 北京中醫雜誌. 1990:58.
10. 崔敏圭 外. 中風病舌診定量研究. 中國中西醫結合雜誌. 2001;21(9):670-673.
11. 陳群, 徐志偉, 柴雅倩, 舌下絡脈診法研究概述, 北京中醫雜誌, 2003;2:53-55
12. 竇永起. 舌下絡脈與傳統舌象對血瘀証診斷價值的比較. 中國中醫急症. 2005;14(1):44-46.
13. 李鏷, 王蘭香, 趙丹. 726例中老人舌絡, 舌色的臨床觀察. 長春中醫學院學報. 2000;16(2):38.
14. 許興國, 張伯禮. 161例病毒性肝炎患者舌下望診探討. 湖北中醫雜誌. 1996;18(1):50-51.
15. 陳健民, 張萍. 420例舌下脈的臨床觀察及研究. 上海中醫藥雜誌. 1987;5:46-48.
16. 武市昌士, 김영설, 박영배. 미병의 동서의학. 군자출판사. 2008.
17. Youngjae Park et al. Objective evaluation of the color of tongue substance using L*a*b* color coordinates. Oriental Pharmacy and experimental medicine. 2006;6(2):112-120.
18. Dong Kyun Rah et al. Objective Evaluation of Treatment Effects on Portwine Stains Using L*a*b* Color Coordinates. Plast Reconstr Surg. 2001;108(4):842-7.
19. Isao Otaka et al. Simple and Inexpensive Software Designed for the Evaluation of Color. Am J Ophthalmol. 2002;133(1):140-2.

음성분석

Voice analysis

요약

음성분석(voice analysis)은 피검자의 음성을 일정한 조건하에서 취득한 후, 이를 가공하여 여러 종류의 지표를 분석하는 것을 의미한다. 음성은 폐로부터 나오는 공기의 흐름을 조절함으로써 생성된다. 음성정보 및 음성인식은 음악, 수사 등 다양한 분야에 적용되고 있으며, 이를 의학적인 면에서도 최근 다양하게 활용하고 있다. 또한 음성을 분석하는 각종 기기 및 소프트웨어가 상용화되어있다. 한의학에서는 음성분석을 활용하여 체질감별 및 변증을 위한 보조도구로 활용하고자 하는 노력이 그동안 꾸준히 진행되었다. 음성분석은 활력기능, 情志기능 및 호흡기능 등의 평가에 활용된다.

1. 개요

음성은 폐로부터 나오는 공기의 흐름을 조절함으로써 생성된다. 음성정보 및 음성인식은 음악, 수사 등 다양한 분야에 적용되고 있으며, 이를 의학적인 면에서도 최근 다양하게 활용하고 있다. 또한 음성을 분석하는 각종 기기 및 소프트웨어가 상용화되어있다. 음성분석시 피검자의 음성을 일정한 조건하에서 취득한 후, 이를 가공하여 여러 종류의 지표를 산출한다. 음성과 더불어 음향 역시 사람들이 생활하는데 중요하다. 소음을 포함한 음향은 대체로 이러한 음원이 사람들에게 어떠한 영향-좋은 반응 및 좋지 않은 반응 모두를 포함한-을 주는지에 초점을 맞춘다. 그러므로 음성분석과 음향분석의 목적은 약간 다르다.

음성 발생에 신체의 여러 부위가 관여한다. 이러한 부위는 크게 호흡에 관여하는 부위, 조음에 관여하는 부위, 공명에 관여하는 부위가 포함된다. 이 중 호흡에 관여하는 부위는 흉곽과 폐, 횡격막, 복직근 등이며, 조음에 관여하는 부위는 성대, 혀, 턱, 입술, 연구개 등이며, 공명에 관여하는 부위는 구강, 인후강, 비강 등이다.

2. 측정방법

1) 지표

현재 음성분석에서 많이 활용하는 지표로서 fundamental frequency, jitter, shimmer, harmony-noise ratio가 있다. Fundamental frequency는 larynx의 구조적, 기능적 평가시 중요한 지표이다. 이는 초당 성대로부터 만들어진 소리의 주기(cycle)에 의해 결정된다. 이 값은 말을 할 때 성대의 길이, 크기(mass) 및 긴장도(tension)에 의해 결정된다. Fundamental frequency는 현재 가장 많이 활용되는 음성분석지표이다. Jitter와 shimmer는 주파수와 진폭의 변이로부터 추출된다. 이 지표들은 일반적으로 모음을 길게 발음시킨 후 그 음성으로부터 산출하는데, 지금까지 연구에 의하면 정상인과 발성장애 환자를 구분하는데 유용하다는 보고가 있었다. Jitter는 목소리의 쉰 정도(hoarseness), shimmer는 목소리의 거친 정도(roughness)를 반영한다. Harmony-noise ratio는 길게 발음한 모음 데이터에서 성대의 규칙적인 성분(regular sign; periodic component)과 성대나 성도(vocal tract)에서 발생한 소음간의 관계를 나타내는 성분이다. 이 지표는 특히 성별 차이가 있다고 알려져 있으며, 여성에 있어서 남성보다 높다. 또한 연령에 따른 차이도 알려져 있어서, 고령자에 있어서 더 낮게 나타난다. 다만, 이 지표는 정상인과 발성장애 환자를 구분하는데 유용하지 않다고 알려져 있다.

음성분석이 전통적으로 연장된 모음(sustained vowel)을 기반으로 분석하는데 비해, 음성의 특색(voice quality)을 평가하기 위해서는 일정한 길이의 문장을 낭독하게 한 후, 보다 다양한 지표를 통해 분석을 시도한다. 문 등은 음성특색을 평가하기 위해 비교적 긴 문장(평균 32.8초)을 낭독한 여학생들의 목소리 샘플을 대상으로 다음과 같은 변수를 도입했다. 평균 f_0, 음역, 평균 f_0분산율의 세 변수는 전체 측정부분에 대하여 각 화자의 기본주파수 변화를 보기 위해 도입했다. 특히 평균 f_0분산율은 의문문, 명령문 등이 포함된 동화를 읽으면서 화자가 얼마나 심하게 기본주파수를 변화하는지 보기 위한 것으로, 성격의 차이를 반영할 수 있다고 가정했다. 전체 발화중 무성발화의 비율, voice break, harmonicity의 지표는 기본적으로 연장된 모음발음 분석에 활용되지만, 같은 문장을 읽은 경우 같은 발음과 같은 성격으로 분석에 활용할 수 있다고 가정했다. 또한 연장된 모음구간의 포만트 요소들(F_1, F_2, F_3)과 각 포만트의 대역폭을 측정하였다. 포만트는 가장 전통적인 필터특성 지표이며, 이러한 포만트의 대역폭을 변수로 함께 설정했다. 마지막으로 연장된 모음구간의 장시간 평균 스펙트럼의 기울기 변수는 발음특성과 밀접한 관계가 있어서 탁한 소리, 쥐어짜는 듯한 소리와 연관이 있다. 이 외에도 연장된 /아/ 모음구간의 h_1, h_2, h_3 변화를 살펴보았다.

이 등은 전통적으로 다용하는 /아/ 음을 추출한 후, 주파수 분석을 실시했다. 주파수 분석을 통해 f_0~f_6까지 배음을 추출하고, 각 배음의 파워값, 정규파워값, 선형예측 오차신호분석을 사용했다.

2) 측정순서

(1) 성별과 연령을 고려하여 피검자를 설정한다. 음성은 성별과 연령에 모두 영향을 받는다고 알려져 있다.
(2) 목소리 변화를 야기할 수 있는 질환 여부를 체크한다. 흡연은 목소리 변화에 영향을 미친다고 알려져 있다.
(3) 검사실은 소음이 차단된 방음실이 권장된다.
(4) 소리 녹음에 사용되는 마이크와 구강간 일정한 간격을 유지시킨다.
(5) 미리 준비된 발음이나 문장을 모니터 화면이나 제시물을 통해 발음한다.
(6) '아'와 같은 연장된 모음의 취득구간은 2~3초 정도면 충분하다.
(7) 취득한 데이터를 특정 소프트웨어로 불러들여 각 지표를 분석한다.

3) 음성분석 소프트웨어

(1) CSL(computerized speech lab)

1940년대 후반 sonograph라는 기기가 상용화되면서, 일반인들에게 널리 알려진 sound spectrograph는 최근 컴퓨터공학의 발달과 컴퓨터의 보급으로 발전하면서, 음성을 임상적, 과학적으로 연구하는 분야에서 기본시스템으로 사용되는 기기이다. 그런데 spectrograph는 정교하여 음성연구에 상당한 기여를 했지만, 실시간 데이터의 처리와 대용량데이터 분석에 문제점들이 노출되어 이보다 더 저렴하고 데이터 처리능력이 뛰어난 프로그램이 개발되었는데 이것이 CSL이다. CSL은 음성신호를 양적으로 보다 더 다양하고 간편하게 분석할 수 있도록 고안된 컴퓨터시스템이다. CSL의 프로그램상 특징은 multi-channel로 작업이 가능하며, 음성신호의 합성, 제거, 복사 등의 다양한 기능을 제공한다. 또한 다양한 분석프로그램을 제공하는데, 음성파형(waveform)과 강도(energy), FFT 스펙트럼, LPC filter response, 기본주파수(pitch), formant history, spectrogram 방법 등이 제공된다.

(2) MDVP(multi-dimensional voice program)

MDVP는 최근 가장 많이 활용되는 음성분석기기중 하나이다. MDVP는 음성을 다양한 측면에서 분석하는 장점을 지니고 있다. 음성의 특성이 매우 가변적이고 다변적임을 고려할 때, 이를 분석할 경우 다차원적인 접근방법을 사용하는 것이 매우 중요하다. 그러므로 MDVP

의 정확하고 적절한 활용은 음성장애환자의 병적 음성뿐 아니라 정상 음성의 특성을 파악하는데도 유용하다.

(3) 프라트(Praat)

프라트는 Amsterdam 대학의 Paul Boersma가 개발한 음성분석도구로서 현재까지 공유프로그램이다. 프라트 프로그램은 공유프로그램이지만, 대형컴퓨터에서 사용되는 음성분석패키지에서 볼 수 있는 다양한 분석기능을 갖추고 있다. 특히, 스크립트 언어로 되풀이되는 작업을 차례로 기록하여 실행할 수 있기 때문에 많은 자료를 분석할 경우 매우 편리하다. 사용자가 컴퓨터에 대한 약간의 프로그래밍지식을 갖추고 있으면 다양하게 음성자료를 분석할 수 있으며, 최상급 그래픽 출력도 가능하다. 그러나 만일 프로그래밍 자체에 대해 익숙하지 않을 경우, 매우 복잡하고 이해하기 힘들 수 있다는 단점이 있다.

(4) Electrolaryngograph(ELG)

Electrolaryngograph(ELG)검사는 성대에 접촉하여 직접적으로 성대의 움직임을 관찰하는 것이다. 이 검사는 성대진동의 각 주기마다 성대진동 개시점(이는 성대가 폐쇄되는 시점과 일치한다)을 정확하게 나타낸다. 특히 음질(voice quality)은 성대의 폐쇄 기간과 연관이 높다고 알려져 있다. 마이크를 사용하여 녹음된 음성자료는 ELG에 의해 검출되는 성대 진동 주기 및 성대 폐쇄 기간을 정확히 도출하지 못한다. 그러므로 ELG의 임상적 활용도는 여전히 높다고 할 수 있다.

3. 임상적 활용

백 등은 음원과 오장간 관계에 대해 고찰했다. 그는 오장의 기능을 후두 음원의 발생적 측면과 공명적 측면에서 내경을 중심으로 고찰했다. 후두 음원의 발생은 다시 呼氣작용에 의한 것과, 聲帶의 기능에 의한 것으로 나눴다. 공명작용은 다시 언어적 표현과 감정적 표현으로 오장의 기능을 구분했다. 호기작용은 肺와 腎이 주도하고, 聲帶의 기능중 高音 발생은 肝이, 부드러운 음의 발생은 脾가 주도한다고 했다. 공명작용중 언어적 표현은 肝, 脾가 주도하며, 감정적 표현은 心과 心包가 주도한다고 했다.

사상체질별 음성분석지표의 특이성에 대한 연구도 그동안 꾸준히 진행되었다. 문 등은 앞서 언급한 것처럼 11가지 음성분석지표가 각 체질별로 유의한 차이가 있는지 살펴보았다. 그 결과 대부분 변수가 유의한 차이를 나타내지 않았으며, F_2 대역폭과 같은 분석지표도 소음인과 소양인간 차이만을 나타냈다.

이 등은 QSCCII를 통해 체질이 일정 수준으로 분명히 구분된 90명을 대상으로 /아/ 모음데이터를 취득했다. 이때 /아/ 모음을 일정한 높이로 세 번 반복하게 하고, 그 후 /아/ 모음을 고음, 중음, 저음 순서로 세 번 발성하게 했다. 그 결과 음의 높이가 다를 경우 /아/ 음의 고저에 따라 음성 파라미터값이 변한다고 했다. 그러므로 체질감별을 위한 /아/ 음의 추출시 평상시 높이로 제한할 필요가 있다고 했다. 끝으로 그는 평상시 /아/ 음을 변수로 하는 판별분석을 실시한 결과, 유의한 판별함수가 산출되었으며, 이 함수에 의한 체질감별 정확률은 소양인, 태음인, 소음인 각각 67.9%, 68%, 63.9%였다.

윤 등은 사상체질음성분석기(PSSC; phonetic system for sasang constitution)을 활용하여 총 212명의 여성을 대상으로 체질별 음성분석을 시행했다. PSSC는 /아/ 음과 더불어 '우리는 높은 산에 올라가 맑은 공기를 마시고 왔습니다'라는 문장을 발성하도록 지시한다. 그 후 pitch, 진폭변동률(APQ), octave, shimmer, energy, 음계명-shimmer, 음계명 tot E, 음계명 편차합, 음계명 S.D., Peak 1~10, Peak Value 1~10, 전체 음성구간, 비음성구간, 실제 음성구간, Divide by time 1~10, Divide by Energy 1~10지표를 PSCC를 통해 자동 산출했다. 그 결과 체질별로 유의한 차이를 나타낸 지표는 pitch, octave, energy였다. 최 등은 동일한 방법으로 195명의 남성을 대상으로 체질별 음성분석을 시행했다. 그 결과, 체질별로 유의한 차이를 나타낸 지표는 pitch, shimmer, energy였다. 이와 같이 남녀에 있어서 공통적으로 유의한 차이를 나타낸 지표는 pitch, energy였으므로 향후 이 지표들을 이용한 추가 체질별 음성연구가 필요할 것이다.

Chuang-Chien Chiu 등은 정상군, 氣虛群, 陰虛群에 따라 각 음성지표간 차이가 있는지 살펴보았다. 이를 위해 /a/ 음을 약 1초간 발성시킨 후 이를 토대로 A_1, A_2, A_3, A_4 지표를 각각 설정했다. A_1은 zero-crossing의 평균 숫자를 의미하며, A_2는 peak and valleys의 variations를 의미하고, A_3은 first and second formant의 variations를 의미하며, A_4는 spectral energy ratio를 의미한다. 이를 토대로 증형에 따른 각 음성지표의 차이가 있는지 Wilcoxon rank sum test를 시행한 결과, 정상군과 기허군, 정상군과 음허군에 있어서 A_1, A_2, A_3이 통계적으로 유의한 차이를 나타냈다고 보고했다.

Ana Clara Naufel de Felippe 등은 정상인 남녀 각 20명을 대상으로 CSL-4300을 이용해서 /a/, /e/ 모음에 대한 음성분석을 시행했다. 그 결과 여성에 있어서 /a/, /e/는 각각 f_0는 205.82Hz, 206.56Hz, jitter는 0.62%, 0.59%, shimmer는 0.22dB, 0.19dB, HNR(harmonic-noise ratio)은 10.9, 11.4dB을 나타냈다. 남성에 있어서 /a/, /e/ 모음의 f_0는 각각 119.84Hz, 118.92Hz, jitter는 0.49%, 0.5%, shimmer는 0.22dB, 0.21dB, HNR은 9.56dB, 9.63dB을 나타냈다. 그리하여 f_0과 HNR 지표가 여성에 있어

서 남성보다 높다고 했다. 문제는 각 지표들이 기존 연구 결과와 반드시 일치하지 않는다는 점이며, 이러한 문제로서 분석 소프트웨어의 종류, 기록 척도(recording criteria), 마이크의 종류, 소프트웨어에 따른 분석 방법의 차이 등이 분석 결과의 차이를 유발할 수 있다고 지적했다. 이 외에도 음성에 영향을 미칠 수 있는 문화적 차이도 고려해야 한다고 지적했다.

참고문헌

1. 고도흥, 정옥란. 음성 및 언어분석기기 활용법. 한국문화사. 2001
2. 윤지영. 사상체질음성분석기(PSSC)를 통한 한국인 成人女性의 體質別 音響特性硏究: 短文을 중심으로. 상지대학교, 2006.
3. 최재완. 사상체질음성분석기(PSSC)를 통한 한국인 成人男性의 體質別 音響特性硏究: 短文을 중심으로. 상지대학교, 2006.
4. 백유상. 音聲과 五臟의 관계에 대한 考察. 대한원전한의학회지. 2006;19(2):97-107.
5. 문승재, 탁지현, 황혜정. 음성학적으로 본 사상체질. 말소리. 2005;55:1-14.
6. 이의주. 음성분석에 의한 체질진단에 관한 연구. 대한한의학회지. 2005;26(1):93-102.
7. Ana Clara Naufel de Felippe. Standardization of acoustic measures for normal voice patterns. Rev Bras Otorrinolaringol. 2006;72(5):659-64.
8. Chuang-Chien Chiu, Hen-Hong Chang, Chung-Hsien Yang. Objective auscultation for traditional chinese medical diagnosis using novel acoustic parameters. Computer Methods and Programs in Biomedicine. 2000;62:99-107.
9. Adrian Fourcin, Everyn Abberton. Hearing and phonetic cirteria in voice measurement: Clinical applications. Logopedics Phoniatircs Vocology. 2007:1-14.

Chapter 3

임상관리

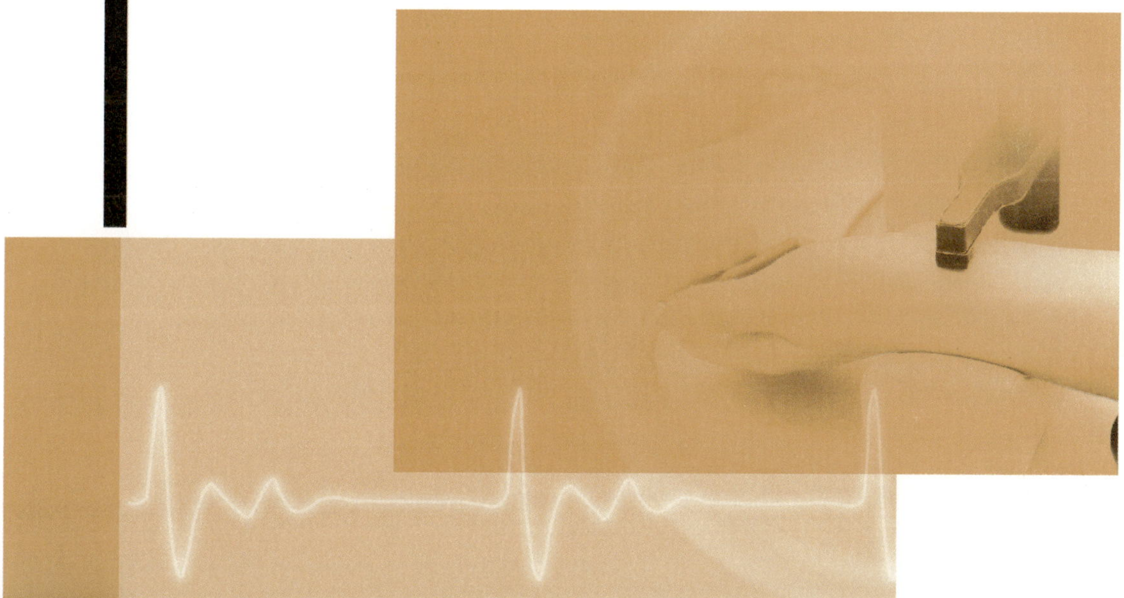

미병

1. 개요

未病은 건강과 질병의 중간단계로서, 방치할 경우 질병으로 이환될 수 있는 일종의 건강저하 상태를 의미한다. 광의의 미병은 협의의 미병 개념뿐만 아니라, 기능저하 혹은 기능항진이 동반된 질병단계까지 포함한다. 광의의 미병에서는 환자의 기능부조화를 적극 조절함으로써 더 이상의 질병진행을 억제하고 보다 빠른 회복을 도모하는 관리방법을 중요시한다. 여기에서는 광의의 미병개념을 중심으로 임상에서 나타나는 미병의 다양한 양상을 살펴보고자 한다. 미병은 자각증상, 검사수치, 특정 질환 진단 여부에 따라 분류된다. 일본 미병 시스템 학회에서는 "자각 증상은 없지만, 검사치에서는 이상이 있어, 방치하면 병으로 진행되는 경우"라 정의하고 있다. 그런데 임상에서는 〈표 1〉과 같이 실제로 검사치에서는 이상은 없지만, 자각 증상이 있는 경우도 적지 않게 볼 수 있으며, 이 경우도 미병으로 간주할 수 있다. 이외에도 특정질환 진단유무, 검사치 이상유무, 자각증상 이상여부에 따라 미병의 다양한 경우의 수가 존재한다.

표 1. 질환, 검사치 및 자각증상에 따른 미병 여부

번호	특정질환 진단유무	검사치 이상유무	자각증상 유무	미병 여부
1	○	○	○	△*
2	○	○	×	△
3	○	×	○	△
4	○	×	×	None
5	×	○	○	○**
6	×	○	×	○
7	×	×	○	○
8	×	×	×	Normal

*; 광의의 미병범주, **; 협의의 미병범주

특정질환 진단유무, 검사치 이상 유무, 자각증상 유무에 따라 총 8가지 경우의 수가 가능하지만, 임상적으로 4번은 불가능하다. 왜냐하면 특정질환에 대한 진단은 검사 혹은 자각증상중 하나를 근거로 하는데 두 가지가 전부 정상임에도 특정 질환이라 진단할 수 없기 때문이다. 전통적으로, 〈표 1〉에서 1번이 질환상태이며, 8번이 정상상태이다. 미병학자가 주로 관심을 가지는 경우는 5, 6, 7번의 경우이다. 5번은 특정질환으로 진단되지는 않았지만 검사치와 자각증상이 모두 나타나는 경우, 6번은 검사치만 나타나는 경우이다. 두 경우는 경계역 고혈압, 경계역 당뇨병과 같이, 기존 검사방법을 통해 경계역을 나타낸 경우가 해당한다. 또한 기존 검사로 정상으로 판명되었음에도 불구하고 각종 생기능검사상 이상반응을 나타낸 경우도 해당한다. 7번은 특정질환도 아니며, 기존 검사결과로도 이상이 없음에도 불구하고 자각증상을 호소하는 경우이다. 미병은 결국 특정질환으로 진단받지 않았으나 기존 검사상 경계역이면서, 자각증상은 뚜렷하지 않은 경우(6번), 특정질환이 아니면서 기존 검사상 이상이 나타나지 않았으나 자각증상을 호소하는 경우(7번), 특정질환이 아니면서 기존 검사상 경계역이면서 자각증상이 발현하는 경우(5번)가 모두 포함된다.

2번의 경우, 특정 질환 진단을 받았으며, 검사수치상으로도 이상이 나타났는데 자각증상이 없는 경우이며, 3번은 특정 질환 진단을 받았으나 검사수치는 정상이며, 자각증상이 나타나는 경우이다. 1번은 검사수치 및 자각증상이 모두 나타나는 특정질환이다. 세 경우는 특정질환에 이미 이환되었으므로 질환중심적인 치료가 우선시되어야 한다. 다만, 개인의 체질적 특성, 병의 진행 정도에 따라 환자중심적인 기능조절법이 병행되면 질환의 진행을 억제하며 보다 빠른 치료에 도움을 줄 수 있다. 그러므로 광의의 개념으로 1, 2, 3번 역시 미병에 해당한다.

미병의 관리범위는 병의 단계에 따라, 건강한 상태에서 병에 걸리지 않게 예방하거나, 이미 질병에 이환되었을 때 증상이 격렬해지기 전에 기능 회복을 도모하는데 있고, 아울러 질병이 상당히 진행되었을 때 더 이상 악화되지 않도록 관리하거나, 질병의 회복단계에서 기능을 향상시켜 재발을 방지하는데 있다.

2. 미병의 病因

병인은 인체생리 균형을 무너뜨려 미병 및 질병에 이르게 하는 원인을 지칭한다. 병인 분류방법은 陳無擇의 저서 〈三因極一病證方論〉에서 제시한 三因學說이 대표적인데, 즉 병인을 크게 內因, 外因, 不內外因의 3가지 형태로 분류한 것이다. 그는 저서에서 "六淫, 天之常氣, 冒之則先自經絡流入, 內合於臟腑, 爲外所因, 七情, 人之常性, 動之則先自臟腑鬱發, 外形於肢體, 爲內所因, 其如飮食飢飽, 叫呼傷氣, 盡神度量, 疲極筋力, 陰陽違逆, 乃至虎狼毒

蟲, 金瘡踒折, 疰忤附着, 畏壓溺等, 有背常理, 爲不內外因"이라 했다. 이 분류에 의하면 內因은 칠정이 과도하면 장부에 축적되어 발현되며, 시간이 지나면 육체적인 문제도 야기한다고 했다. 內因은 외부 기후의 영향이 경락으로 유입하여 장부에 영향을 미친다고 했다. 不內外因은 크게 자신의 무절제함으로 음양의 이치를 거스른 경우와 자신의 힘으로 어쩔 수 없는 불의의 사고로 나눌 수 있다고 했다. 음식의 무절제, 소리지르기, 정신적, 육체적 과로는 자신의 무절제함으로 음양의 이치를 거스른 경우이며, 동물이나 해충에 물리는 것, 무기나 도구에 다치는 것, 해로운 외부 기운, 투옥, 무거운 물건에 눌리는 것, 물에 빠지는 것 등은 불의의 사고에 포함된다. 여기에서 옥사는 현대사회에 적용하기 곤란하지만 대부분의 조항은 현대사회에서 적용의 범위를 연장할 경우 여전히 유효하다. 예를 들어 外因의 경우 과거에는 주거환경이 취약하여 외부 기후의 영향을 크게 받았으므로 중시되었으나 최근에는 환경오염과 같은 환경인자가 外因으로서 중요시되고 있다. 하지만 외부 기후요인 역시 환경인자와 함께 체질적 관점에서 재조명되고 있으므로, 각 병인에 해당하는 모든 요소들을 다각적으로 분석하여 미병 생성원인을 조명해야 한다.

1) 內因

喜怒憂思悲恐驚의 七情이 오장육부의 기운을 상하게 하며, 이를 內傷七情이라 한다. 예를 들어 지나친 노여움은 간장의 기를 상하게 하며, 지나친 근심은 비장의 기를 상하게 한다. 그런데 실제 임상에서는 특정 감정을 명확하게 구분하기 어려운 경우도 있다. 이런 경우 통상 스트레스의 개념으로 內傷七情에 접근하기도 한다. 스트레스라는 용어를 의학에 처음 사용한 Selye의 정의에 의하면 "스트레스는 외계로부터의 모든 요구에 대한 생체의 비특이적 반응"이다. 스트레스로 인해 나타나는 생체 반응은 혈압상승, 동공산대, 위장 연동운동 감소, 호흡수 증가, 혈장 카테콜라민 증가, 면역력 감소 등이며, 이는 대부분 긴장 및 경계시 나타나는 교감신경 흥분상태이다. 하지만 스트레스가 장기간 지속되면 교감신경과 부교감신경 균형에 교란이 나타나며, 최종적으로는 교감, 부교감신경 모두 저하된다.

2) 外因

인체는 기후의 영향 아래에서 생명을 유지하고 있다. 정상적인 기후의 변화는 風寒暑濕燥火의 六氣가 적절히 작용함으로써 인체에 유익한 영향을 주지만, 만일 그 강도나 발현시기에 문제가 생기면 곧바로 인체를 해치는 요인으로 작용한다. 이를 六淫이라 한다. 과거에는 주거문화가 발달하지 않은 관계로 六淫이 인체에 미치는 영향이 지금에 비해 상대적으로 컸다. 최근에는 주거환경이 발달하였기 때문에 언뜻 봐서는 外感六淫의 영향이 상대적으로 미약하게 보일 수도 있으나, 오히려 외부환경의 문제는 과거보다 더 큰 문제로 대두되고 있다. 그 중 한 요인은 환경오염이다. 우리의 주변에는 병의 원인이 되는 다양한 환경요인이 있다. 실내에는 많은 유기용제 가스에 노출되어 있으며, 야외에서는 대기오염이나 자외선 폭로, 때로는 방사선 폭로 등도 있다. 최근에는 환경 호르몬의 문제도 크게 대두되고 있다. 다양한 환경요인이 다양한 질환을 일으키고 있는데, 예를 들어, 실내에서의 유기용제 가스의 폭로는 sick house syndrome을 일으키며, 옥외에서의 환경 호르몬도 자궁 내막증이나 불임증 등 다양한 질환의 원인이 되어 있다. 그러나 이러한 환경요인에 의한 문제의 대부분은 아직도 명확한 병인으로서 인식되고 있지 않다. 외부환경이 여전히 문제되는 두 번째 이유는 체질적 특성이다. 오행체질에 있어서는 각자 타고난 오행적 편차가 있다고 인식한다. 예를 들어 火의 특성이 상대적으로 강한 체질은 火의 기운이 상대적으로 강한 年度나, 이상 고온현상으로 火가 熾盛한 계절에 다른 사람에 비해 火에 손상될 가능성이 더 높다. 그러므로 運氣의 변화에 따른 오행체질적 섭생이 중요시된다. 팔체질에 있어서는 상대적으로 수양체질이 외부 온도상승에 취약하며, 수음체질이 외부 온도저하에 취약하다.

3) 不內外因

(1) 飮食傷

불규칙한 식사, 과식, 폭식 등은 脾胃기능을 손상시켜 食積을 생성한다. 과거에는 영양섭취가 불량하여 나타나는 기혈부족이 중요시되었으나, 최근에는 오히려 과도한 영양섭취로 인한 문제가 더 중요시된다. 과식할 경우 생성된 食積은 소화장애를 야기할 뿐만 아니라 기혈의 생성 및 순환을 방해함으로써 활력을 저하시키는 요인으로 작용한다. 특정 음식만 즐겨먹는 편식도 문제시된다. 인스턴트식품은 비위 기능을 손상시켜 寒濕을 조장할 수 있다. 육류위주의 식단은 濕熱을 조장할 수 있다. 또한 고지혈증을 야기하여 심혈관계 질환의 위험 요인으로 작용한다. 특정한 五味, 즉 신맛 위주의 식사, 쓴맛 위주의 식사 등은 특정 오장의 기운을 손상시킨다. 음주 역시 음식의 범주로 설명될 수 있는데, 과도한 음주는 체내 습열 및 담음을 조장하여 기혈순환을 방해하고 체내 열을 조장한다. 특히 음주는 스트레스 해소의 수단으로 과용되는 경향이 있으므로 고혈압, 고뇨산혈증, 고지혈증, 간질환, 소화기 질환 등을 악화시키는 요인으로 작용할 뿐만 아니라, 알코올 자체가 의존증이 있기 때문에 원만한 사회생활을 방해한다.

(2) 勞倦傷

勞倦이란 지나치게 일하거나, 혹은 지나치게 쉼으로 인해서 장부의 기혈이 부족해지며, 순환이 원활하지 못하게 되는 병증이다. 여기에서 지나치게 일한다는 의미는 지나친 생각, 지나친 노동, 지나친 성생활을 포괄하는 개념이다. 이는 陳無擇의 三因學說중 不內外因(盡神度量 疲極筋力)에 해당한다. 李東垣은 〈內外傷辨惑論〉에서 "喜怒憂恐, 勞役過度하여 耗傷元氣하면 脾胃虛衰로 元氣가 부족하여 心火獨盛을 일으킨다"고 언급하였다. 노권상으로 인해 체내 氣는 부족해지고 피로, 수면장애, 식욕감퇴, 근력저하 등 여러 증상이 나타난다. 최근 주목을 받고 있는 만성피로증후군 역시 노권상의 범주에 포함된다. 노권상은 결국 육체적, 정신적 활동의 강도 및 시간이 무절제하여 발생하는 것이며, 현대인들의 불규칙적인 생활습관을 고려했을 때 미병의 중요한 요인으로 다뤄져야 한다.

(3) 金瘡, 跌撲損傷

과거 전쟁이 빈번하고 형벌이 가혹하며, 안전사고가 빈발하던 시절, 무기, 형벌, 안전사고는 불내외인의 주요 병인이었다. 그런데 안전사고는 현대사회에서도 여전히 발생하고 있다. 스포츠손상이 대표적이며, 증가하고 있는 교통사고 후유증도 이에 해당한다. 스포츠손상이나 교통사고 후유증에 있어서 구조적 손상이 심하지 않음에도 불구하고 기능적 회복이 더딘 임상례가 적지 않다. 이런 경우 역시 미병에 해당하는데, 구조적 손상 이전에 그 사람의 활력기능 및 순환기능이 저하되어 있었기 때문에 구조적 회복이 더딘 것이다. 이때는 구조적 회복과 더불어 기능적 회복을 동시에 도모해야 한다.

(4) 생활습관

현대사회는 각 사회구성원에 따라 식생활뿐만 아니라 직업, 취미, 운동, 수면습관, 식습관, 기호식품 등 다방면에 걸쳐 다양성이 존재한다. 체질을 고려한 절제된 생활습관은 건강한 삶을 영위하는데 필수적인 요소이다. 생활습관병은 자신의 타고난 체질에 적합한 식습관, 운동습관을 따르지 않거나, 불규칙한 수면습관으로 증상이 악화되는 특징을 지니고 있다. 이는 不內外因중 자신의 무절제로 인해 병에 이른 경우에 해당한다. 고혈압, 심장병, 당뇨병 등은 상당 부분 생활습관과 밀접한 연관이 있는데, 이러한 병뿐만 아니라 만성 피로, 만성 통증, 불면 등은 기존 검사상 특정 질환으로 진단되어지지 않음에도 불구하고 삶의 질을 저하시키면서 방치할 경우 점점 증상이 진행된다.

생활습관 문제로 인한 미병 발현은 체질적 특성과 유관하다. 오행체질에서 근육이 발달한 목체질의 경우, 운동시 충분한 준비운동과 마무리운동이 시행되어야 한다. 그렇지 않으면 운동후 통증이 더 심해질 수 있다. 소화기가 발달한 토체질은 미병관리를 위한 식습관을 구상할 때 유제품의 섭취를 제한하는 것이 중요하다. 팔체질에서 시각이 발달된 토양인에게 시각에 관련된 취미가 도움이 되며, 만일 십자수 등과 같이 끈기를 요하는 취미를 권하면 심한 스트레스로 인해 미병이 야기될 것이다. 교감신경이 발달된 체질인에게 커피는 일시적인 즐거움은 줄 수 있을지라도 결국 교감신경 항진으로 인한 심계, 두통 등의 미병이 야기된다. 이와 같이 생활습관은 항상 체질과 연계시켜 적절한 범위내에서 유지시키는 것이 중요하다.

일상생활중 호흡습관이 미병의 원인으로 중요시되고 있다. 정상적인 호흡은 너무 빠르거나 느리지 않고, 숨의 깊이가 적당하며 고르고 리드미컬하다. 만일 미병 상태에 이르면 호흡은 대체로 빨라지며, 숨의 깊이는 지나치게 깊거나 얕아지며 호흡은 불규칙해진다. 그런데 역으로 호흡실조 자체가 미병의 병인으로 작용하는 경우도 많다. 대개 內傷七情 등의 情志失調 및 지속적 스트레스, 잘못된 자세, 정신적 충격 등이 호흡실조를 야기한다. 호흡실조는 미병 상태를 질병으로 진행시키거나 미병 개선을 방해하는 요인으로 작용한다. 결국 미병의 진행과 호흡실조는 악순환의 고리를 형성하며 미병이 심해지는 양상을 나타내므로 미병관리시 호흡관리는 필수적이다.

(5) 노화

성숙기 이후 신체적, 기능적 쇠퇴과정인 노화(aging)를 미병의 병인으로 볼 수 있다. 특별한 질병이 없다고 하더라도 심신은 노화과정을 거치면서 각 부분의 기능적 퇴행을 나타낸다. 보행은 더디어지며 시력, 청력 등 감각기관의 기능도 감퇴한다. 노화가 진행될수록 특정 질환 이환시 진행 정도나 회복 정도 역시 더디어진다. 〈內經, 上古天眞論〉에서는 天癸라는 개념으로 노화과정을 언급하고 있다. 남녀 모두 일정한 연령이 되면 天癸의 활동이 시작되며, 연령이 증가할수록 天癸는 점차 감소한다. 결국 특정 연령에 이르면 天癸가 고갈된다고 언급하고 있다. 최근 연구에서는 노화가 세포단위에서 산화반응과 연관이 있다든지, 혹은 세포자체 내에 세포 죽음이 프로그램되어 있어서 세포의 재생이 점차 감소한다든지, 혹은 잘못된 큰 사건(error catastrophe) 등에 의해 세포분열이 정지한다는 설 등이 제시되었다. 노화는 생명체가 보편적으로 겪게 되는 과정이라는 점에서 內因에 해당하는 부분도 있으며, 자기 자신의 생활관리를 통해 일정 부분 개선 내지 악화되므로 不內外因에 해당하는 부분도 있다. 未病에서는 자신의 생활 관리를 통해 보편적으로 진행되는 노화과정을 억제하여 삶의 질을 높일 수 있는 방안에 관심을 가진다.

3. 미병의 증상

전술한 바와 같이 미병은 증상이 없으면서 기존 검사상 경계치(borderline)이거나, 생기능검사상 이상이 나타나는 경우도 포괄한다. 여기에서의 미병 증상은 임상에서 증상위주로 미병이 발현되는 경우에 해당한다. 그러므로 미병증상중 소수, 혹은 증상 자체가 전무하더라도 미병일 수 있으므로 임상에서 미병을 평가할 경우 주의해야 한다. 미병증상은 크게 신체적 증상, 정신적 증상, 사회적 증상으로 대별할 수 있다. 아래의 증상은 于春泉 등이 제시한 미병(아건강) 증상이다.

1) 신체적 증상

(1) 頭昏不爽: 머리가 어지럽고 맑지 않음.
(2) 兩目乾澁: 눈이 건조하고 거칠거칠함.
(3) 胸悶短氣: 가슴이 답답하고 호흡이 짧음.
(4) 身倦乏力: 몸이 피곤하며 기운이 없음.
(5) 少氣懶言: 숨이 약하며 목소리에 기운이 없음.
(6) 脘腹脹悶: 헛배가 부르며 답답함.
(7) 飮食納呆: 소화가 잘 안됨.
(8) 食慾減退: 식욕저하
(9) 精力減退: 정력감퇴

2) 정신적 증상

(1) 精神不振: 정신적으로 가라앉음.
(2) 憂鬱或急躁易怒: 우울하거나 혹은 갑자기 흥분, 화를 냄.
(3) 心中懊惱: 가슴속에 번민으로 괴로워함.
(4) 焦慮緊張: 속을 태우며 긴장함.
(5) 睡眠不佳: 불면, 천면 등 수면실조.
(6) 記憶力減退: 기억력 감퇴
(7) 興趣下降: 외부에 대한 흥미 감소

3) 사회적 증상

(1) 작업능력, 학습능력 저하
(2) 인간관계 긴장
(3) 가정관계 불화

陳青山 등은 임상의학, 예방의학, 기초의학 등 전문가 21명을 대상으로 未病(亞健康) 증상에 대한 델파이(delphi) 기법을 시행하여 다음과 같이 未病(亞健康) 증상을 정리하였다 〈표 2〉.

표 2. 미병의 주요 지표 및 각 지표별 증상(陳青山)

지표	증상
신체증상	피로, 두통, 어지럼증, 귀울림, 팔다리 감각 저하, 혹은 뻣뻣한 느낌. 인후 이물감
심리증상	가슴부위 열감, 고독감, 주의력 결핍, 초조감, 꿈을 많이 꿈, 기억력감퇴
활력	활력감퇴, 무관심, 情緖실조
사회적응력	작업능력 저하, 인간관계 긴장
면역력	감기 및 다른 질환에 쉽게 걸림
진찰소견	병이 있는 것 같으나 명확한 진단이 내려지지 않음

4) 복합증후군

복합증후군은 인과 관계가 명확하지 않은 다양한 자각 증상들이 복합적이고 불안정하게 지속적으로 반복되는 증후군을 의미한다. 복합증후군은 미병의 주요 특징중 하나이다. 검사에서 증상을 뒷받침하기에 충분한 器質的인 변화가 발견되지 않으면서 뚜렷한 精神障碍도 없고 心身兩面으로 서로 混在되어 나타나는 경우가 많다. 증상들은 대부분 일정하지 않으며 불안정한 양상이 지속적으로 반복된다. 호소하는 증상이 주관적이고 증상도 다채로우며, 더군다나 어떤 증상에서도 부합되는 검사에서 확인되지 않을 뿐만 아니라, 호소하는 증상조차 자주 변하며 때로는 심해졌다가 약해지고 자연히 사라지거나 갑자기 나타나는 특징이 있다. 일정 기간이 지나면 증상이 이전되기도 한다. 나타나는 증상은 한 가지인 경우가 거의 없고 80% 이상이 2가지 이상의 증상을 동시에 자각하고, 그 중에서 거의 ⅓은 3가지 이상의 증상을 겸하고 있다.

4. 미병의 진단 및 변증

1) 夏登波의 미병 진단기준

임상에서 무증상성 미병에 있어서는 전적으로 기존 검사 및 생기능검사 수치에 의존해야 한다. 〈표 3〉은 夏登波에 의해 제시된 증상위주의 미병 진단기준이다. 이를 살펴봤을 때 정상, 미병 및 질환의 구분은 단편적이지 않으며, 주요 증상의 정도에 따라 연속적으로 진행,

환자들은 일반적으로 발기부전증, 지속발기증, 遺精, 월경부조, 夢交 등의 성기능장애로 고생한다.

(5) 氣血虧虛의 주요증상은 정신이 恍惚하며 호흡이 짧고, 업무량을 견디지 못하고 평소 피곤하며 기운이 없다. 식은땀이 나며, 소화가 안되고 대변이 묽다. 식사후 헛배가 부르며 안색이 검은듯 누렇거나 혹은 창백하여 핏기가 없다. 진단소견으로서 설질은 淡하고 맥은 細하거나 無力하다. 이 證型의 미병환자들은 만성피로증후군, 어지럼증, 건망, 기억력감퇴, 嗜眠, 신경쇠약 등으로 고생한다.

(6) 心火旺盛의 주요증상은 가슴에서 열이 나서 잠을 못자며, 가슴이 답답하여 가만히 있지 못하고, 얼굴과 귓불이 붉으며 갈증으로 찬물을 많이 마시며, 소변은 시원하지 않고 붉으며, 코피를 흘리기도 한다. 진단소견으로서 舌尖이 紅하며, 맥은 數하다. 이 證型의 미병환자들은 불면, 변비, 입안이 헒, 煩躁, 두통, 현훈, 안구건조, 경계 고혈압 등으로 고생한다.

(7) 痰濕內盛의 주요증상은 가슴과 배가 그득하며 답답하고 속이 메슥거리며 토하고 싶어한다. 식욕이 저하되며 머리가 맑지 않아 모자를 쓴 듯하며, 몸이 무겁고 피곤하다. 기침을 하고 가래를 뱉으며, 대변은 묽다. 진단소견으로서 설질은 淡하며, 설태는 白厚膩하다. 이 證型의 미병환자들은 비만, 고혈압, 동맥경화, 여성인 경우 帶下 등으로 고생한다.

(8) 脾腎陽虛의 주요증상은 몸이 피곤하며 힘이 없고, 四肢가 무력하며, 기운이 없어서 목소리에 힘이 없으며, 청력과 시력이 저하되고, 정신적으로도 피로하여 의욕이 없다. 머리가 어지럽고 잠을 자고 싶으며, 몸이 차다. 소화가 안되며 대변이 묽다. 진단소견으로서 설질은 淡하고 苔는 白하다. 맥은 沈細弱하다. 이 證型의 미병환자들은 우울증, 발기부전, 만성 설사, 손발 차가움, 가슴 두근거림 등으로 고생한다.

(9) 心腎不交의 주요증상은 가슴이 두근거리고, 잠을 제대로 못자며, 몸이 붓고, 입안이 헐거나 입안이 마르며, 가슴이나 손바닥과 발바닥에서 열이 난다. 진단소견으로서 舌紅少苔하고 맥은 細數하다. 이 證型의 미병환자들은 잠을 제대로 못자고, 건망증, 모발이 빨리 희어지거나 탈모가 나타나며, 기억력 감퇴, 성기능 저하 등으로 고생한다.

(10) 肝胃不和의 주요증상은 식사후 가슴이나 옆구리가 답답하고, 식욕이 저하되며, 식사후 헛배가 부르고, 트림을 하여도 속이 시원하지 않다. 진단소견으로서 설질은 淡紅하고 설태는 薄黃하면서도 乾燥하다. 이 證型의 미병환자들은 식욕부진, 트림, 속쓰림, 옆구리 통증, 헛배부름, 설사 등으로 고생한다.

(11) 心脾氣虛의 주요증상은 가슴이 두근거리고 어지러우며, 정신적으로 피곤하고 기운이 없다. 기운이 없어서 말할 때 힘이 없으며, 안색에 화기가 없다. 땀이 나며, 소화가

안되고 대변이 묽다. 진단소견으로서 설질은 淡하고 설태는 白하다. 맥은 細弱하거나 無力하다. 이 證型의 미병환자들은 피로하고 기운이 없으며, 정신이 맑지 않고, 소화불량 등으로 고생한다.

4) 미병 자가측정 문항

張曙云은 다음과 같이 미병 정도를 나타내는 16개의 자가측정 문항을 제시하였다. 각 문항별로 점수가 할당되어 있으며, 해당되는 사항의 점수를 합한다. 그리하여 만일 총점수가 30점을 초과하면 이미 미병 상태에 진입한 것이며, 총점수가 50점을 초과하면 휴식을 취하고, 생활방식을 개선하고, 운동 및 식생활 관리를 병행해야 한다. 만일 총점수가 80점을 초과하면 진찰을 받아보고, 자신의 심리상태를 관리하고, 일정 기간 요양할 것을 권장한다.

(1) 아침에 기상할 때마다 지속적으로 머리카락이 빠진다. 5점
(2) 정서적으로 울적하거나 침체되어 있으며, 정신이 맑지 않다. 3점
(3) 어제 생각했던 기분 좋은 기억도 오늘은 정확히 생각나지 않는다. 최근에 이런 경험이 자주 있다. 10점
(4) 사무실에 들어가는(혹은 출근하는) 것이 두렵고, 일이 싫증나거나 따분하다. 5점
(5) (직장에서) 동료와 상관을 대면하고 싶지 않고, 혼자 있고 싶다. 5점
(6) 작업 능률이 떨어지고, 상관은 자신에 대해 불만을 나타낸다. 5점
(7) 작업한지 1시간 정도 지나면 육체적으로 따분하고 피곤하며, 정신적으로 답답하다. 10점
(8) 작업시 흥이 나지 않지만 결국 자기 스스로 해결할 수 없다. 알 수 없는 火氣가 몸안에 크게 있지만, 정력은 없다고 느껴진다. 5점
(9) 하루 세 끼 적게 식사를 하고, 날씨 요인을 배제하더라도 요리가 항상 입맛에 맞는 것은 아니다. 최근 음식을 먹으면 납을 씹는 것 같다. 5점
(10) 일찍 퇴근하기를 간절히 바라는데 이는 빨리 집에 돌아가 침대에 누워 쉬고 싶기 때문이다. 5점
(11) 도시의 오염, 소음에 대해 대단히 민감하고, 보통 사람보다 더욱 맑고 은은하고 고요한 자연 속에서 쉬었으면 한다. 5점
(12) 전에 알고 지내던 친구들의 모임이 정신적인 스트레스이며, (참석해도) 강제로 접대하는 느낌이 든다. 2점
(13) 저녁에 늘 잠을 못 이루고, 잠이 들어도 늘 꿈을 꾼다. 그리하여 수면의 질이 매우 낮다. 10점

(14) 체중이 감소하고, 기상시 눈이 움푹 들어가 있고, 아래턱이 돌출되어 있다. 10점
(15) 면역력이 떨어지며 봄과 가을(환절기)에 쉽게 감기에 걸린다. 5점
(16) 성기능이 저하되며, 성에 대한 욕구가 없다. 10점

5. 미병양생

건강은 고정불변한 대상이 아니며 본인의 삶의 질을 향상시켜나가는 과정 자체가 건강이라고 앞서 언급했다. 생성과 초월의 패러다임에서는 질병 역시 건강의 상대 개념이 아니며, 질병을 지닌 상태에서 질병을 극복해 나가는 주체인 사람이 중요하다고 했다. 이러한 극복 과정에서 우리는 새로운 삶으로의 질적 전환을 경험하며, 병을 극복하고 삶을 개척하는 과정이 바로 치료과정이다.

미병은 분명 건강하지 않은 상태이다. 하지만 미병과 질병의 경계가 명확하지 않듯이, 건강과 미병의 경계 역시 명확한 것은 아니다. 미병관리가 중요한 이유는 다음과 같다. 첫째, 미병 자체가 삶의 질을 저하시킨다. 둘째, 미병을 방치할 경우 질환으로 진행하며, 만일 질환으로 진행할 경우 회복기간, 정신적, 육체적 고통, 경제적 부담 등 미병보다 훨씬 많은 부담을 요구한다. 셋째, 광의의 미병 개념에서 봤을 때, 특정 질환에 이미 이환되었다 하더라도 각 기능을 질환과 동시에 관리하면 단독으로 질환을 치료하는 것보다 더 큰 치료효과를 도모할 수 있다.

질병상태를 포함하는 광의의 미병상태를 극복하여 건강상태를 회복하기 위한 구체적인 방법들을 통틀어 養生이라 한다. 養生이란 인간이 일상생활을 자연의 법칙에 맞게 하여 精氣神을 保養하고 病을 예방하여 오래 사는 것을 뜻한다. 그 방법은 環境, 精神, 氣功, 飮食, 起居, 勞動, 睡眠, 房事 등이 있으며 넓게는 鍼灸, 藥物까지 포함한다.

精神養生은 天人相應觀에 기초하여 心身을 調養하고 情志를 펼쳐 인체의 심리적 평형상태를 유지함으로써 신체의 온전한 건강을 유도하는 것이다. 이는 몸과 마음을 편안하게 해서 자기의 생활방식이 자연의 이치에 부합되게 하며, 뜻을 한가히 하고 욕심이 적게 하면 기가 순일해지고 혈이 충만하게 되어 양생을 성취하게 된다는 뜻이다. 飮食養生은 음식의 섭취 규율을 조정하고 음식의 금기사항에 대한 주의와 자기 몸에 적합한 음식을 합리적으로 섭취함으로써 건강증진과 장수를 위한 방법을 말한다. 음식조섭은 바로 장수의 길로 가는 중요한 요건이 된다. 음식조리가 적당하면 인체는 정상 기능을 유지하고 병에 저항하는 능력을 향상시킬 뿐만 아니라 일부 질병을 치료할 수 있다. 起居養生은 일상생활 중에서 일어나는 여러가지 활동 중 건강을 유지하기 위해 일상생활에 일정한 규칙을 두고 자연환경에 적합하게 생

활하는 것이다. 여기에는 일상생활 대부분이 해당되며, 규칙적인 생활, 일과 휴식의 적당한 정도, 올바른 수면 방법, 몸에 맞는 옷차림, 청결한 위생, 알맞은 거처 등이 포함된다. 運動養生은 인체의 구성 물질인 精·氣·神 三寶를 단련하고 조절하는 것으로 신체활동을 통하여 의식, 호흡, 체내 기혈을 조절함으로써 養精, 養氣, 寧神케 하여 건강을 증진하고자 하는 것을 말한다. 이러한 양생 방법 중 운동양생은 人體를 整體觀의 관점에서 '精神'과 '身體'를 골고루 발달시킬 수 있는 장점이 있고, 신체의 움직임과 의식의 통제 및 지배하에 호흡을 조절하여 대자연과 조화를 이루면서 고도의 정신적 수양을 통한 全人的 발달을 도모할 수 있는 특징이 있다.

미병관리는 특정 약물이나 특정 치료요법만으로 이루어지는 것이 아니다. 양생의 관점에서 알 수 있듯이 본인이 주체가 되어 약물, 치료요법과 더불어 식생활, 운동요법, 마음가짐, 생활습관개선 등 본인이 24시간 동안 접하는 모든 내적, 외적 환경을 적절히 관리해야 한다. 이런 과정을 통해 미병에서 건강으로 복귀할 수 있으며, 자신이 삶의 주인공이 됨을 인지하게 된다. 결국 미병관리는 생성과 초월의 패러다임에서 언급한대로 자신이 삶의 주체가 되어 더 양질의 삶, 더 행복한 삶을 개척해나가는 과정 자체로 규정할 수 있다. 나아가, 체질론에 입각하여 각 개인은 타고난 臟腑的, 性情의 편차가 있으므로 어떤 사람에게 적절한 미병관리가 반드시 자기 자신에 맞는 것은 아니다. 자신의 타고난 체질과, 현재의 상황 및 외부환경을 동시에 고려하여 자신에 맞는 미병관리를 스스로 개척해 나가야 할 것이다. 미병을 관리하기 위한 방안으로 심리적 안정, 식이관리, 음주와 흡연, 운동 및 호흡요법, 환경개선, 기타 요법을 들 수 있다.

1) 심리적 안정

〈素問, 上古天眞論〉에서 "恬憺虛無, 眞氣從之, 情神內守, 病安從來?"라는 언급은 미병에 그대로 적용된다. 未病 단계에서는 불안, 초조, 긴장, 번뇌가 빈번하게 나타난다. 정신적 실조는 기존의 스트레스, 불안요인을 한층 더 심각하게 생각하게 만들며, 호흡실조를 야기하여 다양한 육체적, 정신적 이차 증상을 유발한다. Takeichi는 未病이 진행될수록 불안지수가 증가한다고 보고하였다. 그러므로 미병 관리방안중 가장 먼저 시행되어야 할 것은 심리적 안정이다. 심리적 안정을 도모하기 위한 방법으로 최근 바이오피드백, 자율훈련법, 명상 등과 같은 여러 이완요법이 주목받고 있다.

2) 식이관리

체질을 고려한 음식 위주의 식단을 계획하여 실천하는 것이 바람직하다. 또한 적당한 양의 음식을 규칙적으로, 천천히, 즐거운 마음으로 즐기는 습관이 중요하다. 특히, 감정적으로 예민한 木體質의 경우, 식사시간중 조금이라도 기분이 나쁘면 쉽게 체할 수 있다. 이와 같이 체질적 특성을 고려하여 자신에게 취약한 부분은 조심하는 것도 바람직하다.

식사는 당뇨병, 고혈압, 고지혈증, 비만, 지방간 등 다양한 질환의 예방 및 관리에 중요하다. 전통적으로 황녹색 야채를 취하는 것 등은 미병 대책으로서 중요하다고 알려져 있으나, 체질을 고려했을 경우 모든 사람에게 황녹색 야채가 좋은 것만은 아니다. 또한 비타민 C, 비타민 E, 폴리페놀 등 항산화물질을 포함한 건강식품이 최근 주목받고 있다. 이 외에도 면역기능을 높이는 것으로서 버섯 종류나 천연 식물이 주목받고 있다. 하지만 체질별 특성이 고려되지 않은 무분별한 건강식품의 남용은 오히려 해를 야기할 수도 있다. 본래부터 속이 냉한 체질에서는 식물 섬유가 오히려 소화력을 저하시킬 수 있으므로 주의해야 한다.

3) 금주와 금연

음주는 다양한 질환, 즉 간질환, 당뇨병, 고혈압, 췌장질환, 심질환, 뇌혈관 장애, 소화기 질환 등의 병이나, 나아가 정신병으로서의 알코올의존증, 알코올중독 등에 관여하고 있으므로 체질불문하고 적절한 음주습관을 유지해 나가는 것이 중요하다.

흡연은 다양한 병을 야기한다. 흡연자에서는 후두암, 폐암, 구강암, 간암, 식도암, 췌장암, 방광암, 위암, 갑상선암, 자궁암 등으로 인한 사망위험도가 비흡연자에 비해 더 높다. 또한 암 이외에도 동맥 경화, 허혈성 심질환, 만성 기관지염, 폐기종, 위·십이지장궤양 등의 위험성이 증대한다고 알려져 있다. 그러므로 금연 역시 체질불문하고 제일 먼저 시행해야 할 미병관리 방안이다.

4) 운동 및 호흡관리

적당한 운동은 고지혈증, 고혈압증, 당뇨병, 비만 등의 생활습관병을 개선한다. 다만, 과격한 운동은 오히려 건강 상태를 악화시키는 것에 연결되지만, 적당한 운동은 다양한 질환의 예방이나 미병 대책에 중요하다. 그러므로 자신의 체질과 현재 몸 상태를 고려하여 운동의 종류 및 강도를 정해야 한다.

운동의 일차적인 효과는 장부의 기운을 증강시키는 것이다. 초기 미병단계에서는 적극적인 운동을 통해 正氣를 배양하여 外邪에 대한 저항력을 키우고, 심리적인 성취감을 획득하는 것이 권장된다. 그런데 미병이 진행되었을 경우 과도한 운동은 오히려 正氣를 소진시켜 미병을 더 악화시킬 수 있다. 그러므로 운동의 종류, 日中 시행시기 및 강도는 체질을 고려하여 설정해야 한다. 예를 들어 폐가 발달한 金體質은 근육 위주의 구기운동보다 조깅과 같은 심폐

활량 강화 위주의 운동이 적절하다.

심폐활량 및 근지구력을 강화하는 운동뿐만 아니라 養生運動 역시 미병관리에 적극 활용할 수 있다. 운동양생에는 導引按蹻, 요가수행, 五禽戱, 八段錦, 太極拳 등 다양한 방법이 전해지고 있다. 호흡은 調息에 해당하는데, 호흡의 조절을 통해 심리적 안정을 도모할 수 있을 뿐만 아니라, 양생운동과 병행할 경우 호흡(調息)과 운동의 효과가 倍加된다. 최근 호흡실조가 미병의 원인 및 미병의 주요증상을 유발하는 인자로서 중요시되고 있다. 그러므로 미병관리 및 건강유지를 위해서 자신에 맞는 호흡법을 일상생활에서 실천하는 것이 중요하다.

5) 환경개선

天人相應思想은 인체내 환경과 외적 환경간 상호교류를 의미한다. 우리 몸과 마음은 계절적 변화 및 기후적 특성에 순응하여 살고 있으며, 건강한 삶을 영위하기 위해서 적극적으로 이에 순응하며 살고 있다. 이러한 특징은 생리적인 관점과 병리적 관점에 모두 해당한다. 〈內經, 素問, 四氣調神大論〉에는 각 계절별로 심신 순응방법에 대해 구체적으로 언급되어 있다. 그 중 봄을 예로 들면 "봄은 '뻗어 나아가는 것'이라 하는데 천지가 모두 생하므로 만물이 이에 피어난다. 그러므로 사람도 이러한 기운에 맞춰서 어느 정도 늦게 자고 일찍 일어난다. 뜰을 여기 저기 거닐며, 상투나 옷차림을 느슨하게 하여 뜻을 봄기운처럼 키운다. 뜻을 펼치고 키우되 없애지 말고, 베풀되 빼앗지 말고 남에게 칭찬이나 상을 주되 비난이나 벌하지 말아야 한다. 이는 모두 봄의 기운에 감응하는 양생의 도이다. 이를 어기면 간장이 손상을 입어서 따뜻해야 할 여름이 오히려 추우니 우리 심신이 성장하지 못하게 된다"고 했다. 또한 〈內經, 素問, 異法方宜論〉에는 지역적 특성에 따라 치료법을 다르게 해야 한다고 언급하고 있다. 그 중 동쪽 지역을 예로 들면 "동쪽 땅은 천지가 생하는 곳이며 어류와 소금이 풍부한 지역이다. 해안가에 살면서 주민들은 어류를 먹고 소금을 좋아하는데 자신들의 사는 곳을 편히 여기고 먹는 것을 맛있게 여긴다. 어류는 체내에 열을 쌓고 소금은 혈의 흐름을 방해한다. 그러므로 그 곳 주민들은 검은 색을 띠며 피부가 거칠다. 병은 종기질환이 자주 발생하므로 치료 역시 외과용 칼로 종기를 제거해야 한다"라고 했다. 여기에서 동쪽은 반드시 동쪽이라기보다 지역적으로 해안가에 살고 있거나, 짜게 먹는 식습관을 지닌 지역에서 살고 있는 것으로 이해하는 편이 타당하다. 결국 계절적, 지역적 특성에 따른 생리적, 생병리적(pathophysiological) 특성을 강조하고 있다.

최근 지구온난화로 인한 기후실조현상이 두드러지고 있으며, 기후실조로 야기된 기상재해로 지구 곳곳에서 피해를 입고 있는 실정이다. 그런데 기상재해뿐만 아니라 기후 자체가 변화하면 결국 재해가 아니더라도 오장육부에 영향을 미치므로 건강한 삶을 영위할 수 없게 된다. 토양오염, 수질오염 역시 마찬가지이다. 그러므로 환경보전은 미병을 관리하여 건강을 회복하는데 있어서 필수요건이다.

집안내 생활환경 및 직장내 작업환경에 대한 지속적인 관심도 중요하다. 알러지 등의 유발 인자는 없는지, 작업공간의 조명이 너무 어둡지는 않은지, 너무 시끄럽지는 않은지에 대해 관심을 가지고, 만일 특정 조건이 자신의 미병과 연관이 있다고 판단된다면 적극적으로 해결하려는 노력이 중요하다. 폐가 발달한 金體質과 쉽게 濕이 정체되는 土體質은 모두 습도에 민감하다. 金體質은 평소 주변환경이 건조하지 않도록 주의하고, 土體質은 반대로 濕하지 않도록 주의해야 한다.

6. 미병관리요법

미병관리에서는 각종 기능을 개선하기 위하여 약물, 침구, 첩대, 음악, 색채, 이완요법 등 다양한 방법들을 활용한다.

1) 약물요법

기능부조화는 장부의 偏盛, 偏衰를 반영한다. 약물은 四氣, 五味, 歸經의 특성을 가지고 있다. 四氣는 升降浮沈으로서 약물이 인체에 영향을 미치는 범위가 上下의 특성이 있음을 의미하며, 五味는 酸苦甘辛鹹으로서, 약물이 五臟중 특정 장부에 영향을 미침을 의미하며, 歸經은 약물에 따라 특정 經絡에 영향을 미침을 의미한다. 약물을 통해 장부의 기능적 부조화를 교정함으로써 결과적으로 각 기능회복을 도모할 수 있다.

2) 침구요법

침구치료는 심리적 안정 및 면역력 증강에 탁월한 효과가 있다는 연구결과가 다수 보고되었다. 침치료를 통해 인체는 부교감신경이 항진되며, 엔돌핀과 같은 진통억제물질이 신경말단에서 분비된다는 여러 연구결과가 보고되었다. 팔체질침법은 팔체질이론에 근거하여 체질적 장부의 불균형을 조정한다. 구법은 온열자극과 화학적 자극을 통해 기능개선에 효과적이라는 연구가 보고되었다. 침구치료와 더불어 식이, 운동 등의 전반적 관리가 시행될 경우, 치료효과는 倍加될 수 있다.

3) 첩대요법(Taping therapy)

첩대요법은 인체 피부상에 일정한 형태의 테이프를 부착하여 통증 완화, 자세 교정, 자율신경 조절 등을 도모하는 치료법이다. 첩대요법은 초기에 주로 관절고정 및 통증 완화 목적으로 활용되었으나, 최근에는 인체의 기능적, 구조적 균형(balance)을 조정하기 위한 목적으로 많이 활용되고 있다. 미병이 진행됨에 따라 형질기능의 이상으로 체중의 변화뿐만 아니라 체형의 변화도 발생하는 경우가 많다. 첩대요법은 전후, 좌우 체형의 불균형을 조정하는데 활용될 수 있다. 또한 첩대요법은 한열 불균형, 통증 등의 관리에 활용될 수 있다.

4) 음악요법(Music therapy)

특정 음향이나 음악에 의해 생체는 긍정적인 반응과 부정적인 반응을 모두 나타낼 수 있다. 최근 특정 음향이나 음악에 의한 생체반응을 정량적으로 평가하려는 시도가 진행되었다. 만일 특정 음향이나 음악에 의해 생체가 긍정적인 반응을 나타내면 이러한 소리자극을 치료의 목적으로 활용할 수 있을 것이다. 이러한 긍정적인 효과를 임상에서 활용한 분야가 음악치료(music therapy)이다. 반면, 부정적인 반응을 야기하는 소리자극에 대해서는 가급적 노출을 피하는 방법이 강구되어야 할 것이다. 청각자극의 생체에 미치는 영향에 대한 지표로서, 뇌파, 심박수 및 심박변이도, 피부전기활동성 등이 많이 활용된다.

Hinrichs에 의하면 공격과 기쁨을 경험하는 동안 뇌파의 알파파가 증가하고, 불안과 슬픔을 경험하는 동안에는 알파파가 감소한다고 했다. 일반적으로 알파파는 심리적 안정파로 인식되며, 인지나 각성활동시 소멸된다고 알려져 있다. 이에 비해 베타파는 불안, 긴장, 암산 등 정신활동 및 통증 등에서 발현한다. 최근 연구에 의하면 불쾌한 음을 들었을 때, 상대적으로 빠른 베타파의 출현이 증가한다는 보고가 있었다. 심장수축의 규칙성은 자율신경계와 중추신경계의 영향을 받는다. 자율신경계는 교감신경계와 부교감신경계로 나뉘는데, 특히 교감신경계는 어떤 정서적 상황이나 극심한 운동시 심장활동을 증가시킨다. 레벤슨은 분노, 공포, 슬픔을 경험할 경우, 놀람이나 혐오보다 심박수가 더 증가한다고 보고했다. 땀을 흘리는 것이나 땀선 활동은 정서적인 각성을 포함하는 다양한 상황에서 피부전기활동의 변화를 반영한다. 특히 피부전기활동성은 청각자극에 의해 유발된 정서상태를 연구하는데 유용하다. Zimny 등은 고요한 음악과 흥분된 음악을 들었을 때 피부전기활동성이 달라진다고 했다. 손 등은 종소리, 물소리, 북소리를 피험자에게 청취시킨 후, 청취 전후 양도락값의 변화를 분석했다. 그 결과 세 종류의 소리자극 모두 청취후 양도락값 저하를 야기했으며, 그 중 특정 경락의 양도락값이 각 자극에 따라 특징적으로 저하한다고 보고했다. 따라서 미병의 관리시 인체에 긍정적인 반응을 나타내는 음향, 음악 등의 청각자극을 지속적으로 부여함으로써 측정지표의 개선을 도모하는 방법을 강구해야 한다.

5) 색채요법(Color therapy)

색채는 약 400~700nm 범위의 파장을 갖는 전자기파 에너지가 망막의 광수용체에 도달한 후 뇌에 전달되어 일어나는 주관적 경험이다. 특정 색이나 광선이 인체에 긍정적인 효과를 미친다는 연구보고가 최근 발표되었으며, 이를 치료에 응용하는 분야가 색채요법이다. 여기에서 색채요법은 눈으로 인식하는 능동적 방법과, 특정 광선이나 파장을 인체에 조사하는 수동적 방법을 모두 포괄하는 개념으로 사용하고자 한다. 사회가 다변화됨에 따라 우리는 일상생활에서 다양한 색에 노출되어 있지만, 지속적으로 특정색에 노출되는 상황이 많이 발생한다. 즉, 사무실이나 학교, 집에서의 벽지나 조명색은 지속적으로 동일한 색에 노출되는 대표적인 경우이다. 만일 특정색이나 광선이 인체에 일정한 영향을 미친다면, 각 개인에 적합한 색이나 광선을 선정하는 것이 중요하다.

의학적으로 색채요법은 심리치료뿐만 아니라, 피부질환, 영아 고빌리루빈혈증, 편두통, 심혈관계 질환, 치매 등에 다양하게 응용되었다. 한의학에서의 레이저침도 색채요법의 일종으로 간주할 수 있으며, 레이저침은 고혈압, 통증에 일정한 효과가 있다고 보고되었다. 팔체질의학에서는 각 체질에 따라 긍정적인 색과 부정적인 색을 규정하고 있다. 예를 들어 목양체질이나 금양체질은 청색이 긍정적인 색이며, 목음체질이나 금음체질은 백색이 긍정적인 색이다. 그러므로 미병관리시 각 개인에 적합한 색이나 조명을 선정하되, 이를 보다 객관적으로 평가할 수 있는 방법도 지속적으로 연구되어야 할 것이다.

6) 이완요법

이완요법은 특정기법을 이용해 환자가 이완상태로 전환될 수 있도록 유도하는 행위이다. 이완요법에는 바이오피드백, 자율훈련법, 점진적 근육 이완법, 명상 등 다양한 기법이 이용된다.

(1) 바이오피드백

바이오피드백이란 우리 몸 내부에서 일어나는 각종 생리 현상들을 시각이나 청각 등을 이용하여 인지할 수 있도록 유도하고 스스로 훈련을 통해 생리현상들을 조절할 수 있게 도와주는 치료 방법이다. 뇌파조절요법(EEG feedback; neurofeedback)은 자신의 뇌파를 실시간으로 시각, 혹은 청각적으로 모니터링하면서 특정 뇌파(주로 알파파 영역)의 증가를 목표로 훈련하는 방법이다. 뇌파조절요법을 통해 심리적 안정 및 집중력 향상을 도모할 수 있다.

(2) 자율훈련법(Autogenic training)

자율훈련은 수동적 주의집중(passive concentration)을 통한 자기암시법으로서, 신체 특정부위의 감각을 생각이나 심상(image)의 도움을 받아 강화시키려는 노력이다. 예를 들어 손부위의 온도를 높이고자 한다면, "일부러 잘하려 하지 말고, 손이 저절로 따뜻해지도록 그냥 내버려둔다는 마음가짐을 가지세요"라고 조언하거나, 혹은 손을 따뜻하게 하는데 도움이 될 만한 생각이나 심상을 시도하도록 조언한다. 자율훈련법은 바이오피드백의 보조수단으로 활용되거나, 혹은 단독으로 활용될 수 있다.

(3) 점진적 근육이완법

근육이완훈련의 목적은 스트레스에 의해 긴장된 전신근육을 이완시키고, 스트레스에 의해 변화된 호흡을 율동적으로 실시, 심신건강을 회복시킴으로써 건강을 증진하는데 있다. 점진적 근육이완법에는 능동적 방법과 수동적 방법이 있다. 능동적 방법은 근육을 긴장시킨 후 이완시키는 방법이다. 수동적 방법은 근육의 긴장유도 없이 근육을 이완하는 방법이다. 능동적 방법인 월피의 근육이완법을 예로 들면 다음과 같다.

우선 편한 자세를 취한다. 먼저 팔과 손, 손가락 이완을 시행한다. 다음으로 양팔, 이마, 얼굴, 턱, 목, 어깨, 가슴, 배, 다리와 발의 순서대로 이완을 시행한다. 이완의 대원칙은 이완하고자 하는 부위를 약 10초 정도 힘껏 긴장시킨다. 손을 긴장시킬 경우 주먹을 세게 움켜쥐며, 이마를 긴장시킬 경우 눈썹을 치켜떠 이마의 근육을 긴장시킨다. 이와 같이 각 부위의 긴장은 그 부위 근육을 수축시키는 방법을 적용하면 된다. 그 후 약 20초 정도 충분히 이완을 시킨다. 가슴, 다리부위의 이완은 기존 20초 외에 각각 20초, 60초를 추가하여 가슴에서부터 어깨, 목, 얼굴, 팔까지 이완을 넓히거나, 혹은 손, 팔, 얼굴, 목, 어깨, 배, 다리, 발, 몸 전체까지 이완을 넓히는 방법을 추가로 시행한다. 이완법을 종료할 경우, 바로 일어나지 말고 '3, 2, 1'을 속으로 센 후 될 수 있으면 천천히 이완을 마치도록 한다.

(4) 명상

명상은 자기 스스로 수행을 통해 의식(마음, 몸, 행동)에 변화를 가져오는 것으로, 수행의 주요한 특징은 주의를 비분석적 방식으로 집중하는 것이다. 일반적으로 명상을 정의할 때 마음의 변화에 초점을 맞추지만, 심신이 별개가 아니므로, 신체적 변화 역시 중시되어야 한다. 비분석적인 방식은 주의집중의 대상을 분석하거나, 비판하거나, 다른 것과 비교하거나, 혹은 연상하거나 추론하지 않고, 수동적인 자세에서 그 대상에 대해 꾸준히 주의를 기울이는 것이다. 이러한 수동적인 자세를 유지하는 것 자체가 능동적이지 않으면 끊임없이 잡념에 시달리게 되므로 결국 '능동적인 수동'이라 말할 수 있다.

명상은 크게 집중명상과 통찰명상으로 분류할 수 있다. 집중명상은 변화하지 않는 단일한 대상 또는 반복적인 자극대상에 주의를 집중하는 행위이다. 집중명상은 다시 감각에 집중하는 방법, 심상에 집중하는 방법, 행위에 집중하는 방법, 비논리적 문제에 집중하는 방법, 복합적 방법으로 분류할 수 있다. 통찰명상은 매순간 경험에 충실하도록 하는 방법이다. 통찰명상은 특정 자극에 주의를 기울이는 것이 아니라, 내부, 외부로부터 나타나는 모든 자극에 대해 마음을 열고 매순간의 자극에 따른 경험에 얽매이지 않고 그 경험을 순수하게 관찰, 혹은 의식한다.

명상의 목적은 심리적 안정, 스트레스 해소, 통제력 제고, 심리치료, 단순한 육체적 건강, 종교적 신념 등 매우 다양하다. 명상의 효과는 두 가지로 대별될 수 있다. 첫째, 심신의 이완이며, 둘째 자신과 자신을 둘러싼 세계에 대한 통찰력 증진이다. 결국 나 자신이 주인공이 되어 나 자신과 주변을 발전, 정리해나가는 과정이므로 이는 미병관리의 중요한 부분을 담당한다.

참고문헌

1. 권오연. 음악에 의한 감성의 생리적 측정연구에 관한 소고. 음악과 민족. 2003;25:185-214.
2. 김준호. 양생법의 연구현황. 대한한의진단학회지. 2006;10(1):36-45.
3. 대한심신스트레스학회편. 스트레스과학의 이해. 신광출판사. 1997
4. 손유석, 강정수. 音色이 經絡의 良導絡 數値에 미치는 영향. 대한침구학회지. 2005;22(4):87-93.
5. 인창식. 색채자극에 따른 심박변이도 변화와 한열조습변증의 상관성. 대한한의진단학회지. 2006;10(2):79-87.
6. 文濬典, 安圭錫, 崔昇勳. 東醫病理學. 高文社. 1989.
7. 武市昌士, 김영설, 박영배. 미병의 동서의학. 군자출판사. 2008.
8. 楊豪. 中醫學對亞健康狀態的認識. 中醫正骨. 2004;16(12):13-14.
9. 于春泉, 張伯禮, 馬實. 中醫對亞健康病因病機的認識. 天津中醫藥. 2005;22(3):198-199.
10. 張曙云. 亞健康的診斷與豫防. 解放軍保健醫學雜誌. 2003;5(2):71-72.
11. 陳青山, 王聲湧, 荊春霞, 董曜梅, 池桂波, 朱雨. 應用Delphi法評價亞健康的診斷標準. 中國公用衛生. 2003;19(12):1467-1468.
12. 陳虹林, 劉眞. 淺析中西醫對亞健康的辨證論治. 新疆中醫藥. 2006;24(4):80-84.
13. 夏登波. 略談亞健康. 瓊州大學學報. 2005;12(2):49-50, 67.

허로

1. 개요

허로의 원인은 陰虛로 인해 痰과 火가 생겨 발생하는 병을 말한다. 따라서 치법에는 補陰을 하고 去痰, 瀉火하는 방법을 쓰게 된다. 처방 역시 補陰, 去痰 또는 瀉火하는 목적으로 운용된다. 그런데 여전히 虛勞가 단지 허약해서, 또는 과로로 인해 생기는 병으로 잘못 알고 있다. 병리를 보면 일반적인 병이 오행의 相克 또는 乘侮의 관계로 설명이 되는 것과 달리 허로는 勝侮와 亢害承制의 경우를 기본적인 설명으로 해야 하는 것이 특징이다. 허로와 일반적인 병의 차이점은 같은 증상이라도 치료기간의 차이가 현저히 난다는 점이다.

허로는 의가에 따라 두 가지 유형으로 나눌 수 있다. 대개의 의가들은 허로가 단순한 허약이나 과로로 인해 생긴다고 보고 있고 치료하는 처방으로는 보음이나 보양을 위주로 하고 있다. 동의보감도 이 범주에 속한다. 이에 비해 실질적인 심한 병으로 인식하는 의가도 있는데, 葛乾孫, 龔居中과 같은 의가의 대표적이다. 우리나라에서는 이 두 가지를 뚜렷하게 나누지는 않았으나 병리적인 해석이나 처방에서는 허로에 대해 언급을 많이 했다.

2. 원인

정기혈액을 상하여 陽盛陰虧가 되면 火가 炎上하여 痰이 모이게 되어 虛勞가 된다. 그러나 병의 근원은 여러 가지가 있다. 타고난 체질이 약한데 다시 과로하여 心腎을 상하여 정혈을 소모시켜 발생한 경우, 外感風寒으로 폐를 상하여 오랜 기침을 하여 폐의 生化之源이 다 소모되어서 된 경우, 오랜 병이나 오랜 학질증상을 가지고 있었는데 조리를 잘못하여 다시 眞元을 상하게 하여 된 경우, 생활이 어려운 노동하는 사람이 힘을 과하게 써 피를 토하고 陰虛까지 이르게 되어 병이 된 경우, 생활이 넉넉하고 바쁘지 않은 사람이 술과 망령된 욕심으로 脾腎을 상하게 하여 된 경우, 점차로 조금씩 물들듯이 하여 병이 된 자 등이 있다. 여기에서는 龔居中과 何炫이 제시한 허로 원인을 각각 살펴보기로 한다.

1) 공거중의 허로 원인

(1) 타고난 체질이 약한데 다시 과로하여 심신을 상하여 정혈을 소모시켜 발생한 자
(2) 외감풍한이 있어 폐를 상하여 오랜 기침을 하여 폐의 생화지원이 다 소모되어 발생한 자
(3) 구병이나 구학이 있었는데 조금 실조하여 다시 진원을 상하게 하여 된 자
(4) 생활이 어려운 노동하는 사람이 힘을 과하게 써 토혈을 하고 음허까지 이르게 되어 병이 된 자
(5) 생활이 넉넉하고 바쁘지 않은 사람이 술과 망령된 욕심으로 비신을 상하게 하여 된 자
(6) 점차로 조금씩 물들듯이 하여 병이 된 자

2) 하현[1)]의 허로 원인

(1) 술로 인해 肺를 상하는 것
(2) 色으로 인해 腎을 상하는 것
(3) 많은 생각과 고민으로 心을 상하는 것
(4) 과로로 인해 脾를 상하는 것
(5) 크게 怒하여 肝을 상하는 것

3. 허로의 전조증

허로는 반드시 전조증이 있다. 경항부에 결핵이 생기거나, 복부나 협부에 현벽이 생기거나, 평소에 몽정, 유정이 있거나, 어려서 코피를 자주 흘렸거나 하면서 날이 지날수록 갑자기 땀이 나거나, 咳嗽 및 唾血, 吐血, 衄血 등 출혈증상이 있다. 바깥으로는 반드시 형체나 얼굴이 초췌해지고 신체가 병든 사람처럼 마르게 된다. 머리카락이 가늘어지고 윤기가 없어지고 맥은 반드시 弦, 濇, 芤, 虛하게 된다. 총체적으로 볼 때 장기가 편중되어 휴손된 것으로 지나친데 대한 피해만 있고 지나친 것에 대한 억제작용이 없으므로 이런 극한 증상이 생기는 것이다. 이를 亢害無制라 하는데, 즉 지나치게 항진되어 해를 입히되 그것을 제압하는 기운이 없는 상태이다. 결국 최종적으로 亢則害 承乃制하게 되니, 亢進되면 억압을 받는 기운의 아들(子)기운이 나타나 억압을 제압한다.

---

1) 하현(何炫): 淸代 醫家(淸나라 康熙때 사람)로 字는 嗣宗이다. 江蘇省 奉賢縣 사람이다. 何炫은 南宋 이래 19대 名醫 집안이다. 저서는 〈虛勞心傳〉이 있다.

4. 허로의 증상

허로의 증상에는 痰火咳嗽, 痰火失血, 自汗, 盜汗, 夢遺滑精, 痰火脇痛, 驚悸, 怔忡, 健忘, 火病結核, 肺痿, 肺癰, 火病寒熱, 痰火潮熱, 痰火骨蒸, 火病失音, 火病咽痛, 火病泄瀉, 傳尸鬼疰 등이 있다.

5. 치법

각 장부의 외증을 살펴 내부에서 항진된 징조를 찾아 邪氣를 몰아내고 母를 보하는 법을 쓰고 오장의 항해승제를 치료하는 방법을 쓴다. 만약 肺病이 肝에 傳해지면 面白, 目枯, 口苦, 自汗, 心煩, 驚怖 등의 증상이 나타나는데, 이때 치법은 清金補水하여 益木한다. 腎病이 心에 傳해지면 面黑, 鼻乾, 口瘡, 喜忘하고 大便은 便秘가 되거나 或은 泄瀉하는 등의 증상이 나타나는데, 이때 치법은 折水補木하여 益火한다. 肝病이 脾에 전해지면 面青, 脣黃, 舌强, 喉硬, 吐涎, 體瘦, 飮食無味 등의 증상이 나타나는데, 이때 치법은 伐木補土하여 益火한다. 心病이 肺에 전해지면 面赤, 鼻白, 吐痰咯血 咳嗽, 毛枯 등의 증상이 나타나는데, 이때 치법은 瀉火補土하여 益金한다. 脾病이 腎에 전해지면 面黃, 耳枯, 胸滿, 脐痛, 遺精白濁 등의 증상이 나타나는데, 이때 치법은 瀉土補金하여 益水한다.

五臟相傳이라고 하는 것은 오장의 기가 他臟에 전해져 서로 상하게 하는 것이다. 증상은 亢害承制로 인해 나타나며 面色을 기준으로 하고 他症으로 亢을 받는 臟을 판단한다. 치법은 君藥으로 益氣하고 佐藥으로 補母하고 使藥으로 邪氣를 없애도록 한다.

肺의 병이 肝으로 가면 賊邪가 되는데, 반드시 面白, 目枯, 口苦, 自汗, 心煩, 驚怖하게 된다. 얼굴색이 하얗게 되는 것은 폐의 색이기 때문이고 目은 肝의 竅가 되기 때문이다. 口苦, 自汗, 心煩, 驚怖는 모두 心病에 속한다. 이는 母가 子를 허하게 하는 징후이다. 治法으로 마땅히 君藥으로 益肝해야 하는데, 當歸, 白芍, 牛膝, 續斷으로 肝의 血을 補하고 決明子, 白朮, 柏子仁, 菊花로 肝의 氣를 더하고, 枸杞子, 杜冲, 熟地黃, 阿膠, 菟絲子로 肝의 母를 補하고, 知母, 柯子, 麥門冬, 片芩으로 肺의 實을 瀉한다. 使藥으로는 麥門冬, 酸棗仁, 白茯神으로 清心하여 鎭神한다.

腎病이 心으로 가면 賊邪가 되는데 반드시 面黑鼻乾, 口瘡, 喜忘, 大便 或秘或泄하게 된다. 黑色은 腎의 색이고 鼻는 肺의 竅이다. 大便이 或秘, 或泄하는 것은 역시 모두 金病이다. 口瘡, 喜忘하는 것은 또한 心病에 속한다. 이는 水克火하고 火克金한다는 뜻이다. 치법으로는 마땅히 君藥으로 益心해야 하는데, 白茯神, 遠志, 石菖蒲로 心의 氣를 더하고 當歸, 熟地黃으로 心의 血을 補하고, 酸棗仁, 烏梅, 生薑, 陳皮로 心의 母를 補한다. 澤瀉, 車前

子, 茯苓으로는 水의 陰邪를 제압하고 使藥으로 片芩, 知母, 麥門冬, 天門冬, 紫菀으로 金의 燥를 潤하게 한다.

肝病이 脾로 가면 賊邪가 되는데 반드시 面靑脣黃, 口强舌硬, 吐涎, 體瘦, 飮食無味하게 된다. 靑色은 肝의 色이고 입술은 脾의 外候가 되고 나머지는 모두 肝의 本病이다. 이는 木克土의 뜻이다. 치법으로 마땅히 君藥으로 補土해야 하는데, 人蔘, 黃芪, 升麻, 葛根으로 脾의 氣를 補하고, 白朮, 白芍藥, 大棗, 膠飴로 脾의 血을 補하고, 桂心, 茯苓으로 脾의 母를 補한다. 佐藥으로는 芍藥, 烏梅로 木의 實을 瀉하고, 龍膽草, 黃芩, 黃連, 梔子로 肝의 火를 瀉한다. 使藥으로는 麥門冬, 天門冬, 知母, 貝母, 百合, 阿膠로 金의 肅降機能을 견고히 한다.

心病이 肺로 가면 賊邪가 되는데 반드시 面赤, 鼻白, 吐痰, 咯血, 喘咳, 毛枯하게 된다. 赤色은 心의 色이고 鼻는 肺에 속한다. 나머지는 모두 肺의 병증이다. 이는 火克金의 징후이다. 치법으로는 마땅히 君藥으로 瀉火해야 하는데, 甘草, 人蔘, 赤茯苓, 木通, 黃柏으로 氣分의 火를 瀉하고, 玄蔘, 丹參, 牧丹皮, 地黃으로 血分의 熱을 散한다. 使藥으로는 黃連으로 心의 子인 土의 實을 瀉한다. 佐藥으로는 麥門冬, 天門冬, 百合, 貝母, 阿膠로 肺를 保護하고 潤燥한다. 使藥으로는 人蔘, 黃芪, 芍藥, 白朮, 大棗, 甘草, 膠飴로 肺의 母를 보한다.

脾病이 腎으로 가면 賊邪가 되는데 面黃, 耳枯, 胸滿, 胻痛, 遺精白濁한다. 黃色은 脾의 색이고 귀는 腎의 竅다. 腎主骨하므로 胻痛하게 되고 나머지는 모두 水病이다. 이는 土克水의 징후다. 치법으로는 君藥으로 益水하고 知母, 玄蔘, 補骨脂로 腎의 氣를 더하며, 熟地黃, 枸杞子, 黃柏, 五味子, 山茱萸로 腎의 血을 補한다. 佐藥으로 梔子, 豆豉, 蘿葍子로 脾의 子를 瀉한다. 柯子, 防風, 桑白皮로 土의 實을 泄한다. 使藥으로는 人蔘, 山茱萸, 玄蔘, 熟地黃으로 腎의 母를 補한다.

6. 勞瘵證治

勞瘵는 痰火에 의해 발생하는 것이 가장 많은데 병의 先後로 말한다면 火가 痰의 근본이 되고 痰은 火의 표가 된다. 그리고 陰虛하면 火에 이르고 痰에 이르는 근본이 된다. 왜냐하면 陰虛하면 火가 動하고 火가 動하면 痰이 生하기 때문이다.

대개 金은 生化의 근원이고 水는 生成의 근본이다. 眞陰이 이미 虧損되면 火가 스스로 편승하게 되고 火가 이미 편승하면 上炎하여 金을 녹인다. 母인 金이 傷하면 生化의 근원은 이미 멈추기 때문에 아들인 水가 영양을 받지 못하게 된다.

대개 水가 이미 虧損되면 火는 서로 불붙게 되고 火가 肺로 임박하면 咳가 되고 痰이 咽喉를 막으면 嗽가 된다. 眞水가 계속 마르면 火로 이르게 되고 이때 陰이 더욱 소모되면 陽이 더욱 항진하게 되어 활활 타오르게 되고 血을 핍박해 상행하여 코나 눈, 입 등의 諸竅로 넘쳐 나오게 된다. 그러면 咳血·唾血·吐血·衄血 등의 증상이 되는 것이다.

血은 유형이라 만들어지기는 어려우나 쉽게 虧損되므로 血을 이미 많이 잃어버리면 陰이 暴脫을 하고 陽 역시 미미해진다. 陽이 미미해지면 惡寒하게 되고 陰虛하면 發熱하게 되므로 寒熱이 瘧과 같이 나타나는데 이는 陰少陽敗의 증상이다. 潮熱이 이르게 되면 陰虛가 극심한 것이다. 精이 腎에 固藏되어 있으면 心으로부터 명령을 받으나 心腎의 液이 둘 다 虧損되면 水火가 交濟를 하지 못한다. 陽은 開泄을 주관하는데 스스로 玉關이 괄약할 수 없게 된다. 그러면 꿈을 한 번 꾸면 遺精을 하게 되고 성교를 하지 않아도 精液이 누설된다. 眞陰이 이미 고갈되면 陽이 홀로 있게 되어 뿌리가 없는 것같이 된다.

만약 嗜慾으로 시작하여 水가 虧損되었다면 火가 炎上하여 金을 녹여 母子가 모두 虛해져 咳한다. 痰은 많고 미끄럽고 맥은 반드시 弦·長·緊·實하거나 혹은 滑하면서 數할 것이다. 이는 火가 鬱하여 內實해진 것이니 補를 할 수 없다. 치법은 마땅히 君으로 益水를 해야 하는데 熟地, 玄蔘, 五味子, 枸杞子, 山藥 등과 같은 종류로 쓴다. 佐藥으로는 淸金해야 하는데 知母, 貝母, 麥門冬, 天門冬, 沙蔘, 紫菀 등의 약으로 쓴다. 使藥으로는 降火를 해야 하는데 梔子, 黃芩, 黃柏 등의 약을 쓴다.

만약 風寒의 邪가 울체되어 시작한 것이라면 久咳로 폐를 상하여 嗽血하고 점차 水가 虧損되는데 이르게 된다. 이는 金에서 生化之源이 끊어져 母가 子로 하여금 虛하게 한 것이다. 脈은 반드시 浮하면서 芤濡虛大, 遲緩無力하거나 혹은 沈하면서 遲·澁·弱·細·結·代하게 되는데 모두 虛하면서 부족한 것이니 補를 할 수 있다. 치법으로는 마땅히 益肺를 해야 하는데 人蔘, 黃芪, 山藥과 같은 종류의 약으로 한다. 佐藥으로 滋腎해야 하는데 熟地黃, 五味子, 玄蔘, 山茱萸 등의 약으로 쓴다. 使藥으로는 淸金斂肺해야 하는데 知母, 貝母, 麥門冬, 天門冬, 片芩, 沙蔘, 烏梅, 五味子, 白芍藥의 종류를 쓴다.

만약 힘을 많이 써 傷筋한 것으로 시작된 것은 동작을 많이 하면 氣가 逆하여 肝이 血을 받지 못하게 되므로 上竅로 血이 妄出하여 陰虛에 이르게 된다. 치법으로는 마땅히 君藥으로 益肝하여야 하는데 當歸, 牛膝, 芍藥 등의 약을 쓴다. 佐藥으로 養氣해야 하는데 決明子, 白朮, 柏子仁, 生薑 등의 약을 쓴다. 使藥으로는 消瘀해야 하는데 牧丹皮, 紅花, 鬱金 등의 종류를 쓴다. 다시 熟地黃, 枸杞子, 杜沖으로 母를 補해도 되고 겸해서 麥門冬, 天門冬, 知母, 黃芩, 沙蔘으로 邪氣를 막으면 거의 원만하게 잘 될 것이다.

만약 水가 말라 肺가 燥하여 喀唾咳嗽하게 되면 치법으로 마땅히 潤肺淸金해야 하는데 蛤蚧, 阿膠, 麥門冬, 天門冬, 百合, 貝母, 天花粉의 약을 쓴다.

참고문헌

1. 龔居中. 紅爐點雪. 상해과학기술출판사. 1982.
2. 何炫. 何氏虛勞心傳. 학림출판사. 1984.

한방 건강진단

1. 개요

건강진단은 평소 질병이나 증상이 없는 사람이 실지로 병이 없는지, 또는 건강한지 여부를 알아보는 보건서비스이다. 한방 건강진단은 각종 생기능검사를 통해 개인의 건강정도를 평가하고, 질병의 무증상시기에 질병 위험인자를 결정하거나, 이미 특정질환에 이환된 환자의 건강 회복력을 향상시키기 위한 의료시스템이다.

건강진단의 목적은 증상이 없는 개인, 혹은 집단을 대상으로 질병을 조기에 발견, 치료함으로써 생명을 연장하고 삶의 질을 향상시키는, 즉 조기진단 및 조기치료를 목적으로 한다. 나아가서 건강진단은 질병의 위험도가 높은 건강요주의자뿐만 아니라 유질환자 등의 건강상태도 분류하여 이에 따른 적절한 후속조치를 취함으로써 조기사망, 장애를 예방하고 치료비를 절감하여 개인과, 더 나아가 사회의 정신적, 경제적 부담을 감소시키는 것을 목표로 한다.

그동안 꾸준히 실시된 양방 건강검진은 여러 성과와 함께 다음과 같은 한계점을 동시에 나타냈다. 첫째, 구조중심적, 기술의존적 양방 건강검진은 수검자의 임상증상을 간과하는 경향을 나타냈다. 둘째, 특정 지역, 특정 인구집단, 특정 사업장 등 단위별 건강검진 개념은 개인마다 다른 개체 차이를 간과하는 경향을 나타냈다. 셋째, 검사항목이 지나치게 신체적, 육체적 질환에 치우쳐 있어서 정신건강에 대한 문제를 간과하는 경향을 나타냈다.

이에 비해, 미병 개념을 도입한 한방 건강진단은 다음과 같은 점에서 강점을 지니고 있다. 첫째, 그동안 간과되기 쉬었던 '기존 검사상 이상이 없으나 증상을 호소하는' 수검자에 게 생기능검사를 활용, 각 성능을 평가함으로써 기능회복에 도움을 줄 수 있다. 특히, 아직 증상이 발현되지 않은 무증상성의 질병 前段階 수검자 및 기존 검사상 이상이 없는 증상 발현자에 대해서, 기능회복 방안을 적극적으로 제시할 수 있다. 둘째, 개인마다 다른 체질적 특징을 고려하여 개인 맞춤형 기능회복 방안을 제시할 수 있다. 셋째, 육체적 기능 부조화뿐만 아니라 정신적 기능 부조화를 동시에 평가함으로써 심신의 건강을 동시에 도모할 수 있다.

2. 내용

1) 昇降기능

평소 소화장애를 호소하지 않은 사람들도 승강기능이 저하되거나 항진되어 있는 경우가 많다. 승강기능의 저하는 체내 기혈생산의 효율을 저하시킴으로써 결국 활력기능 저하를 야기하거나, 혹은 이차적 병리물질인 어혈, 담음을 생성하여 순환기능 저하를 야기한다. 승강기능 항진 역시 문제가 된다. 이는 승강기능 저하와 반대로 체내 기혈생산 효율은 정상 혹은 항진되어 있으나, 생산된 기혈의 소모가 항진되어 있으므로 결국 정상적인 기혈활동을 방해한다. 승강기능 항진 역시 활력기능 저하를 야기하며〔火食氣〕, 지속적인 한열기능 부조화 요인으로 작용한다. 승강기능은 평위산증 설문, 설진검사, 위전도검사 등을 통하여 평가한다.

2) 呼吸기능

최근 급격히 증가하고 있는 만성 피로, 불안, 초조, 기억력 저하 등의 문제가 호흡실조와 밀접한 관계가 있음이 밝혀지고 있다. 이에 호흡실조 여부와 정도를 여러 생기능검사를 통해 판단한다. 아울러 未病이 진행될수록 호흡패턴의 복잡성(complexity)이 증가하므로 호흡패턴을 측정, 시계열분석과 카오스분석을 통해 복잡도를 정량적으로 평가한다. 호흡실조가 진행되면 정지기능 실조를 야기하며, 드물지 않게 형질기능 실조도 야기한다. 호흡기능은 호흡곡선(respiration curve), capnography 등을 통하여 평가한다.

3) 寒熱기능

한열기능실조 범주에 속하는 임상 증상은 의외로 많다. 얼굴 화끈거림, 수족냉증, 아랫배냉증, 생리불순, 가슴 답답함, 구강건조, 안구건조, 무릎시림, 추위를 참지 못함〔不耐寒〕, 더위를 참지 못함 등의 증상은 모두 한열기능 실조의 범주에 포함된다. 한열기능은 다른 기능을 포괄한다. 이는 팔강변증중 음양변증이 나머지 6가지 변증을 포괄하는 것과 유사하다. 승강기능 실조가 진행되면 한열기능 실조를 야기한다. 많은 경우에 있어서 순환기능, 활력기능, 형질기능, 정지기능, 호흡기능 실조 역시 한열기능 실조를 야기하므로 한열기능 검사는 거의 모든 경우에 시행하는 것이 권장된다. 한열기능은 한열・열증 설문, 맥률검사, 맥진검사, 적외선체열검사 등을 통하여 평가한다.

4) 循環기능

순환기능의 실조는 임상에서 크게 통증과 중풍위험도 증가로 나타난다. 그러므로 순환기능

평가시 통증에 중점을 둘지, 중풍위험도에 중점을 둘지 미리 결정한 후 순환기능 평가를 시행하는 것이 바람직하다. 예를 들어 통증 평가시 굳이 경두개초음파검사를 시행할 필요는 없다. 순환기능 평가항목의 상당부분은 어혈평가 항목이다. 어혈평가 항목은 다시 대혈관 순환기능을 살피는 맥파전달속도, 미세혈관 순환기능을 살피는 가속도맥파, 모세혈관경, 뇌내 혈관 기능을 살피는 경두개초음파검사와 더불어 맥진, 설하락맥검사가 모두 어혈평가항목에 포함된다. 어혈과 더불어 순환기능을 방해하는 인자로 알려져 있는 담음 평가도 순환기능 검사항목에 포함된다. 담음 평가항목에는 설태검사가 포함되는데, 설태검사는 승강기능 평가시에도 활용된다. 형질기능 평가항목중 생체전기 임피던스검사를 담음평가시 활용할 수 있다. 활력기능 평가항목중 심박변이도검사를 순환기능중 중풍위험도 평가시 활용할 수 있다. 통증은 한열과 밀접한 연관이 있으므로 순환기능 평가는 일반적으로 한열기능 평가와 병행하여 시행하는 것이 바람직하다. 순환기능은 어혈·담음설문, 설진, 맥진, 모세혈관경, 심전도, 심자도, 심박변이도, 맥파전달속도, 가속도맥파, 경두개초음파검사 등을 통하여 평가한다.

5) 活力기능

과거에는 영양상태가 불량하고 지속적인 과로로 인한 활력기능 저하를 호소하는 사람들이 많았는데, 최근 충분한 영양 섭취 및 과로에 노출되는 정도와 횟수가 감소했음에도 활력기능 저하를 호소하는 사람들이 과거에 비해 오히려 증가 추세이다. 과거의 활력기능 저하가 勞傷으로 인한 것이었다면, 최근의 활력기능 저하는 倦傷[지나치게 움직이지 않아 생긴 활력저하]인 경우가 많다. 식생활 변화와 생활습관의 변화도 활력기능 저하에 큰 영향을 미치게 되었다. 식생활이 과거에 비해 지나치게 육류 위주로 변화하였으며 인스턴트식품의 이용 빈도수가 급격히 증가하였다. 육류 및 인스턴트식품은 각각 습열, 한습을 조장하여 승강기능 실조를 야기한다. 많은 경우 활력기능은 승강기능 실조의 결과로 나타나기도 한다. 그러므로 활력기능 평가는 승강기능 평가와 병행하여 시행되는 것이 바람직하다. 이 외에도 지나친 열이 기를 소모시키므로[火食氣] 활력기능 평가시 한열기능 평가를 병행함으로써 열의 지나친 항진이 잠재하는지 살펴보는 것이 바람직하다. 많은 경우 정지기능 실조가 활력기능 저하를 야기하기도 한다(木剋土). 그러므로 정지기능 실조 여부를 활력기능 평가시 반드시 검토해야 한다. 활력기능은 한열·열증·보증익기탕증·평위산증설문, 양도락, 피부전기자율반응, EAV, 심박변이도 검사 등을 통하여 평가한다.

6) 形質기능

形質의 변화는 기의 변화가 진행되거나 기의 실조가 장기간 개선되지 않아 발생하는 경우가 대부분이다. 체중의 증가, 혹은 감소 및 체형의 변화는 대부분 각 기능 실조가 장기간 지속된 결과이다. 임상에서는 얼굴부종, 다리부종, 비만, 굽은 등, 요통, 목통증, 무릎통증, 발목통증, 어깨통증 등 체중변화와 체형에 관련된 통증이 형질기능 실조와 연관 있다.

각 기능실조가 장기간 진행된 경우 특별한 임상 증상이 없어도 형질기능을 병행하여 평가하는 것이 바람직하다. 형질기능 실조는 호흡기능 실조와 밀접한 관련이 있다. 대부분 호흡 실조시 형질기능 실조가 속발하여 굽은 등, 경추 전만곡 감소등이 나타난다. 체중 증가 및 체중 감소는 승강기능, 활력기능과 밀접한 관련이 있으므로 많은 경우 병행하여 검사를 시행한다. 형질기능은 생체전기 임피던스, 모아레검사 등을 통하여 평가한다.

7) 情志기능

情志기능 평가는 두 가지 측면에서 중요하다. 첫째, 과거에 비해 정신적 스트레스를 야기하는 직업이 급격히 증가하였다. 그 결과 육체적 과로보다 정신적 스트레스로 인한 각종 증상을 호소하는 사람들이 증가하였다. 둘째, 情志기능은 다른 기능에 직접적인 영향을 미치므로 만일 특정 기능이 정지기능의 영향을 받고 있다면 情志기능을 동시에 개선하지 않으면 특정 기능을 개선하는 것만으로 효과는 미미하다. 예를 들어 스트레스로 인한 불규칙한 식사, 과식, 폭식 등으로 승강기능의 실조가 나타난 경우, 당연히 情志기능 개선이 병행되어야 승강기능이 개선된다. 情志기능은 직접적으로 활력기능에 영향을 미치므로(木剋土) 활력기능 평가시 반드시 情志기능을 병행 검사해야 한다. 정지기능은 피부전기자율반응, 심박변이도, 뇌전도, 뇌자도검사 등을 통하여 평가한다.

3. 향후 전망

최근 미병상태의 인구가 빠른 속도로 증가하고 있다. 문제는 자신이 미병 상태임을 모른 채 일상생활에서의 신체적, 정신적, 사회적 증상들을 당연한 것으로 받아들이고 일상생활을 영위하는 경우가 대부분이라는 점이다. 관리되지 않은 미병은 개인에 있어서는 고통을 유발하므로 행복한 삶을 방해하는 주요 인자이며, 사회에 있어서는 각 사회구성원들의 작업능율이 저하됨으로써 결국 사회전체의 발전을 저해한다. 그러므로 미병관리는 개인적으로나 사회적으로 적극적으로 해결해야 할 문제이다. 이에 개인 단위의 한방 건강진단뿐만 아니라, 지역사회, 직장 및 국가에서 보조하는 한방 건강진단이 지속적으로 확대되어야 할 것으로 사료된다.

❙ 참고문헌 ❙

1. 이은경. 한방건강검진 프로그램의 내용과 참가자들의 만족도에 관한 연구. 원광대학교.2001
2. 나동진, 김태전, 김남용. 종합 건강검진센터 운영실태에 관한 고찰. 병원경영연구소 논문집. 1999;4(2): 97-117.
3. 한현정, 정재열, 권소희, 송용선, 장두섭, 이기남. 산업장 근로자를 대상으로 실시한 한방 건강검진의 만족도. 2003; 13(2):135-143.

운기의학

1. 개요

인체는 소우주라 하여 자연 즉 지구의 기후변화에 영향을 받기 때문에 잉태 당시 기후의 특성을 가지게 된다. 따라서 기후의 변화를 알면 그 당시 태어난 사람의 체질특성을 알 수 있다는데 근거를 두고 있다. 나아가 이를 바탕으로 실제 치료와 예방에 쓰이는 방법이 우리나라에서 제시되었는데, 이를 이용하여 치료를 하는 것을 運氣醫學이라고 한다.

五運은 十干을, 六氣는 十二支를 이용하여 표시하며, 각각에 배속된 오행의 성질에 따라 五運과 六氣의 오행을 정하고 이 運과 氣의 오행상의 상관관계로 질병을 예측하고 예방과 치료방법을 강구한다. 오행을 이용하여 변증하는 것을 五行辨證 또는 運氣辨證이라 하고, 오행으로 체질을 나눈 것을 五行體質 또는 運氣體質이라고 한다.

2. 운기의학의 이론적 근거

운기의학은 황제내경 내용 전체에 흐르고 있는 사상의 하나인 天人相應思想에 기초를 두고 있으며 〈素問〉의 大論 7篇에 중점적으로 그 내용이 있다. 天人相應思想은 陰陽五行論과 마찬가지로 한의학 전체에 자리 잡고 있는 사상으로 인간은 자연의 한 축소판이며, 자연의 현상이 그대로 인체에 나타나고, 자연의 영향을 받는다는 사상이다.

자연의 환경적인 요소가 몸 안에 그대로 반영되기 때문에 이로 인한 차이가 개인의 어떤 신체적인 특성이나 질병의 경향성을 가지게 한다는 것이다.

3. 운기의학의 의사학적 고찰

1) 중국의 운기의학

五運六氣에 대해 醫史學的으로 고찰해보면 黃帝內經에 이미 그 이론이 거의 완성되어 있다. 素問 7篇의 大論에 五運六氣에 대해 내용이 상세하게 나와 있다. 그 이후로 내용이 바뀐 것은 없다. 각 해마다 전체적인 기후와 질병, 그리고 一氣에서 六氣까지 一年의 기후와 病에 대해 설명을 했다. 黃帝內經에는 치료수단인 약물에 대한 언급이 없는데 오운육기에 대해서도 역시 方劑의 구성 원칙만 있을 뿐 처방은 없다. 이후 1174년 陳言의 三因方에 이르러 처음으로 처방이 제시되었다. 六壬年에는 苓朮湯, 六戊年에는 麥門冬湯, 六甲年에는 附子山茱萸湯, 六庚年에는 牛膝木瓜湯, 六丙年에는 川連茯苓湯, 六丁年에는 從蓉牛膝湯, 六癸年에는 黃芪茯苓湯, 六己年에는 白朮厚朴湯, 六乙年에는 紫苑湯, 六辛年에는 五味子湯, 辰戌之歲에는 靜順湯, 卯酉之歲에는 審平湯, 寅申之歲에는 升明湯, 丑未之歲에는 化備湯, 子午之歲에는 正陽湯, 巳亥之歲에는 敷和湯을 쓴다고 하였다. 이런 처방 내용은 지금까지 그대로 쓰여지고 있다.

2) 우리나라의 운기의학

우리나라에서는 대체로 〈運氣寶鑑〉, 〈五運六氣寶鑑〉 等의 운기처방책에 의존하고 있다. 이 책은 각각의 運과 氣에 따라 運과 氣의 상관관계, 오장육부의 관계와 나타나는 증상이 있고 이에 따른 처방에 제시되어 있다.

운기처방은 조선시대 영조 때(1725년) 尹草牕이 運氣를 이용해 처방을 제시한 것으로 알려져 있다. 실제적으로 尹草牕의 저서인지는 확실치 않다. 다만 서문에서 尹草牕의 저서라고 한 것에 의존할 따름이다.

〈草窓訣〉에 보면 현재 쓰고 있는 운기처방과 일치하지 않고 중국보다는 더 진보된 방법이 보인다. 〈草窓訣〉에서는 "六年三氣相通, 八年四氣相逢" 등으로 運을 五行의 관계로 설명하였는데, 이는 〈運氣寶鑑〉 등 후세에 전해지는 처방책과는 다르다. 다만 후세에 전해지는 처방책에서 나타나는 여러 가지 처방명이 수록되어 있고, 그 설명도 비슷한 부분이 많다. 초창선생은 명나라 때 유부(劉溥)를 흠모하여 호를 초창이라고 하였다. 유부는 자(字)가 원박(原博)으로 다재다능했으며 저서로 초창집이 있다.

4. 운기의학과 기후

運과 氣를 계산하면 1運1氣, 1運2氣, 2運2氣, 2運3氣, 3運3氣, 3運4氣, 4運4氣, 4運5氣, 5運5氣, 5運6氣의 10가지가 나온다. 이 중에서 運과 氣가 같은 1運1氣, 2運2氣, 3運3氣, 4運4氣, 5運5氣는 기본 처방을 天干藥으로 이름을 붙여 설명을 했다. 運과 氣가 다른 1運2氣, 2運3氣, 3運4氣, 4運5氣, 5運6氣는 기본처방을 中元藥이라고 이름을 붙여 설명을

하고 있다.

五運六氣를 이용하여 기후를 설명할 때는 前半年을 주재하는 司天과 後半年을 주재하는 在泉으로 一年을 나누어 설명하고 있고 기본처방이 일 년에 하나뿐이다. 運氣醫學에서는 天干藥과 中元藥이라는 구분을 하였고 기존의 五運六氣에서는 前半年과 後半年을 나누었으나 처방은 일 년에 하나 뿐인 점이 다르다. 이 점은 중국의 五運六氣와 우리나라의 五運六氣의 차이점이라고 말할 수도 있다. 우리나라에서는 五運六氣를 실제로 사용할 수 있도록 만들었다는 점에서 매우 중요한 의의를 갖고 있다.

5. 운기체질의 계산과 표시방법

五運六氣의 辨證에서는 환자의 運과 氣를 조견표에서 찾아 運과 氣의 五行간의 관계를 설정한다. 다음에 運氣 책에 있는 症狀과 處方을 檢討하여 五行間의 관계와 비교하여 환자의 特徵을 정한다. 그리고 臟腑辨證이나 八綱辨證 等 일반적인 辨證過程을 통하여 얻은 結果와 運氣로 판단한 환자의 特徵을 比較하여 질병의 진행 정도와 현재 상태를 검토하여 진단한다. 이 과정에서 질병을 오행으로 설명하게 되는 것을 五行辨證이라 한다.

運과 氣의 판단은 交司日時로 한다. 五運六氣 辨證에서 運과 氣의 판단은 중요하다. 運과 氣의 판단은 환자의 生日을 기준으로 하여 運과 氣를 계산하여 변증을 한다. 어느 운기의 교사일 기간에 생일이 있는가를 알면 되고, 운기의학의 조견표를 참고하면 체질을 쉽게 알 수 있다.

運氣체질은 간략히 運으로 표시한다. 즉 木運・火運 등등이다. 보다 더 상세한 표시는 運과 氣로 표시한다. 즉 金火・木水・土金 등이다. 더 자세한 표현은 1936년 丙子年 4運4氣 金火체질이라고 표시한다. 運만 표시하는 경우라도 五行의 성질과 五行의 세력관계에서 유추를 할 수 있고 運氣의 표시가 다 되면 肺金이 太過해서 肝木이 邪氣를 받는 병까지 유추를 할 수 있어 보다 상세히 알 수 있다.

6. 체질별 병증 특성

1) 水火의 경우는 水克火가 되기 때문에 제일 먼저 火가 부족한 현상이 나타난다. 즉 몸이 차든지 아래배가 냉하든지 손발이 차다고 호소하고, 오래되면 소화가 되지 않는다고 한다. 그야말로 陽氣 부족의 현상이 나타나는 것이다. 그 다음은 火가 위(上)로 뜨는 현상이 나타난다. 火가 부족해지는 것과 火가 위로 뜨는 것은 사람마다 다르기 때

문에 어느 것이 먼저 나타나는 현상이라고 잘라 말할 수는 없다. 보다 건강한 사람은 火가 위로 뜨기 쉽고 기운이 부족한 사람은 몸이 차게 변하는 것이 일반적인 현상이다. 火가 위로 뜨면 가슴을 중심으로 윗부분에 火가 있는 것처럼 증상이 나타난다. 가슴이 답답하든지 심장이 두근거리든지, 물을 많이 먹든지, 입이 마르고 머리가 맑지 못하고 머리가 아픈 증상들이 나타난다.

2) 火金의 경우는 火克金하므로 金이 손상을 입는 증상이 나타난다. 金이 손상을 입으면 기관지가 약하여 감기에 잘 걸린다. 가슴이 답답하든지 가래가 나온다. 변비가 생긴다고 호소를 하고 역시 火의 증상인 불면이나 기억력이 감소된다고 한다.

3) 木金의 경우는 金克木하므로 金의 증상보다 木의 증상이 나타나는데 木은 억압을 받으면 오히려 반발하는 현상을 나타내므로 火의 증상을 보이게 된다. 그 가운데 金의 증상이 조금 보이므로 자세히 관찰해야 알 수 있고 火의 증상과 다른 점은 입이 쓰다든지 열이 올랐다 내렸다 하는 증상이 있어 다르다. 대부분은 火의 증상과 구별하기가 쉽지 않으므로 판별하기가 어려운 점이 있다.

4) 木土의 경우는 木克土하므로 土의 증상이 나타난다. 대개 소화 장애를 주 증상으로 하게 되는데 일부는 신경성 위장병이라고 아예 자신의 병을 알고 있는 사람도 있다. 木의 작용은 상화의 작용과 같아서 군화와 달리 임금과 같이 널리 백성을 사랑하는 어진 마음을 가지고 있지 않고 상황에 따라 변하는 성질을 가지고 있으므로 기분에 따라 木의 기운이 왕성하게 뻗쳤다 그쳤다 하기 때문에 소위 말하는 '신경 쓰는 것'과 매우 밀접한 관계가 있다. 즉 기분이 나쁘면 바로 위장에 탈이 나고, 심한 경우는 바로 토하기까지 한다. 따라서 사람들은 위장질환으로 오랜 동안 치료하는 사람이 많은 것을 볼 수 있다.

5) 土水의 경우는 土克水하므로 증상이 水에서 나타난다. 水와 관련 있는 장부는 자궁 방광 신장인데 신장의 병은 잘 느끼기 힘들므로 주로 방광과 자궁에 이상으로 느낀다. 오줌소태, 냉증 등과 같은 병으로 고생을 많이 하고 젊은 나이에 부인과 치료를 너무 자주 받게 되거나 혹 때문에 자궁을 들어내자고 해서 들어내는 수술을 받았다고 하는 부인들이 많다.

6) 중요한 것은 五行으로 변증하는 것과 五臟辨證이 조금 다르다는 것을 알고 있어야 한다. 흔히 五行辨證과 五臟辨證을 혼돈하면 설명이 복잡해지고 알기가 어려워진다. 五行의 관계가 아닌 오장간의 관계가 성립이 되는 경우를 잘 구별하면 된다. 예를 들면 土土의 경우 土克水 하거나 土侮木하거나 土生金하여 병이 되고 항해승제에서 水氣가

복(復)할 수 있는 경우만 가능하다. 그러나 장부변증에서는 土인 위(胃)에 오래된 적(積)이 있으면 열로 변하여 심장으로 영향을 미치게 된다. 五邪에서는 이 경우를 질병 전변으로 설명했으나 장부의 질병이 전변하는 과정과 조금은 다르다.

7. 운기체질의 변증

1) 운기변증의 방법

운기 변증은 오행의 관계인 相生, 相剋, 乘侮, 亢害承制 및 自病, 賊邪, 微邪, 實邪, 虛邪의 五邪, 오행의 성질과 세력의 관계 및 운과 기의 관계를 기초로 한다. 그다음은 증상에 대한 판단을 하는데 이 책에 쓰여진 증상을 기초로 어떠한 오행적인 또는 장부적인 관계를 설정하였는가를 보고 다음 처방을 이해하여 설정을 살핀 다음 환자의 증상과 비교하여 오행상 어느 단계에 있는 가를 살펴 변증을 하게 된다.

특히 임상에서 일반적인 변증과 운기변증의 결과가 다를 때 주의해야 한다. 一般的인 辨證이라 하면 臟腑辨證, 八綱辨證, 經絡辨證, 等 一般的으로 通用되고 있는 辨證方法을 말한다. 運氣辨證에서는 五行의 관계나 성질로 질병을 理解하게 된다. 그러나 一般的인 辨證에서는 各各의 辨證過程에 따라 하기 때문에 運氣辨證과 結果가 다르게 나타날 때가 있다. 五行의 特性上 眞假의 區別이 있기 때문이다. 예를 들면 木이 弱하거나 强하거나 原因에 관계없이 火의 症狀으로 나타나기도 하는데 이때 나타나는 症狀인 火를 瀉할 것이냐 아니면 原因이 木이 弱하기 때문에 木을 補할 것이냐를 決定해야 할 때가 있다. 虛火인 경우 木을 補하고 實火인 경우는 木을 瀉하는 것이 原則이다. 그러나 一般的인 辨證에서 虛實의 區別이 명확히 되지 않는 경우가 있다. 또 病의 原因이 어디에 있는가를 一般的인 辨證에서는 알기 어려운 경우가 있다. 運氣에서는 木이 弱한 것으로 나타나 있어 木을 補하도록 六味地黃湯 爲主의 方劑로 構成되어 있으나 환자의 症狀은 小柴胡湯證을 나타내고 있을 때가 있다. 이런 경우 小柴胡湯證이 있다고 小柴胡湯을 계속 쓸 수 있을까 하는 점이 問題다. 즉 '木이 弱한 原因이 水生木을 하지 못해서인데 그것을 나타난 症狀만으로 木을 瀉해야 하는가'하는 것이다. 이런 문제는 治法에서 標本先後緩急의 方法이 있으므로 이에 따르면 된다. 하지만 理論的으로 볼 때는 運氣辨證이 아니더라도 虛實 眞假의 辨證으로 可能하다고 하지만 實際의 경우에 있어서는 쉽지가 않다. 이럴 경우 運氣辨證으로 도움을 받을 수 있는 것이다.

運氣辨證과 一般的인 辨證에서 내린 結論과 正反對의 結論이 날 경우 신중히 選擇해야 한다. 대개는 一般的인 辨證의 結論과 運氣辨證의 結論은 서로 因果관계를 가지고 있으므로 治法에 따라 決定하면 된다. 그러나 그렇지 못한 경우, 즉 一 般的인 辨證으로 治療의 結果

가 확실치 않은 경우, 오랜 治療를 하였음에도 治愈가 되지 않는 경우는 運氣辨證의 結果가 임상적으로 탁월한 효과를 나타내는 경우가 적지 않다. 이에 대해서는 앞으로 많은 研究를 더 해야 할 것이다.

2) 변증 예

(1) 1980년 9월20일생(양력) 설사환자

1980년이면 조견표에서 찾으면 8월 30일에서 9월 23일 사이에 해당하므로 庚申년 四運四氣, 火金에 해당한다. 처방에서 庚申년 四運四氣를 찾으면 증상이 "心肺經濕痰, 胸脇肢節痛, 或痰積聚, 眩暈, 乾泉"으로 되어 있고 처방은 "白茯苓 3錢, 牛膝 熟地 檳榔 桂枝 各 2錢, 黃金 白介子 半夏 當歸 南星 金銀花 甘草 各1 錢, 龜板 7錢, 木香 1錢"으로 되어 있다. 만약 陽虛한 경우의 가감약이 또 있다. 이 환자는 한의학을 공부하는 학생인데 항상 몸이 寒 하고 사상체질로는 소음인이라고 생각하고 있었다. 설사 때문에 처방을 받아 여러 가지 약을 복용하였는데 대부분 열한 성질을 가진 약을 많이 썼다고 한다.

운기가 火金이므로 ① 火로 인한 병 ② 火克金하여 된 병 ③ 火로 인해 水부족으로 된 병 ④ 火生土해서 된 병 등으로 구분하여 볼 수 있다. 증상이 心肺經 濕痰과 痰積聚 등이 있는 것으로 보아 肺의 運化작용이 덜 되어 痰이 생긴 것이며 胸脇肢節痛의 경우 胸脇에 痰으로 통증이 생기고 肢節痛은 火체질에서 쉽게 나타나는 증상 가운데 하나다. 眩暈은 痰으로 발생하거나 火로 인해 나타날 수 있고 乾泉은 火로 水氣가 말라 건천이 된 것이다. 이 환자는 나이가 젊어 이런 증상이 모두 나타나지 않았고 단지 설사와 몸이 차다고 생각한 것뿐이었다.

처방을 보면 龜板이 7錢, 白茯苓이 3錢이므로 心火를 내리는 처방으로 볼 수 있다. 하지만 이 환자의 경우 心火라고 볼 수 있는 증상은 없었다. 행동도 느린 편이고 차분한 성격이었다. 다음 牛膝, 檳榔, 木香은 下氣시키는 작용을 하고 桂枝, 白介子는 發散시켜 下氣를 돕는 작용을 하고 黃金과 金銀花는 肺에 있는 熱을 없애는 약들로 구성되어 있다. 그렇다면 火가 위에 있고 火克金하여 된 병임을 알 수 있는데 왜 설사를 할까하는 의문이 생긴다.

몸에서 열을 없애는 방법에는 세 가지가 있다. 땀・소변・대변을 통해 열을 없애는 방법이다. 이는 상한론에서 이미 제시된 방법이다. 그 외에 특정한 부위의 열은 특정한 약이나 처방을 쓰게 되어 있다. 陽明熱에 石膏나 承氣湯을 쓰는 것이 그 예이다. 이 환자에게 설사의 상태를 다시 물어 보았더니 설사 후 별다른 증상이 없어 병적이라고 보기에는 별 문제가 없는 것으로 보이고 나이로 미루어 열을 없애려는 생리적인 현상으로 결론을 내렸다.

설사 외에도 風熱 증상이 있었다. 본 운기처방도 황금, 금은화를 사용하여 열을 없애는지라 荊芥連翹湯을 주었더니 설사가 완전히 멎고 몸이 차다고 느끼지도 않는다고 했다. 결국

風熱과 心熱이 있어 설사를 했었던 것이다. 그런데 제시된 증상에 왜 심폐경 습담이라고 했는가 하는 문제를 생각해보자. 그리고 왜 환자가 스스로 몸이 냉하다고 생각했을까 하는 문제 역시 생각해 볼 필요가 있다. 병은 원인과 결과로 나누어질 수 있고, 원인에도 직접적인 원인과 간접적인 원인도 있다. 결과도 시간에 따라 환경에 따라 다를 수 있다. 이 환자의 경우 화극금해서 병이 된 것으로 화가 원인이기는 하지만 느끼는 증상은 손상된 금에 의해 나타나는 증상이다. 따라서 금이 화에 의해 손상을 입었기 때문에 금이 약해져 있을 것이고 장부로 본다면 폐에 해당하고 폐주기하므로 기운이 없어 담이 한담으로 느껴지게 된 것이다. 하지만 직접 원인은 화라는 것을 잊어서는 안 되고 느껴지는 증상으로 치료를 해봐야 개선이 되지 않는 것이다.

(2) 1981년 1월 20일(음력) 요통

이 환자는 요통을 호소하는데 아주 심하지는 않았지만 치료를 해도 별다른 진전이 없었다. 따라서 적극적으로 치료도 하지 않았다. 최근 양방 검사에서 강직성척추염은 아니나 그렇다고 반드시 아닌 것도 아닌 애매한 진단을 받았다. 나이 때문에 확진하기가 쉽지 않았고 충분한 조건을 다 갖춘 것도 아니었기 때문이다.

조견표에서 찾으면 1980년 12월 4일부터 1981년 2월 4일까지에 해당되며 辛酉년 一運一氣 水土에 해당된다. 처방을 찾으면 "胃肺經濕痰, 間間滯症, 四肢骨節痛, 或乾咳"를 다스리는 "加味付茸湯(當歸10錢, 鹿茸 肉桂 附子 5錢, 熟地 砂仁 甘草 吉更 2錢, 枳殼 玄蔘 1錢半)"을 쓰도록 되어 있다.

운기 증상과 비교해보면 이 환자는 위의 운기처방에 있는 증상도 없고 앞에서 말했던 일반적인 水체질의 병증에서 벗어난다고 볼 수 있다. 처방에서 보면 당귀가 10돈을 쓰는데, 이는 木이 부족하다고 본 것이다. 부자, 육계는 5돈을 썼다. 이런 경우는 腎陽이 虛하다고 보아야 할 것이다. 다음은 길경, 지각인데 이 두 약물은 토체질에서 많이 쓰이는 약으로 土를 瀉하는 대표적인 약물이다.

즉 이 환자는 水로 인해 몸이 냉하여 腎陽이 虛한 근본적인 원인을 가지고 있고, 그로 인해 水生木이 덜 되어 木이 부족하고 土도 많아 瀉해야 하는 상태를 가지고 있다. 결국은 水不足과 土太過로 인해 병이 발생한다고 보는 것이다. 실제 허리에 刺針을 하면 매우 딱딱한 느낌을 받는데 마치 나무에 침을 놓는 것 같은 느낌이 들었다. 이 경우는 土로 인해 木에 병이 된 것이 더 심해져 화의 증상이 된 것으로 보아야 한다.

즉 土侮木하여 木이 병이 되었는데 木은 從火以生하는 특징으로 火로 변해 병이 된 것이다. 病機十九條에 諸暴强直은 皆屬於火라 하였기 때문이다. 따라서 이 환자의 병은 증상이 심하지 않다고 하나 이미 병은 상당히 깊이 진행이 된 것으로 판단해야 한다.

(3) 1988년 1월 20일 알러지 환자

이 환자는 먼지에 알러지가 있고 코가 가려운 증상을 가지고 있다. 변비라고 느끼지는 않으나 하루에 한 번씩 배변하지는 못한다. 그 외에 배고프면 못 참고 물을 자주 마신다. 가슴이 두근거리는 것을 자주 느끼는 편이다. 밥은 많이 먹는 편이다.

조견표에서 찾으면 戊辰년 一運一氣 火相火에 해당한다. 증상을 보면 "心克肺, 邪金不足, 故痰喘, 未能金生水而腎水不足, 陽虛, 消化不良"이라 되어있다. 처방은 "熟地 枸杞子 肉從容 山藥 各3錢, 巴戟 破古紙 杜沖 鹿茸 各2錢, 木香 砂仁 五味子 各1錢"으로 되어있다.

火가 많으면 火克金하므로 金이 邪氣를 받아 약해지고, 火로 인해 水氣가 말라 腎水不足하게 되면서 脾腎陽虛證으로 消化不良이 된다. 운기처방을 보면 補陰하면서 腎陽을 補하는 약물로 구성이 되어있다. 실제 이 환자의 증상과 운기증상은 같지 않다. 단순히 알러지 치료만 하면 될까? 알러지와 변비의 관계 및 배고픔을 못 참는 증상과의 관계는 무엇인가?

이 환자는 어리기 때문에 아직 火로 인해 水氣不足까지는 되지 않았고, 알러지는 火로 인해 발생한 것임을 알 수 있고, 변비도 火克金해서이며, 배고프면 못 참는 것은 熱生風한 증상이다. 따라서 위의 운기처방과 증상이 환자의 증상과 비교해서 쓰기에 적절하지 못하다고 판단하고 淸离滋坎湯에 荊芥連翹湯을 合方하여 썼다. 淸离滋坎湯을 쓴 이유는 화체질의 특성상 기운이 위로 잘 올라가는 화의 특성을 가지고 있기 때문에 화를 내리는 역할을 할 뿐 아니라 荊芥連翹湯만 썼을 때 기운이 위로 올라가 밥을 더 먹게 되는 부작용을 방지하고자 했다. 양생에서는 화를 생기지 않도록 음식을 조심시켰다.

(4) 1979년 11월 25일(양력) 대체처방을 쓴 예

대체처방을 쓴 예로 이 환자는 실제 본인이 느끼는 아무런 증상이 없었다. 조견표에서 찾으면 己未년 五運六氣, 火水체질이다. 친구 따라 왔다 호기심으로 진찰을 하게 되었는데 단지 귀가 가렵다는 증상만 있었다. 얼굴 피부도 어릴 때부터 검은 편이라고 본인이 말했다. 그러나 風熱의 증상이 있어 蔓荊子散을 써 얼굴피부를 밝게 만들어 주었다. 이 환자의 운기처방은 "熟地 5錢, 當歸 川芎 白茯苓 白芍藥 山藥 山茱萸 牧丹 澤瀉 肉桂 肉從容 附子 乾薑 各2錢, 甘草 1錢"이다. 나이로 보나 증상으로 보나 운기처방을 쓰기에는 적절하지가 않아 나타난 風熱증상에 적합한 蔓荊子散을 쓴 것이다. 그것으로도 얼굴피부 색까지 고쳐주었으니 충분한 효과를 본 것이라 할 수 있다. 이 환자의 경우가 아니지만 火水 또는 水火체질에서 土의 병이 생기는 경우가 있다. 土는 水火의 가운데 위치하면서 水火의 작용을 원활하게 도와주는 작용을 한다. 만약 찬물을 많이 마시거나 해서 土의 작용이 弱해지면, 즉 脾陽이 약해지면 水火의 작용이 같이 약해지는 경우가 생긴다. 이럴 경우 六君子湯을 써서 치료하기도 한다. 金水六君煎을 쓰는 경우도 이와 비슷한 예라고 볼 수 있다.

(5) 1934년 4월 17일(음력) 대체처방을 쓴 예

조견표에서 찾으면 甲戌년 二運三氣, 金水체질이다. 우선 金水라고 하면 우선 금과 수 모두 찬 성질을 가지고 있으므로 양기가 허할 것이다. 金과 水는 同類로 寒化하기 때문에, 寒化하면 아래로 내려가는데 水의 성질로 된다. 내경에 腰股膝脛足中之事라 하여 아래의 위치를 말했는데 아래로 내려가면 여기가 차게 된다. 아래가 차게 되면 그것으로 끝날까?, 화는 어떻게 될까? 하는 것이 문제다. 우선, 上部로 熱症이 나타난다. 寒이 내려가면 熱은 위로 浮越하여 위로 뜨게 된다. 위는 상부를 말하는 것으로 머리나 가슴을 말한다. 이를 水克火해서 火가 위로 뜬 것이라고도 한다. 또 머리로 가지 않는 화도 있다. 傷寒에서 少陰熱化證이 생기는 것과 같이 목(咽喉)이 아픈 경우도 있다. 이런 대체적인 병리를 알고 운기처방을 찾아보면 증상이 肺金旺, 腎水不足 등 證이 나타나는데 중원약은 加味右歸飮인데 六味에 澤瀉, 白茯苓을 빼고 附子, 肉桂, 枸杞子, 杜沖이 들어간 처방을 기본처방으로 쓰고 있다. 澤瀉나 白茯苓은 利水시키면서 下氣시킬 수 있는 약이므로 빼고 火를 도우는 附子, 肉桂가 들어갔다. 그러나 중원약 加味右歸飮에서 附子를 빼고 當歸를 1兩 더해 운기처방으로 쓰는 것은 무엇 때문일까?, 왜 부자를 뺐을까?, 이것과 肺金旺은 어떤 관계에 있을까? 하는 의문점을 해결해야 한다.

肺에 熱이 있으면 燥해진다. 肺는 潤해야 宣通이 잘 되나 熱이 있으면 宣通이 되지 않아 旺해지는 것이고 金生水를 못하고 火로 인해 水가 不足해지고 火食氣해서 氣虛가 甚하게 된 것이다.

결론적으로 이 사람은 기가 허하면서 화가 위에 있고 아래는 찬 사람이다. 과연 이런 사람이 온다면 이 처방을 줄 것인가 하는 문제다. 우선 氣虛의 정도에 따라서 淸上瀉火湯 등 火를 내리는 약을 쓸 수 도 있다. 그리고 脾를 조절하는 六君子湯에 肺를 淸熱시키는 약을 加味해서 쓸 수도 있다. 치법에서 본치와 표치가 있고 선후완급의 순서가 있기 때문이다. 그리고 증상이 오래된 사람에게는 운기처방을 쓸 수가 있다.

8. 운기 처방의 운용법

1) 처방의 가감법

運氣처방에서 加減하는 약에 대해 조원희선생님의 책에서나 오대영원장님의 책에서 모두 補瀉在味隨時換氣藥으로 설명하였다. 내용을 보면 오장의 補瀉溫涼으로 구별하여 나열을 하였는데 이는 신씨본초학 총론 p107~109와 내용이 같다. 기존의 장부개념과 약성 등에 대한 이론이 사상의학처럼 다르지 않기 때문에 약물을 쓰는 방법이 이미 본초학과 방제학에서

알고 있는 것과 같다.

2) 代替處方은 어떻게 쓸 것인가

方劑의 원칙은 治法에 있지 處方에 있는 것이 아니기 때문에 필요에 따라 바꾸어 써야 한다. 예를 들어 運氣체질에서 土를 瀉해야 한다면 병의 정도나 환자의 상태 그리고 치법에 따라 적절히 瀉土시키는 처방을 선택해 쓰는 것이 당연한 일이다. 또 諸醫家의 이론에 의해 치료를 할 수도 있다. 예를 들면 土의 작용에 대해서는 東垣의 脾胃論에 입각하여 치료를 할 수도 있고 土로 인해 水不足이 발생했다면 丹溪의 이론을 가져와 補陰을 할 수도 있다. 土가 많아 병이 風熱로 되었다면 風熱을 없애는 처방을 쓰는 것은 이상할 것이 하나도 없다. 운기처방이라고 하여 정해진 처방을 무조건 써야 한다는 고정관념에서 벗어나야 좋은 처방으로 쓸 수가 있다.

3) 先天과 後天의 선택

運氣醫學에서는 원래 先天과 後天으로 구별을 한다. 先天이란 入胎日을 말하고 後天이란 출생일을 말한다. 入胎日은 출생일에서 역산을 하는 것이므로 출생일에 의해 左右된다. 일반적으로 先天을 보지 않고 後天으로 변증을 한다. 가장 큰 이유는 臟腑辨證, 八綱辨證 등 여러 가지 변증을 모두 하고 있어 한 가지 변증 방법만 쓰지 않고 있기 때문이고, 두 번째 이유는 출생일로 변증을 하여도 결과가 같기 때문이다. 세 번째 이유는 入胎日을 계산하기가 번거롭고 환자에게 좋지 않은 선입견을 주기 때문이다. 아마 入胎日 계산을 위해 만세력을 펴고 있었던 것이 운기의학을 사주의 범주에 속하는 것으로 오해하게 했었던 것 같다.

4) 四柱와 運氣辨證의 차이점

運氣辨證은 生日을 이용하므로 혹 四柱와 혼동을 하는 경우가 있다. 四柱는 태어난 시간을 기준으로 하거나, 四柱를 보게 되는 그 때의 시간을 변수로 하여 판단을 한다. 두 가지 경우 모두 中心이 되는 것은 生日이다. 사주에서는 生日의 干支가 본인에 해당된다고 하여 판단의 중심이 되나 運氣辨證에서는 生日이 어느 期間 즉 어느 交司日내에 있는 어느 運氣에 屬해 있는가가 중요하다. 즉, 같은 날 12支를 중심으로 2시간 내에 출생한 사람은 서로 四柱가 같다. 運氣辨證에서는 運이 약 73日, 氣가 약 60日 정도의 기간을 가지고 있기 때문에 이 期間에 태어난 사람은 모두 같은 運氣체질을 가지게 된다. 따라서 사람은 다른데 運氣는 같은 경우가 사주에 비해 훨씬 많다. 그러나 運氣가 같다고 무조건 같은 질병에 걸리고 處方으로 治療되는 것이 아니다.

四柱에서는 干支를 五行에 배속시킬 때 兄弟五行으로 판단을 한다. 즉 甲·乙은 木, 丙·丁은 火, 戊·己는 土, 庚·申은 金, 壬·癸는 水로 판단한다. 運氣辨證에서는 夫婦五行을 쓰기 때문에 四柱와 다르다. 夫婦五行이란 甲·己는 土, 乙·庚은 金, 丙·申은 水, 丁·壬은 木, 戊·癸는 火로 판단한다. 四柱에는 病四柱를 보는 法이 있다고 한다. 四柱에서 질병을 爲主로 판단하는 方法이라고 하는데 이는 사주 전체의 오행관계나 生日에 해당하는 干支로 판단하는데, 運氣醫學과 전혀 별개의 것이다.

참고문헌

1. 신길구. 신씨본초학. 수문사. 1976
2. 윤동리. 김신근 편. 草窓訣 韓國醫學大系(券43). 麗江出版社. 1988.
3. 陳言. 三因極一方論. 中國醫學大系(券11). 商務印書館. 1990.

팔체질의학

1. 개요

체질의학의 특징은 인간의 건강유지와 질병치료에 일률적인 보편성보다는 인간 개체가 가진 개별적인 특이성을 이해하고 적용하고자 하는 것이다.

오늘날 의학은 공중보건, 항생제, 백신의 개발 등으로 인체외부에서 기인된 감염성질환의 이환율과 사망률을 감소시켜 인간의 평균수명을 연장시켰다. 하지만, 현재 인간의 질병의 양상은 인체내부의 규칙성의 문제로 기인되는 만성질환의 증가양상을 보이고 있다. 이는 의학의 패러다임의 변화의 필요성을 시사하고 있다.

서양의학 역사 속에서 체질에 대한 언급한 살펴보자면, 의학의 아버지라고 하는 히포크라테스(Hipopocrates)는 인체는 혈액, 점액, 황담즙, 흑담즙 등 4종의 체액으로 조성되어 있고, 그 배합의 균형상태에 따라 병이 발생한다는 '4액체 병리설'을 주장했고, 그에 이어 갈레누스(Galenus)는 4액체설을 바탕으로 다혈질, 점액질, 답즙질, 우울질로 분류하여 기질에 따라 '4기질설'로 분류했고, 칸트(Kant)도 히포크라테스의 4액체설을 근간으로 인간의 기질을 분류했다. 그 외에도 크레츠머(Kretschmer), 셀던(Sheldon)은 인간을 '3대 유형'으로 구분했고, 융은 심리학적 유형론을 연구하였다. 그리고, 에핑거(Eppinger)와 헤스(Hess)는 '자율신경기능에 의한 체질분류방법'을 제시했다. 황제내경

동양의학에서는 동양의학 최고의 원전인 〈黃帝內經〉에서 5가지 유형과, 25가지 유형으로 언급한 내용을 찾을 수 있고, 금원대의 주진형(朱震亨), 명대 장개빈(張介賓), 청대의 섭천사(葉天士) 등도 임상에서 사람을 나누어 언급한 것을 볼 수 있다.

한국에서는 인체를 태양인, 소양인, 태음인, 소음인의 4가지의 유형으로 분류한, 이제마에 의해 저술된 〈東醫壽世保元〉을 근간으로 하는 사상의학이 있다. 사상의학은 인간의 性情에 따라 4臟(肝臟, 肺臟, 脺臟, 腎臟)의 편차를 통해 사람을 구분하였고, 임상에서 4가지 유형에 따라 약물치료를 달리 적용하고 있다.

여기에서는 한국의 동호(東湖) 권도원(權度杬)의 8체질의학(ECM; eight constitution medicine)의 특징과 한국에서 사용되고 있는 8체질의학의 이론을 바탕으로 한 체질침 치료법을 소개하고자 한다.

2. 8체질의학의 특징

1) 인체를 8가지의 체질로 분류했다.

권도원이 발표한 1965년도 논문에서 사상의학의 체질명칭을 사용했고, 체질을 4가지로 구분한 것은 사상의학의 체계를 따르고 있다. 하지만, 그는 1965년도 논문에서 사상의학에서 언급한 최강, 최약장부 외 다른 장부의 강약의 순서를 밝힘으로써 8개의 체질의 탄생할 수 근거를 이미 제시했으나, 독립된 체질이 아닌 8가지의 병태로 구분하여 설명했다.

권도원은 1973년도 논문에서는 거듭된 연구와 임상적 경험을 통해 "8體質 形成의 先天性"과 "各 體質의 獨立性과 相關性"을 발표했다. 비록 최강, 최약 장부가 동일하더라도 중간장부의 배열의 차이로 인하여 8개 체질 각각은 독립된 체질로 명명된다. 예를 들어 금양체질과 금음체질은 폐가 가장 강하고 간이 가장 약한 공통점을 가지나, 금양체질은 폐장(대장) > 췌장(위장) > 심장(소장) > 신장(방광) > 간장(담낭)의 순서로, 금음체질은 폐장(대장) > 신장(방광) > 췌장(위장) > 심장(소장) > 간장(담낭)의 순서로 중간 장부의 강약의 배열이 다르게 되고, 이것은 2개의 체질이 다른 중요한 원인이 된다〈표 1, 2〉.

2) 독창적 체질진단법을 제시한다.

권도원은 다수의 임상 예로부터 8가지 체질에 상응하는 고유 맥상을 인식하고 정립했다. 사상의학도 여러 가지 방법-외형, 체형, 성격, 일반 건강 상태, 증상, 약물반응과 설문지-에 의해 체질진단을 객관화하기 위한 작업들이 있으나 진단하는 의사의 주관성이 많이 개입된다.

8체질 맥진은 기존의 전통적 맥진과는 맥진의 위치와 방법에 있어서 다르다〈그림 1〉. 8체질맥진에 의해 체질의 구별이 잘못된 경우에는 체질침 치료의 반응(증상의 호전)을 통해서 다시 체질을 구별해 볼 수도 있다.

3) 독창적 체질침 치료법을 제시한다.

사상의학의 주된 치료는 약물치료이며, 침치료에 대한 언급이 원전에는 없으나, 후대에 임상적으로 간소한 이론의 태극침을 사용하고 있다. 하지만, 8체질의학에서 주된 치료는 침치료를 위주로 한다.

8체질의학의 체질침 치료가 기존의 침 치료법과 다른 점은 동일질환이라도 체질별로 각 장부의 강약에 따라 침처방(선혈방법)과 수기법이 다르다는 것이다. 각 체질의 장부강약 배열에 따라 각 장부를 조절하는 정해진 침처방을 제시한다. 이것은 동일한 체질내에서는 침처방이 정해지므로, 기존의 침치료에 비해 침치료를 표준화할 수 있고, 또한, 모든 질환을 체질침 치료로 접근할 수 있다. 독창적인 수기법은 단자법과 영수보사를 사용하며, 자침의 횟수와 순서가 엄격히 지켜져야 기대한 효과를 나타낼 수 있다.

표 1. 8체질의 장부강약

8체질명	장기강약순서
	최강장기 〉 강장기 〉 중간 〉 약장기 〉 최약장기
金陽體質(Pulmotonia)	Ⅶ(Ⅷ) 〉 Ⅴ(Ⅵ) 〉 Ⅲ(Ⅳ) 〉 Ⅸ(Ⅹ) 〉 Ⅰ(Ⅱ)[2] 金 〉 土 〉 火 〉 水 〉 木
金陰體質(Colonotonia)	Ⅶ(Ⅷ) 〉 Ⅸ(Ⅹ) 〉 Ⅴ(Ⅵ) 〉 Ⅲ(Ⅳ) 〉 Ⅰ(Ⅱ) 金 〉 水 〉 土 〉 火 〉 木
土陽體質(Pancreotonia)	Ⅴ(Ⅵ) 〉 Ⅲ(Ⅳ) 〉 Ⅰ(Ⅱ) 〉 Ⅶ(Ⅷ) 〉 Ⅸ(Ⅹ) 土 〉 火 〉 木 〉 金 〉 水
土陰體質(Gastrotonia)	Ⅴ(Ⅵ) 〉 Ⅶ(Ⅷ) 〉 Ⅲ(Ⅳ) 〉 Ⅰ(Ⅱ) 〉 Ⅸ(Ⅹ) 土 〉 金 〉 火 〉 木 〉 水
木陽體質(Hepatonia)	Ⅰ(Ⅱ) 〉 Ⅸ(Ⅹ) 〉 Ⅲ(Ⅳ) 〉 Ⅴ(Ⅵ) 〉 Ⅶ(Ⅷ) 木 〉 水 〉 火 〉 土 〉 金
木陰體質(Cholecystonia)	Ⅰ(Ⅱ) 〉 Ⅲ(Ⅳ) 〉 Ⅴ(Ⅵ) 〉 Ⅸ(Ⅹ) 〉 Ⅶ(Ⅷ) 木 〉 火 〉 土 〉 水 〉 金
水陽體質(Renotonia)	Ⅸ(Ⅹ) 〉 Ⅶ(Ⅷ) 〉 Ⅰ(Ⅱ) 〉 Ⅲ(Ⅳ) 〉 Ⅴ(Ⅵ) 水 〉 金 〉 木 〉 火 〉 土
水陰體質(Vesicotonia)	Ⅸ(Ⅹ) 〉 Ⅰ(Ⅱ) 〉 Ⅲ(Ⅳ) 〉 Ⅶ(Ⅷ) 〉 Ⅴ(Ⅵ) 水 〉 木 〉 火 〉 金 〉 土

표 2. 8체질의학에서 陰陽

陽	陰
臟: 肝, 心, 膵, 肺, 腎	腑: 膽囊, 小腸, 胃腸, 大腸, 膀胱
上	下
前	後
左	右
表	裏
硬	軟
滿	空
奇數	隅數

2) 본 논문에서는 권도원의 1974년 논문에서 표기법에 따라, Ⅰ-Liver, Ⅱ-Gall baddle, Ⅲ-Heart, Ⅳ-Small intestine, Ⅴ-Pancreas, Ⅵ-Stomach, Ⅶ-Lung, Ⅷ-Large intestine, Ⅸ-Kidney, Ⅹ-Urinary bladder로 각 장부를 로마숫자의 기호로 표현한다. 장(臟)은 모두 홀수로 표현하고, 양(陽)으로 배속되며, 부(腑)는 짝수로 표현하며 음(陰)에 배속된다. 동양의학에서 장과 부를 짝으로 묶어 Ⅰ과 Ⅱ를 木, Ⅲ과 Ⅳ를 火, Ⅴ과 Ⅵ을 土, Ⅶ과 Ⅷ을 金, Ⅸ과 Ⅹ을 水의 五行으로 배속하기도 한다. 8체질의학에서도 장부의 강약을 논할 때 짝이 되는 장과 부의 강약은 서로 종속한다.

〔Chart of Pulse Formations〕

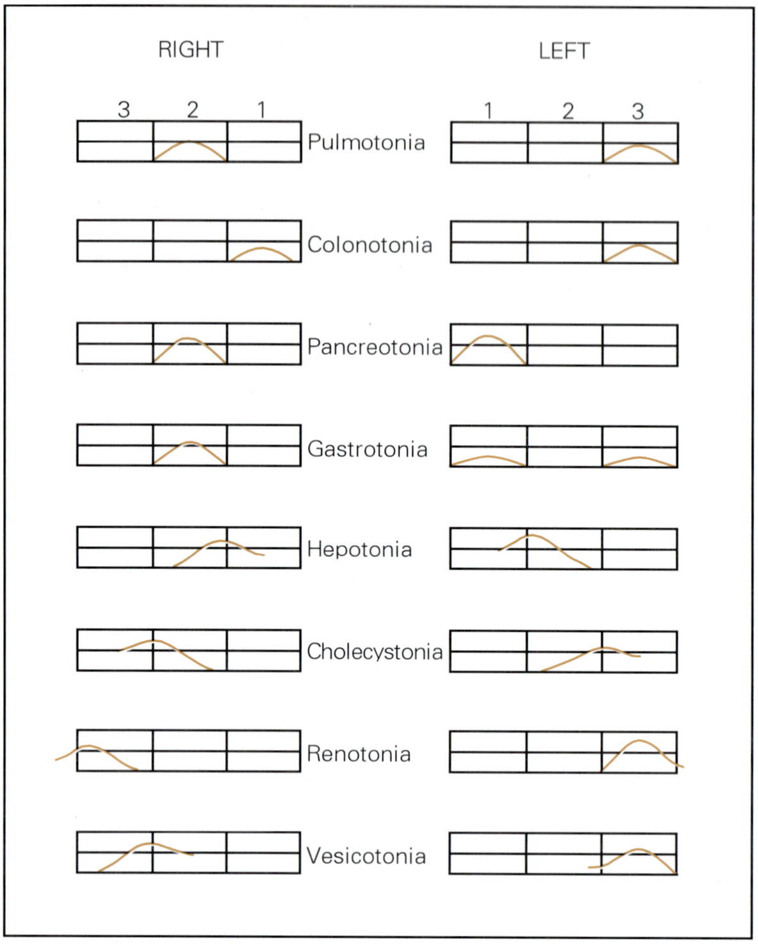

8 Constitutional Pulse Formations

LEFT - Left hand of patient
RIGHT - Right hand of patient

1 - 1st(index) finger of physician
2 - 2nd (middle) finger of physician
3 - 3rd finger of physician

그림 1. 8체질 脈象圖

4) 체질별 구체적 생활지침을 제시한다.

사상의학에서는 성정의 조절을 중시하는데 비해, 8체질의학은 각 체질별로 구체적인 생활관리방안을 중시한다. 그 내용은 음식을 기본으로 하여, 비타민, 호흡법, 목욕법, 주거환경, 색채 등을 제시한다〈표 3〉.

표 3. 음식 및 섭생표

		금양체질	금음체질	토양체질	토음체질	목양체질	목음체질	수양체질	수음체질
이로운 음식	어패류	바다어패류	바다어패류	모든 어패류, 복어	바다어패류, 복어	민물장어, 미꾸라지	민물장어, 미꾸라지		
	육식			돼지,소	돼지	모든육식, 유제품	소, 돼지, 유제품	닭, 소	닭, 소
	채소	푸른채소	푸른채소	모든 채소	푸른채소	근채류, 마늘	근채류, 마늘	고추, 생강, 파	고추, 생강, 파
	과일	바나나, 딸기, 복숭아, 체리, 감, 참외, 모과	딸기, 복숭아, 체리, 감, 포도, 파인애플	감, 배, 참외, 수박, 메론, 딸기, 바나나	감, 참외, 수박, 파인애플, 포도, 딸기, 바나나	배, 사과, 수박 견과류, 버섯류	배, 메론 견과류, 버섯류	사과, 귤, 오렌지, 망고, 토마토	사과, 귤, 오렌지, 망고, 토마토
	Vit	E		E	E	A, B, C, D	A, B, C, D, E	B	A, B, C, D
	기타	코코아	코코아		코코아	밀가루, 커피, 알칼리음료	밀가루, 커피, 알칼리음료	산성음료	산성음료
해로운 음식	어패류	민물고기	민물고기			바다어패류	바다어패류	모든 어패류	모든 어패류
	육식	모든육식, 유제품	모든육식, 유제품	닭, 개	닭, 개, 소				
	채소	고추, 마늘, 근채류, 버섯류,	마늘, 근채류, 버섯류	고추, 생강, 파	고추, 생강, 파	푸른채소, 고사리	푸른채소, 고사리		
	과일	사과, 배, 메론	사과, 배, 메론	사과, 귤, 오렌지, 망고, 토마토	사과, 귤, 오렌지, 망고, 토마토	감, 모과, 체리, 청포도	감, 모과, 체리, 청포도	감, 참외, 바나나, 딸기, 파인애플	감, 참외, 바나나, 딸기, 청포도
	Vit	A, B, C, D	A, C, D, E	B	A, B, D	E		A, D, E	E
	기타	밀가루, 알칼리음료	밀가루, 알칼리음료			코코아	코코아		코코아
목욕법		땀을 막는 냉욕	땀을 막는 냉욕	땀이 나는 온욕	땀이 나는 온욕	땀이 나는 온욕	땀이 나는 온욕	땀을 막는 냉욕	땀을 막는 냉욕
호흡법		호기 길게	호기 길게	흡기 길게	호기 길게	흡기 길게	흡기 길게	호기 길게	흡기 길게
거주환경		북향	동향	서향	북향	남향	서향	남향	남향
색채		푸른색 검은색	푸른색 노란색	검은색 흰색	검은색 푸른색	붉은색 흰색	붉은색 흰색	붉은색 노란색	붉은색 노란색

3. 체질침(CA; constitution-acupuncture) 치료법

1) 사암침, 태극침과 체질침의 차이점

사암침은 일반적인 오행이론의 상생, 상극이론을 바탕으로 하여 12경락의 에너지 기운을 다스리는 것이다. 태극침은 사상의학의 이론을 근거로 하여 최강, 최약 장부의 균형을 바로 잡고자 한다. 체질침의 選穴방법은 사암침의 방법과 유사하다. 그러나, 체질침은 각 체질의 臟腑强弱配列의 조건에 근거하여 가장 적합하게 選穴한다는 것이 사암침과는 다르다. 또한, 태극침과는 체질적인 장부의 불균형을 바로 잡고자 하는 점은 비슷하나, 체질침은 최강, 최약장부 외 중간장부의 강약을 모두 조절하고, 각 장부간 영향도 고려하여 보다 복합적으로 選穴한다는 점이 다르다. 또한, 침의 수기법이 사암침, 태극침과는 많이 다르다.

2) 체질침의 기본이론과 특징

권도원의 1965년도 논문의 내용을 중심으로 살펴보면 아래와 같다.

(1) 장부의 상관관계는 경락을 통해 이루어진다.

(2) 경혈중 기존 五兪穴을 臟腑穴(visceral point)로 특별히 구별하여 명칭하고, 이를 통해 조절하고, 질병을 치료한다. 5개의 장부혈중에 送穴(transmissive point: 自己 經絡[3])의 번호와 똑같은 번호를 가진 穴)들은 오로지 自己 臟器[4])의 기운 요소(influential factor)[5])를 나머지 4 臟器에 보내는 作用을 하며, 나머지 4개 穴들은 受穴(recieving point)[6])로서 단지 다른 4 臟器(自己穴 번호와 동일한 臟器 번호를 가진 臟器[7]))로부터 기운 요소를 받아 그 穴 자신이 속한 自己 臟에 그 기운요소를 받아주는 역할만을 가지고 있다〈표 4〉.

(3) 經絡들은 臟經絡과 腑經絡으로 나뉘며, 두 經絡體系에서 經絡들은 또한 모든 臟器들의 기운요소를 臟과 腑의 두개의 독립된 체계에 따라서 합성하고, 相互作用한다.

(4) 체질침은 정확한 체질의 감별과 증상에 맞는 침처방의 선택, 정확한 수기법이 전제될 때 치료효과가 발휘된다.

---

3) 臟腑穴이 所屬된 經絡
4) 臟腑穴이 屬해있는 經絡의 臟器
5) 影響 要素는 臟器들 사이에 相互 자극을 주는데 있어서 本質的인 元素이며 모든 人體를 살아있게 해주는 元素이다.
6) II'4, II'6, II'8 그리고 II'10 은 II'의 受穴이다(II'2는 送穴이므로 빠진다).
7) 예를 들면, II'6의 번호와 동등한 번호의 다른 臟器는 VI이다. VI의 送穴인 VI'6에서 影響 요소가 보내지면 II'6은 그 影響 요소를 받는다.

표 4. 8체질의학에서 臟腑穴의 표시

8체질의학 略語		8체질의학 臟腑穴의 略語 (五輸穴 經穴名)				
臟腑 (經絡)		井穴 (木/金)	滎穴 (火/水)	兪穴 (土/木)	經穴 (金/火)	合穴 (水/土)
肝臟 (足厥陰肝經)	I (I')	I'1* 大敦	I'3** 行間	I'5** 太衝	I'7** 中封	I'9** 曲泉
膽囊 (足少陽膽經)	II (II')	II'8 足竅陰	II'0 俠谿	II'2 足臨泣	II'4 陽輔	II'6 陽陵泉
心臟 (手少陰心經)	III (III')	III'1 少衝	III'3 少府	III'5 神門	III'7 靈道	III'9 少海
小腸 (手太陽小腸經)	IV (IV')	IV'8 少澤	IV'0 前谷	IV'2 後谿	IV'4 陽谷	IV'6 小海
膵臟 (足太陰脾經)	V (V')	V'1 隱白	V'3 大都	V'5 太白	V'7 商丘	V'9 陰陵泉
胃 (足陽明胃經)	VI (VI')	VI'8 厲兌	VI'0 內庭	VI'2 陷谷	VI'4 解谿	VI'6 足三里
肺 (手太陰肺經)	VII (VII')	VII'1 少商	VII'3 魚際	VII'5 太淵	VII'7 經渠	VII'9 尺澤
大腸 (手陽明大腸經)	VIII (VIII')	VIII'8 商陽	VIII'0 二間	VIII'2 三間	VIII'4 陽谿	VIII'6 曲池
腎臟 (足少陰腎經)	IX (IX')	IX'1 湧泉	IX'3 然谷	IX'5 太谿	IX'7 復溜	IX'9 陰谷
膀胱 (足太陽膀胱經)	X (X')	X'8 至陰	X'0 足通谷	X'2 束骨	X'4 崑崙	X'6 委中
心包 (手厥陰心包經)	Ⅲ (Ⅲ')	Ⅲ'1 中衝	Ⅲ'3 勞宮	Ⅲ'5 大陵	Ⅲ'7 間使	Ⅲ'9 曲澤
三焦 (手少陽三焦經)	Ⅳ (Ⅳ')	Ⅳ'8 關衝	Ⅳ'0 液門	Ⅳ'2 中渚	Ⅳ'4 支溝	Ⅳ'6 天井

*: 5개의 臟腑穴 중, 고딕체와 밑줄 친 경혈은 送穴(*)이고, 나머지 4개(**)는 受穴이다.

3) 체질침 처방(Constitution-acupuncture prescrigtion)

권도원은 1974년도 논문에서 기본방(fundamental formula), 활력방(vitalization formula), 살균방(bactericidal formula), 마비방(paralysis formula), 염증방[(inflammation formula-장계염증방과 부계염증방(Zang system and Fu system)], 정신방(psycho formula)이라고 명명한 8체질별 치료처방을 발표했다. 이 글에서 소개하는 치료처방〈표 5〉은 1974년도에 발표한 처방과 구성이 다르며, 공식적으로 발표되지는 않았으나, 권이 임상경험을 통해 현재 사용하는 치료처방들로서, 각 체질별로 10개의 처방으로 구성된다〈표 5〉.

표 5. 체질침 처방

	금양체질(Pulmotonia) Ⅶ(Ⅷ)〉Ⅴ(Ⅵ)〉Ⅲ(Ⅳ)〉Ⅸ(Ⅹ)〉Ⅰ(Ⅱ)		목양체질(Hepatonia) Ⅰ(Ⅱ)〉Ⅸ(Ⅹ)〉Ⅲ(Ⅳ)〉Ⅴ(Ⅵ)〉Ⅶ(Ⅷ)	
'74 *	처방	장부혈(자침순서대로)	처방	장부혈(자침순서대로)
F *	Ⅰp**	Ⅶ'7a** Ⅰ'7a Ⅸ'9c** Ⅰ'9c	Ⅰs	Ⅶ'7c Ⅰ'7c Ⅸ'9a Ⅰ'9a
	Ⅱp	Ⅷ'8a Ⅱ'8a Ⅹ'0c Ⅱ'0c	Ⅱs	Ⅷ'8c Ⅱ'8c Ⅹ'0a Ⅱ'0a
	Ⅸp	Ⅴ'5a Ⅸ'5a Ⅰ'1c Ⅸ'1c	Ⅸs	Ⅴ'5c Ⅸ'5c Ⅰ'1a Ⅸ'1a
	Ⅹp	Ⅵ'6a Ⅹ'6a Ⅱ'2c Ⅹ'2c	Ⅹs	Ⅵ'6c Ⅹ'6c Ⅱ'2a Ⅹ'2a
IF *	Ⅴs**	Ⅶ'7a Ⅴ'7a Ⅸ'9c Ⅴ'9c	Ⅴp	Ⅶ'7c Ⅴ'7c Ⅸ'9a Ⅴ'9a
B *	Ⅵs	Ⅷ'8a Ⅵ'8a Ⅹ'0c Ⅵ'0c	Ⅵp	Ⅷ'8c Ⅵ'8c Ⅹ'0a Ⅵ'0a
IZ *	Ⅶs	Ⅴ'5a Ⅶ'5a Ⅰ'1c Ⅶ'1c	Ⅶp	Ⅴ'5c Ⅶ'5c Ⅰ'1a Ⅶ'1a
V *	Ⅷs	Ⅵ'6a Ⅷ'6a Ⅱ'2cⅧ'2c	Ⅷp	Ⅵ'6c Ⅷ'6c Ⅱ'2aⅧ'2a
P *	Ⅲs	Ⅲ'5a Ⅲ'9c	Ⅲp	Ⅲ'5c Ⅲ'9a
	Ⅳs	Ⅳ'6a Ⅳ'0c	Ⅳp	Ⅳ'6c Ⅳ'0a

* : 1974년도 논문에서 F는 기본방(fundamental formula), V는 활력방(vitalization formula), B는 살균방(bactericidal formula), P는 정신방(psycho formula), IZ는 장계염증부방(Inflammation formula on Zang system), IF는 부계염증부방(inflammation formula on Fu system)에 해당한다. 다른 처방은 명칭의 언급이 없었다.

**: 'p' =promote(補), 's' =suppress(瀉), 'a' =anadromous(迎-瀉), 'c' =catadromous(隨-補) (經穴名은 표 4 참조)

금음체질(Colonotonia) Ⅶ(Ⅷ)〉Ⅸ(Ⅹ)〉Ⅴ(Ⅵ)〉Ⅲ(Ⅳ)〉Ⅰ(Ⅱ)		목음체질(Cholecystonia) Ⅰ(Ⅱ)〉Ⅲ(Ⅳ)〉Ⅴ(Ⅵ)〉Ⅸ(Ⅹ)〉Ⅶ(Ⅷ)	
처방	장부혈(자침순서대로)	처방	장부혈(자침순서대로)
Ⅶs	Ⅸ'9a Ⅶ'9a Ⅰ'1c Ⅶ'1c	Ⅶp	Ⅸ'9c Ⅶ'9c Ⅰ'1a Ⅶ'1a
Ⅷs	Ⅹ'0a Ⅷ'0a Ⅱ'2c Ⅷ'2c	Ⅷp	Ⅹ'0c Ⅷ'0c Ⅱ'2a Ⅷ'2a
Ⅸs	Ⅶ'7a Ⅲ'3a Ⅸ'7c Ⅸ'3c	Ⅸp	Ⅶ'7c Ⅲ'3c Ⅸ'7a Ⅸ'3a
Ⅹs	Ⅷ'8a Ⅹ'8a Ⅳ'4c Ⅹ'4c	Ⅹp	Ⅷ'8c Ⅹ'8c Ⅳ'4a Ⅹ'4a
Ⅲp	Ⅸ'9a Ⅲ'9a Ⅰ'1c Ⅲ'1c	Ⅲs	Ⅸ'9c Ⅲ'9c Ⅰ'1a Ⅲ'1a
Ⅳp	Ⅹ'0a Ⅳ'0a Ⅱ'2c Ⅳ'2c	Ⅳs	Ⅹ'0c Ⅳ'0c Ⅱ'2a Ⅳ'2a
Ⅰp	Ⅶ'7a Ⅰ'7a Ⅲ'3c Ⅰ'3c	Ⅰs	Ⅶ'7c Ⅰ'7c Ⅲ'3a Ⅰ'3a
Ⅱp	Ⅶ'7a Ⅱ'7a Ⅳ'4c Ⅱ'4c	Ⅱs	Ⅶ'7c Ⅱ'7c Ⅳ'4a Ⅱ'4a
Ⅲp	Ⅲ'7a Ⅲ'1c	Ⅲs	Ⅲ'7c Ⅲ'1a
Ⅳp	Ⅳ'8a Ⅳ'2c	Ⅳs	Ⅳ'8c Ⅳ'2a

토양체질(Pancreotonia) V(VI)>III(IV)>I(II)>VII(VIII)>IX(X)		수양체질(Renotonia) IX(X)>VII(VIII)>I(II)>III(IV)>V(VI)	
처방	장부혈(자침순서대로)	처방	장부혈(자침순서대로)
IXp	III'3a IX'3a VII'7c IX'7c	IXs	III'3c IX'3c VII'7a IX'7a
Xp	VI'6a X'6a VIII'8c X'8c	Xs	VI'6c X'6c VIII'8a X'8a
VIIp	III'3a VII'3a IX'9c VII'9c	VIIs	III'3c VII'3c IX'9a VII'9a
VIIIp	IV'4a VIII'a X'0c VIII'0c	VIIIs	IV'4c VIII'c X'0a VIII'0a
IIIs	V'5a III'5a VII'7c III'7c	IIIp	V'5c III'5c VII'7a III'7a
IVs	VI'6a IV'6a VIII'8c IV'8c	IVp	VI'6c IV'6c VIII'8a IV'8a
Vs	III'3a V'3a IX'9c V'9c	Vp	III'3c V'3c IX'9a V'9a
VIs	IV'4a VI'4a X'0c VI'0c	VIp	IV'4c VI'4c X'0a VI'0a
IIIs	III'5a III'9c	IIIp	III'5c III'9a
IVs	IV'6a IV'0c	IVp	IV'6c IV'0a

토음체질(Gastrotonia) V(VI)>VII(VIII)>III(IV)>I(II)>IX(X)		수음체질(Vesicotonia) IX(X)>I(II)>III(IV)>VII(VIII)>V(VI)	
처방	장부혈(자침순서대로)	처방	장부혈(자침순서대로)
Vs	VII'7a V'7a IX'9c V'9c	Vp	VII'7c V'7c IX'9a V'9a
VIs	VIII'8a VI'8a X'0c VI'0c	VIp	VIII'8c VI'8c X'0a VI'0a
VIIs	V'5a VII'5a I'1c VII'1c	VIIp	V'5c VII'5c I'1a VII'1a
VIIIs	VI'6a VIII'6a II'2c VIII'2c	VIIIp	VI'6c VIII'6c II'2a VIII'2a
Ip	VII'7a I'7a IX'9c I'9c	Is	VII'7c I'7c IX'9a I'9a
IIp	VIII'8a II'8a X'0c X'0c	IIs	VIII'8c II'8c X'0a X'0a
IXp	V'5a IX'5a I'1c IX'1c	IXs	V'5c IX'5c I'1a IX'1a
Xp	VI'6a X'6a II'2c X'2c	Xs	VI'6c X'6c II'2a X'2a
IIIp	III'7a III'1c	IIIs	III'7c III'1a
IVp	IV'8a IV'2c	IVs	IV'8c IV'2a

(1) 基本方(Fundamental formula)

① 이 處方들은 文字 그대로 各體質의 모든 치료에 있어서 必須的으로 先行되는 基調治療이며 疾病에 따라 副方이 添加된다.

② 諸外傷과 大部分의 小兒病은 副方이 없는 基本方 만으로 治癒된다.

(2) 活力方(Vitalization formula)

① 老人性變化(Senile changes)

② 低血壓
③ 胃下垂, 腸下垂 等 無力症
④ 神經痛

(3) 殺菌方(Bactericidal formula)

모든 細菌性 疾患 경우에 따라 다른 處方의 倂用이 必要하다. 주로 부계염증방과 병용한다.

(4) 炎症方(Inflammation formula)

炎症의 概念속에 包含되는 모든 疾患은 治療處方의 對象이 된다. 다만 細菌性 炎症만은 殺菌方을 交代로 倂用한다. 治療에 있어서 病이 屬하여 있는 內臟이 臟系인지 腑系인지 分明히 區分되어야 한다.

① 臟系炎症方(Inflammation formula on Zang system)
  i. 全 臟系(I, III, V, VII, IX)의 모든 種類의 炎症
  ii. 關節炎, 骨膜炎 단, 루마티스性 疾患은 여기에 屬하지 않는다.
② 腑系炎症方(Inflammation formula on Fu system)
  i. 全 腑系(II, IV, VI, VIII, X)의 모든 種類의 炎症
  ii. 皮膚病, 循環器病, 婦人病, 大部分의 耳鼻咽喉病, epilepsy

(5) 精神方(Psycho formula)

① Epilepsy를 除外한 精神疾患
② 自律神經 異常

(6) 痲痺方(Paralysis formula)은 현재 그 개념이 사용되지 않기 때문에 생략한다.

4) 처방의 표기

처방의 표기는 권도원이 정한 표기방법을 따르며 다음과 같다.

(1) 체질명은 영문체질명의 앞부분을 약어로 표시한다. 금양체질(Pulmotonia)은 'Pul', 금음체질(Colonotonia)은 'Col', 수양체질(Renotonia)은 'Ren', 수음체질(Vesicotonia)은 'Ves', 토양체질(Pancreotonia)은 'Pan', 토음체질(Gastrotonia)은 'Gas', 목양체질(Hepatonia)은 'Hep', 목음체질(Cholecystonia)은 'Cho'로 표시한다.

(2) 처방명은 'Ⅰp(肝補方)'과 'Ⅰs(肝瀉方)'을 표기할 때 'p(promote)'와 's(suppress)'는 생략하고, 해당 장부의 로마숫자만 표기한다. 경혈은 표기하지 않는다.

(3) 시술 횟수는 처방 뒤에 'o(작은 동그라미)'는 5회 시술, '.(마침표)'는 1회 시술, 'g(9자처럼 표현한 쉼표)'는 4회 시술, ',(쉼표)'는 2회 시술, 'g,(9자처럼 표현한 쉼표와 쉼표의 결합)'은 6회 시술을 뜻한다.

(4) 2단계처방에만 해당되는 것으로 상초병(횡격막 이상)일 경우 처방 뒤에 'a(anadromous)', 하초병(배꼽이하)일 경우 처방 뒤에 'c(catadromous)'를 표기한다.

이상의 표기방법을 종합하여, 금양체질의 활력방을 4:2로 시술하되, 병소가 상부일 경우와 하부일 경우를 각각 예로 들면 다음과 같다〈표 6〉.

표 6. 금양인 활력방의 상부, 하부에 따른 처방표기법

체질		금양
처방		활력방
병소부위	상부	Pul Ⅰ gⅧa,
	하부	Pul Ⅰ gⅧc,

4. 체질침 수기법

체질침 치료가 효과를 나타내기 위해서는 아래의 3가지 수기법이 정확히 지켜져야 한다.

1) 單刺法

留針하지 않고, 得氣를 위한 노력없이 刺針 후 바로 拔針한다.

2) 迎隨補瀉法

經絡 流注의 방향대로 비스듬하게 자침하는 隨(catadromous)하는 補法과, 경락의 흐름에 반대로 비스듬하게 자침하는 迎(anadromous)하는 瀉法을 사용한다.

3) 자침의 횟수와 순서

(1) 副方은 活力副方, 殺菌副方, 臟系炎症副方, 腑系炎症副方, 精神副方를 말하며, 副方은 基本方에 시술 후 이어서 시술한다. 처방의 명칭에서 활력방은 기본방에 이어

활력부방을 시술하는 처방을 말한다. 따라서, 살균방은 기본방에 살균부방이 이어서 시술하는 것, 장계염증방(혹은 장염방)은 기본방에 이어 장계염증부방을 시술하는 것, 부계염증방(혹은 부염방)은 기본방에 이어 부계염증부방을 시술하는 것, 정신방은 기본방에 이어 정신부방을 시술하는 것을 일컫는다.

(2) 陽체질(金陽, 木陽, 土陽, 水陽체질)은 左病이 많으므로, 右側 시술을 기본으로 하고, 陰체질(金陰, 木陰, 土陰, 水陰체질)은 右病이 많으므로, 左側 시술을 기본으로 한다. 병행 처방 시술시 양측에 나누어 시술한다. 즉, 부계염증방과 살균방을 병행 시술 할 때는 한쪽에는 부계염증방을 시술하고, 다른 한쪽에는 살균방을 시술한다.

(3) 활력방의 시술은 기본방과 부방의 시술횟수의 비율을 病所가 腑系 일 경우 4:2, 臟系 일 경우 5:1로 일반적으로 시술한다. 처방을 구성하는 穴들을 순서대로 시술해야 하고, 각 처방을 정해진 횟수만큼 반복 시술되어야 한다. 예를 들어 금양체질의 기본방(肝補方; I p)을 시술할 경우, 기본적으로 4회 시술한다. 염좌질환에서는 5회, 출혈질환에는 6회를 시술해야 한다. 즉, 4회 자침 순서는 다음과 같다.

Ⅶ'7a(經渠 瀉) Ⅰ'7a(中封 瀉) Ⅸ'9c(陰谷 補) Ⅰ'9c(曲泉 補) (1회) → Ⅶ'7a Ⅰ'7a Ⅸ'9c Ⅰ'9c(2회) → Ⅶ'7a Ⅰ'7a Ⅸ'9c Ⅰ'9c(3회) → Ⅶ'7a Ⅰ'7a Ⅸ'9c Ⅰ'9c(4회)

총 4회의 16번의 자침이 이루어 져야 하고, 5회 시술인 경우 총 20번, 6회 시술인 경우 총 24번의 자침이 이루어 져야 한다.

(4) 금양체질의 장염방〔기본방(肝補方; I p)〕 5회와, 장계염증부방〔(肺瀉方;Ⅶs) 1회〕자침 순서는 다음과 같다.

Ⅶ'7a Ⅰ'7a Ⅸ'9c Ⅰ'9c(1회) → Ⅶ'7a Ⅰ'7a Ⅸ'9c Ⅰ'9c(2회) → Ⅶ'7a Ⅰ'7a Ⅸ'9c Ⅰ'9c(3회) → Ⅶ'7a Ⅰ'7a Ⅸ'9c Ⅰ'9c(4회) → Ⅶ'7a Ⅰ'7a Ⅸ'9c Ⅰ'9c(5회) → Ⅴ'5a(太白 瀉) Ⅶ'5a(太淵 瀉) Ⅰ'1c (大敦 補) Ⅶ'1c(少商 補) (1회)

---

(5) 부염방〔(기본방(肝補方; I p)〕 4회와, 부계염증부방〔(膵瀉方; Vs) 2회〕 자침 순서는 다음과 같다.

Ⅶ'7a Ⅰ'7a Ⅸ'9c Ⅰ'9c(1회) → Ⅶ'7a Ⅰ'7a Ⅸ'9c Ⅰ'9c(2회) → Ⅶ'7a Ⅰ'7a Ⅸ'9c Ⅰ'9c(3회) → Ⅶ'7a Ⅰ'7a Ⅸ'9c Ⅰ'9c(4회) → Ⅶ'7a(經渠 瀉) Ⅴ'7a(商丘 瀉) Ⅸ'9c(陰谷 補) Ⅴ'9c(陰陵泉 補) (1회) → Ⅶ'7a Ⅴ'7a Ⅸ'9c Ⅴ'9c(2회)

---

(6) 처방의 단계는 기본방으로 구성되는 경우를 1단계 처방이라고 하고, 부방이 붙는 개수에 따라 2단계 처방, 3단계 처방 등으로 불린다.

① 2단계 처방에만 해당되는 것으로 上焦病(명치 위)일 경우 처방 중 副方의 瀉(anadromous)하는 혈을 반복해서 2번 자침하고, 下焦病(배꼽 아래로 소장을 포함)일 경우 처방 중 副方의 補(catadromous)하는 혈을 반복해서 2번 자침한다. 中焦病이나 全身病의 경우에는 반복하지 않는다.

i. 금양체질의 활력방을 4:2로 병소가 상부일 경우, 실제 자침 순서는 다음과 같다.

Ⅶ'7a Ⅰ'7a Ⅸ'9c Ⅰ'9c → Ⅶ'7a Ⅰ'7a Ⅸ'9c Ⅰ'9c → Ⅶ'7a Ⅰ'7a Ⅸ'9c Ⅰ'9c
→ Ⅶ'7a Ⅰ'7a Ⅸ'9c Ⅰ'9c → Ⅵ'6a Ⅵ'6a Ⅷ'6a Ⅷ'6a Ⅱ'2cⅧ'2c → Ⅵ'6a Ⅵ'6a Ⅷ'6a Ⅷ'6a
Ⅱ'2cⅧ'2c

ii. 금양체질 활력방을 4:2로 병소가 하초병일 경우, 실제 자침 순서는 다음과 같다.

Ⅶ'7a Ⅰ'7a Ⅸ'9c Ⅰ'9c → Ⅶ'7a Ⅰ'7a Ⅸ'9c Ⅰ'9c → Ⅶ'7a Ⅰ'7a Ⅸ'9c Ⅰ'9c
→ Ⅶ'7a Ⅰ'7a Ⅸ'9c Ⅰ'9c → Ⅵ'6a Ⅷ'6a Ⅱ'2c Ⅱ'2c Ⅷ'2c Ⅷ'2c → Ⅵ'6a Ⅷ'6a Ⅱ'2c Ⅱ'2c
Ⅷ'2c Ⅷ'2c

5. 임상적 활용

이하 처방 표기는 모두 금양체질을 기준으로 하였다.

1) 1단계처방

(1) Ⅰg ; 3세 이하의 영유아의 병

(2) Ⅰo ; 염좌질환

(3) Ⅰg, ; 출혈질환

2) 2단계처방

부방의 시술함에 병위에 따라 상초는 "a", 하초는 "c"를 반복한다.

(1) ⅠoⅦ. & ⅠoⅢ. ; 臟系(心, 肝, 膵, 腎, 肺)炎症 질환.
(臟病에 精神方을 병행하여 시술하는 것이 효과적이다.)

(2) ⅠgⅦ, ; 臟系腑炎症 질환. 심장판막염, 기관지염, 사구체염, 心肝혈관염

(臟系腑; 심장판막-심장(장계)에 붙어 있는 부, 기관지-폐(장계)속에 들어 있는 속이 빈 부, 사구체-신장(장계) 속의 혈관, 코점막-뼈 속의 빈 공간)

(3) ⅠgⅤ, & ⅠgⅥ, ; 腑系(胃, 小腸, 大腸, 膽囊, 膽管, 膀胱, 皮膚-건선, 아토피는 제외, 咽喉, 眼粘膜)炎症 질환.
(腑病에는 殺菌方을 병행하여 시술하는 것이 효과적이다.)

(4) ⅠoⅤ. ; 腑系臟炎症 질환
(腑系臟; 식도, 鼻孔, 耳孔- 속이 빈 부계이지만 주위가 뼈로 둘러 싸인 공간, 단, 鼻孔, 耳孔은 臟系腑로도 치료 할 수 있다.)

(5) ⅠgⅧ, ; 활력방. 탈항, 탈음, 요석, 담관석(담석 제외), 빈요, 위무력, 야뇨증 등 부계를 싸고 있는 근력 저하로 인한 질환

(6) ⅠgⅥ, ; 살균방. 비염, 중이염, 치질, 방광염, 질염 등 모든 세균성 질환
(腑炎方을 병행하여 시술해도 좋다.)

(7) ⅠoⅥ. ; 테니스 엘보우 같은 신경통에 사용해 볼 수 있다.

(8) ⅠoⅧ. ; 活筋의 효과

3) 3단계처방

2단계 처방과는 달리 시술함에 병위의 상하 구분이 없다. 처방의 적응증은 가장 흔히 사용되는 질환을 표기했고, 그 외 다른 질환에도 효과가 있는 것으로 알려져 있다.

(1) ⅠoⅦoⅢ. ; 디스크질환(통증이 주된 경우)및 관절통증 질환.
(2) ⅠgⅦgⅢ, ; 디스크질환 및 관절질환에서 저리고 시린 경우
(3) ⅠoⅥoⅢ. ; 바이러스 질환(감기, 대상포진)
(4) ⅠgⅤgⅢ, ; 궤양질환
(5) ⅠgⅧgⅢ, ; 위하수

체질침 시술에서 우선 되어야 할 것은 정확한 체질진단이며, 그 다음으로 정확한 침시술이 지켜져야만 체질침 처방의 효과를 기대할 수 있다.

6. 향후 전망

현재 한의사가 8체질의학을 임상에서 적용하는 이유로는 임상적인 효과가 탁월하고, 흔히 다른 치료에 비해 체질에 따른 질병의 관리가 우수하다는 점에 있다.

8체질의학은 진단방법을 포함한 이론의 정교함과 체질침 치료의 효과에 있어서 고유한 장점을 지니고 있다. 다만, 사상의학은 주된 치료로 한약치료와 성정의 다스림을 그 내용으로 하고, 8체질의학에서는 체질침 치료와 체질별 섭생을 주된 치료방법으로 하고 있다. 향후, 8체질 이론에 입각한 약물요법이 정립되어야 할 필요성이 있다고 생각된다.

8체질진단의 객관화를 위하여 맥진법의 객관화는 필수적이다. 최근 연구에 의하면 숙련된 8체질임상의인 경우 맥진을 통해 체질진단을 재현성 있게 수행할 수 있다고 보고했다. 향후, 8체질감별 맥진기계와 같은 보다 객관성이 있는 진단장비의 개발이 요구된다.

건강의 개념이 단순히 질병이 없는 상태로부터 삶의 질의 향상과 행복에 대한 추구로 변화되고 있다. 이러한 의미에서, 개별적 체질에 근거한 생활전반에 대한 관리체계를 구축한 8체질의학이 인류의 건강과 행복에 더욱 기여할 수 있으리라 기대한다.

참고문헌

1. EPPINGER, H., and HESS, L. Vagotonia. A Clinical Study in Vegetative Neurology. New York, Nerv. & Mental Dis. Monographs, 1915.
2. Chea H. et al. An alternative way to individualized medicine- psychological and physical traits of Sasang typology. J Altern Complement Med. 2003;9(4):519-528.
3. Dowon Kuon. A Study Of Constitution-Acupuncture. Journal of the International Congress of Acupuncture & Moxibustion.1965;10:149-167.
4. 권도원. 體質鍼 治療에 關한 硏究(國譯文). 明大論文集. 1974;7:607-625.
5. Jung-hee yoo et al. Sasangin Diagnosis Questionnaire; Test of Reliability. The journal of alternative and complementary medicine. 2007;13(1):111-122.
6. 권도원. 8체질의학론 개요. IMKS Occasional Papers No.2. Institute for Modern Korean studies Yonsei University Press. 2003.
7. ChangShik Yin et al. Korean acupuncture. the individualized and practical acupuncture. Neurological Research. 2007;29(supl):10-15.
8. 민재영, 박재성, 신용섭, 김민용, 박영재, 박영배, 이상철. 팔체질침 전문 한의사의 체질침 효과에 대한 인식조사. 대한한의진단학회지. 2007;11(1):105-129.
9. 신용섭, 박영재, 박영배, 오환섭. 8체질맥진 숙련도 평가방법에 관한 연구. 대한한의진단학회지. 2006;10(1) :78-97..

Appendix. 권도원의 각 체질별 주의사항과 해롭고, 유익한 생활지침(2005년도 기준)

금양체질 (PULMOTONIA)

당신이 무슨 약을 쓰든지 효과보다 해가 더 많고 육식 후에 몸이 더 괴로워지는 것은 체질적으로 간기능이 약하기 때문이므로 채식과 바다생선을 주식으로 하고, 항상 허리를 펴고 서는 시간을 많이 갖는 것이 건강의 비결입니다. 일광욕과 땀을 많이 내는 것을 피하십시오.

해로운 것	유익한 것
모든 육식, 고래고기, 모든 민물고기, 커피 및 차류, 인공조미료, 가공음료수, 밀가루, 수수, 호박, 고추, 마늘, 토란, 연근, 버섯, 설탕, 율무, 기타 근채류, 메주콩, 검정포도, 밤, 사과, 배, 멜론, 은행, 녹용, 인삼, 모든 약물, 비타민 A,B,C,D, 아스피린, 알칼리성 음료, 금니, 금주사, 아트로핀 주사, 술과 담배, 더운 목욕, 등산, 컴퓨터과용, 숲속 주거, 페니실린	모든 바다생선, 게, 조개류, 쌀, 보리, 메밀, 팥, 녹두, 참쑥, 오이, 가지, 배추, 양배추, 상추, 기타 푸른채소, 고사리, 젓갈, 포도당, 코코아, 초콜릿, 바나나, 딸기, 복숭아, 체리, 감, 참외, 모과, 얼음, 산성수, 포도당주사, 심호흡 운동은 내 뱉는 숨을 길게, 물가나 평지 산책, 비타민 E, 푸른색 안경

금음체질 (COLONOTONIA)

이 체질의 건강 제1조는 모든 육식을 끊는 것이고, 제2조는 약을 쓰지 않는 것이며, 제3조는 화내지 않는 것입니다. 혹 근육 무력증이 있을 때에는 더욱 주의하고 항상 온수욕보다 냉수욕을 즐겨야합니다.

해로운 것	유익한 것
모든 육식, 고래고기, 마늘, 녹용, 민물고기, 커피, 인공조미료, 밀가루, 수수, 호박, 메주콩, 우유, 설탕, 율무, 배, 사과, 멜론, 밤, 잣, 은행, 모든 근채류, 버섯류, 토란, 비타민 A,C,D,E, 아스피린, 알칼리성 음료, 금주사, 아트로핀 주사, 더운 목욕, 등산, 컴퓨터 과용, 숲속 주거, 반신욕, 페니실린	메밀, 쌀, 포도당, 모든 바다생선과 게, 패류, 모든 푸른채소, 오이, 고사리, 김, 젓갈, 포도, 복숭아, 감, 앵두, 파인애플, 딸기, 파, 겨자, 생강, 후추, 코코아, 초콜릿, 산성수, 오가피, 수영, 심호흡운동은 내뱉는 숨을 길게, 노랑색 안경

토양체질 (PANCREOTONIA)

당신의 건강은 조급한 성품과 직결되므로, 항상 여유 있는 마음으로 서둘지 않는 것이 건강법입니다. 체질적으로 강한 소화력을 가졌으나 체질에 맞지 않는 음식은 피해야 합니다. 술과 냉수욕은 해가 많습니다.

해로운 것	유익한 것
닭고기, 개고기, 염소고기, 현미, 미역, 다시마, 사과, 귤, 오렌지, 망고, 토마토, 인삼, 감자, 벌꿀, 비타민 B군, 고추, 생강, 파, 참기름, 대추, 부자, 소화효소제, 붉은벽지, 냉수욕	보리, 쌀, 계란, 밀가루, 콩, 팥, 돼지고기, 쇠고기, 모든 채소, 대부분의 바다생선, 복요리, 민물고기, 감, 배, 참외, 수박, 멜론, 딸기, 바나나, 비타민 E, 얼음, 구기자차, 영지버섯, 두릅, 아말감, 반신욕, 검은색 안경

토음체질 (GASTROTONIA)

약이나 음식의 부작용으로 인해 소화장애가 나기 쉬운 체질이므로 주의를 요하며, 음식은 늘 시원하고 신선한 것을 취하는 것이 유익합니다.

해로운 것	유익한 것
현미, 찹쌀, 닭고기, 쇠고기, 개고기, 염소고기, 겨자, 후추, 고추, 계피, 카레, 생강, 파, 사과, 귤, 오렌지, 망고, 토마토, 다시마, 미역, 인삼, 대추, 벌꿀, 비타민 A,B,D, 페니실린, 술, 담배	보리, 쌀, 팥, 녹두, 오이 및 대부분의 푸른야채, 모든 바다생선 및 패류, 복요리, 돼지고기, 수박, 감, 참외, 파인애플, 포도, 딸기, 바나나, 얼음, 초콜릿, 비타민 E, 아말감, 푸른색 안경

목양체질 (HEPATONIA)	
당신이 건강할 때는 귀찮도록 땀이 나고 쇠약할 때는 되려 땀이 없으며 무슨 방법으로든지 땀만 흘리면 몸이 가벼워지는 것을 느끼는 것은 체질적으로 땀이 많이 나야 하기 때문이오니, 항상 온수욕을 즐기는 것은 좋은 건강법이 될 것입니다. 등산이 좋고 말을 적게 하는 것이 좋습니다. 당신의 혈압은 일반 평균 보다 높은 것이 건강한 상태입니다.	
해로운 것	**유익한 것**
모든 바다생선 및 패류, 날배추, 포도당,코코아, 초콜릿, 메밀, 고사리, 감, 모과, 체리, 청포도, 수영, 포도당주사, 푸른벽지, 담배, 아말감, 비타민 E	모든 육식, 쌀, 메주콩, 밀가루, 수수, 모든 근채류(무우, 당근, 도라지, 연근, 토란), 커피, 우유, 마늘, 호박, 버섯류, 설탕, 민물장어, 미꾸라지, 메기, 알칼리성음료, 배, 사과, 수박, 모든 견과류(호두, 밤, 잣), 녹용, 인삼, 비타민 A,B,C,D, 금니, 금주사, 아스피린, 등산, 심호흡 운동은 들이마시기를 길게, 붉은색 안경

목음체질 (CHOLECYSTONIA)	
당신의 하복부의 불편은 바로 다리가 무겁고 허리가 아프고 통변이 고르지 못하며 정신이 우울하고 몸이 차고 때로 잠이 안드는 원인이 되는 대장의 무력입니다. 그러므로 항상 아랫배에 복대를 하여 따뜻하게 하는 것이 좋습니다. 알코올 중독에 걸리기 쉬운 체질이므로 술에 대한 각별한 주의가 필요합니다.	
해로운 것	**유익한 것**
모든 바다생선 및 패류, 술, 날배추, 메밀, 고사리, 코코아, 초콜릿, 청포도, 체리, 감, 모과, 포도당, 인삼, 오가피, 냉수욕	쇠고기, 돼지고기, 쌀, 대두콩, 밀가루, 수수, 모든 근채류, 커피, 우유, 율무, 마늘, 호박, 버섯류, 설탕, 견과류, 민물장어, 미꾸라지, 알칼리성음료, 배, 멜론, 녹용, 비타민 A,B,C,D,E, 금니, 금주사, 심호흡 운동은 들이마시기를 길게, 붉은색 안경

수양체질 (RENOTONIA)	
당신이 추운 계절에 더 건강한 것은 체질적으로 땀을 많이 흘리면 안되는 체질이기 때문이므로 냉수욕이나 냉수마찰을 즐기는 것이 땀을 방지하는 유일한 건강법입니다.	
해로운 것	**유익한 것**
보리, 팥, 오이, 돼지고기, 생굴 및 어패류, 복요리, 감, 참외, 딸기, 바나나, 파인애플, 맥주, 얼음, 비타민 A,D,E, 구기자차, 영지버섯, 아말감, 반신욕	현미, 찹쌀, 개고기, 닭고기, 염소고기, 쇠고기, 미역, 다시마, 계피, 생강, 파, 겨자, 후추, 고추, 참기름, 감자, 사과, 망고, 귤, 오렌지, 토마토, 인삼, 벌꿀, 대추, 비타민 B군, 산성수, 붉은색 안경

수음체질 (VESICOTONIA)	
온도적으로 그리고 질적으로 냉한 음식을 먹으면 당신의 냉한 위가 더욱 냉각되어 모든 불건강과 불안 속으로 이끌려 마침내는 위하수가 됩니다. 그러므로 이체질의 건강 제1조는 '소식'하는 것과 더운 음식을 취하는 것입니다.	
해로운 것	**유익한 것**
보리, 팥, 오이, 돼지고기, 계란, 복요리, 모든 어패류, 감, 참외, 바나나, 딸기, 청포도, 맥주, 얼음, 초콜릿, 모든 냉한음료 및 음식, 비타민 E, 아말감, 담배, 반신욕	현미, 찹쌀, 감자, 옥수수, 참기름, 미역, 다시마, 닭고기, 염소고기, 개고기, 쇠고기, 후추, 겨자, 계피, 고추, 카레, 파, 생강, 사과, 귤, 오렌지, 토마토, 망고, 인삼, 대추, 벌꿀, 산성음료수, 눌은밥, 비타민 A,B,C,D, 붉은색 안경

바이오피드백

Biofeedback

1. 개요

바이오피드백이란 우리 몸 내부에서 일어나는 각종 생리 현상들을 시각이나 청각 등을 이용하여 인지할 수 있도록 유도하고, 스스로 훈련을 통해 생리현상들을 조절할 수 있게 도와주는 치료 방법이다. 바이오피드백에서는 미세한 정신-생리적 반응을 깨달으면서 이를 조절하는 과정이 필요하다. 기기를 통해 근육 긴장도, 피부온도, 뇌파, 피부저항, 혈압, 심박동수 등을 즉시 알 수 있으며, 여러 시도를 통하여 발생하는 생리적 반응을 동시에 파악하여 강화할 수 있어 다양한 증상과 질병에 유익하게 사용할 수 있다. 그동안 조절할 수 없다고 인식되었던 생체 반응들도 바이오피드백 기기를 통해서 변화를 측정하여, 원하는 방향으로 변화가 일어났을 때 강화를 해줌으로써 조절할 수 있다. 바이오피드백에 사용되는 기구는 체온계처럼 간단한 것으로부터 뇌파 측정기처럼 복잡한 것에 이르기까지 다양하지만, 중요한 점은 그 측정 결과를 개인이 즉시 알 수 있다는 것이다. 우리 몸은 스트레스, 각성 정도, 두려움, 성적 흥분, 불안, 이완과 같은 정신적인 요인에 끊임없이 노출되어 있으며, 이러한 요인과 연관되어 근육 긴장도, 뇌파, 심박동수, 혈액순환, 호르몬, 胃酸度 등이 항상 변하고 있다. 이러한 정신-신체의 상호작용은 바이오피드백의 근간을 이룬다. 최근 바이오피드백이 새로운 치료 방법으로 정착되었는데, 이는 바이오피드백 기기가 세련되고 종류도 다양해진 반면 가격과 사용의 복잡성이 줄어들었고 바이오피드백 기법이 임상에서 기능이상을 나타내는 여러 경우에 성공적으로 적용되었기 때문이다. 어떤 경우 일차적인 목표가 기능 이상을 조절하는데 있는데, 이 경우 바이오피드백 훈련이 주요한 치료방법이 된다. 예를 들면 경련성 사경(Cleeland, 1973), 반신불수 환자에서 neuromuscular re-education (Johnson & Garton, 1973), 레이노드 현상에 대한 온도 훈련(Surwit, 1973), 부정맥에 대한 심박동의 조건화(Engel, 1973), 또는 간질성 경련을 위한 감각운동훈련(Sterman, 1973) 등을 들 수 있다.

2. 역사

바이오피드백의 기원은 1950년대 영국의 과학자 W. 그레이 웰터의 인간 두뇌의 전기에 대한 리듬의 조사로 거슬러 올라간다. 라디오로 축구시합을 청취하고 있는 동안 그레이 월터는 두뇌의 알파 리듬이 그가 좋아하는 팀에게 행운이 돌아가도록 반응하였다는 것을 알게 되었다. 그러나 1958년 미국에서 일하고 있던 조 카미야는 그에 관한 정보가 전해졌을 때 자신이 의식적으로 알파 리듬을 조절할 수 있다는 사실을 발견하였다. 그 후 동물들이 한쪽 귀를 더 따뜻하게 하고 다른 쪽 귀를 더 차갑게 만들 수 있다는 것을 알았으며 이는 동물들이 바이오피드백을 사용하기 때문이라고 밝혔다. 그리고 사람들은 심장 박동과 근육이완, 위장의 산성도, 그리고 다른 자율적인 반응을 자발적으로 조절하는 방법을 알 수 있다는 것을 알아냈다. 미국 연구원인 엘머와 엘리스 그린은 후에 피드백 기기와 현재 알려진 방법들을 생산하기 위해 자생 훈련에 대하여 그들이 알고 있는 지식과 함께 카미야의 연구를 결합시켰다.

과거에는 자율신경계를 인위적으로 조절하는 것이 불가능한 것으로 여겨졌으나 1950년대부터 연구되기 시작한 바이오피드백 요법은 60년대 말 실제 임상에 적용되기 시작하면서 많은 학자와 의사들의 연구 결과 바이오피드백 훈련을 통해서 자율신경계도 어느 정도 범위 내에서 조절이 가능하며, 건강에 이로운 방향으로 생리적 반응을 유도할 수 있다는 것이 밝혀졌다. 최근에 도입된 장비는 생리적 반응의 미세한 변화도 즉각적으로 감지할 수 있도록 민감도가 크게 향상되었으며, 여러 가지 지표를 동시에 나타낼 수 있고 다양한 그래픽 영상과 게임 등을 훈련에 이용할 수 있도록 하여 치료에 한층 도움을 주고 있다.

3. 종류

1) 근전도 바이오피드백(EMG feedback)

근육의 긴장과 이완은 근전도기기로 측정되고 되먹임된다. 초기의 근활성도 조절에 대한 연구는 needle electrode, 오실로스코프, 스피커를 이용하여 이루어졌다(Basmajian, 1963). 후에 전 근육에 대한 EMG 훈련의 효과에 대한 많은 연구가 이루어졌고 Budzynski와 Stoyva는 3회의 피드백훈련(20분씩)으로 전두근의 긴장이 효과적으로 감소하는 것을 보고하였다. 근전도 바이오피드백은 주로 neuromuscular re-education(안면마비, 중풍 초기, 뼈나 근육수술후, 마비질환에서 頭部위치 교정 등)과 이완 훈련에 이용된다. 이완 훈련에서 긴장과 이완의 차이를 가장 쉽게 알 수 있는 것이 근전도를 이용하는 것이다. 그 예로서 긴장성 두통과 이갈기(bruxism)에서의 EMG feedback의 적용을 들 수 있다. 또한 근전도 바이오피드백은 다른 바이오피드백 기기와 동시에 사용할 수 있다. 사경이나 척추측만증에서 relaxation과 neuromuscular re-education을 동시에 사용한다.

2) GSR feedback

GSR(galvanic skin response)은 1900년대 초에 이후에 사용되었으며, Fenz와 Epstein은 불안증에 대한 연구(1967)에서 GSR을 사용하였고, Raskin은 거짓말 탐지기로 사용하였다(1973). 각성 수준의 변화는 교감 신경계의 변화에 기인하며 galvanic skin response(GSR)에 의해 측정될 수 있다. GSR은 피부 표면(주로 손)의 발한 반응의 변화를 측정하는데, 공포, 심리요법 연구, guided imagery, 말더듬이, 정신-신체 반응의 진단, 그리고 천식 환자에게 적용할 수 있다.

3) EEG feedback

1875년 영국의 Richard Caton은 뇌에 전류가 존재한다는 것을 발견하였고, 1924년에 독일의 Hans Berger에 의해 뇌파 기록장치가 만들어졌다. EEG(electroencephalography)는 주로 간질의 진단과 수면, 꿈에 관한 연구에 이용되었으나 명상 훈련시 알파파가 우세해진다는 것이 알려진 후부터 바이오피드백 훈련에 도입되었다(Kaiya, 1969). EEG 바이오피드백은 neurofeedback이라고도 불리며, 최근 불면증, 통증, 학습 장애, obsessive-compulsive and ruminative depression, 그리고 창의력의 향상 등 다방면에 걸쳐 활용되고 있다.

4) Skin temperature feedback

Steptoe 등은(1974) 귓불의 온도를 이용하여 시청각 피드백 훈련을 하였고, Sargent, Green, 그리고 Walters(1972, 1973, 1974)는 각각 수지 피부 온도를 이용한 바이오피드백 훈련이 편두통 조절에 효과가 뛰어남을 보고하였다. Surwit(1973)는 Raynaud's syndrome 환자에서, Turin과 Johnson(1976)은 편두통 환자에서 수지 온도 훈련을 시도하였다. 말초 혈류는 피부 온도를 측정하여 잴 수 있어서, 편두통, 레이노드 현상, 말초 혈관 기능장애, 일반 이완 훈련, 그리고 심리 치료에 temperature feedback을 적용할 수 있다. 대부분의 바이오피드백 치료는 기능 이상을 극복하고 일반적 이완 상태를 도모하는 것을 목표로 한다.

4. 치료

1) 방법과 효과

바이오피드백은 자율신경(근육긴장도, 뇌파, 심장박동수, 피부저항, 체온, 혈압 등 생리 반응)의 생리적 변수를 부분적으로 조절하는 것이다. 즉 기계를 통해 직접 보고 느끼면서 증상을 완화하고 건강에 유리한 방향으로 조절법을 익히는 행동치료법의 일종이다.

치료는 대개 1주일에 한두 차례씩 약 10주간 통원 치료를 받는다. 질병의 종류와 경과에 따라 치료 기간은 다소의 변동이 있을 수 있으며, 치료 후에도 정기적으로 병원에 들러서 검사를 받아야 한다. 바이오피드백 훈련은 위험한 부작용이 없고 여러 증상의 조절에 도움이 되지만 증상을 감출 수도 있다. 때문에 먼저 의사의 진찰 및 조언을 받는 것이 바람직하다.

(1) 몸에 모니터용 전극을 붙이고 편안한 자세로 앉거나 누워 뇌파 상태 등을 나타내는 기록 신호 등을 컴퓨터 모니터로 관찰한다.

(2) 조절하고자 하는 생리적 반응에 영향을 끼치도록 정신을 집중한다. 어떤 영상을 떠올리면서 긴장을 풀고 스트레스를 줄인다. 대다수 사람들은 위의 방법으로 8~10회 바이오피드백을 실시하면 근육을 이완시키고, 맥박을 올리거나 낮추고, 기관지 경련을 막고, 위장관 기능도 조절할 수 있다. 그러나 무엇보다도 큰 소득은 근육 이완과 스트레스 감소이다. 이때 치료자는 환자가 바이오피드백 기기를 사용하고 자가 연습을 통하여 생리적 반응을 조절할 수 있는 방법을 제시해주면 된다. 따라서 치료의 성공 여부는 환자의 부단한 노력과 연습에 크게 좌우된다. 그러므로 바이오피드백은 환자 스스로가 치료에 대해 능동적인 참여자가 되는 동양의 기 훈련이나 서양의 마인드 컨트롤과 일맥상통하는 자가 치료법이다.

2) 목적

(1) 재활영역에서의 적용

① 말초신경 손상 후, 뇌혈관 장애후, 중추신경 마비에 의해 수의운동이 저하된 근육에 대해 근육을 회복하기 위해 쓰인다.

② 건 이행수술 후 이행근의 기능전환에 이용한다.

③ 신경 이행수술 후 이행신경의 기능 전환에 이용한다.

④ 관절질환에 의한 구조성, 無用性, 통증에 의한 근력 저하를 대상으로 등척성 근력 증강을 목적으로 이용한다.

(2) 근육에 대한 억제 목적

① 경직성 사경과 같이 과긴장근의 수의적 이완을 목적으로 이용한다.

② 병적 공동운동에 대해 불수의적으로 수축하는 근육의 조절과, 상반억제 장애에 의한 주동근과 길항근의 동시 수축에 대해 과도한 길항근의 근수축을 억제한다.

③ 반사적 근경련에 대한 억제에 이용한다.

3) 훈련장소

환자에서 충분한 설명을 함으로써 집중력과 의욕을 기른다. 훈련 장소는 정신을 집중하기 쉬운 장소를 선택하는 것이 중요하다.

4) 역치설정과 훈련방법

역치 설정은 환자의 근수축 상태에 따라 달라지는데, 최대 노력시 시청각 시스템이 작동하도록 설정하는 것이 효과적이다. 따라서 훈련 효과가 상승함에 따라 역치를 점차 바꾸어 가는 것이다.

훈련방법은 근력증강 훈련의 경우 설정 역치를 넘도록, 즉 램프를 점등시키거나 부저음이 울리도록 지시한다. 반대로 근이완을 목적으로 하는 경우에는 역치설정을 넘지 않도록 램프를 끄거나 부저음이 울리지 않도록 지시한다. 피로도가 심할 때는 역치를 감소시켜 훈련한다.

5) 훈련시간

훈련 이외의 근육에 필요 없는 힘이 들어가지 않도록 훈련시간은 20~30분 정도로 하고, 그 이상의 훈련을 할 경우 충분한 휴식을 취하는 것이 효과적이다. 완신경총마비 등과 같은 말초신경 손상 후의 회복기 근육에 대해서는 피로를 느끼지 않게 하는 것이 중요하고, 초기 훈련시 5~10분 정도의 훈련이 가장 적합하다.

6) 훈련빈도

훈련시 며칠 동안 공백이 생기면 충분한 효과를 얻을 수 없고 효과가 약화되며, 훈련을 수주간 중단하면 효과가 거의 없다. 훈련 빈도 및 훈련 기간의 설정은 증상에 따라 달라진다. 주 3회 이상, 가능하면 매일 꾸준히 훈련하는 것이 효과적이다.

7) 장점

(1) 안전하고 부작용이 없다.
(2) 기기에 의한 정보를 양적으로 바로 얻을 수 있으며 정확한 훈련의 지표가 된다.
(3) 환자에게 훈련에 대한 의욕과 흥미를 일으키게 한다.
(4) 훈련 내용도 알기 쉽고 소형기기를 이용하여 가정과 일상생활에서 훈련이 가능하다.

8) 주의사항

(1) 정확한 방법에 대한 이해와 협력을 필요로 한다. 따라서 지능저하가 현저한 사람이나 이해력, 집중력이 떨어지는 유아 등은 대상으로 하지 않는다.
(2) 치료 효과를 높이기 위해서 환자가 최대한 치료에 집중할 수 있는 환경을 조성해야 한다.
(3) 환자가 피로를 느끼지 않도록 천천히, 지속적으로 행한다.
(4) 불안정한 자세와 훈련에 따른 통증을 수반하는 일이 없도록 이완 자세에서 훈련을 행한다.
(5) 동시에 여러 개의 피드백 정보를 제공하면 혼란을 일으키는 경우가 있으므로 주의를 집중하여 훈련이 이루어지는 범위 내에서 행한다.
(6) 역치 조절은 급격한 변화 없이 서서히 변경시키면서 행한다.
(7) 부적절한 운동이 나타나면 바로 중지하고 올바른 운동으로 다시 전환하여 행한다.

9) 훈련

훈련 과정은 보통 집단으로 이루어지는데, 집단의 감정이입과 상호작용은 지식에 도움을 줄 수 있다. 하지만 개별적인 훈련 역시 무방하다. 훈련시 긴장을 완화시키도록 지도하고, 수동적인 것과 기기상 선명한 반응을 보여 주었던 '깨닫고 자각하는' 진정한 긴장 완화 상태간의 차이점을 구별하는데 정신을 집중하도록 지시한다. 예를 들면, 손의 열 측정기, 피부저항기기(ESR) 등을 사용할 경우 사용자의 특정한 긴장과 관련된 피부 변화들을 탐지하는 동안 훈련자의 정신적, 신체적 상태에 따라서 체온이 어떻게 변화하는지 보여준다.

5. 임상적 활용

1) 만성통증

일차 진료에서 만성 통증은 수적으로도 많을 뿐 아니라, 지속적인 진료를 담당하는 가정의에게 도전이 되는 과제이다. 먼저 원인을 알아내고 적절한 치료를 해야겠지만, 이후에도 지속적인 통증은 의사에게 부담이 된다. 여러 연구들을 통해서 보고된 만성 통증에 대한 바이오피드백의 효과에 대해서 알아본다(Pulliam CB, 2003).

(1) 두통

두통은 매우 흔한 의학적 문제이며 다양한 양상으로 인해 분류도 다양하다. 이완 훈련과 바이오피드백은 긴장성 두통과 편두통 치료의 대표적인 방법으로 받아들여지고 있다. 전통적으로 긴장성 두통의 원인으로 이마, 목, 어깨 부위의 근육 긴장이 검토되고 있지만, 몇몇 연구에서 휴식시 근 긴장도가 좋은 감별 수단이 아니라는 것을 지적하고 있다(Schwart MS, 1995). 근전도 바이오피드백 훈련을 통해서 50%의 노인 두통 환자에서 50% 이상이 호전되었지만 이것이 반드시 근전도가 낮아지는 것과 관련된 것은 아니었으며(Arena JG, 1991), 근전도가 낮아지는 것보다는 self-efficacy의 향상과 더 관련이 있었다(Rokiki LA, 1997). 이는 EMG 훈련을 통한 인지변화가 근육 긴장의 변화보다 더 효과적이라는 것을 보여준다. 혈관 확장으로 야기된다고 생각되는 혈관성 두통에는 피부온도 바이오피드백이 효과적이다. 바이오피드백에 의한 이완으로 두뇌 혈류, 특히 middle cerebral artery가 잘 반응함이 밝혀졌다(Wauquier, 1995). 혼합성 두통에는 피부온도 바이오피드백과 이완 훈련을 함께 하는 것이 효과적이다(Arena JG, 1996). 결론적으로, 편두통에 대해서는 피부온도 바이오피드백을 이완 훈련과 함께 시행했을 때 효과적이었고, 긴장성 두통에 대해서는 EMG 바이오피드백이 효과적이었다.

(2) 요통

만성 요통의 원인에 대해서는 부척추근(paraspinal muscles)이 정상이 아니거나 비대칭적이라는 "biomechanical theory"와 스트레스를 제대로 극복하지 못해서 부척추근이 과긴장해서 생긴다는 "stress causality theory", 또는 "psychosocial stress theory"의 두 가지 모델이 있다. 따라서 만성 요통에 대한 바이오피드백 치료는 자율신경계 각성과 전반적인 근긴장을 감소시키는 이완방법과, EMG를 사용해서 특별한 근육을 다루는 방법이 있으며 두 방법 간에 효과의 차이는 없다는 보고가 있다(Sherman RA, 1992). 이견이 있지만, 전반적으로 만성 요통의 치료에 바이오피드백이 효과적이라고 보고되고 있다.

(3) 섬유근막통 증후군(Fibromyalgia syndrome)

섬유근막통 증후군은 다양한 부위의 근골격계 통증, 피로, 여러 압통점을 특징으로 하며, 수면 장애, morning stiffness, 과민성 장증후군(IBS; irritable bowel syndrome) 등이 임상에서 발현된다. 섬유근막통 증후군에 대한 바이오피드백의 역할이 많이 보고되지는 않았다. 그럼에도 불구하고 바이오피드백을 하나의 치료 방법으로 도입하는 것이 바람직하다. 왜냐하면 섬유근막통 증후군은 약물 투여로 15% 정도만이 효과를 볼 수 있어서 다른 비 약물요법들이 필요하기 때문이다(McCain GA, 1994). 첫 대조군 연구가 Ferraccioli 등에 의해 수행되었는데, 점진적 근육 이완법과 전두근 EMG 바이오피드백 치료 후 압통점의 수, 강도, morning stiffness가 뚜렷하게 호전되었다(Ferraccoli, 1987). 바이오피드백, 이완요법, 운동요법 및 이들의 혼합요법을 각각 적용하여 6주 동안 수행한 연구에서 치료군이 대조군에 비해 호전되었으나, 치료방법간 효과의 차이는 나타내지 않았다(Buckelew SP, 1998).

2) 과민성 장증후군(IBS)

이전의 IBS 정의는 별다른 병변 없이 복통과 bowel habit의 변화가 동반되는 것이었으나, 최근 배변에 의해 완화되거나 배변 횟수의 일관성과 양상의 변화와 관련된 복통이나 복부 불쾌감이 최소 3개월 이상 지속되거나 재발하는 경우로 정의되었다. 최근까지 IBS는 정신생리학적인 장애로 인식되었지만, 몇몇 연구에서 정신 질환의 유병률이 낮거나 혹은 높다고 각각 보고하고 있다(Thornton et al, 1990; Blanchard EB, 1992). 환자들은 스트레스가 장과 관련된 증상을 일으키거나 악화시킨다고 느끼고 있으며, 더 많은 스트레스를 보고하는 것으로 미루어, 스트레스는 확실히 IBS 발생과 관련 있는 것으로 여겨진다(Schwartz MS, 1995; Whitehead W, 1992). 이는 바이오피드백이 IBS치료에 중요한 역할을 할 것이라는 것을 시사한다. Blanchard 등은 일련의 연구들을 통해서 바이오피드백이 IBS 증상을 호전시킴을 보고하였다. 그러나 또 다른 연구에서 대조군과 별다른 차이가 없었으며 이는 active placebo(pseudomedication+biofeedback to decrease alpha EEG activity)가 active treatment로 전환되었기 때문이라고 설명하였다(Blanchard, 1987; Blanchard, 1992; Neff PF). Schwartz는 IBS 치료에 이완요법, 바이오피드백, 행동 치료를 권하였다. 치료의 목표는 불안감과 교감신경 각성, 근육 긴장을 감소시키는 것이다.

3) 근력증강을 목적으로 하는 훈련

근력증강 훈련에 있어서 근전도-바이오피드백을 사용한 경우와 사용하지 않았을 경우의 비교연구가 보고된 바 있다. Susan 등은 건강한 성인 10명의 모지외전근에 대해 근전도 바이오피드백 훈련의 유효성을 보고하였다. 또한 Joseph 등도 대퇴사두근의 등척성 수축을 이용한 근력증강 훈련에 있어서 근전도 바이오피드백 훈련의 유효성을 보고하였다. 근력증강을 위해서는 대뇌피질의 흥분성 향상에 의한 자극 빈도 및 근수축에 관여하는 운동단위 수의 증가를 일으킬 만큼의 충분한 근수축, 즉 운동학습 효과가 중요하다. 그러나 종래의 훈련방법에서는 목표로 하는 근력이 충분히 발휘되고 있는지 명확하지가 않았다. 한편 Steinhaus는 최면에 의해 용기를 갖거나 권총소리를 들려줌으로써 근력의 수치가 30%나 상승했다고 한다. 이는 심리적 한계, 즉 고위중추가 무의식중에 억제를 완화시켜 뇌간 망상체 회복계에 의해 대뇌의 흥분 수준이 높아졌기 때문이라 생각할 수 있다. 근전도-바이오피드백의 경우도 마찬가지로 일정 역치를 목표로 하는 목표의식과, 부저와 미터계 등 시청각 피드백이 대뇌피질의 흥분성 및 그에 의한 운동단위로의 자극빈도의 증가 등을 효율적으로 일으켜 심리적 한계가 향상되고, 그 결과 기존의 훈련보다 더욱 근력이 증강되는 것이라고 생각된다.

(1) 중추신경 장애에 대한 임상응용

뇌졸중 편마비 환자에 대한 근전도-바이오피드백 치료의 목적은 근긴장의 정상화와 협조성 개선에 있다. 근긴장의 정상화에는 근긴장이 저하한 근육에 대한 촉진과, 반대로 근긴장이 항진한 근육에 대한 억제를 들 수 있다.

Johnson은 편마비 환자의 마비성 첨족에 대해 족관절 배측굴곡을 목적으로 전경골근에 침전극을 삽입하여 BEF 훈련을 실시했다. 훈련 초기에 근활동 전위를 내는 것이 곤란한 경우에는 집단굴곡(mass flexion)과 신장반사(stretch reflex)를 이용하여, 다시 건측의 전경골근에 침을 꽂아, 목적으로 하는 움직임을 경험하도록 한 후 환측에 응용하는 방법을 취하였다. 훈련은 원칙적으로 1일 1회 30분 동안인데, 2시간 이상의 휴식을 취하면 계속해서 더 훈련을 추가했다. 또한 첨족에 내반이 수반된 경우 외반근인 비골근을 집중적으로 훈련할 필요가 있으며 훈련은 보행하지 않을 때뿐만 아니라 보행중에도 하는 것이 더 효과적이라고 하였다.

Basmajian 등은 편마비 환자에게 비교적 많이 나타나는 견관절의 아탈구에 대해 근전도 바이오피드백 훈련을 실시하여 양호한 결과를 보고했다. 먼저 승모근 상부섬유 위에 표면전극을 붙이고 환자에게 양 어깨를 움츠리도록, 또는 상지를 외전하도록 지시한 다음 역치를 설정하고 시청각 시스템이 작동하도록 하였다.

(2) 말초신경 손상에 대한 임상응용

일반적인 치료 프로그램은 초기에는 바른 자세의 유지 및 수동운동에 의한 구축예방, 저주파 자극에 의한 근위축 예방이 행해진다. 훈련 순서는 먼저 목적근에 표면전극을 정확하게 장착하고, 근활동 전위를 확인한 상태에서 피로가 생기지 않도록 역치를 조절하고 훈련시간을 설정한다. 역치를 넘도록, 시청각 피드백이 작동하도록 지시하고, 훈련에 의식을 집중시켜 올바른 근수축 감각을 재교육하며 이를 강화시킨다. 그리고 근수축력의 증가에 따라 능동보조, 능동, 저항 운동으로 훈련을 진행한다. 이때 주위의 근활동이 섞이지 않도록 전극의 장착

위치와 크기에 특히 주의한다. 또한 근육의 피로 및 이에 수반되는 대상운동 등, 운동의 혼란과 다른 근육에 대해 불필요한 힘이 들어가지 않도록 올바른 운동으로 피드백이 일어나는 것이 중요하다. 근 활동전위가 약한 훈련 초기 단계와 심층근의 경우에는 표면전극에서 분리되면 훈련이 곤란하다. 이런 경우에는 삽입전극을 사용하는 것이 좋다.

(3) 건 이행수술 후 이행근의 기능 전환

건 이행수술은 회복될 전망이 없는 마비근과 외상에 의해 근건의 기능을 잃었을 경우 그 기능을 회복하기 위해 정상인 근건을 마비근 쪽으로 옮겨 바꾸어 건의 기능을 재건하는 방법이다. 이행된 근건은 본래의 기능과는 아주 다른 작용을 해야 한다. 또한 근력뿐만 아니라, 상지의 경우 식사와 몸단장, 하지의 경우 보행, 주행 등과 같이 일상 기능을 수행할 때 이행된 근건이 효과적으로 작용할 때까지 재교육하는 것이 필요하다.

4) 근육에 대한 억제를 목적으로 하는 경우

(1) 경직성 사경과 같이 과긴장근의 수의적 이완

경직성 사경이란 목 부위의 비정상적인 근긴장에 의해 머리의 회전, 측굴, 후굴 등을 일으키는 질환이다. 이 증상에 대한 근전도 바이오피드백 치료는 Cleedand, Brudny, Korein 등의 보고가 있으며 각각 60%, 70%, 80%의 개선효과가 나타남을 보고했다.

근전도 바이오피드백 훈련은 먼저 근전도 검사에 의해 긴장근을 검사하고 근육에 표면전극을 장착, 초기 훈련시 이완 자세에서 거울을 앞에 두고 근긴장의 억제를 꾀하여 서서히 수의적인 근이완 훈련으로 진행해 간다. 훈련 자세는 훈련 진행에 맞춰 안정자세에서 선자세, 보행, 응용 동작으로 이행해 나간다. 훈련시에는 거울을 앞에 놓음으로써 환자 자신이 거울에 비친 모습을 시각적으로 파악하여 시각적 피드백을 가능하게 한다. 또한 아주 강한 근긴장을 억제할 경우에는 역치를 다소 높게 설정하여 시작하고, 이완할 수 있게 되면 역치를 내려 수축을 억제하도록 한다. 경직성 사경은 심리적 인자를 배경으로 중추에서의 자극에 의해 생긴 근긴장을 충분히 이완시키지 못하는 상태이다. 따라서 긴장근의 근활동을 시청각으로 중추에 피드백하고 근긴장을 완화시키는 것이다. 이런 식으로 반복하면 피드백 기전이 재건되고 긴장근의 이완이 가능해진다.

5) 그 외의 바이오피드백 치료

(1) 관절각도계를 이용한 피드백 치료

관절각도계 바이오피드백은 관절의 움직임을 전기각도계에 의해 전기신호로 변환하고, 설정 각도를 넘으면 소리와 빛에 의한 시청각 시스템이 작동하여 피드백하는 장치이다. 사용목적은 관절 가동범위의 확대, 관절운동시 각도의 조절 등이다. 관절의 가동범위 확대는 사전에 환자의 능동적, 수동적 관절 가동범위를 측정하고 해당 관절에 각도계 피드백 장치를 붙여 목표 각도를 결정하여 그 각도에 달하면 시청각 시스템이 작동하도록 역치를 조절한다. 훈련은 환자가 쉽게 도달할 수 있는 각도설정에서 시작하여 단계적으로 각도를 늘려나간다.

각 관절의 위치각은 관절낭, 인대, 근, 건에 있는 고유수용기 및 가까운 피부에 있는 외수용기에 의해 그 변화가 파악되어 중추로 전달된 후 조절된다. 이 기능에 장애가 발생하면 관절운동에 있어서 각도조절이 곤란해진다. 이 경우 관절의 움직임을 전기각도계의 전기신호로 변환하고, 시청각 시스템을 이용하여 피드백하는 것이 효과적이다. Wooldridge 등은 뇌성마비 소아의 슬관절이 서있을 때나 보행할 때 과도한 굴곡 또는 과신전을 나타내는 경우, 각도계 바이오피드백 장치를 이용하여 그 유효성을 보고하였다.

(2) 부하센서를 이용한 바이오피드백 치료

골절과 인공관절 치환 수술 후 부분부하 보행훈련이나, 편마비 환자 등의 중추신경 장애에 의한 체성 감각장애자의 체중이동 훈련을 실시하는 동안 하지의 체중부하를 조정하는 것은 과부하에서의 회피와 보행모습의 개선 등에 아주 중요하다. 부분부하 보행훈련의 일반적인 방법은 2대의 체중계를 사용하여, 일어 선 자세에서 환자의 환측 상지 및 하지에 부하센서를 장착, 설정치를 입력한 후 보행으로 이행시키는 방법을 시행할 수 있다. 체중계의 눈금에서는 부하 상황의 피드백이 불충분하고, 보행이라는 동적인 장면에서는 본인이 눈금을 읽을 수 없어 부하센서를 활용한 부하상황 피드백이 유효하다.

부하 조정과 부분부하 보행훈련에서 일반적으로 이용되는 방법은 로드셀(load cell)과 스트레인게이지(strain gauge)에 가하는 압력을 청각 신호로 바꾸어 피드백하는 방법이다. 이 방법은 부하량에 따라 역치조절이 가능하며, 일정 부하량에 이르면 청각 시스템이 작동하여 과부하를 방지할 수 있도록 되어 있다. 훈련 프로그램은 환측 족저부에 부하 바이오피드백 장치를 장착하고 목표 부하량을 설정하여 평행봉 내선 자세에서 환측의 부하 조절을 행한다. 이것이 가능해지면 평행봉 내 부분부하 보행, 목발보행으로 전환한다.

(3) 토크 기기 바이오피드백

감각정보로서의 운동각과 고유감각은 근운동 속도를 조정함으로써 바꿀 수 있고, 시각 정보는 토크 미터와 기록계에서 얻을 수 있으며, 근수축 속도를 자유롭게 조정할 수 있기 때문에 등속성 운동기기는 운동감각 정보를 풍부하게 제시한다. 훈련방법으로는 등척성 수축훈련에서 시작하여 점차 근운동 속도를 증가시키는 방법이 쉬우며, 운동 섬세성의 획득과 함께 훈련 내용을 다양하게 설정해 나간다. 또한 근래 바이오피드백 시스템이 장착된 각종 토크기기가 개발되었다. 임상에 있어서 어느 것을 사용할 것인가에 대해서는 대상이 되는 증상과 목적에 부합하는 훈련방법을 선택해야 한다.

(4) 자세 교정 바이오피드백

머리의 경사를 조정하고 자세를 교정하기 위한 목적으로 사용하는 바이오피드백 장치중 하나는 수은의 특성을 이용한 수은 스위치를 이용하는 것이다. 이 장치를 이용하여 목 부위의 굴곡, 신전, 측방굴곡이 일정 각도 내에 위치할 때 라디오를 켜 음악이 들리게 하고, 경부의 움직임이 비정상이 되면 스위치가 꺼져 음악이 들리지 않도록 설정되어 있다.

元 등은 4개의 수은 스위치를 사용하여 전, 후, 좌, 우중 어느 방향으로 기울었는지 음질만으로 판단할 수 있는 머리 조절기를 시험하고 뇌졸중 편마비 환자에게 사용하였다. 사용경험에서 미루어볼 때 元 등은 이 장치를 이용하는 동안 머리 부분의 조절기는 충분히 유지되고 있었으나, 사용하지 않을 때 원래의 자세로 복귀함으로써, 지속적인 효과가 부족했음을 지적하고 있다.

Petersen 등은 뇌졸중 후유증으로 자세 조절에 문제가 있는 환자에게 청각 피드백의 유효성을 분석했다. 대상은 12개월 이전에 편측 병변이 있었던 집단과 양측성이나 다발성 병변이 있었던 집단으로 분류한 후, 자세 판(plate) 위에 바로 서게 하여 양하퇴 뒤쪽에 진동기(vibrator)를 붙인 후 갑자기 진동자극을 주어 화살표 위에서의 신체동요가 앞쪽일 경우에는 높은 음으로, 뒤쪽일 경우에는 낮은 음으로 변환하여 청각적으로 피드백했다. 그 결과 편측병변 집단에서 자세 조절의 유효성이 인정되어 조기 재활운동에 활용할 것을 제안했다.

(5) 자율신경계에 대한 바이오피드백 치료

자율신경계 조절을 목적으로 바이오피드백 치료를 활용할 수 있다. 뇌파를 이용한 것에는 α파를 지표로 하는 뇌파 리듬의 조절기 및 전환발작 조절기 등이 있으며 이들의 주목적은 환자를 이완시키기 위한 것이다. 이밖에도 혈압, 심박수, 피부온도 등의 바이오피드백 시스템이 장착된 자율신경계 조절기기도 활용되고 있다.

(6) 산부인과, 비뇨기과와 관련된 바이오피드백 치료

요실금에 대한 바이오피드백 치료는 무의식중에 이루어진 정상 축뇨-배출에 관한 생리적인 정보를 시각, 청각, 촉각으로 파악할 수 있는 정량적인 신호로 변환하여 보여준다. 만일 축뇨-배출에 과정에 비정상 신호가 나타나면 이를 시각, 청각, 촉각으로 환자 자신이 파악하도록 하여 그 신호를 어떻게 바꾸면 정상 배뇨의 과정에 가까워지는지 습득하도록 한다. 바이오피드백에 사용되는 기구로는 방광압, 질압, 직장압, 항문 괄약근압을 측정하는 압력측정기구와 요도괄약근, 골반저근의 활동성을 측정하기 위해 표면전극을 이용한 근전도계 등이 있다.

Glavind 등은 복압성 요실금 여성환자에 대해 질의 표면 전극에서의 근전도 및 직장압의 바이오피드백 치료와 함께 질의 전기자극 치료의 병용했을 때 더 효과적이었다고 보고했다. 또한 고령자의 요실금에 대해 Best 등은 1주일에 2회 비정상 요실금을 지닌 55세 여성에 대해 골반저근 훈련을 실시한 결과, 실금 횟수 및 실금양이 눈에 띄게 감소되었다고 보고했다. 또한 Glavind 등은 협압계를 이용한 바이오피드백 치료로 질의 수의적 수축시 압력이 40mmHg를 넘으면 실금의 감소 효과를 확실히 얻을 수 있고 60mmHg를 넘으면 실금이 없어진다고 보고했다.

6. 주의 사항

1) 약물 복용

약물을 복용중인 환자는 주의 깊게 관찰해야 한다. 환자가 섣불리 약물을 중단하는지 수시로 확인해야 하는데, 이것은 환자가 바이오피이드백 훈련을 하고 있기 때문에 더 이상 약물이 필요하지 않다고 느끼거나, 바이오피드백 훈련으로 인한 효과 때문에 약물의 필요량이 감소하기 때문이다. 이러한 가능성은 특히 고혈압, 저혈압, 부적절한 약물, 당뇨, 간질 등에서 발생할 수 있다.

2) 나이

노인은 다양한 약물을 종종 복용하며, 특히 저혈압이 쉽게 발생하기 때문에 65세 이상의 노인은 대뇌 피질의 혈류를 감소시킬 수 있는 혈압(blood pressure) 바이오피드백을 신중하게 시행해야 한다.

3) 부적절한 훈련

효과 없는 훈련은 환자에게 재정상의 손해를 주며, 나아가 부적절한 훈련은 더욱 좋지 않은 결과를 야기한다. 낮은 주파수(Hz)의 EEG 훈련은 간질 발작을 증가시킬 수 있으며, 이갈기(bruxism) 교정을 위한 편측성 masseter EMG 훈련은 악관절 탈골의 결과를 야기할 수 있다. 사경에서 전극 위치를 부적절한 근육에 사용했을 때 이 장애가 더욱 악화되고 불균형을 초래할 수 있다.

4) 정신병

일반적으로 정신분열증 환자들은 바이오피이드백 훈련을 잘 하지 못하는 것으로 알려져 있으며 shock therapy를 받은 경험이 있는 환자는 기계만 보아도 놀라는 경우도 있으므로 신중해야 한다.

참고문헌

1. 대한가정의학회. 스트레스 관리. 한국인의 건강증진 편. 고려의학. 1996:271-315.
2. 대한의사협회. 보완대체요법 근거 수준 결정 방법론 개발과 적용. 2005년 대한의사협회 · 대한의사회 제 31차 종합학술대회 자료집 2부.
3. 이태준. 의학도를 위한 행동과학 I. 동양문고. 1992.
4. 최환석, 어광수, 이신배. 임상행동의학. 계축문화사. 1997.
5. 최환석. 일차진료에서 스트레스를 가진 환자 진료: 바이오피드백 치료를 중심으로. 가정의학회지. 2001;22(11 Suppl1):S508-15.
6. 최환석. 바이오피드백의 임상 적용. 가정의학회지. 2005; 26(11 Suppl):s427-431.
7. 최환석. 가정의와 바이오피드백 진료. 가정의학회지 2002;23(11 Suppl):S234-40.
8. Andrasik F, Coleman D, Epstein LH. Biofeedback-Clinical and research considerations. In: Daniel M. Doleys, R.L. Meredith &Anthony R. Ciminero, editors. Behavioral medicine. Plenum Press. 1982: 83-116.
9. Arena JG, Hannah SL, Bruno GM, Medor KJ. Electromyographic biofeedback training for tension headache in the elderly: a prospective study. Biofeedback Self Regulation. 1991;16:379-90.
10. Arena JG, Blanchard EB. Biofeedback and relaxation therapy for chronic pain disorders. In: Turk DC, editor. Psychological approaches to pain management: A practitioner's handbook. Guilford. 1996: 179-230.
11. Basmajian JV. Introduction: Principles and Background. In: John V. Basmajian, editor. Biofeedback: Principles and practice for clinicians. Baltimore: Williams & Wilkins; 1989:1-4.
12. Benson H. The relaxation response. New York, Avon Books.
13. Blanchard EB, Schwartz SP, Suls JM. Two controlled evaluations of multicomponent psychological treatment of irritable bowel syndrome. Behav Res Ther 1992;30:175-89.
14. Blanchard EB, Schwartz SP. Adaptation of a multicomponent treatment program for irritable bowel syndrome to a small group format. Biofeedback Self Regulation 1987;12:63-9.
15. Buckelew SP, Conway R, Parker J. Biofeedback/relaxation training and exercise interventions for fibromyalgia: a prospective trial. Arthritis Care Res 1998;11:196-209.
16. Carroll D. Biofeedback in practice. Longman Inc. 1984.
17. Pulliam CB, Gatchel RJ. Biofeedback 2003: Its role in pain management. Critical Reviews in Physical and Rehabilitation Medicine. 2003;15:65-82.
18. Ferraccoli G, Ghirelli L, Scita F. EMG biofeedback training in fibromyalgia syndrome. J Rheumatol. 1987:14.
19. Fuller GD. Biofeedback - Methods and procedures in clinical practice. San Francisco. Biofeedback Press. 1984.
20. McCain GA. Treatment of the fibromyalia syndrome. J Musculoskel Pain. 1994;2:93-104.
21. Miller NE. Biomedical foundations for biofeedback as a part of behavioral medicine. In: John V. Basmajian, editor. Biofeedback-Principles and practice for clinicians. Williams & Wilkins. 1989.
22. Naka MO, Yano E, Nomura S, Kuboki T. Blood Pressure-Lowering Effects of Biofeedback Treatment in Hypertension: a Meta-Analysis of Randomized Controlled Trials. Hypertens Research. 2003;28:37-46.

23. Neff PF, Blanchard EB. Multicomponent treatment for irritable bowel syndrome. Behav Ther. 1987; 18:70-83.
24. Rokiki LA, Holroyd KA, Francer CR, Lipchik GL, France JL, Kvaal SA. Change mechanisms associated with combinedrelaxation/EMG biofeedback training for chronic tension headache. Appl Psychophysio Biofeedback. 1997;22:21-41.
25. Sherman RA, Arena JG. Biofeedback in the assessment andtreatment of low back pain. In: Nyberg R, editor. Spinal manipulative therapies. Williams & Wilkins. 1992:177-97.
26. Schwartz MS. Biofeedback: a practitioner's guide. 2nd ed. The Guilford Press. 1995.
27. Thornton S, McIntyre P, Murray-Lyon I, Gruzelier J. Psychological and psychophysiological characteristics in irritable bowel syndrome. Br J Clin Psychol. 1990;29:343-5.
28. Tunks E & Bellissimo A. Behavioral medicine: Concepts and procedures. Pergamon Press. 1991.
29. Wauquier A, McGrady A, Aloe L. Changes in cerebral blood flow velocity associated with biofeedback-assisted relaxation treatment of migraine headache are specific for the middle cerebral artery. Headache. 1995;35:358-62.
30. Whitehead W, Crowell M, Robinson J, Heller B, Schuster M. Effects of stressful life events on bowel symptoms: subjects with irritable bowel syndrome compared with subjects without bowel dysfunction. Gut. 1992;33:825-30.

호흡실조

1. 호흡의 의의

呼吸이란 생물이 물질을 산화 또는 분해하여 일상 활동에 필요한 에너지를 획득하는 작용으로서, 흉곽의 운동 및 공기가 肺에서 출입하는 것을 의미한다. 精氣神중 氣는 호흡의 근본이며 호흡에 의해 조절된다. 氣뿐만 아니라 精神의 작용 역시 호흡조절의 영향을 받는다. 그러므로 精氣神을 보전하고 키우기 위해서는 호흡조절이 원활히 수행되어야 한다. 호흡을 조절하는 방법을 調息이라 한다.

氣의 원천은 肺로부터 유입된 天空의 氣와 음식물이 脾胃를 통하여 消化吸收되는 水穀의 氣이다. 〈靈樞, 刺節眞邪篇〉에 "眞氣란 天에서 받아 穀氣와 함께 신체에 滿하여 있다"라 하였다. 이는 眞氣의 本身은 水穀氣가 天空氣와 合하여 氣가 된 것으로서, 전신에 營養을 채우는 작용이 있음을 설명한 것이다. 호흡으로 五臟의 氣를 다스리는 방법이 〈東醫寶鑑, 六字氣訣〉에 소개되어 있는데, 정신을 안정시키고 육체의 피로를 줄이는데 호흡으로 조절 가능하다고 하였다.

호흡의 조절은 단순히 숨을 들이 쉬고 내쉬는 것을 조절하는 것만이 아니라, 자연스러운 호흡시 사용되는 육체적 근육의 조절, 그리고 불수의적인 호흡시의 정신 상태의 조절을 모두 포함하는 개념이다. 호흡은 중뇌에서 조절되며 인체의 자율신경계나 호르몬계에 영향을 준다. Hypothalamus 또한 자율신경계와 호르몬계에 영향을 주고 있는데, hypothalamus는 다시 대뇌피질, 특히 전두엽의 영향을 받는다. 의식의 영역인 전두엽의 영향이 hypothalamus를 자극하고, 이 자극은 육체적인 자율신경계나 호르몬계를 조절한다.

호흡수련은 세계 여러 곳에서 고유한 특징을 지니면서 발전하였다. 국선도의 練丹法, 丹學의 運氣丹法, 단전호흡, 요가의 pranayama, 동의보감의 六字氣訣 등 호흡과 관련된 양생법이 다각도로 여러 분야에서 발달하였다. 기공수련은 의식조절법(調心), 호흡조절법(調息), 신체조절법(調身)으로 대별된다. 이 세 가지는 신체를 안정시켜 스트레스를 줄이고 건강을 증진시킬 목적으로 결합, 운용된다. 이 중 호흡은 '마음(調心)과 육체(調身)의 가교'라 하여 정신과 육체의 반응을 표현하며 조절하는 조절자로 인식되어왔다. 호흡수련을 통해 氣를 단련함으로써 精氣神을 조화롭게 하여 최종적으로 인체를 건강하게 만든다고 보았다.

요가에서도 호흡 수련을 목적으로 pranayama 수련을 권장한다. 호흡을 천천히 하는 것(slowing down of breath)은 pranayama 수련의 첫 번째 단계이다. 이는 대뇌 신피질의 신호를 이용하여 뇌의 아랫부분에 있는 불수의적인 호흡조절중추를 제어하여 호흡을 조절하는 방법으로서, 자율적인 호흡조절에서 의식적인 호흡조절로 전환시키는 것이다. 이러한 과정을 거치면서 수련자는 지각(awareness)을 향상시킬 수 있으니, 이것이 pranayama 수련의 두 번째 단계이다. 첫 번째 단계는 호흡이 육체에 미치는 영향으로 해석할 수 있으니, 한의학에서 精과 氣의 관계라 볼 수 있다. 두 번째 단계는 호흡이 精神에 영향을 미치는 영향으로 해석할 수 있으니, 한의학에서 氣와 神의 관계라 볼 수 있다. 결국 pranayama 수련 역시 調息과 마찬가지로 생명을 지휘하는 神과, 물질적인 기초인 精을 연결하여 조화롭게 조절하는 역할을 수행한다.

호흡 수련법은 여러 분야에서 다양한 방식으로 전수됨으로써 각 분야별로 특징적인 이론과 기술을 보유하고 있다. 한의학 분야에서는 그동안 호흡수련에 관한 연구, 호흡과 調息에 관한 연구, 동의보감의 醫療氣功學的 의의에 관한 연구 등이 보고되었다. 최근 국내외에서 근육통, 암, 당뇨 등 특정질환에 대한 氣功이나 呼吸法의 유효성 연구가 많이 진행되고 있다. 이밖에도 단전호흡이 일상생활의 스트레스에 노출되어 있는 간호대상자들에게 간호중재로서 활용될 수 있다는 보고와, 체육학 분야에서 심리적 불안을 해소하고 집중력을 향상시켜 경기력이 향상되었다는 보고, 단전호흡훈련이 학습능력과 학업성취도에 영향을 미친다는 보고 등 기공훈련이 양생법으로서 가치가 인정되면서 다양한 분야에서 연구가 활발히 진행되고 있다.

2. 호흡실조

1) 개요

調息에 문제가 발생하면, 氣의 조절이 어렵게 되고 上氣, 短氣 등 이차적으로 호흡과 관련된 제반 증상을 호소하게 된다. 기공이나 요가 수련중 나타나는 走火入魔는 調息의 문란으로 야기되는 부작용으로서 심각한 문제를 야기할 수 있다. 요가 전문가인 Nagendra는 호흡의 부조화는 신체기능을 교란하며, 천식, 고혈압, 과민성 장증후군, 편두통, 과산화증 등의 현대질환들은 호흡의 부조화가 원인이라고 했다. 이와 반대로 정신적, 육체적인 문제가 있을 때에도 호흡이 불규칙해진다고 했다.

호흡수련의 부작용으로서 전신무력, 가슴 답답함, 不眠, 졸음, 두통, 상복부 동통, 복부 팽만감, 呼吸促急, 遺精 등이 보고되었다. 이중 心身의 준비가 갖추어지지 않은 상태에서 修練

을 통해 생기는 엄청난 에너지가 뇌로 쏠려 올라가는 走火入魔가 가장 대표적인 증상이다. 走火는 육체적 측면의 부작용이며, 入魔는 정신적 측면의 부작용이다. 이러한 부작용은 수련 시에만 나타나는 것은 아니다. 호흡 수련을 하지 않는 사람도 走火入魔와 같은 上氣症 증상이 나타난다. 이는 현대인들이 육체 활동에 비해 정신 활동이 과다한 데서 오는 신체적, 정신적 불균형 현상이라고 볼 수 있다. 다른 시각에서는 일상생활에서 많은 사람들이 수련과정에서 겪는 것과 유사한 체험을 이미 겪고 있기 때문에 호흡수련의 부작용과 매우 유사한 증상에 시달리는 것으로 해석할 수 있다. 그러므로 주화입마는 호흡수련뿐만 아니라 호흡실조로 인해 나타나는 제반 증상을 의미한다고 할 수 있다. 호흡실조시 호흡량과 호흡율은 인체의 代謝적 요구수준보다 더 증가한다. 인체의 CO_2생산은 일정한 레벨에 고정되어 있다. 그런데 과장된 호흡량과 호흡율은 더 빨리 CO_2를 제거해서 $PaCO_2$가 저하된 상태, 즉 hypocapnia를 야기한다.

이런 증상은 환자에게 스트레스를 줄 뿐만 아니라 특정질환으로 진단되지도 않고 치료도 잘 되지 않아 환자에게 많은 의료비용을 지불하게 한다. 이러한 환자들은 자주 응급실을 찾고 검사상 뚜렷한 이상이 없는 심각한 증상들을 보이기도 한다. 그런데 이들의 후유증에 대해 의료인들은 적절한 대처를 하지 못하거나 과도한 불안만으로 생각하여 별다른 치료를 하지 않는 경우가 많다.

2) 증상

走火入魔시 나타나는 일반적인 증상은 〈표 1〉과 같다. 이 외에도 신경계, 심혈관계, 소화기계의 측면에서 여러 증상들이 나타날 수 있다. 첫째, 신경계 증상에 있어서는, 호흡실조는 뇌로 가는 혈류량을 감소시켜, 신경계를 자극하는 원인이 된다. 그 결과 집중력 저하, 기억력 감퇴, tunnel vision, 편두통, 이명증상이 발생할 수 있다. 교감신경이 우세한 경우에는 tremor, sweating, clammy hand(수족다한증)가 나타나기도 한다. 動悸와 혈관의 자율성 불안정은 변하기 쉬운 혈압의 원인이 된다(Magarian 1982). 입 양측과 상지의 마비와 저림증상도 보고되었다. 한쪽으로 나타나는 따끔거림(tingling)은 보통 왼쪽에 많이 나타난다. 어지럼증, 팔다리 힘빠짐, 다리 쥐남, 돌발적 혼동, 혼미 등도 나타날 수 있다. 둘째, 심혈관계 증상에 있어서 흉통은 호흡실조에 있어서 중요한 증상이다. 한 연구에 의하면 비심장성 흉통의 90% 이상이 호흡실조에 의한 것이라는 보고도 있다. 셋째, 소화기계 증상에 있어서 빠른 구강호흡은 공기가 위장으로 유입되는 공기삼킴증(aerophagia)을 야기하여, 구토, 트림, 상복부 불쾌감이 나타난다. 과민성 장증후군(IBS)은 호흡실조의 일반적인 증상이다. 두려움과 노여움은 복부의 硬直과 설사를 야기한다(Lum 1987).

표 1. 주화입마의 일반적 증상

증상
1. 머리가 쪼개질듯 아프고 바위를 이고 있는 듯이 무겁다. 보통 자고 일어나면 증세가 더욱 심해진다.
2. 자주 어지럽고 이명증을 동반하는 경우가 많다.
3. 가슴이 답답하고 호흡이 곤란하다.
4. 잡념이 통제할 수 없을 정도로 자주 생긴다.
5. 늘 피곤하고 무기력하다.
6. 소화가 잘 안되고 밥맛이 없다.
7. 초조와 불안 등 극도의 정서 불안을 보이고 강박관념에 시달리기도 한다. 악몽도 자주 꾼다.
8. 여성은 생리통, 불임이 생기는 경우가 많고 남성은 유정이나 몽정을 겪기도 한다.
9. 손발이 차가운 반면, 머리는 뜨겁다. 심지어는 머리가 빠지는 경우도 있다.
10. 머리가 혼탁하고 불면증이 있다.
11. 표정이 이상해지고 소리 내어 울거나, 깔깔 웃어대기도 하는 등, 정신분열증 증상을 보인다.
12. 환시, 환각, 환청, 환상 등 현상 및 신비체험을 하기도 한다. 이를테면 수련 중에 빛, 문자, 도상을 본다든가 종소리, 뇌성, 목소리, 신비음 등을 듣기도 한다.

요가 수행중에도 여러 부작용이 나타날 수 있다. 그러므로 Hatha yoga시 이런 위험요소를 없애기 위해 Bandhas를 사용한다. 요가수행시 Bandhas를 적절히 사용하지 않고 Kumbhaka(호흡정지)를 하면 위험에 빠질 수 있다. Bandhas에는 3가지가 있다. 첫 번째는 Jalandhara Bandha(the glottis-lock)이다. 이 방법은 흡기 후에 Antarya Kumbhaka를 행할 때 성문 위치 아래에서 호흡을 억제시키기 위하여 사용한다. 인후를 수축시키고, 숨을 들이 쉰 뒤에 턱을 jugular notch에 대고 누른다. 호흡은 목구멍 위치에서 멈춰지게 된다. 점차적으로 수행이 진행되면 호흡이 목구멍 부위에서 멈춰지는 동안 성문에서의 공기의 압력은 줄어들 것이고 전반적인 조직의 상태는 이완된다. 두 번째는 Mula Bandha(the anus lock)이다. 이 방법은 발뒤꿈치로 Yoni(회음부)를 누르고, 항문을 수축시키고 위로 끌어올려 Apana(숨을 내쉬는 것)를 행하는 것을 특징으로 한다. 세 번째는 Uddiyana Banbha(the abdominal lock)이다. 산스크리트어인 "Udd;"는 "fly up"을 의미한다. 이것은 Prana(氣와 유사한 개념)가 the subtle centers(중심부)를 통하여 위로 움직인다는 것을 의미한다. Uddiyana의 핵심은 호흡을 억제한다는 의미로서, Banbha 또는 lock(잠금)이라고 한다. 입을 통하여 숨을 완전히 내쉬고 숨을 들이 쉬면서, 흉곽을 확장시키고 이완된 복근을 안으로 빨아들여 최대한 등뼈에 붙게 한다. 이것은 Recaka(심호흡)의 시작 전과 Kumbhaka(止息)의 끝에 실시한다. 잠시 동안 이것을 유지하고 나서 그때 천천히 숨을 들이쉰다. 이 세 가지 Banbhas는 Kumbhaka Pranayama를 수련하는 동안 필수적인 부분이다. 이것들 중 어느 하나도 빼고 수련하거나, 잘못 적용하게 되면 많은 문제를 야기할 수 있다. Bandha를 하지 않을 경우 부작용은, 첫 번째 Jalandhara Bandha(the glottis-lock)를 하지 않고 수행하면 神經症, 즉 정신집중이 안되고, Mula Bandha(the anus-lock)

하지 않고 수행하면 생각과 말이 모순되는 증상이 나타난다. 또한 泄瀉와 便秘가 교대로 나타난다. 세 번째 Uddiyana Banbha(the abdominal lock)를 하지 않으면 胃炎, 胃酸過多, 胃痛이 나타난다.

3. 검사

1) 설문검사

호흡실조 평가방법은 증상을 체크하는 설문지 조사와 특정 행동을 통해 $PaCO_2$와 증상을 관찰하는 행동관찰, 그리고 환자의 호흡패턴 검사로 나눌 수 있다. 호흡실조 평가를 위한 설문지로는 불안민감도지수(ASI; anxiety sensitivity index)와 Nijimegen 설문지가 대표적이다. ASI는 두 종류의 anxiety, 즉 많은 일과 사건에 대한 일반적인 염려와, anxiety에 의해 나타나는 증상에 대한 특이한 염려를 구분하기 위하여 개발된 16문항의 5점 척도이다 〈표 2〉. 이것은 공황장애 증상과 다른 anxiety disorders에 의해 야기된 호흡실조 증상을 구별하기 위하여 이용되고 있다. 대부분의 공황장애 환자의 중요한 특징은 근심스러운 증상에 대한 anxiety이다. 이것은 악순환을 계속하며, 'fear of fear'와 유사하다. 증가되는 심박동, 발한, 현기증, 호흡곤란 등에 대하여 몇몇 사람은 강하게 반응한다. 이렇게 반응하는 경향이 있는 사람은 ASI설문검사에서 높은 점수가 나온다.

표 2. 한국판 불안민감도 설문문항

문항내용
1. 남들에게 불안하게 보이지 않아야 한다.
2. 일에 집중할 수 없게 되면 미쳐버리지 않을까 걱정이 된다.
3. 떨려서 겁이 난다.
4. 기절할 것 같아 겁이 난다.
5. 감정조절을 잘해야 한다.
6. 심장이 빨리 뛰어 겁이 난다.
7. 배에서 꾸르륵 소리가 나서 당황한다.
8. 속이 메스꺼워 겁이 난다.
9. 심장이 빨리 뛰는 것을 느끼면 심장마비가 올까 봐 겁이 난다.
10. 숨이 차서 겁이 난다.
11. 뱃속이 불편할 때는 심각한 병에 걸리지 않았나 걱정된다.
12. 일에 집중할 수가 없어서 겁이 난다.
13. 다른 사람들이 내가 떠는 것을 알아차린다.
14. 몸에 이상한 감각이 느껴져 겁이 난다.
15. 신경이 날카로워져서 정신병에 걸리지나 않을까 걱정이 된다.
16. 신경이 날카로워지면 겁이 난다.

Nijmegen 설문지는 91%의 민감도와 95%의 특이도를 지닌 비침습 테스트(noninvasive test)이다. 이것은 쉽게 운용할 수 있고, 국제적으로 공인되었으며, 호흡실조에 대해 간단하고 상세하며, 정확한 지표로 여겨지고 있다(Vansteenkiste 등 1991). 이 설문지는 환자들이 대개 자신들의 증상에 대한 광범위한 특징을 처음으로 평가할 경우 훌륭한 교육적 가치를 갖는다. 또한 이후의 재 테스트는 환자들에게 자신들의 증상이 감소하거나 사라질 경우 그 경과를 알려주는 데 도움이 된다〈표 3〉.

표 3. Nijmegen 설문지*

Symptoms
1. Chest pain
2. Feeling tense
3. Blurred vision
4. Dizzy spells
5. Feeling confused
6. Faster or deeper breathing
7. Short of breath
8. Tight feelings in chest
9. Bloated feeling in stomach
10. Tingling fingers
11. Unable to breathe deeply
12. Stiff fingers or arms
13. Tight feelings round mouth
14. Cold hands or feet
15. Palpitations
16. Feelings of anxiety

0:전혀 아니다, 1:드물게 그렇다, 2:가끔씩 그렇다, 3:자주 그렇다, 4:매우 자주 그렇다.
*; 64점중 23점 이상인 경우 호흡실조로 판단한다.

2) 선별 검사

호흡기계와 심혈관계질환을 배제하기 위한 사전검사에는 최고호기율(PEF), chest X-ray 검사, 그리고 ECG가 있다. 흉통이 나타날 때는 운동부하 ECG검사를 한다. 동맥혈 가스분석(arterial blood gas determination)은 침습적이고 통증을 유발하는 검사법이다. 이는 급성 호흡실조시 진단이 요구되는 응급실에서 적절한 검사방법이다. 만성호흡실조가 의심되는 환자에게서는 capnometer를 이용하여 호기말 이산화탄소($P_{ET}CO_2$)를 측정한다. 정상적인 폐기능을 가진 사람이 스트레스가 없는 상태라면 $P_{ET}CO_2$와 $PaCO_2$는 동일한 결과를 나타낸다.

3) 행동관찰 검사

행동관찰로는 유발테스트, 변화된 유발테스트, 지연된 회복시간측정, 회고테스트, 호흡 오래 참기 검사가 있다.

(1) 호흡실조 유발검사

유발 검사는 요구에 따라 환자가 괴로워하는 증상이 호흡실조로 인해 발생하는지에 대하여 빠르게 알아볼 수 있는 검사이다. 검사 방법은 환자에게 3분 동안 초당 1회의 심호흡을 하도록 한다. 이것은 인위적으로 저탄산증을 유도하여 환자의 주소증이 호흡실조 때문인지 판단하기 위함이다. 검사자는 종이봉투를 미리 준비한 후 증상이 나타나면 환자의 코와 입을 막고 호기시의 높은 농도의 이산화탄소를 다시 마시게 한다. 환자가 심혈관계 질환, 중풍의 위험, 간질의 가능성이 있으면 이 검사를 시행하지 말아야 한다.

(2) 변화된 유발검사

변화된 유발검사(modified provocation)는 호흡실조가 공황장애를 동반할 때 효과적이다. 미약한 호흡실조조차 환자에게 위험하다고 여겨질 때는 이 검사가 적절치 않다. 이 검사는 두 단계로 구성된다. 첫째는 과도한 호흡이 호흡실조증상을 유발시키는 생리적인 기전을 환자에게 설명한 후, 매우 짧게 심호흡을 하게 하여 호흡실조 증상을 유발시키는 것이고, 둘째는 호흡실조증상이 유발된 후 바로 정상적인 호흡을 하게 하여 증상을 제거시키는 것이다. 이 검사는 상기한 유발검사에 비해 매우 부드러우며, 15초 동안에 5번의 깊은 구강호흡으로 구성되어 있으며, 이산화탄소를 최대한 배출시키기 위하여 호기를 완전히 하는 것에 주안점을 둔다. 만약 호기시 이산화탄소의 배출 정도를 알 수 있는 capnometer를 사용한다면 여기서 얻은 객관적인 정보 및 환자 스스로가 느낄 수 있는 주관적인 정보들은 호흡실조 진단과 치료에 유용하게 사용될 수 있다. 짧은 유발 검사에서 미미한 현기증이나 사지나 입술 부근의 刺痛, 가슴답답함과 같은 호흡실조를 알리는 초기증상들이 나타날 수 있다. 검사를 종료한 후 입을 다물고 코로 천천히 호흡하게 하는데, 가능하면 숨을 내 쉰 마지막에 잠깐 동안 호흡을 멈추게 한다. 환자는 대개 2~3분 내에 정상으로 회복된다. 이것은 환자에게 나타나는 증상과 그것에 대한 두려움은 잠재적으로 조절 가능하다는 것을 확실히 보여주는 증거가 된다.

(3) 지연된 회복시간 측정법

지연된 회복시간 측정법은 유발검사 후 이산화탄소의 혈중 농도가 정상으로 회복되는데 걸리는 시간을 조사하는 것이다. 호흡실조 환자는 유발 테스트 후 $PaCO_2$의 회복시간이 정상보다 지연된다. Hardonk & Beumer는 호흡실조로 진단받은 환자군과 대조군에게 3분 동안 초당 1회의 심호흡을 시킨 후 정상적인 호흡을 하게 하여 정상까지 이산화탄소가 회복되는데 걸리는 시간을 측정했는데 회복되는데 걸린 시간은 매우 다양했다. 정상인은 (평상시 CO_2농도)/(테스트 3분 후 CO_2농도) 비(ratio)가 1.5 미만이다. 예를 들면 평상시 CO_2 농도가 40torr이었는데, 유발테스트 후 회복기 3분에서의 CO_2 농도가 25torr이라면 비율은 1.6이 되어, 1.5 이상이므로 호흡실조로 진단한다. 이런 현상에 대한 이유로 Folgering는 'flywheel effect'와 유사하게 정상적으로 호흡이 다시 돌아와도 뇌간으로 신호를 보내는 대뇌피질의 신호전달이 계속적으로 전달되기 때문이라고 했으며, King 등은 만성 호흡실조환자는 혈중 이산화탄소 레벨에 대한 set point가 변화되어 있기 때문에 유발테스트 후 이산화탄소의 레벨이 정상으로 회복되지 않았는데도 호흡조절중추는 호흡을 정상으로 간주하는 경향 때문이라고 하였다.

(4) 회고 검사('think' test)

Peter Nixon 등은 호흡실조가 흔히 감정의 상태가 격렬할 때 발생하는 것을 발견하고 단순한 유발테스트의 부당함을 제시했다. 그는 57명의 다양한 심혈관계와 관련된 증상을 가진 환자를 대상으로 3분 동안 분당 60회의 표준 방식으로 유발테스트를 실시하여 $PaCO_2$의 레벨을 19mmHg 이하로 낮추었다. 3분의 회복기간 동안 $PaCO_2$가 Hardonk & Beumer criterion에 따라 회복되는 것을 관찰했다. 그리고 환자에게 '당신의 눈을 감으십시오. 잠시 마음을 가라앉히고 당신의 주된 증상이 나타났던 곳을 회상하십시오'라고 지시했다. 환자는 그 때를 회상하면서 그 당시에 느꼈던 느낌과 감각을 기억에서 떠올렸다. 이 과정중 관찰되는 것은 $PaCO_2$가 10mmHg 이상의 하락이 1분 이상 지속되는 것이다. 이러한 개인적인 경험에 기초한 반응을 관찰해보면 지연된 회복시간 측정법을 통해 호흡실조로 진단받지 않았던 사람도 빈번하게 양성 반응을 나타낸다. 60%는 이 검사에서 양성반응을 보였으며, 단지 7명만이 예전의 호흡실조 유발검사에 의해 양성반응을 보였다. 'attack'과 관련된 사건이나 상황에 대해 토론했을 때, capnometry monitoring 또는 자세한 관찰로 살펴보면 호흡패턴이 약간 흐트러진다. 이러한 호흡패턴의 문란은 환자 스스로 인식하고 조절할 수 있다는 단서를 제공한다.

(5) 호흡 오래참기 검사

호흡 오래 참기 검사(the breath-holding time test)는 진료실에서 다른 검사기기 없이 시행될 수 있다. 호흡실조 환자가 숨을 참을 수 있는 시간은 현저히 줄어들어 흔히 10초에서 12초를 넘지 않는다. 어떤 임상가는 30초를 정상과 호흡실조를 분류하는 선으로 이용하기도 했다. 호흡실조 없이 숨을 헐떡이는 환자는 호흡을 오래 참을 수 없기 때문에 이 검사는 가치가 없다.

4) 호흡패턴 검사

호흡패턴 검사는 호흡실조 환자의 대부분이 흉식호흡을 하기 때문에 중요하며 생체역학적인 면에서 검사되어져야 한다. 호흡의 생체역학적인 기능을 평가하기 위하여 다음 네 가지를 관찰한다. 첫째, 복식호흡을 하는지, 흉식호흡을 하는지 살핀다. 둘째, 복식호흡을 호흡을 한다면 배꼽이 움직이는지, 치골결합까지 움직이는지 살핀다. 셋째, 호흡하는 속도가 빠른지, 느린지 살핀다. 넷째, 호흡하는 동안 호식과 흡식의 길이가 같은지, 혹은 다른지 살핀다.

이를 위해 환자는 앉은 자세에서 호흡을 하며, 검사자는 환자의 어느 부위가 움직이는지 관찰한다. 첫 번째로 환자는 한 손을 복부에 두고 다른 한 손은 상흉부에 위치시키고 호흡을 하게 한다. 의사는 환자가 몇 번의 호흡을 하는 동안 어느 손이 움직이는지 살핀다. 가슴 위에 올린 손이 움직이거나(특히 약간 전상방향이 아닌 상방향으로) 혹은 복부에 올린 손보다 더 많이 움직이면 잘못된 호흡패턴일 가능성이 크다. 둘째로 의사는 앉아있는 환자의 뒤에 서서 손을 환자의 상부 승모근 위에 둔다. 그리고 환자에게 호흡을 하게 한다. 검사자의 손이 상향으로 움직이면 부호흡근이 작동하고 있는 것이다. 셋째로 검사자는 환자의 앞이나 뒤에 앉아서 양 손으로 환자의 늑골 하부 외측에 두고서 호흡을 하게 한다. 숨을 들이쉴 때 하부 늑골의 팽창을 보고 또한 좌우측의 팽창 정도를 비교한다〈그림 1〉.

또한 검사자의 관찰방법 이외에도 nasal thermistor나 strain gauge가 장착된 polygraph를 통해 호흡곡선(respiration curve)을 검출한 후, 이를 분석하여 흉복부 호흡패턴을 측정하기도 한다. 분석방법으로는 주로 시계열분석과 카오스분석을 통한 복잡도 산출이 적용된다.

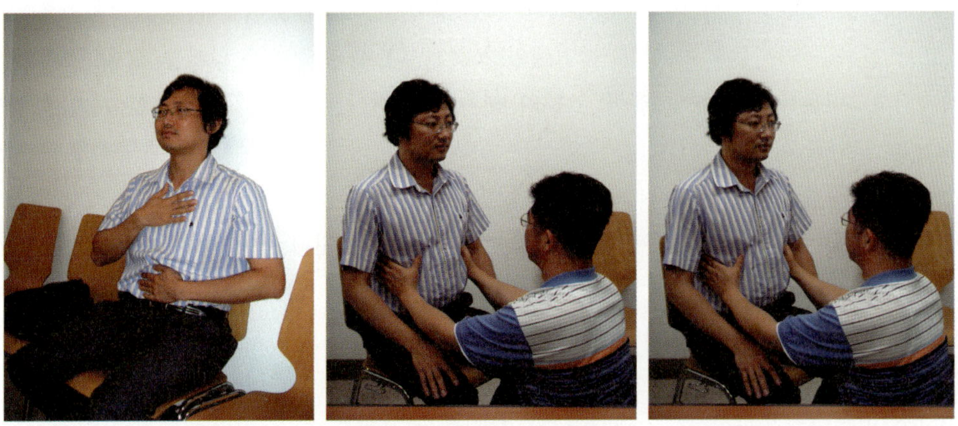

그림 1. **호흡패턴 검사방법**
상흉부 호흡검사(좌측), 부호흡근 활성화 검사(중앙), 하부 늑골부 호흡 활성화 검사(우측)

4. 변증

최근 동의보감에서 호흡실조와 유관한 증상을 찾아서 證型을 분류한 연구가 진행되었다. 〈東醫寶鑑〉에서 언급한 心淡淡大動, 怔忡, 驚悸증상은 호흡실조의 動悸(palpitation)증상에 대응한다. 〈東醫寶鑑〉에 "上氣란 기가 위로 치밀면서 내쉬는 숨이 많아지고 들이쉬는 숨은 적어지며, 숨쉬기가 가쁘다"고 언급하였다. 이에 上氣는 호흡실조 증상의 '호흡이 짧아짐과 호흡 빨라짐(short of breath, Faster or deeper breathing)'에 대응한다. 〈東醫寶鑑〉에 "短氣란 기력이 아주 약해서 숨을 잘 이어가지 못 하는 것"이라 하였다. 이에 短氣는 호흡실조 증상중 呼吸困難(unable to breathe deeply)에 대응한다. 〈東醫寶鑑, 胸部篇〉에 "九種心痛중 悸心痛은 七情으로 인하여 氣가 上焦에 막혀서 가슴이 더부룩하고 아프다"고 언급하였다. 悸心痛과 더불어 氣痛, 結胸, 胸痞 역시 호흡실조 증상중 흉통(chest pain)에 대응한다. 惡心乾嘔는 호흡실조의 惡心 및 복부불쾌감에, 眩暈은 호흡실조의 시야의 어두움(blurred vision)과 감각 혼란(feeling confused)에, 語澁은 호흡실조의 어둔(dizzy spells)에 각각 대응한다. 癲狂은 호흡실조의 조절상실, 미칠 것 같은 느낌에, 恐은 호흡실조의 불안감과 긴장감에, 痲木은 저림과 마비감, 입술주위 둔감에, 寒厥은 호흡실조의 手足冷 증상에 각각 대응한다. 이와 같이 정리한 결과 호흡실조의 證型은 痰, 痰火와 같은 痰飮證이 가장 많았고 氣虛, 心虛, 陰虛 등 虛證이 그 다음으로 많았다〈표 5〉.

5. 호흡실조의 관리

호흡실조는 최근 확산되고 있는 추세이다. 진단을 원하는 환자들은 검사상 아무런 문제가 없다고 하는 소모적인 검사 이후 "돌아가서 상담을 받고, 요가 클래스에 참여하고, 휴식을 취하라"고 조언하는 의사들의 역설에 직면해왔다. 그러나 습관적인 호흡기능 장애에 의한 증상은 계속되고, 이들의 몸은 계속해서 고통의 신호를 보낸다. 이들은 무엇을 할 수 있는가? 누가 이들을 도와줄 수 있는가? 자기 확신은 사라지고, 이차적인 문제가 나타난다. 극단적인 불안, 회피행동 및 공포증이 나타날 수도 있다. 습관적인 호흡실조가 스트레스와 불안의 주요 원인일 경우, 한숨 및 호흡곤란은 두려움의 징후로 간주된다.

호흡실조는 정서에 영향을 미친다. 사망이나 이혼, 정신적 외상 같은 잘 알려져 있는 사건에는 사회적으로 관심을 나타내나, 호흡실조로 인한 정서장애는, '매우 긴장한 건강 염려증 환자'나 '꾀병을 부리는 사람'으로 인식됨으로써 고통이 더 심해진다. 따라서 호흡실조의 임상적 의의가 밝혀지고 있는 현시점에서 이런 장애를 학문적으로, 사회적으로 수용하고 이에 대한 적절한 관리방안을 제시해야 할 것이다. 사람들이 이런 장애에 대해 자유로이 얘기할 수

표 5. <동의보감>에 수록된 호흡실조 증상에 대응하는 증상 및 證型

호흡실조 증상	동의보감 증상	변증 및 출전	호흡실조 증상	동의보감 증상	변증 및 출전
動悸	心淡淡大動	痰(綱目)	胸痛, 胸悶	悸心痛	怔忡驚悸증과 원인동일
		手厥陰經脈(영추)		氣痛	七情(입문)
		寒邪(내경)			痰飮(입문)
		虛, 痰(자생)		結胸, 胸痞	誤治瀉下(중경)
	怔忡	心虛(직지)			太陰濕土(동원)
		痰飮(직지)			寒氣上營血(동원)
		痰火(입문)			濕土(단심)
		氣鬱(입문)			濕土(내경)
		痰飮(입문)			寒熱膽虛
	驚悸	氣血分離(내경)			膽火(담심)
		心經(강목)	惡心, 복부불쾌감	惡心乾嘔	熱, 痰(단심)
		心驚膽懾(삼인)			痰, 熱, 虛(중경)
		血虛(단계)	眩暈, 시야 희미함 감각 혼란	眩暈	氣暈:氣血虛,痰涎, 風火(의감)
		痰(단계)			痰暈:痰飮(단심)
		痰飮(중경)	語鈍	語澁	風(동의보감)
		痰飮(삼인)	조절상실, 미칠 것 같음	癲狂	陽厥(내경)
		思索, 驚, 恐(입문)			陽明病(내경)
		氣血虛(입문)			熱盛(내경)
		痰火(입문)			癲症-痰火(입문)
		血虛(제방)			담기(경험방)
		氣鬱(제방)	불안감, 긴장감	恐	胃熱腎氣虛(내경)
		心血虛, 痰(직지)			足少陰病(영추)
호흡곤란	短氣	氣虛(명리)			肝膽虛(자화)
		實證(중경)	손가락, 입술주위 감각이상, 저림	痲木	衛氣絶(영추)
		痰飮(중경)			氣虛 濕痰 瘀血(단심)
		氣虛(입문)			濕痰 瘀血(입문)
		脈經(담음)	수족냉증	寒厥	腎虛(내경)
호흡이 짧아짐	上氣	邪氣入肺, 氣上(영추)			
		風寒邪 入肺			陰氣盛
		肺氣虛			

있고, 그에 대한 효과적인 지원과 치료를 받을 수 있는 여건이 조성되어야 한다.

호흡실조 관리는 6단계로 세분된다. 첫째는 호흡 재훈련(breathing retraining), 둘째는 존중/자기이미지(esteem/self-image), 셋째는 전신이완(total body relaxation), 넷째 대화/호흡조절(talk/breath control), 다섯째 운동처방(exercise prescription), 여섯째 휴

식/수면(rest/sleep)이 그것이다. 모든 결과를 종합한 후, 환자의 참여와 함께 개별 치료계획을 세운다. 생활방식 변화(예: 카페인 섭취 감소, 할 일의 우선순위 정하기 등) 및 재훈련을 위한 시간계획 수립에 환자가 적극적으로 참여하고, 환자가 기대하고 있는 것이 무엇인가를 찾아내고, 분명하고 측정 가능하며 달성 가능한 목표를 정한다.

1) 호흡재훈련

호흡 재훈련(breathing retraining)은 네 가지 기본 원칙이 있다. ① 잘못된 호흡패턴에 대한 인식, ② 상부 흉부, 어깨 보조근육의 이완, ③ 복부/하부 흉부 호흡패턴의 재훈련, ④ 휴식할 때와 활동기간 동안의 정상적인 호흡률 및 리듬에 대한 인식이다. 호흡재훈련 방법은 다음과 같다.

먼저, 환자는 반쯤 누운 자세를 취한다. 환자에게 한쪽 손은 힘을 빼고 배꼽 위쪽의 배 위에 올려놓고, 다른 쪽 손은 상흉부 및 쇄골 위에 올려놓도록 한다. 환자에게 깊은 호흡을 하라고 한다. 환자는 처음에는 거의 모두 하흉부를 이용하지 않고 상흉부를 팽창시키거나, 심지어 최고 흡기시 복부로 숨을 들이마시는, 입을 통한 '큰호흡'을 할 것이다. 자신의 손을 가이드로 이용하여 환자들은 '큰호흡'과 '깊은 호흡'의 차이를 확인할 수 있다. 환자들은 또 횡격막 운동/복부 움직임은 거의, 혹은 전혀 없는 상태에서 자신들의 습관적인 상흉부 호흡(역호흡) 패턴의 움직임을 느낄 수 있다. 환자가 저항과 패턴 모두에서 차이를 느끼도록 구강호흡에서 비강호흡으로 전환한다. 의사는 환자에게 잘못된 호흡패턴을 확인시킨 후, 상흉부 및 보조근육을 이완시키는 방법을 지도한다. 두 손을 깍지 끼고 머리 위쪽을 받치도록 하는데, 이 자세는 상흉부 근육이 중립상태가 되도록 하며, 자신의 횡경막이 보강되는 것을 즉각적으로 느끼게 도와준다. 무릎을 구부리면 긴장한 복부근육을 이완시키는 데 도움이 된다. 과정이 진행됨에 따라 환자들에게 팔은 내리고, 다리는 바깥쪽으로 뻗쳐서 힘을 빼고, 어깨는 이완시키는 연습을 하라고 권유한다. 어떤 환자는 1kg의 밀자루를 상흉부에 올려두어야 반응을 잘 하는데, 이것은 상부 흉부의 정지와 이완에 초점을 맞추며, 유발되기 쉬운 보조근육 및 턱 근육의 움직임에 신경을 쓰지 않도록 도와준다. 이와 같은 자세로 복식호흡을 느끼게 하며, 조용한 들숨이 날숨의 끝에 이를 때까지 끊이지 않고 날숨으로 바뀌도록 하흉부 호흡으로 주의를 집중하게 한다. 호기말 자연스러운 호흡정지는 에너지 사용에 효율적인 하흉부-비강 호흡 패턴을 회복하는데 도움이 되고 동시에 정상적인 호흡률을 회복하게 한다. 이렇게 하는 동안 호흡의 수를 세는 것은 도움이 된다. "숨을 내쉴 때 입술은 모으고, 턱은 이완시키며, 호흡은 낮고 느리게"라는 말을 마음속으로 반복하게 하는 것은 정상적인 호흡률과 패턴을 회복하는데 도움이 된다.

2) 존중/자기이미지(Esteem/self-image)

존중/자기이미지는 두려움과 좌절, 불안을 자기 스스로 마음속에서 제거하고, 지금 겪고 있는 심각한 증상들을 해결할 수 있다는 자신감을 환자들에게 심어주는 방법이다. 이는 환자들에게 정신적, 사회적인 전환점이 될 수 있다. 호흡실조는 정신적, 육체적 문제로 인한 결과이며, 결과로서의 호흡실조는 다시 정신적, 육체적 스트레스를 야기한다. 결국 정신적, 육체적 문제와 호흡실조는 악순환의 고리를 형성하며 점차 악화된다. 환자들로 하여금 이것을 다루는 물리적 대처기술을 갖추도록 하는 것은 자기신뢰와 자긍심을 회복하는데 필수 요소이다.

3) 전신이완(Total body relaxation)

전신이완 방법에는 환자들이 스트레스 반응에 대해 이해하는 것, 이완반응에 대해 이해하는 것, 규칙적인 일일 실천 계획을 세우는 것 등이 포함된다. 환자들은 수 주 또는 수개월, 심지어 수년 동안 호흡패턴 장애로 야기된 증상에 대한 불안 및 긴장에 시달려 왔을 것이다. 공포, 도피, 싸움의 상황에 대처하는 우리 몸의 방어기제는 자율신경계중 교감신경을 통해 수행된다. 이런 반응은 인체방어 시스템의 중요한 부분이지만, 장기간의 긴장의 연속은 그 자체가 소모적이며 건강에 해롭다. 지속적으로 해결되지 않은 두려움이나 정신적 긴장에 속박되어 있는 사람들은 불안과 공황 증상발현을 경험할 수도 있는데, 이것은 다시 회피행동/공포증으로 이어질 수도 있다. 환자들은 과잉경계를 하는 경향이 있는데, 환자는 초기에 스트레스 요인에 노출되었을 때 경험했던 자신들의 공포, 도피반응과 유사한 스트레스에 노출된 경우 통제해야 한다는 스트레스에 시달리게 된다. 불안으로 고통을 겪는 사람들은 대개 자신들이 몸에 대한 인식은 부족하지만, 자신들이 사고(활동적인 두뇌)의 지배를 받아왔다는 점에는 동의한다. 의사는 환자들에게 이런 반응에 대해 긴장해소의 과정과 이러한 과정 초기에 나타날 수 있는 불쾌감에 대해 설명해줘야 한다. 이 단계에서 환자들은 부정적인 사고와 육체적 긴장상태에서 몸과 마음의 평정을 찾는 단서를 발견하고 규칙적인 연습을 통하여 숙달시키게 한다. 호흡은 자율적으로 조절되지만, 자신의 의지대로 호흡을 조정하여 호흡량과 호흡률을 조율함으로써 자율신경계를 조절할 수 있다는 것을 확신시킨다. 이를 위해서 복식호흡과 호흡률을 적게 하는 것은 필수 요소이다. 이런 사실을 이해하고 규칙적인 일일실천 계획을 세운다.

4) 대화와 호흡조절(Talk/breath control)

호흡과 대화를 조화시키는 것도 중요하다. 왜냐하면 대화가 호흡의 리듬을 방해할 수도 있기 때문이다. 말을 하는 동안 호흡에 대한 자신감을 회복하는 것은 치료 프로그램의 중요한

한 부분이다. 대화와 관련하여 문제를 느끼는 혼자들의 공통적인 부분은 횡격막의 근력/이용 감소이다. 다음과 같은 순서에 의해 대화를 하면 도움이 된다. 말을 하기 전에 이완이 되도록 숨을 내쉰다. 말을 시작하기 위해 코를 통해 부드럽게 숨을 들이마신다. 문장 사이사이에 가볍게 하흉부-구강호흡을 한다. 또한 천천히 말을 하게 한다. 이러한 연습을 충분히 시행하였음에도 불구하고, 음성/언어 문제가 지속되면 언어 병리학자나 언어치료사에게 진료의뢰를 해야 한다.

5) 운동처방(Exercise prescription)

호흡실조 환자들은 대부분 장기간 상흉부 호흡을 함으로써 흉부가 과다 팽창되어 야기된, 조여드는 느낌을 경험한다. 이러한 느낌을 환자들은 무호흡/질식으로 잘못 해석하거나, 증상을 좀 더 불길한 원인으로 잘못 이해한다. 흔히 환자들은 상흉부 호흡으로 인해 나타난 흉부 통증을 근골격계 문제라기보다 심장병이라고 생각하는 경향이 있다. 이렇게 되면 운동에 대한 두려움이 고착되며, 무호흡과 피로 같은 불쾌한 증상도 나타난다. 후자는 무력감/불쾌감 같은 일반적인 느낌과 근육 피로를 동반한다. 신진대사 효율성 약화로 인한 골격근에서의 젖산 생성은 쑤시는 증상과 경직으로 이어진다. 운동을 하는 동안 신경계가 근육에 누적된 신진대사 노폐물을 적절하게 처리하지 못하게 되면, 피로가 고통에 더해지며, 악순환이 형성된다. 그리하여 환자들은 건강악화라는 이차적인 문제를 갖게 된다. 이를 해결하기 위해 환자가 시작할 수 있는 운동레벨은 연령과 영양상태, 탈진 정도, 수면패턴을 고려하여 신중하게 계획한다. 이에 대한 유용한 방법은 피곤한 환자들에게 먼저 정상적인 호흡과 수면패턴을 개선(적절한 휴식과 항상성 회복)시키는 것이다. 매우 병약한 사람들이나 탈진을 겪는 사람들의 경우, 일단 정상적인 호흡에 익숙해지면, 하루에 3회 매회 2분 정도의 운동이 적절한 출발점이 될 수도 있다.

6) 휴식/수면(Rest/sleep)

호흡실조 환자들이 겪는 건강을 악화시키는 공통적인 증상은 불규칙한 수면패턴/생생한 꿈이다. 불규칙한 수면은 심각한 스트레스, 불안감 및 소진을 야기한다. 그러므로 호흡실조를 관리하기 위해서는 조용한 수면과 이완상태의 휴식이 반드시 필요하다. 뇌간의 수면조절 중추(SRC)는 최상의 기능을 위해 좀 더 높은 피질 레벨뿐만 아니라 인체의 다른 부분-관절, 기관, 근육 수용체 등-과 연계되어 있다. 그러므로 교란된 수면패턴을 회복하기 위해서는 몸을 충분히 이완하고 마음을 고요히 가다듬을 필요가 있다.

6. 연구동향

Conrad 등은 13명의 호흡실조 환자와 15명의 스트레스를 많이 받는 사람, 15명의 대조군을 대상으로 단기간, 단순한 호흡훈련을 통한 호흡조절의 정신생리학적인 효과를 조사하였다. 대상자들은 3시간 동안 호흡을 할 때 호흡에 정신을 집중하라는 것과 호흡을 천천히 그리고 가늘게 쉬라고 교육을 받고 실험을 실시하였다. 그동안 호흡율과 심박수, 피부온도 변화가 측정되었다. 그 결과 호흡실조 방지교육은 최초의 이산화탄소의 포화도를 유지했으며, 호흡에 대한 집중은 호흡율을 현저히 감소시켰다. 다만, 가늘게 호흡하는 것은 스트레스를 유발시켰다. 호흡을 변화시키기 위하여 단기간, 단순한 호흡에 대한 훈련은 호흡에 대한 집중으로 호흡의 안정성은 향상시켰으나 이완시키는 목적에는 효과가 없다고 보고했다.

Gibson 등은 호흡실조의 중요한 원인인 anxiety의 치료에 침치료의 효과를 실험하였는데 anxiety level과 증상의 강도를 줄여 호흡실조를 치료하는데 침치료가 매우 유효하다고 보고했다.

Feldskov 등은 30세의 건강한 여성이 호흡실조의 증상(chest discomfort and an abnormal ECG showing ST depressions and T-wave inversions)을 가지고 내원한 환자를 보고했다. 환자가 안정을 회복하기까지의 24시간 동안 ECG의 변화는 사라졌다. 몇 주 후에 다시 내원하였는데, 6분 동안 호흡실조 검사 후 ECG의 변화가 부분적으로 다시 나타났다. 따라서 격렬한 호흡실조는 급성 관상동맥질환에서 나타나는 것과 비슷한 ECG의 변화를 야기할 수 있다고 보고하였다.

Cabello 등은 호흡실조 환자에 있어서 수면의 질과 시간은 정상인의 생리적 수면과 많이 다르다고 했다. 호흡실조의 경우, 수면 도중 호흡실조를 피하게 하는 환기장치를 설치함으로써 개선될 수 있다고 보고했다.

Ott 등은 생리전 증후군을 가진 여성과 건강한 여성이 황체기 동안 호흡실조의 정도가 다른지 조사했다. 그 결과 황체기 동안 생리전 증후군을 가진 여성의 $P_{ET}CO_2$는 건강한 여성에 비해 평균 12~18torr 낮아져 건강한 여성에서의 $P_{ET}CO_2$의 하락보다 현저하였다고 보고했다. 또한 증상들은 $P_{ET}CO_2$가 다시 회복되는 황체기 말기에서 사라졌다. 그러므로 생리전 증후군의 몇몇 증상은 만성 호흡실조로 인해 나타나며, 생리전 증후군을 가진 여성의 호흡중추에 대한 이산화탄소의 민감도는 황체기에 증가한다고 보고하였다.

❙참고문헌❙

1. 성호경, 이상돈. 생리학. 의학문화사. 1991.
2. 허준. 동의보감. 여강출판사. 1994.
3. 허준. 동의보감 3판. 대성문화사. 1990.
4. 이동현. 健康氣功. 정신세계사. 2000.
5. 김문희 등. 氣功養生家의 呼吸修練에 대한 文獻的 考察. 大韓醫療氣功學會誌. 1999;3(1):303-324.
6. 김성진, 지선영. 東醫寶鑑 〈內經篇 身形門〉의 醫療氣功學的인 意義에 관한 考察. 大韓醫療氣功學會誌. 2001;5:303-324.
7. 이현주. 弛緩術로서의 丹田呼吸敎育의 短期效果에 관한 硏究. 漢陽大學校 대학원. 1989.
8. 朴海用. 丹田呼吸이 狀態不安완화에 미치는 影響. 서울大學校 대학원, 체육교육과, 석사논문.
9. 김학인. 丹田呼吸과 精神集中力訓練이 學習態度와 學業成就度에 미치는 影響. 서원대학교 교육대학원. 2000.
10. 전신 외, 문준철 역, 최신 기공학 텍스트. 한국기공연구소. 1995.
11. 의학계열 교수 27인 공역. 의학생리학 3판. 도서출판 정담. 2002.
12. 나종우 편역. 여단법. 여강출판사. 2002.
13. 김경환 외. 기공병에 관한 연구. 대한기공의학회지. 1998;2(1):10-11.
14. 조홍건, 공황장애 한방으로 고친다. 도서출판 청연. 2006.
15. HR Nagendra. Pranayama-The art and science. Vivekananda Kendra Yoga Prakashana. 1999.
16. Mannerkorpi K, Henriksson C. Non-pharmacological treatment of chronic widespread musculoskeletal pain. Best Pract Res Clin Rheumatol. 2007;21(3):513-534.
17. Pierce B. The use of biofield therapies in cancer care. Clin J Oncol Nurs. 2007; 11(2):253-258.
18. Xin L, Miller YD, Brown WJ. A qualitative review of the role of qigong in the management of diabetes. J Altern Complement Med. 2007;13(4):427-33.
19. Maddock RJ, Mateo-Bermudez J. Elevated serum lactate following hyperventilation during glucose infusion in panic disorder. Biol Psychiatry. 1990;27:411 - 418.
20. C. Gilbert. Hyperventilation and the body. Accident and Emergency Nursing. 1999;7(3) :130-140.
21. Fried R, Grimaldi J. The psychology and physiology of breathing. Plenum. 1993.
22. Werbach M. Adult attention deficit disorder: a nutritional perspective. Journal of Bodywork and Movement Therapies. 2000;4(3):182-183.
23. Steven DeGuire, Richard Gevirtz, Yoshito Kawahara and William Maguire. Hyperventilation syndrome and the assessment of treatment for functional cardiac symptoms. The American Journal of Cardiology. 1992;70(6):673-677.
24. Kumar P, Clark M. Clinical medicine, 4th edn. W B Saunders Edinburgh. 1998.
25. Lym L C. Hyperventilation syndromes in medicine and psychiatry:a review. Journal of the Royal Society of Medicine. 1987:229-231.
26. Nixon PGF. The grey area of effort syndrome and hyperventilation: from Thomas Lewis to today. Journal of the Royal College of Physicians of London. 1993;27(4):377-383.
27. Reiss S, Peterson R A, Gursky D M, McNally R J. Anxiety sensitivity, anxiety frequency and the prediction of fearfulness. Behaviour Research and Therapy. 1986;24:1-8.
28. VAn Dixhoorn J, van Duivenvoorden H J. Efficacy of Nijmegen questionnaire in recognition of hyperventilation syndrome. Journal of Psychosomatic Research. 1985.
29. Vansteenkiste J, Rochette F, Demedts M. Diagnostic tests of hyperventilation symdrome. European Respiratory Journal. 1991;4:393-399.
30. Nakao K, Ohgushi M, Yoshimura M et al. Hyperventilation as a specific test for diagnosis of coronary artery spasm. American Journal of Cardiology. 1997;80(5): 545-549
31. Folgering H. Diagnostic criteria for the hyperventilation syndrome. Respiratory Psychophysiology. 1988;50: 133-140.
32. King J C, Rosen S, Nixon P G F. Failure of perception of hypocapnia: physiological and clinical implications. Journal of the Royal Society of Medicine. 1990;83:765-767.
33. Nixon P G F, Freeman L J. The 'think test': a further technique to elicit hyperventilation. Journal of the

Royal Society of Medicine. 1988;81:277-279.
34. Gardner W N. The pathophysiology of hyperventilation disorders. Chest. 1996;109516-534.
35. Chila A. Fascial-ligamentous release. Williams and Wilkins. 1997.
36. Clausen T, Scharf A, Menzel M, Soukup J, Holz C, Rieger A, Hanisch F, Brath E, Nemeth N, Miko I, Vajkoczy P, Radke J, Henze D. Influence of moderate and profound hyperventilation on cerebral blood flow, oxygenation and metabolism. Brain research. 2004; 1019:113-123.
37. Gibson D, Bruton A, Lewith G T, Mullee M .Effects of acupuncture as a treatment for hyperventilation syndrome: a pilot, randomized crossover trial. J Altern Complement Med. 2007;13(1):39-46.
38. Feldskov T, Gude A B, Hojgaard M V. Severe hyperventilation as a differential diagnosis of acute coronary syndrome. Ugeskr Laeger. 2007;8;169(2):142-3.
39. Cabello B, Parthasarathy S, Mancebo J. Mechanical ventilation: let us minimize sleep disturbances. Curr Opin Crit Care. 2007;13(1):20-6.
40. Ott H W, Mattle V, Zimmermann U S, Licht P, Moeller K, Wildt L. Symptoms of premenstrual syndrome may be caused by hyperventilation. Fertil Steril. 2006;86(4):17-9.
41. Servidei S. Mitochondrial encephalomyopathies: gene mutation. Neuromuscul Disord. 1999;9(8): 9-16.

Chapter 4

치법과 의안

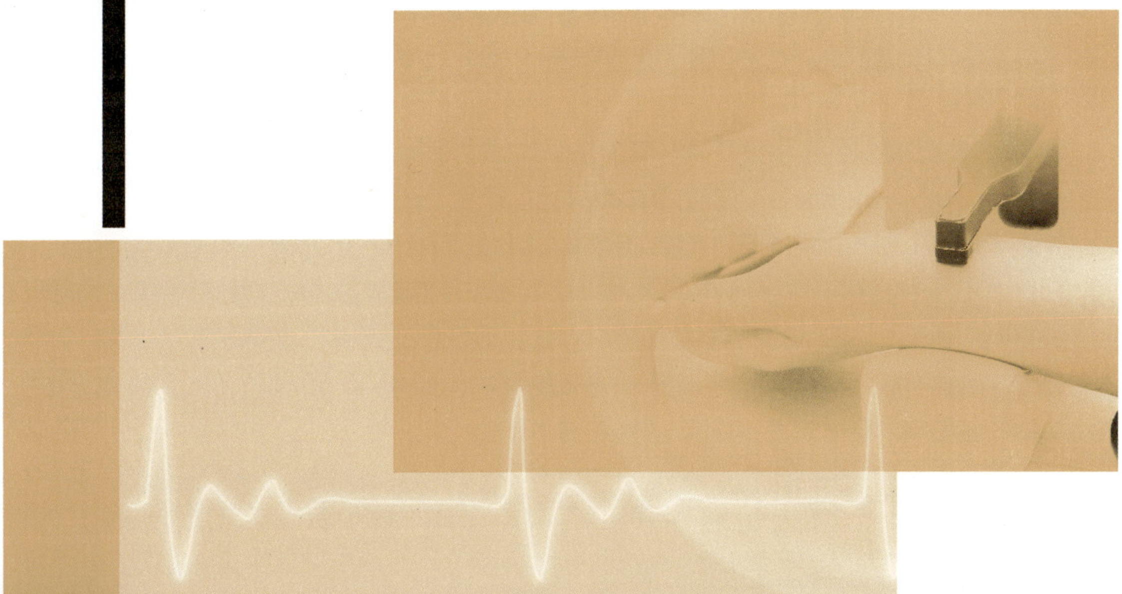

치법

1. 개요

치법은 변증의 결과에 의해 결정되는 것으로 진단학의 범위에 속하는 영역이다. 치법은 단순히 치료의 원칙이라는 것 이상의 훨씬 많은 의미를 가지고 있다. 이는 인체의 구조와 기능, 질병의 특성과 세력, 인체와 질병의 관계를 이해하고 조절하는 원칙을 알아야 하기 때문이다. 치법은 음양의 평형을 이루는 방법을 찾는 것이라는 점에서 큰 원칙을 말할 수 있고 각 질병에 따라 적합한 치법을 구체적으로 제시할 수 있다. 음양의 평형을 이룬다는 것은 모든 치법의 공통분모로서 인체가 하나의 평형을 이루고 자연과 호응하는 개체로서 존재할 수 있도록 어떤 방법을 쓰면 도달할 수 있는 것인가 하는 궁극적인 목표인 것이다. 하지만 의학에서는 완전한 평형을 이룰 수 없는 경우도 많으므로 개인에 적절한 방법을 찾는 것도 있어야 하고 질병에 따라 적절한 방법을 찾아야 한다. 이 역시 커다란 평형 속의 하나로 보아야 할 것이다.

2. 치법의 종류

치법에는 크게 양생법과 치료법이 있으며, 치법은 식이요법, 약물요법, 운동요법 등을 포괄한다. 치료법의 큰 범위에는 양생도 포함되지만 구별하자면 양생은 병이 되기 전이나 치료 후 할 수 있는 방법이다.

1) 치료법의 종류

(1) 병의 진행단계에 의해 初期, 中期, 末期의 三期 치법이 있고 병사의 소재에 의해 發汗法, 表裏和解法, 攻裏法이 있고 병의 先後에 의해 先治, 後治가 있으며 병의 원인에 의해 標治, 本治가 있다.

(2) 치료방법에 의해 和法, 取法, 從法, 切法, 屬法이 있다. 이를 療病五法이라 한다.

(3) 病邪와 正氣의 상태에 의해 인체가 쉽게 받아들일 수 있도록 正治法과 反治法이 있다.

(4) 보사법으로 形氣 보사법, 子母 보사법, 補瀉相兼法, 勿傷胃氣法, 無伐天和法, 肥瘦治法, 四時五臟苦欲補瀉法 등이 있다.
(5) 鎭痛法(通則不痛法), 形精 療養法, 六氣治法
(6) 未病 治法
(7) 의문팔법(醫門八法)으로 汗, 吐, 和, 下, 溫, 補, 消, 淸法이 있다.
(8) 기타 실제 치료법에서 질병의 특성에 적합한 방법이 있다.

2) 養生法의 종류

양생의 종류에는 여러 가지가 있으나 크게 보면 호흡이나 명상을 통한 정적인 방법과 도인안교, 요가, 무술, 기체조 등 운동을 통한 동적인 방법이 있다. 그리고 음식을 통한 식이요법과 차 등의 기호식품을 이용한 방법이 있다.

I 의안총론

1. 개요

의안은 진료기록으로 환자의 상태와 치료과정 및 치료결과로서 요약을 기록한 것을 말한다. 의안에 대한 연구는 예전의 의안을 연구하는 것과 진료기록에 대한 공유의 연구로 나눌 수 있다.

예전의 의안을 연구한다는 것은 醫案을 陸淵雷는 良工의 用과 巧의 흔적이고 中醫의 진수가 있는 것이다[1]라고 했고 江瓘은 임상을 실제로 하지 않고서도 환자를 볼 수 있는 능력을 배양해줄 수 있는 방법이 醫案을 읽는 것[2]이라고 했다.

진료기록에 대한 공유의 연구는 기록에 대하여 공통적 용어와 방식을 사용하여 서로 기록에 대하여 오해를 일으키지 않고 이를 기초로 데이터화 하는 작업을 할 수 있도록 하는 방법에 대한 연구다.

진료기록에 대한 데이터화 작업은 현재 쓰고 있는 용어와 치법, 그리고 치료의 개념에 대한 것과 이를 어떻게 데이터화 할 수 있는가가 연구의 범위가 된다.

이때까지의 醫案은 형식이 정해진 바가 없이 다양한 형태로 전해져 내려오고 있다. 대개는 醫家 개인의 醫案을 분류하여 체계를 세운 경우가 주종을 이루는데 晴崗醫鑑과 같은 저서가 그 例다. 또 의안을 모아 醫案에 대해 주석을 하고 분류한 것을 통상 의안이라고 하는데 江瓘의 名醫類案, 魏之琇의 續名醫類案, 姚若琴의 宋元明清名醫類案, 秦之濟의 清代名醫醫話精華 등이 대표적이다.

醫案은 한의학을 이해하는 중요한 방법 가운데 하나이므로 이 역시 객관적인 이해 방법을 추구해야 한다. 옛날의 의안을 연구하는 것은 醫學에 대한 학습뿐만 아니라 진료의 여러 가지 면에 영향을 미친다. 차트의 작성방법, 진료에 대한 평가방법을 제시하기도 한다. 이런 것

1) 姚若琴 宋元明清名醫類案 上海書店 pp1-2 : 醫案者良工用巧之迹象中醫之精粹存焉
2) 江瓘, 名醫類案, 影印文淵閣四庫全書 中國醫學大系, 卷 33, 商務印書館, 北京, 1990, p765-411 : 予讀褚氏遺書有曰博涉知病多診識脈屢用多藥嘗撫卷以爲名言山居僻處博歷何有於是廣輯古今名賢治法奇驗之迹有摘門分世採人列爲書曰名醫類案是亦褚氏博歷之意也

들은 현재 우리나라 한의학에서 볼 때 학교교육과 개업의의 임상 간의 견해 차이를 좁히는데 필요할 것이다.

2. 의안의 종류

의안은 환자를 치료한 기록으로 의사가 환자의 증상에 대해 원인 변증과정, 치법과 처방 등에 대해 자세히 기록한 것이다. 이에는 편제상 차이에 의해 여러 가지로 구별되어질 수 있다.

전문적인 한 과에 대한 의안으로 섭천사여과 의안 등이 있고 개인의 의안을 모은 의안으로는 김영훈 선생의 진료기록인 청강의감 등이 있으며 여러 사람의 의안을 모은 것으로 명의유안 등이 있다.

또 서술 방식에 있어 주요 증상을 기준으로 처방을 제시한 의안과 환자의 증상을 모두 서술한 다음 변증과정과 치법을 서술한 의안 등 개인이나 편집자의 의도에 따라 여러 형태가 있다.

의안은 종류에 따라 커다란 의미가 있는 것이 아니기 때문에 구별이 중요한 것은 아니다.

의안과 의화의 차이점이 있다. 의안은 진료기록이라고 한다면 의화는 의안과 비슷하나 보다 개인적인 생각이나 느낌을 더 기록한다는 점에서 다르다. 하지만 어떤 의화는 의안과 같이 구성되어 있기도 하므로 크게 구별할 필요는 없다고 본다.

3. 醫案의 연구방법

1) 예전 의안의 연구방법

醫案을 연구하는 방법에는 크게 두 가지가 있다고 볼 수 있다. 醫案이 옛 의가들의 임상경험을 기록한 것이므로 우선 내용에 대한 독해가 되어야 할 것이고 그 다음 의학적인 내용의 이해일 것이다.

江瓘의 名醫類案 序文에 보면 "醫之術日益濫觴, 通經學古世不多見, 昔鄭公孫僑聘於晉, 適晋侯有疾, 卜云, 實沈臺駘爲祟, 史莫知之, 乃問於僑, 僑具述高辛玄冥之遺, 參汾主封之故, 四時節宜之道, 通國驚異, 以僑爲博物君子"[3]가 있다. 이는 의학의 기술이 날로 발달하는데 경서와 옛 학문에 통달한 사람은 세상에 많지 않다. 예전에 鄭孫僑가 晋나라에 초빙되어 晋侯를 만났는데 晉侯가 병이 있었다. 점장이가 말하기를 實沈과 대태(臺駘)에게 제사를

3) 江瓘, 名醫類案, 上揭書, p765-411

지내지 않아서 병이 된 것이라고 했는데 史官이 몰랐으므로 鄭孫僑에게 물었다. 정손교는 高辛氏와 玄冥의 유래와 參星 汾川을 주재하도록 봉해진 고사와 四時의 攝生하는 방법을 모두 말하였는데 모든 사람들이 놀라 그를 박물군자라고 했다는 내용이다.

흔히 단순히 번역상 오류로 鄭公孫僑를 鄭나라 公孫僑로 해석을 잘못하는 예도 있다. 公孫氏가 있고 앞에 나라이름을 붙인 것으로 생각하기 때문이다. 이와 같이 연호를 사람이름으로 번역하는 등 잘못된 번역을 하는 경우가 자주 있다. 다음은 출전을 몰라 내용과 번역이 되지 않는 예인데 實沈臺駘는 漢韓大辭典[4], 大漢韓大辭典[5]에 모두 나오지 않는다. 따라서 출처를 알기가 어려워 보다 전문적인 지식이 필요한 경우라 할 수 있다. 이는 신화에 나오는 내용이므로 신화에 관한 책을 찾으면 된다. 역시 高辛氏와 玄冥, 參星 汾川에 관한 것도 마찬가지로 신화에 관한 책에서 찾으면 된다. 그러나 四時의 섭생하는 방법에 대한 도리를 말했다는 것은 내용상 쉽게 이해가 되지 않는 부분인데 신화에 대한 자료를 찾다보면 이 내용의 출전이 左氏春秋[6]에서 나온다는 것을 알게 되므로 左氏春秋를 찾으면 위의 내용이 상세히 나온다. 左氏春秋에 의하면 晋侯가 여색을 가까이하여 병이 된 것을 점장이가 祟病이라고 했는데 鄭公孫僑가 절제하라는 내용임을 알 수 있다.

醫案에서도 마찬가지로 우선 번역이 정확해야 그 다음 속에 담겨진 뜻을 알 수 있는 것이다. 더구나 醫案은 대부분이 임상치험 예이므로 출전을 찾아 입증하기가 쉽지 않은 것도 醫案을 이해하기 어려운 점이다.

2) 진료기록의 공유에 대한 연구

진료기록의 공유에 대한 연구에는 용어, 진료방법, 기록의 정형화에 대한 연구와 이를 데이터화하는 방법에 대한 연구가 있다.

이들은 진료기록부를 통해 이루어 질 수 있으므로 진료기록부에 대한 연구로도 가능하다고 본다.

4. 의안 이해의 實例

다음은 易大艮의 陰虛發熱 醫案과 孫兆의 少陽證 醫案으로 의안으로 가져야 하는 구성을 잘 갖추고 있다. 의안은 증상, 진단명, 올바른 진단과 이유, 치료과정 그리고 출전의

4) 張三植 漢韓大辭典 교육도서 서울 1992
5) 張三植 大漢韓大辭典 진현서관 서울 1981
6) 孔穎達, 春秋左傳注疏, 四部備要五冊, 中華書局影印, 北京, 1980, 卷41 pp447, 448

순으로 구성되어 있고 잘못된 진단을 하게 된 이유, 감별진단, 올바른 진단의 이유와 치료과정, 출전, 그리고 예상되는 치료의 효과나 과정을 설명하여야 한다.

1) 易大艮의 陰虛發熱 醫案 본문7)

一男子病寒熱衆以瘧治年餘不愈又以爲勞瘧虛瘧用鱉甲散補中益氣等湯俱不效就予診脈左右三部俱浮大無力形瘦色黑飮食不美次日復診與前脈同予知爲陰虛發熱病也早進六味丸晚服補陰丸七日後飮食漸美寒熱减半又服一觔未一月而全愈

病者曰予因病久服藥罔效遂究心於醫瘧疾一門尤爲加意諸書未愈以六味丸補陰丸者公獨用之而效何也曰治病貴先識病情病有眞是者有似是而非者譬之傷寒有類傷寒中風有類中風瘧有類瘧君之瘧似瘧非瘧乃陰虛發熱之證也蓋瘧之狀寒熱間作寒來時四肢厥逆熱退時得汗始解今雖有寒熱往來或一日一次二次但瘧而不厥身熱如火熱退身凉又無汗兼之形瘦色黑怔忡不睡口渴便燥飮食不美豈可以爲瘧乎且瘧脈當弦病來時脈弦而大病退時脈靜而弦小今則浮大無力非弦也早晚相同非先大而後小也誠陰血不足陽火有餘而火發於外則爲熱火鬱於中則爲寒形瘦者火之消爍也色黑者火極似水也怔忡不睡者心血虧損也飮食不美口渴便燥者火熾於上下也合脈與證觀之其爲陰虛火盛明矣故予用地黃丸以生腎水瀉心火補陰丸以養血滋陰陰血一充則火邪自降寒熱退而諸病悉痊矣此予用丸意也

(1) 해석

한 남자가 寒熱의 병을 앓았다. 모든 의사들이 瘧疾로 보고 치료하였는데 여러 해가 되었으나 낫지 않았고, 또 勞瘧이나 虛瘧이라 하여 鱉甲散, 補中氣益氣湯 등을 써보았으나 모두 효과가 없었다. 나에게 와서 診脈을 하였거늘 左右 三部의 脈이 모두 浮大無力하고 形體는 말랐으며 얼굴 색은 검고 음식을 잘 먹지 못하였다. 다음날 다시 진찰하여보니 전날의 脈과 같았다. 나는 陰虛發熱병으로 진단하고 아침에는 六味丸을, 저녁에는 補陰丸을 먹이니 七日 후에는 음식을 점차 먹을 수 있었고 寒熱이 반으로 감소되었다. 또 一觔을 먹이니 一個月이 되지 않아서 모두 나았다.

病者가 말하기를 “나의 병이 오래되어 약을 먹어도 효과가 없어서 醫學에 마음을 두어 연구하였는데 瘧疾一門에 관하여는 더욱 뜻을 두었습니다. 모든 책에 六味丸, 補陰丸으로 낫게 한 것이 없었는데 선생께서 홀로 이것을 사용하여 효과가 있으니 어떤 까닭입니까?” 내가 답하여 말하기를 “병을 治療 하는 데에 있어서는 먼저 병의 정황을 아는 것이 귀한 것이 되

---

7) 易大艮, 易氏醫案, 上揭書, p2

는데, 병에는 진짜로 그러한 것도 있고, 비슷하나 아닌 것도 있습니다. 비유하자면, 傷寒에는 類傷寒이 있고, 中風에도 類中風이 있으며 瘧疾에도 類瘧이 있는 것입니다. 당신의 瘧疾은 瘧疾과 유사하나 瘧疾이 아니라, 곧 陰虛發熱의 증상입니다. 대개 瘧疾의 증상은 寒熱이 사이를 두고 일어나며, 寒의 증상이 올 때는 四肢가 厥逆하며, 熱이 물러날 때는 땀이 나야 비로소 풀립니다. 그러나 지금은 비록 寒熱往來가 있어 혹 하루에 한번 發하기도 하고, 두 번 발하기도 하는데 다만 瘧하기만 하고 厥의 증상은 없고, 몸에 열이 나면 불같이 나다가 열이 물러나면 몸이 서늘하여지나 땀은 나지 않습니다. 그리고 몸이 마르고, 얼굴 색은 검고, 怔忡하며 잠을 이루지 못하고, 口渴하고 便燥하며, 飮食不美한 증상을 겸하였으니 어찌 瘧이라고 할 수 있겠습니까? 또한 瘧의 脈象은 당연히 弦脈이 나타나는데 병이 올 때는 脈이 弦大하고 병이 물러날 때는 脈이 고요하면서 弦小한데 지금은 浮大無力하니 弦脈이 아니고, 아침이나 저녁이나 모두 같은 脈이 나타나, 먼저 大하고 나중에 小한 脈象이 아니니, 진실로 陰血不足하고 陽火有餘한 증상입니다. 火는 바깥에서 발하면 熱이 되고, 안에서 鬱結되어 있으면 寒이 되는 것입니다. 形瘦한 것은 火가 태운 것이며, 얼굴색이 검은 것은 火가 極하여져서 水처럼 된 것이며, 怔忡하여 잠을 이루지 못하는 것은 心血이 虧損된 것이며, 飮食不美, 口渴便燥한 것은 火가 上下에서 熾盛한 것입니다. 脈과 證을 합하여 보면 이것은 陰虛火盛의 증상이 되는 것이 명확합니다. 그래서, 나는 地黃丸을 사용하여 腎水를 生하고 心火를 瀉하였으며, 補陰丸을 사용하여 養血滋陰 하였습니다. 陰血이 한번 가득 차게 되어 火邪는 저절로 내려가고, 寒熱이 물러나 모든 병이 다 낫게 되는 것입니다. 이것이 내가 丸을 쓴 뜻입니다."

(2) 陰虛發熱 醫案 구성

이 醫案은 다른 醫家들이 瘧으로 진단하여 瘧에 대한 치료를 다 하였으나 낫지 않았는데 자신의 치료로 나은 것을 설명한 醫案이다.

이 醫案에는 자신의 瘧에 대한 개념과 진단 방법 그리고 치료원칙까지 설명하였다.

(3) 陰虛發熱 醫案 분석

① 왜 다른 의사들이 瘧으로 치료했을까?

寒熱往來或一日一次二次發하기 때문이었다. 이 증상은 瘧의 전형적인 증상으로 특수성을 갖는 증상이기 때문이다. 따라서 빨리 낫지 않으므로 勞瘧이나 虛瘧으로 치료했던 것이다.

② 易大艮의 瘧에 대한 개념은?

"蓋瘧之狀, 寒熱間作, 寒來時四肢厥逆, 熱退時得汗始解, 瘧脈當弦, 病來時脈弦而大, 病

退時脈靜而弦小"라 하여 瘧의 특징을 확실히 정의하고 있다.

③ 瘧과의 감별진단은 어떻게 했나?

"予診脈左右三部俱浮大無力, 次日復診與前脈同, 今雖有寒熱往來, 或一日一次二次, 但瘧而不厥, 身熱如火, 熱退身凉又無汗, 今則浮大無力非弦也, 早晩相同非先大而後小也"라 하였다. 脈이 瘧이 발병할 때의 脈과 안정되었을 때의 脈이 다를 수 있다는 것을 易氏는 알고 있었으며 따라서 이틀에 걸쳐 맥을 확인했다. 또 증상에서도 瘧과 다른 점을 확인하여 감별진단을 했다.

④ 만약 脈浮大無力한데 補中益氣湯을 더 쓴다면 증상이 어떻게 변할까?

이 부분은 誤治의 결과를 추측해보는 것이다. 만약 脈이 浮大無力하다면 虛瘧으로 보고 補中益氣湯을 쓰는데 脈만으로 충분한 근거를 가지고 있기 때문이다. 屬名醫類案에 이런 경우 계속 補中益氣를 시킨 醫案[8]이 있다. 만약 계속 補中益氣湯을 쓴다면 發時寒熱大作, 喉如齁鼾, 瞼紅, 喘促出多入少, 脈之寸關豁大, 兩尺甚微, 熱甚危困하게 되고 그럼에도 계속 補中益氣湯을 써 陽浮陽耗하게 된다면 喘促, 夜半而逝하게 될 것이다. 이는 다른 醫案을 통해 誤治의 결과를 추측해보는 방법이다.

⑤ 이 경우 發熱을 없애기 위해 標治할 목적으로 凉藥을 쓸 수 있다. 계속 凉藥을 써서 열을 치료하려 했다면 결과는 어떻게 되겠는가?

이 부분도 誤治의 결과를 추측해보는 방법이다. 屬名醫類案에 竇材가 학질에 걸린 사람을 치료한 醫案[9]에 瘧이 일 개월 이상 熱이 내리지 않는 경우 白虎湯으로 熱을 내리려 했으나 熱이 더 심해지고 脾胃를 傷하게 되어 熱은 내리지 않고 元氣가 탈하게 된다는 것이다.

---

8) 魏之琇, 續名醫類案, 宏業書局, 大北, 1979, 上卷, p162 : 趙謀形甚肥壯而中氣甚虛 下元不足 夏月患瘧 醫以發散和解不愈 復以補中益氣調之 亦不應 發時寒熱大作 喉如齁鼾 瞼紅 喘促出多入少 脈之寸關豁大 兩尺甚微 熱甚危困 諺云 少不可弱 老不可瘧 老年氣血衰微 大寒大熱非所堪也 故氣多出少入 一時暴絶 理宜大補眞陽 仍佐下焦斂納封藏之劑 如八味加五味牛膝爲穩 若補中益氣 恐益令孤陽上浮 陽食於上 陰絶於下 便有不測之患 況以陰虧陽損之軀而犯陰竭陽浮之病 復當陽浮陽耗之時 升浮之藥 斷非所宜 奈病家醫者均以熱天熱病 畏投桂附補中益氣 先哲良方 必欲進之果 喘促愈加 夜半而逝

9) 魏之秀, 屬名醫類案, 上揭書 p157 : 竇材一人病瘧月餘發熱未退一醫與白虎湯熱愈甚曰公病脾氣太虛而服寒凉恐傷脾胃 病人曰不服凉藥病何時得退 曰內經云 瘧之始發於寒也 烈火不能止 其熱也氷水不能遏 當是時良工莫能措其手且扶元氣待其自衰 公元氣大虛服凉藥退火吾恐熱未去而元氣脫矣

⑥ 發熱할 경우의 治法으로 傷寒을 치료하는 방법인 거풍제를 쓴다면 어떻게 될까?

물론 瘧의 증상을 치료하기 위해 거풍제를 쓸리 없겠지만 熱이 계속 된다면 자칫 거풍제를 쓰기 쉽기 때문이다. 雪雅堂醫案[10]에 평소 陰虧한 환자가 여름에 發熱하는데 柴胡나 葛根 등 升散하는 약을 잘못 써 肢搐而厥, 目張, 口渴하게 되었는데 이는 熱得風而焰熱, 津受爍而風騰, 乃風藥引起肝風하여 熱이 더 심해지는 것이라 하였다. 최근 임상가에서 溫病으로 인한 발열증상에 소위 辛溫한 약으로 去風시키다 증상이 더 심해지는 것을 경험한 의사들이 많다고 한다. 이 경우 辛凉한 약을 滋陰凉血시키는 종류의 약과 함께 써야 하는 것을 몰랐기 때문이다. 하물며 陰虛發熱한 병이면 이미 熱生風의 병리적 상태가 준비되어 있는데 風藥을 더한다면 결과는 상당히 심해질 것이다.

⑦ 易氏의 질병 치료관

본문에서 治病貴先識病情이라하여 간단히 말했으나 여기는 질병에 대한 정의, 정확한 질병의 관찰과 감별진단까지를 말하는 것이라 할 수 있다.

2) 少陽證 醫案 본문[11]

一人患傷寒, 五六日, 頭汗出自頸以下無汗手足冷心下痞悶大便秘結, 或者見四肢冷, 又汗出滿悶, 以爲陰症, 許診其脈沈而緊, 曰此證誠可疑, 然大便結, 非虛結也, 安得多陰脈, 雖沈緊爲少陰證, 多是自利未有秘結者, 此正半在裏半在表, 投小柴胡得愈, 仲景稱傷寒五六日, 頭汗出微惡寒手足冷心下滿口不欲食大便硬, 脈細小者, 此謂陽微結, 必有表, 復有裏, 脈沈亦在裏也, 汗出爲陽微, 假令純陰結, 不得復有外証, 悉入在裏, 此謂半在裏半在外也, 脈雖沈緊不得爲少陰病, 所以然者, 陰不得有汗, 今頭汗出, 故知非少陰也, 可與小柴胡湯, 設不了了者得屎而解, 此疾證後同, 故得屎而解也, 或難曰, 仲景云, 脈陰陽俱緊反汗出者亡陽也, 此屬少陰不得有汗何也, 今頭汗出者故知非少陰, 何以頭汗出便知非少陰証, 孫曰, 此一段正是仲景議論處意, 謂四肢冷脈沈緊腹滿全似少陰, 然大便硬頭汗出不得爲少陰, 蓋頭者三陽同聚, 若三陰至胸而還, 有頭汗出者是陽虛, 故曰, 汗出爲陽微, 是陰不得有汗也, 若少陰頭有汗則死矣, 故仲景平脈法云, 心者火也, 明少陰則無頭汗者可治, 有汗者死, 心爲手少陰腎爲足少陰相與爲上下惟以意逆者得之.

---

10) 張士驤, 雪雅堂醫案, 歷代中醫珍本集成 37卷, 上海三聯書店, 上海, 1990 p25
11) 江瓘, 名醫類案, 上揭書, p765-454

(1) 해석

어떤 사람이 傷寒에 걸려 오육일이 되었는데 頭汗出하고 목 이하에서는 땀이 나지 않았다. 手足은 冷하고 心下는 痞悶하였고 大便은 秘結하였는데 어떤 사람들은 四肢冷과 汗出, 痞悶을 보고 陰症이라고 생각하였다. 許叔微가 診脈을 하여보니 脈이 沈而緊하였으므로 말하기를 "이 증은 진실로 陰症으로 의심할 만하다. 그러나 大便이 秘結한 것은 虛結이 아니다. 어찌 음맥이 많겠는가? 하고, 비록 沈緊이 少陰證에서 나타나는 脈이라 하나 대개 대변이 自利하지 秘結이 나타나지는 않는다. 이는 바로 半은 裏에 半은 表에 있는 것이다"하고 말하고 小柴胡湯을 주었더니 나았다. 仲景이 말하기를 傷寒五六日에 頭汗出, 微惡寒, 手足冷, 心下滿, 口不欲食, 大便硬, 脈細小者는 陽微結이라 하는데 반드시 表証이 있고 또 裏証도 있으니 脈이 沈한 것은 裏証이 있다는 것이다. 汗出은 陽微의 증상이다. 가령 純陰結이 되면 外症이 없고 모두 裏로 들어가게 되므로 이는 半은 裏에 半은 外에 있는 것이다. 脈이 비록 沈緊한데 少陰病이라고 못하는 이유는 陰症에는 汗出이 없는데 지금 頭汗出이 있으므로 少陰證이 아니라는 것을 알 수 있다. 가히 小柴胡湯을 줄 만 하다. 만약 小柴胡湯을 주어 완전히 증상이 없어지지 않아도 대변에서 屎가 나오면 낫는다. 이 질환과 조문은 같은 것으로 대변에서 屎가 나오면 낫는다. 혹 난색을 표하며 말하기를 중경이 말하기를 脈陰陽俱緊, 反汗出을 亡陽이라 하였으므로 이는 少陰에 속하는데 汗出이 있을 수 없다는 것은 무엇 때문인가? 지금 頭汗出하기 때문에 少陰證이 아님을 아는 것이다. 왜 頭汗出이 少陰證이 아닌가 하면 孫이 말하기를 이 일단의 문장은 仲景이 의론한 바이니, 四肢冷, 脈沈緊, 服滿 등이 모두 少陰證과 비슷하나, 그러나 大便硬 頭汗出이 있으므로 少陰證이 될 수 없다. 대개 머리는 三陽經이 모이는 곳이고 三陰經은 가슴에 이르러 돌아가므로 頭汗出이 있는 것은 陽虛다. 그러므로 汗出은 陽微의 증상이며 陰症에서는 汗出이 없다는 것이다. 만약 소음증에 머리에서 汗出한다면 사망한다. 그러므로 仲景平脈法에서 말하기를 心은 火이므로 少陰證이 명확한 경우 머리에서 汗出이 없으면 가히 치료할 수 있고 汗出이 있으면 사망한다. 心은 手少陰이고 腎은 足少陰으로 서로 상하관계에 있으므로 모름지기 그 뜻을 헤아려 알아야 한다.

(2) 소양증 의안 구성

이 醫案의 구성은 처음에 환자의 증상이 있고, 두 번째 다른 의사들의 진단 결과가 있으며, 세 번째 자신의 진단과 치료를 말하고, 네 번째는 典據를 인용하여 자신의 진단결과에 대한 증거를 제시하였고, 다섯 번째로 다른 의사들의 잘못된 판단을 설명하였다.

(3) 醫案내용에 대한 분석

이 醫案은 소양증을 소음증으로 잘못보고 誤治하려 했던 증상에 대한 醫案이다. 다른 의사들이 잘못 판단한다면 충분한 이유가 있어야 할 것이고 그에 대한 대비를 하는 것도 자신의 잘못을 줄일 수 있는 방법이기도하다.

① 少陰病으로 진단한 이유는?

다른 의사들은 四肢厥冷, 汗出, 滿悶, 脈沈而緊으로 소음증으로 판단한 것이다. 다른 의사들의 판단이 전혀 근거 없는 것인가를 찾아보는 것도 자신의 실수를 줄이는 방법이기도 하고 醫案이 가지는 독특한 면이기도 하다.

傷寒論 283조에 "病人脈陰陽俱緊, 反汗出者, 亡陽也, 此屬少陰"이라 했다. 이에 대해 少陰寒化證은 脈이 微細한 것이 主脈인데 지금 微細하지 않고 陰陽俱緊이라 한 것은, 즉 寸關尺三部가 모두 緊한 것이다. 少陰病脈은 沈하므로 이 脈은 마땅히 沈緊한 것이어야 沈은 裏를, 緊은 寒을 主하므로 少陰裡寒이 偏盛한 것을 나타내고 裏寒証에는 汗出이 나타나지 않는데 오히려 汗出하는 것은 陰寒이 太盛하여 虛陽을 逼迫하여 바깥으로 亡하게 한 증상이다. 그러므로 "亡陽也"라고 했고, 尤在涇의 〈傷寒貫珠集〉에서는 "陰陽俱緊, 太陽傷寒脈也, 法當無汗而反汗出者, 表虛亡陽, 其病不屬太陽而屬少陰矣"라 했다.[12] 따라서 脈이 緊하다는 것은 太陽證에서 나타나는 寒의 邪氣로 인한 病으로 판단하고 太陽證에서 無汗하여야 하나 誤治로 亡陽이 되면 少陰證으로 轉化되기 때문에 脈이 緊하고, 有汗한 것을 亡陽證으로 판단한 것이다. 이렇게 寒邪에 의한 亡陽證은 少陰證이므로 脈이 緊하다는 것은 그 이면에 沈하다는 것을 당연히 가지고 있다고 본 것이다. 또 269조에 "傷寒六七日, 無大熱, 其人躁煩者, 此爲陽去入陰故也"라[13] 했다. 즉 滿悶이 煩躁한 증상의 다른 표현으로 보고 少陰證이라고 판단한 것 같다.

② 소음증이 아닌 이유는?

이 부분이 醫案 중 가장 중요한 부분이다. 즉 醫案의 내용을 분석하여 醫案 작성자의 의학적 견해를 알 수 있고 이로써 의안 작성자 시대의 의학 발전과정까지 알 수도 있다.

첫째, 大便秘結이 少陰證이 아닌 결정적인 증상이라 할 수 있다. 大便秘結에는 虛, 實로 나누어 볼 수 있으며 虛의 경우도 秘結이 나타날 수 있다. 少陰證에도 熱化證이 있어 熱로 변화될 수 있는데, 少陰證의 熱化證은 인후부의 통증이 나타나는 虛火의 형태로 나타나기 때문에 대변으로 熱의 증상이 나타나지 않는 것이 특징이다. 따라서 少陰證은 脾腎陽虛證이므로 脾腎陽虛證에서는 秘結이 나타날 수 없고 自利가 나타나므로 秘結은 소음증이 될 수 없다.

12) 李培生外, 傷寒論, 人民衛生出版社, 北京, 1987, p426
13) 李培生外, 傷寒論, 上揭書, p399

둘째, 頭汗出이 소음증의 증상이 아니다. 여기서 頭汗出은 태양증에서 誤治로 亡陽이 되어 汗出하는 것으로 잘못 판단하게 한 증상이다. 傷寒에서 頭汗出이 되는 경우는 134조에[14] 太陽病 表未解時 誤下하였는데 結胸이 되지 않을 때, 111조에[15] 太陽病 中風에서 火怯發汗시켜 陰陽이 모두 虛渴되었을 때, 147조에[16] 傷寒 五六日에 已發汗한데 또 下之하였으나 表未解한 경우, 148조에[17] 傷寒 五六日에 陽微結한 경우, 216조에[18] 陽明病 熱入血室한 경우, 228조에[19] 陽明病 下之後 餘熱未除하였을 때, 236조에[20] 陽明病 瘀熱在裡했을 때이다. 따라서 少陰證에서는 두한출의 증상이 없고 만약 두한출이 나타난다면 死證으로 본 것이다. 이유는 陰經은 胸까지 와서 돌아가기 때문에 머리까지 올라간다면 경락의 순환을 벗어난 것이기 때문에 死證으로 본 것이다. 그러므로 머리에 땀이 난다는 것은 陽經의 병이라고 판단하였고 그 이유를 醫案의 끝에 故仲景平脈法云, 心者火也, 明少陰則無頭汗者可治, 有汗者死, 心爲手少陰腎爲足少陰相與爲上下라고 출전을 제시한 것이다.

③ 少陰本證은 脈微細但欲寐인데 이 환자가 少陰證이라면 但欲寐의 증상이 나타날 수 있다. 수면상태에서 少陰證과 陰虛火旺의 감별점은 무엇인가?

少陰證의 寐는 不晝夜 但欲寐하기 때문에 계속 자려고 하는 것이 특징이고, 陰虛火旺한 경우는 但苦竟夜不得寐하므로 피곤하여도 잠을 이루지 못하는 것이 다르다.

④ 이 환자가 少陰病이라면 口渴할 수 있는데 少陰病 口渴과 厥陰病 口渴의 감별점은 무엇인가?

少陰口渴은 喜熱飮하고 飮亦不多, 小便淸長하나 厥陰口渴은 喜冷飮, 飮量多, 小便短赤하다. 少陰病에서는 陽이 衰하여 津液을 蒸化하지 못하기 때문에 津液이 상승하지 못하여 口渴하므로 熱症의 口渴과 다르다. 厥陰病에서는 厥陰熱化證에서 口渴이 나타나는데 熱化證이므로 熱性 口渴인 점이 다르다.

14) 李培生外, 傷寒論, 上揭書, p174
15) 李培生外, 傷寒論, 上揭書, p216
16) 李培生外, 傷寒論, 上揭書, p394
17) 李培生外, 傷寒論, 上揭書, pp382, 383
18) 李培生外, 傷寒論, 上揭書, p340
19) 李培生外, 傷寒論, 上揭書, p275
20) 李培生外, 傷寒論, 上揭書, p329

⑤ 이 환자에게 치료의 종결을 선언하려면 무엇으로 판단해야 하는가?

무슨 병이든 치료의 종결이 있고 또 치료가 미진하더라도 종결해야 하는 경우가 있을 수 있다. 이는 醫案을 통해 명확히 알 수 있는 좋은 예가 된다. 이론적으로 본다면 表未解와 陽微結이므로 두 가지가 다 해결되어야 하는 것으로 판단할 수 있으나 실제 임상경험인 醫案에서는 大便이 풀리면 된다고 하였다.

참고문헌

1. 張三植, 大漢韓大辭典, 진현서관, 서울, 1981
2. 張三植, 漢韓大辭典, 교육도서, 서울, 1992
3. 江瓘, 名醫類案, 影印文淵閣四庫全書 中國醫學大系, 卷 33, 商務印書館, 北京, 1990
4. 孔潁達, 春秋左傳注疏, 影印四部備要五册, 中華書局, 卷41, 北京, 1988
5. 王琢崖 醫林指月 輯文書局, 大北, 1980
6. 姚若琴, 宋元明淸名醫類案, 上海書店, 上海, 1988
7. 魏之琇, 續名醫類案, 宏業書局. 大北, 1979
8. 李培生外, 傷寒論, 人民衛生出版社, 北京, 1987
9. 謝觀, 中國醫學大辭典, 杏林書院, 서울, 1954.
10. 張士驤, 雪雅堂醫案, 歷代中醫珍本集成 37卷, 上海三聯書店, 上海, 1990

의안각론

-<東醫寶鑑>을 중심으로

1. 精

1) 夢遺因經絡熱

몽유는 허랭한 것뿐 아니라 경락에 열이 있어도 생긴다. 예전에 밤이면 척추 가운데에서 열이 나고 몽유가 있는 사람을 치료했었다. 진주분환과 저령환을 복용하니 몽유가 그쳤고 나중에 자설을 복용한 후에는 척추의 열이 사라졌다. 청심환도 좋다.

夢遺不可作虛冷亦有經絡熱而得之嘗治一人至夜脊心熱夢遺用珍珠粉丸猪苓丸遺止而終服紫雪脊熱始除淸心丸亦佳〈本事〉

2) 夢遺因鬱滯

강목에 말하기를 몽유는 울체로 인한 것이 거의 태반이다. 우매한 의사들은 울체 때문이라는 것을 알지 못하고 삽제를 써서 틀어막으려고만 할 뿐 아니라 삽제를 쓰면 쓸수록 울체가 더 하게 되어 병이 오히려 심해지는 것을 알지 못한다. 어떤 남자가 몽유로 소변백탁하고 소복에 충상하는 기가 있으며, 매일 묘시가 되면 허리에서 열이 나다가 유시가 되면 서늘해졌다. 허리에서 열이 날 때는 손발이 차고 전음이 무기력하며, 허리의 열이 내리면 전음에 기가 생기고 손발이 따뜻해졌다. 또, 아침에는 방귀가 많이 나오고 저녁에는 트림이 많이 나오며 10~20일에 한 번씩 반드시 몽유가 있었다. 맥은 현활하면서 대하고 한낮에는 홍대해졌다. 나는 그 사람이 울체가 있다는 것을 알고 먼저 침향화중환(처방은 담음문에 있다)으로 설사시킨 다음, 가감팔미탕(처방은 오장문에 있다)에 자신환(처방은 소변문에 있다) 100알을 썼다. 만약 삽제를 주면 몽유와 소변탁이 도리어 심해지거나 혹 하룻밤에 몽유를 2번 하는 경우도 있다. 이때는 도적산(처방은 오장문에 있다)으로 바꾸어 대제로 달여 먹으면 몽유와 소변탁이 모두 그친다. ○또 한 남자가 몽유가 있었는데 의사가 삽제를 주어 더 심해지자 먼저 신궁환(처방은 입문에 있다)으로 크게 설사시킨 후 저령환을 복용하게 하였더니 역시 나았다. 몽유가 울체에 속하는 것이 많다는 것을 알 수 있다.

綱目曰夢遺屬鬱滯者居太半庸醫不知其鬱但用澁劑固脫殊不知愈澁愈鬱其病反甚嘗治一男子夢遺白濁小腹有氣衝上每日腰熱卯作酉凉腰熱作則手足冷前陰無氣腰熱退則前陰氣耕手足溫又朝多下氣暮多噫氣一旬二旬必遺脉且弦滑而大午則洪大予知其有鬱滯先用沈香和中丸下之(方見痰飮)次用加減八味湯(方見五藏)呑滋腎丸(方見小便)百丸若與澁藥則遺與濁反甚或一夜再遺改用導赤散(方見五藏)大劑煎服遺濁皆止○又一男子夢遺醫與澁藥反甚先與神芎丸(方見入門)大下之却服此猪苓丸亦痊可見夢遺屬鬱滯者多矣

3) 有情用五倍子

어떤 사람이 허하여 정이 새어 나가고 맥은 현대하였는데 모든 약이 효과가 없었다. 나중에 오배자 1냥, 백복령 2냥으로 환을 만들어 복용하였더니 잘 나았다. 삽탈하는 효능이 오배자가 용골·합분보다 빠르다.

一人虛而泄精脉弦大服諸藥不效後用五倍子一兩白茯苓二兩爲丸服之良愈五倍澁脫之功敏於龍骨蛤粉也〈綱目〉

2. 神

1) 常法治驚

어떤 부인이 밤에 도적을 만나서 몹시 놀랐는데 그 후부터 소리를 듣기만 해도 놀라면서 넘어지고 정신을 잃곤 하였다. 의사는 심병으로 치료하였으나 효과가 없었다. 대인이 보고 말하기를 경은 양증으로 밖으로부터 들어와서 된 것이며 공은 음증인데 속으로부터 나와서 된 것이다. 경은 자기가 알지 못하는 사이에 생기는 것이고 恐은 자기가 알면서 생긴다. 담이란 용감한 것인데 경박하면 담이 상한다. 환자의 두 손을 잡아 의자 위에 놓게 하고 바로 그 앞에 책상 같은 것을 하나 놓은 다음 그 부인에게 "이것을 똑똑히 보라"고 하면서 나무로 한번 책상을 세게 내리쳤다. 그 부인이 몹시 놀랐다. 조금 있다가 또 치니 좀 덜 놀랐다. 연거푸 네다섯 번을 치니 놀라는 것이 점차 안정되었다. 감탄하면서 묻기를 "이것이 무슨 치료법인가?" 대인이 말하기를 "경자는 평지해야 한다. 평자는 상이라 평소에 보는 것이니 놀랄 필요가 없는 것이다"고 하였다. 이날 밤 창문을 두드려도 초저녁부터 아침까지 깊이 잠들어서 소리를 듣지 못했다. 대체로 놀라는 것은 정신이 상월되는 것이므로 아래에서 책상을 쳐 아래로 내려다보게 하여 정신을 수습하게 한 것이다.

一婦人夜値盜劫大驚自後聞有響卽驚倒不省醫作心病治不效戴人見之曰驚者爲陽從外入恐者爲陰從內出驚者爲自不知也恐者爲自知也膽者敢也驚怕則膽傷矣乃執兩手按於交椅上當前置

一几謂之曰娘子當視此一木猛擊之其婦大驚竢少時又擊之驚少緩連擊四五次然後徐徐驚定而嘆曰是何治法戴人曰驚者平之平者常也平常見之必無驚矣是夜擊門窓自昏達曙熟臥不聞夫驚者神上越也從下擊几使之下視所以收神也〈張子和〉

2) 燒丹丸

어떤 소녀가 간질을 앓았는데 날이 흐리거나 비가 오면 경하게 되는데 소리를 지르는 것이 마치 양이 우는 것 같고 입으로는 거품침을 토하는 것을 보아 그가 태아 때에 놀랐다는 것을 알 수 있었다. 그 병이 심해져 고질로 되어 치료하기 어렵게 되었다. 먼저 소단환을 주고 이어 사물탕에 황련을 더 넣고 또 계절에 따른 가감을 해서 먹이고 또 음식을 싱겁게 먹여 약효를 돕게 하였더니 반년이 되어 나았다.

一少女患癎遇陰兩及驚則作聲似羊鳴口吐涎沫知其胎受驚也其病深痼難治先與燒丹丸繼以四物湯入黃連隨時令加減且令淡味以助藥功半年而愈〈丹溪〉

3) 通泄散

〈경험방〉에 강절 지방의 어떤 부인이 갑자기 전광증이 생겨서 멎지 않았는데 의사가 "이 병은 놀라고 근심을 몹시 한 탓으로 담기가 치밀어서 심포락을 침범한 것이다. 그러므로 반드시 그 근본을 쳐야 한다"고 하면서 좋은 과체 5돈을 가루를 내어 한번에 1돈씩 정화수에 타 먹였더니 바로 몹시 토했다. 토하고 나서 깊이 잠들었는데 "이때 절대로 놀라게 해서는 안 된다"고 하였다. 그 후 부터는 앓지 않았다. 이 약은 〈득효방〉의 고정향산과 같다고 씌어 있다.

經驗方曰江浙一婦人忽癲狂不止醫曰此得之驚憂之極痰氣上犯心包當伐其源眞瓜蔕五錢爲末每取一錢井華水調服隨得大吐吐後熟睡切莫驚覺自此無恙此與得效方苦丁香散同

4) 辰砂散

어떤 승려가 갑자기 전질을 앓으면서 자지 못했다. 온갖 약을 써도 잘 듣지 않았다. 손조가 "오늘밤 잠을 자면 내일 모레는 낫는다. 그런데 짠 것이 있으면 중에게 주어 마음대로 먹게 하고 목이 말라하거든 곧 와서 말하라"고 하였다. 밤이 되어 승려가 과연 목이 말라했다. 손씨가 데운 술을 한 잔에 약을 타서 한꺼번에 먹게 하고 얼마 있다가 다시 술을 찾으니 또 반잔을 주었다. 그 승려가 이틀 만에 깨어났는데 정신이 똑똑했다. 사람들이 그 사유를 물으니 손씨가 말하기를 세상 사람이 정신을 안정시킬 줄만 알지만 정신을 잃고 잠들게 할 줄은 모른다고 하였다. 이것이 〈영원방〉에 있는 진사산인데, 사람들이 잘 쓰지 않고 있는 것이다.

一僧忽患癲疾不得眠臥諸藥不效孫兆曰今夜睡着明後日便愈也但有鹹物任與師吃待渴却來

道至夜僧果渴孫以溫酒一角調藥一服與之有頃再索酒與之半角其僧兩晝夜乃覺人事如故人問其故孫曰衆人能安神矣而不能使神昏得睡此乃靈苑方中辰砂散也人不能用之耳〈綱目〉

5) 大下愈狂

어떤 사람이 양궐로 미쳐서 날뛰며 욕설하고 혹 노래도 부르고 혹 울기도 하며 6부의 맥이 힘이 없고 몸의 표면이 얼음장 같았다. 이 병이 발작할 때면 고함을 쳤다. 역로는 음식을 안 주면 된다고 하고 음식을 주지 않고 또 대승기탕(처방은 상한문에 있다)으로 5~7번 설사시켜서 찌꺼기를 여러 되 나오게 하였더니 몸이 더워지고 맥이 돌면서 나았다.

一人病陽厥狂怒罵詈或歌或哭六脉無力身表如氷石發則叫呼高聲易老曰奪食則已因不與食又以大承氣湯(方見寒門)下之五七行瀉渣穢數斗身溫脉生而愈〈綱目〉

6) 肝氣鬱結發狂

어떤 늙은이가 부역살이를 너무해서 괴로워하다가 갑자기 발광하였는데 입과 코에서 벌레가 기어다니는 것 같다고 하면서 두 손으로 긁은 지 여러 해가 지났으나 낫지 않고 맥이 모두 홍대한 것이 동아줄과 같았다. 대인이 보고 말하기를 간은 모색하는 것을 주관하고 담은 결단하는 것을 주관한다. 그런데 부역을 나오라고 몹시 독촉은 하고 재산으로도 그것을 면제할 수는 없어 여러 가지 궁리를 해 보았으나 해결할 수가 없게 되자 성낸 것을 풀거나 마음을 털어버릴 수 없어 화가 얽히고 쌓여서 양명경을 타누르게 되었다. 그러나 위는 본래 토에 속하고 간은 목에 속하며 담은 상화에 속하는데 상화가 목 기운을 따라 위에 들어가기 때문에 갑자기 발광하는 것이라고 하면서 뜨거운 방 안에 누워서 땀을 세 번 푹 내게 하였다. 그 다음 조위승기탕(처방은 상한문에 있다)으로 설사를 20여 번 몹시 시켰다. 피 같은 물이 어혈과 섞여서 몇 되 설사하고 다음날에는 멎었다. 그 후에 통성산으로 조리시켰다.

一叟値徭役煩擾而暴發狂口鼻覺如蟲行兩手爬搔數年不已脈皆洪大如絙戴人斷之曰肝主謀膽主決徭役迫遽財不能支則肝屢謀而膽屢不能決屈無所伸怒無所泄心火盤礴乘陽明金然胃本屬土而肝屬木膽屬相火火隨木氣而入胃故暴發狂乃置燠室中涌而汗出三次又以調胃承氣湯(方見寒門)大下二十餘行血水與瘀血相雜而下數升來日乃康後以通聖散調其後〈儒門事親〉

7) 五志相勝爲治

어떤 부인이 배는 고픈데 먹고 싶지 않고 늘 성내고 욕설하기를 좋아하며 곁에 있는 사람을 죽인다고 하면서 나쁜 말을 계속하였다. 여러 가지로 치료는 하였으나 고치지 못하였다. 대인이 보고 말하기를 "이것은 약으로는 치료하기 어렵다"고 하면서 이어 두 여광대에게 화장을 잘 시켜서 부인 앞에 나서게 하였다. 부인은 그것을 보고 크게 웃었다. 다음날 또 곱게 화장한 두 여광대로 하여금 씨름을 하게 하였다. 부인은 이것을 보고 몹시 웃었다. 부인 곁에서는 늘 음식을 잘 먹는 부인이 음식이 맛있다고 자랑하면서 달게 먹게 하였다. 부인이 그것을 보자 음식을 찾아 한번 맛보게 되었고 며칠이 못 가 성내는 것이 점차 줄어들고 음식을 점차 더 먹게 됨으로써 약을 쓰지 않고도 병이 나았다. 그 후에 아들까지 하나 낳았다. 그러므로 의사란 재능을 귀하게 여기는데 재능이 없으면 어떻게 무한한 변동상황에 적절히 대응할 수 있겠는가?

一婦人飢不欲食常好怒罵欲殺左右惡言不輟衆醫不效戴人視之曰此難以藥治乃使二娼各塗丹粉作伶人狀其婦大笑次日又作角觝又大笑其傍常以兩箇能食之婦誇其食美病婦亦索食而爲一嘗之不數日怒減食增不藥而差後生一子夫醫貴有才無才則何以應變無窮〈子和〉

8) 喜治肝氣鬱結

어떤 여자가 결혼한 후에 장사를 떠난 남편이 2년이 되어도 돌아오지 않았다. 이런 일로 하여 음식을 먹지 않고 늘어져 잠만 자는 것이 바보처럼 하고 있었다. 그러나 다른 병은 없었는데 늘 상 안으로 향하여 앉아 있었다. 이것은 남편을 그리워하여 기결된 것이다. 이것은 약만으로는 치료하기 어려우며 기쁘게 해주면 낫는다. 그렇지 않으면 성을 내게 해야 한다. 내가 가서 충동을 주어 몹시 성을 내게 하여 3시간 정도 울게 한 다음 그의 부모가 그 성낸 것을 풀어 주게 하고 약 1첩을 먹였더니 곧 음식을 먹겠다고 하였다. 내가 말하기를 "병이 비록 나았다고 하여도 반드시 기쁘게 해야 완치될 것이다"고 하였다. 그의 남편이 돌아온다고 했더니 과연 병이 발작되지 않았다. 대개 비는 사색하는 것을 주관하는데 지나치게 사색하면 비기가 몰려서 먹지 못한다. 성내는 것은 간목에 속하는데 성내면 간기가 올라와서 비기를 충격을 주어 풀어준다〈단계〉.

一女許婚後夫經商二年不歸其女因不食困臥如痴無他病多向裏床坐此思想氣結也藥獨難治得喜可解不然令其怒于自往激之大怒而哭至三時許令父母解之與藥一貼卽求食矣予曰病雖愈必得喜方已乃紿以夫回旣而果然病不擧矣盖脾主思過思則脾氣結而不食怒屬肝木怒則木氣升發而衝開脾氣矣〈丹溪〉

3. 夢

1) 淫邪發夢

어떤 부인이 늘 꿈에 헛것과 성교를 하고 이상할 정도로 놀라며 무서워하였고 성황당, 무덤, 배와 다리가 꿈에 보였다. 이와 같이 15년 동안 지내면서 임신하지 못하여 여러 가지로 치료하였으나 효과가 없었다. 그런데 대인이 보고 나서 "상초에는 양화가 성하고 하초에는 음수가 성하다. 헛것이 보이는 것은 음기의 작용이고 성황당은 음이 있는 곳이며 배와 다리는 물의 쓰임이다. 그리고 양손의 촌맥을 보니 맥이 다 침하고 복한데 이것을 보아 가슴속에 담실증이 있다는 것을 알 수 있다"고 하면서 세 번 토하게 하고, 세 번 설사하게 하고, 세 번 땀을 내게 하였는데 10일이 못되어 꿈이 없어지고 1달이 못되어 임신하게 되었다.

一婦人常夢與鬼神交驚怕異常及見神堂陰司舟楫橋梁如此十五年竟無姙娠諸治無效戴人曰陽火盛于上陰水盛于下見鬼神者陰之靈神堂者陰之所舟楫橋梁水之用也診之兩手寸脉皆沈而伏知其胸中有痰實也凡三涌三泄三汗不旬日而無夢一月而有娠〈子和〉

2) 魂離不睡

사명에 사는 동생이라는 사람이 병에 걸렸는데 정신이 온전하지 못하고 늘 누우면 마음이 들떠서 몸은 침대에 있으나 넋은 몸에서 떠난 것 같이 느껴지고 놀란 것처럼 가슴이 두근거리며 가위에 잘 눌리고 밤새도록 잠을 들지 못하였다. 그리하여 여러 가지로 치료해 보았으나 효과가 없었다. 허학사가 진찰하고 나서 "맥을 보면 간이 사기를 받은 것이지 심병은 아니다. 건강한 사람은 간이 사기를 받지 않으면 누우면 피가 간으로 들어가고 정신이 안정되어 잠을 자게 된다. 그러나 이 환자는 간기가 허하여 사기가 침범했다. 간은 혼을 간직하는데 간에 사기가 있으면 혼이 간으로 들어가지 못한다. 때문에 누우면 혼이 떠다녀서 몸에서 떠나간 것 같이 된다. 간은 성내는 것을 주관하기 때문에 조금만 성을 내도 몹시 동한다"고 하면서 진주모환과 독활탕처방을 내어 주었다. 그리하여 그것을 1달 동안 먹었는데 병이 다 나았다(이 2가지 처방은 위에 있다)〈본사방〉.

四明董生患神氣不寧每臥則魂魄飛揚覺身在床而神魂離體驚悸多魘通夕無寐更醫不效許學士診之曰以脉言之肝藏受邪非心病也平人肝不受邪臥則魂歸於肝神靜而得寐今肝氣因虛邪氣襲之肝藏魂者也肝有邪則魂不得歸是以臥則魂飛揚若離體也肝主怒故小怒則劇遂處以眞珠母丸獨活湯二方以贈服一月而病悉除(二方見上)〈本事方〉

3) 思結不睡

어떤 부인이 생각을 지나치게 하여 병이 나서 2년간이나 잠을 자지 못하였다. 대인이 보고 나서 "양손의 맥이 다 완하니 이것은 비가 사기를 받은 것인데 비는 생각하는 것을 주관하기 때문에 그렇게 되었다"고 하면서 그의 남편과 의논하여 부인을 크게 성내게 하기로 했다. 대인은 많은 재물을 받고 며칠간 술을 먹으며 처방을 1장 써주지 않고 돌아갔다. 그러자 그 부인은 몹시 성이 나서 땀을 흘리다가 그날 밤에는 곤하게 잠들었는데 깨어나지 않고 8~9일 동안 잤다. 그 후부터 밥맛이 나고 맥도 제대로 뛰었다. 이것은 담이 허하여 비가 지나치게 생각하는 것을 억제하지 못했기 때문에 잠을 자지 못하던 것이 지금 격동시키고 성을 내게 하여 담이 다시 비를 억제하게 되었기 때문에 잠을 자게 된 것이다.

一婦人因思慮過傷二年不得寐戴人曰兩手脉俱緩此脾受邪也脾主思故也與其夫議以怒激之多取財飮酒數日不處一方而去其婦大怒汗出是夜困臥如此者八九日不寤自是食進其脉得平此因膽虛不能制脾之思慮而不寐今激之以怒膽復制脾故得寐也〈子和〉

4. 聲音

1) 聲音出於腎

어떤 어린이가 토하고 설사하였다. 그리하여 전씨가 과루탕(처방은 소아문에 있다)을 썼는데 나았다. 그 어린이가 또 대소변을 보지 못하게 되자 다른 의사가 약으로 이뇨시켰는데 몸이 차지고 음식을 먹지 못하게 되었다. 전씨가 익황산과 사군자환을 쓰자 비로소 몸이 더워지고 음식을 먹게 되었다. 또한 그 어린이가 말을 못하게 되었을 때 전씨가 "이것은 성질이 서늘한 약으로 오줌을 누게 하여 비와 신이 다 허해졌기 때문이다. 지금 보면 비는 이미 실해졌으나 신이 아직 허하다."고 하면서 육미지황원(처방은 허로문에 있다)을 1달 동안 썼는데 나았다.

一小兒吐瀉錢氏與瓜蔞湯(方見小兒)得愈其兒又不大小便他醫以藥利之變身冷不飮食錢氏用益黃散使君子丸果身溫而能飮食其兒又不語錢氏曰此因凉藥利小便致脾腎俱虛今脾已實腎尙虛用六味地黃元(方見虛勞)一月而痊〈錢乙〉

2) 厥氣爲瘖

어떤 남자가 오랜 병으로 가래가 나오면서 기침을 하다가 갑자기 풍한에 감촉되었는데, 술과 고기를 먹어서 궐기가 생겨 인후에 몰렸기 때문에 갑자기 말을 할 수 없게 되었다. 그리하여 좌우 풍륭혈에 뜸을 각각 3장씩 뜨고 좌우 조해혈에 각각 1장씩 떠주었는데 곧 말을 하였다. 그 다음 황금을 화를 내리기 위한 군약으로 하고 행인, 진피, 길경를 궐기를 사하기 위한 신약으로 하고 가자로 치미는 기운을 사하고 감초로 원기를 조화시키기 위하여 좌약으로 넣어 먹였는데 잘 나았다.

一男子久病痰嗽忽感風寒食酒肉遂厥氣走喉病暴瘖灸豊隆二穴各三壯照海二穴各一壯其聲立出仍用黃芩降火爲君杏仁陳皮桔梗瀉厥氣爲臣訶子泄逆氣甘草和元氣爲佐服之良愈〈綱目〉

5. 言語

1) 傷寒不語

어떤 남자가 상한으로 열이 나고 갑자기 정신이 흐려지면서 말을 하지 못하고 몸이 허해지면서 담이 생겼다. 그래서 인삼 3돈과 황기, 백출, 당귀, 진피 각 1돈을 달인 물에 죽력, 생강즙을 넣어서 먹였는데 13일 만에 비로소 말을 한마디 하였다. 그 다음 반달이 지나서 혀가 제대로 놀려져서 말을 하게 되었으며 열이 내리고 완전히 나았다. 이것은 담이 막혀 생긴 것이다.

一男子因傷寒發熱忽神昏而瘖作體虛有痰治之以人參三錢黃芪白朮當歸陳皮各一錢煎湯入竹瀝薑汁飮之十三日始能言一字半月舌轉運能言語熱除而痊此痰塞也.

2) 亡血不語

어떤 남자가 술을 마시기 즐겨하다가 피를 많이 토한 다음부터는 말을 하지 못하고 목이 말라서 물을 마시는데 맥은 약간 삭하였다. 그래서 당귀, 작약, 천궁, 지황 각각 1돈, 백출, 인삼 각각 2돈, 진피 1돈반, 감초 5푼을 물에 달여서 죽력과 생강즙을 넣어 먹였는데 20첩을 먹이니 말을 하게 되었다. 이것은 망혈로 말을 하지 못하게 되었던 것이다.

一男子嗜酒多吐血後舌不能語但渴飮水脉略數與當歸芍藥川芎地黃各一錢白朮人參各二錢陳皮一錢半甘草五分水煎入竹瀝童便薑汁服之至二十餘貼能言此亡血瘖也〈丹溪〉

3) 笑不休

어떤 부인이 웃음을 그치지 않는 병이 생긴지 이미 반년이 지났는데 그동안에 여러 가지로 치료했으나 효과를 보지 못하였다. 대인이 이것은 쉽게 치료할 수 있다고 하면서 소금덩어리 2냥 남짓한 것을 불에 벌겋게 구웠다가 식도록 놓아 둔 다음 가루로 만들어 여기에 강물을 큰 사발로 하나를 붓고 달여 따뜻하게 해서 세 번 먹였다. 그다음 비녀로 목구멍을 문질러 열담을 4~5되 정도 토하게 하였다. 그다음 황련해독탕을 먹였는데 며칠이 되지 않아 웃는 것이 멎었다. 〈내경〉에 신이 유여하면 계속 웃음이 그치지 않는다고 하였는데 신이란 심화이다. 불이 바람을 만나면 불꽃이 일어나는데 웃음의 상이다. 오행 가운데서 오직 화만이 웃게 한다. 일찍이 한 늙은이를 치료하였는데 그는 계속 웃으면서 침을 흘리고 있었다. 그리하여 황련해독탕(처방은 한문에 있다)에 반하, 죽엽, 죽력, 생강즙을 넣어 먹였는데 웃음이 멎었다.

一婦人病喜笑不已已半年衆治無效戴人曰此易治也滄鹽成塊者二兩餘火煆令赤放冷硏細河水一大椀同煎溫服三次以釵股探喉吐出熱痰四五升次服黃連解毒湯不數日而笑定內經曰神有餘

則笑不休神者心火是也火得風而焰故笑之象也五行之中惟火有笑嘗治一老人笑不休口流涎以黃連解毒湯(方見寒門)加半夏竹葉竹瀝薑汁服之笑止矣〈子和〉

6. 津液

1) 童子盜汗

어떤 어린이가 어릴 때부터 소년시기까지 7년 동안 도한이 계속 나서 여러 가지 약을 썼으나 효과를 보지 못하다가 양격산과 삼황원(처방은 모두 화문에 있다)을 3일 동안 쓰고 나았다. 대개 신은 5가지 액을 주관하면서 그것을 5가지 습으로 변화시킨다. 상화가 신을 억누르면 신수는 위로 올라가 심이 허한 틈을 타서 수소음경에 들어가는데 심화가 염상하면 폐로 들어가 자기가 이기지 못하는 것을 속인 것이다. 피모는 이로써 열리고 현부는 닫히지 않아 땀이 된다. 먼저 양격산으로 가슴 속의 상화를 사하고 다음에 삼황환으로 심화를 사하여 음분을 도와주면 신수가 제자리로 돌아가게 되어 땀이 저절로 멎은 것이다.

一童子自嬰至童盜汗七年諸藥不效用凉膈散三黃元(並見火門)三日病已蓋腎主五液化爲五濕相火逼腎腎水上行乘心之虛而入手少陰心火炎上而入肺欺其不勝已也皮毛以是而開玄府不閉而爲汗先以凉膈散瀉胸中相火次以三黃丸瀉心火以助陰分則腎水還本汗自止矣〈海藏〉

2) 手足汗

손발에서 땀이 나 황금, 황련, 황백을 쓰면서 보하는 약까지 겸해 썼으나 효과가 없었다. 후에 팔물탕에 반하, 백복령을 군약으로 하고 백부자, 오두를 좌사약으로 하여 먹었더니 땀이 곧 멎었다.

手足汗用芩連栢幷補劑皆不效後以八物湯加半夏茯苓爲君白附子川烏爲佐使服之其汗卽無〈綱目〉

7. 胞門

1) 吐下療白帶

어떤 부인이 백색의 대하가 물이 새는 것같이 흐르는데 고약한 냄새가 나서 가까이 할 수 없었다. 대인은 "이 대하가 흐린 물 같은 것은 본래 열이 태양경을 올라탄 것으로 한수를 단단히 지키지 못해서 이와 같이 된 것이다. 대개 물은 높은 데서 낮은 데로 흐르는데 마땅히 먼저 상원을 끊어야 한다"고 하고 과체산을 썼는데 담을 2~3되 정도 토했다. 다음날에는 도수환을 먹었는데 더러운 물을 십여 번 쏟아냈다. 그 다음 온몸에 땀을 세번 내게 하였더니 이튿날 아침에 환자는 더러운 것이 이미 많이 나왔다고 하였다. 그 다음날부터 반 년 동안 성질이 차고 서늘한 약을 썼더니 아들까지 낳았다고 한다.

一婦人病白帶如水漏下臭穢不可近戴人曰此帶濁水本熱乘太陽經其寒水不禁固故如此也.夫水自高趍下宜先絶其上源乃以瓜蔕散涌痰二三升次日服導水丸下汚水十餘行三遍汗出周身至明朝病人云汚已大下矣.次用寒凉之藥服及半載生一男〈子和〉

8. 小便

1) 滋腎丸

어떤 사람이 소변불통으로 배가 불러 오르고 다리가 부으며, 두 눈이 튀어나오고 밤낮으로 잠을 못 자는 등 고통을 말로 표현할 수가 없었다. 또, 구토와 딸꾹질이 심하였는데 여러 의사들이 치료하여도 효과가 없었다. 동원이 "방광은 진액의 집이다. 기화가 되면 소변이 나간다. 소변융폐는 음이 없어 양기가 기화되지 못해서 생긴 것이다. 이 사람은 너무 기름지고 맛있는 음식을 먹어 열이 쌓였다. 방광은 신의 부인데 오랫동안 말라붙어서 소변을 만들지 못한 것이다. 지금 내관·외격의 병을 모두 갖추어 죽음이 눈앞에 있지만 하초만 치료하면 병이 저절로 낫게 된다"고 하였다. 이 약을 처방하여 먹게 하니 곧 소변이 샘솟듯이 나오며 나았다.

一人病小便不通腹脹脚腫雙睛凸出晝夜不眠苦痛不可言且苦嘔噦衆醫無效東垣曰膀胱者津液之府氣化則能出矣小便癃閉是無陰而陽氣不化者也此人奉養太厚膏粱積熱故膀胱者腎之府久而乾個小便不化今內關外格之病悉具死在朝夕但治下焦其疾自愈遂處此方服之須臾尿出如涌泉卽差

2) 痰飮小便不通

어떤 사람이 소변불통이 있었는데 모든 약이 효과가 없었다. 단계가 "이것은 적담으로 된 병으로 적담이 폐에 있는 것이다. 폐는 상초이고 방광은 하초이니 상초가 막히면 하초가 막히게 된다. 물방울을 떨어뜨리는 기구를 쓸 때 반드시 윗구멍을 열어 주어야 아랫구멍으로 물이 나오는 것과 같다"고 하였다. 이진탕을 먼저 마셔 크게 토하게 하니 병이 나았다.

一人病小便不通諸藥無效丹溪曰此積痰病也積痰在肺肺爲上焦而膀胱爲下焦上焦閉則下焦塞比如滴水之器必上竅通而後下竅之水出焉乃以二陳湯先飮大吐之病如失

3) 姙娠轉脬症

어떤 임신부가 임신 9개월에 전포증으로 소변이 막히고 다리가 붓고 몸이 여위었다. 맥이 왼쪽은 고른 편인데 오른쪽은 삽하였다. 음식을 지나치게 많이 먹어서 기가 상하여 태계가 약해져서 제대로 들어올리지 못하고 방광을 눌렀기 때문에 방광이 막혀서 통하지 않는 것이다. 인삼·백출·당귀·작약·진피·반하·감초를 달여 4첩을 먹은 후 다음날 아침에 찌꺼기를 달여 한 번에 먹이고 목구멍을 더듬어 토하게 하였더니 소변이 시원하게 통하는데, 모두 검은 물이 나왔다.

一孕婦九月轉脬尿閉脚腫形瘁脉左稍和而右澁此必飽食氣傷胎系弱不能自擧而下壓膀胱故閉而不通以人參白朮當歸芍藥陳皮半夏甘草煎服四貼次早煎查頓服探吐小便大通皆黑水

4) 姙娠轉脬症

어떤 임신부가 전포증으로 맥이 세하고 기가 약하며 태가 방광의 아래 입구를 눌렀다. 보하는 약을 쓸 경우 당기고 그득한 것이 더 심해질까 염려되었다. 그래서 산파를 시켜 참기름을 손에 발라 산도로 넣어 태를 밀어 올리니 소변이 물 흐르듯이 나왔다.

一孕婦轉脬脉細氣弱胎壓膀胱下口用補藥恐加急滿令產婆以香油抹手入產門托起其胎尿出如注

5) 小兒小便不通

어떤 소아가 소변불통으로 큰 소리로 울고 날뛰며 굴렀다. 소변에 모래가 있고, 변비가 있으면서 항문이 1~2촌 나와 있었다. 대인이 "이것은 하초가 막힌 것이다. 토하게 하고 설사시키지 않으면 하초가 어떻게 열릴 것이며, 물을 마시지 않으면 소변이 어떻게 나올 것인가?"라 하였다. 조위승기탕 1냥에 견우자 꼭지를 가루 내어 3돈을 넣어 강물에 달여 먹였다. 또, 과체가루를 풀로 반죽하여 겨자씨만 하게 환을 만들어 60알을 먹였다. 그러자 위로 토하고 아래로 설사하여 일시에 모두 나오는데, 고름과 피가 섞여 있었다. 구토와 설사가 멎은 후 새로 길어온 물을 1잔씩 20~30잔 마시게 하니 그 병이 나았다.

一小兒小溲不通號跳旋轉下則成砂石大便秘肛門脫出一二寸戴人曰此下焦塞也不吐不下則下焦何以開不令飮水則小溲何以利以調胃承氣湯一兩加牽牛子頭末三錢河水煎服又用苽蔕末糊丸芥子許六十丸呑下上吐下瀉一時齊出有膿有血涌泄旣定令飮新水二三十次每次飮一盞其病如失

6) 小兒淋病

어떤 아이가 태어난 지 7개월부터 임병을 앓았는데 5~7일에 반드시 1번은 발작했다. 발작하면 너무 아파서 땅을 더듬고 소리를 지르다가 소변을 누는데 옻즙 같고 좁쌀 같은 것이 1잔쯤 나온 뒤에 안정되었다. 진맥을 하니 가볍게 누르면 색하고, 깊게 누르면 현하였다. 모습은 말랐는데 키가 약간 컸으며 안색은 푸르면서 짙었다. 분명 그의 아버지가 하초에 쓰는 약을 많이 먹었기 때문에 남은 열이 태에 있다가 자식의 명문에 머물러 그렇게 된 것이라고 생각했다. 그래서 자설과 황백을 곱게 가루 내어 오자대 크기로 환을 만들어 충분히 건조시켜 한번에 200알을 복용시켰다. 2시간이 지나면 또 300환을 한번에 뜨거운 물에 먹도록 하고 음식으로 약 기운을 눌러 주었다. 또 한나절이 지나 심한 통증이 허리와 배까지 이어지고 소변이 나오는데 옻즙 같고 좁쌀 같은 것이 큰 사발 하나쯤 되게 나온 후 병세가 10분의 8이 경감되었다. 그 후 진피 1냥, 길경·목통 각 반 냥으로 1첩을 만들어 먹였더니 옻즙 같고 좁쌀 같은 소변을 1홉쯤 누고 나서야 비로소 나았다.

一年少自初生七箇月患淋病五日七日必一發其發也大痛捫地叫天水道方行狀如漆如粟者約一盞然後定診其脈輕則濇重則弦視其形瘦而稍長其色青而蒼意其父必因多服下部藥遺熱在胎留於子之命門而然遂以紫雪和黃栢細末丸梧子大晒十分乾而與二百丸作一服經二時又與三百丸作一服率以熱湯下以食物壓之又經半日痛大作連腰腹水道乃行下如漆如粟者一大椀許其病減十分之八後以陳皮一兩桔梗木通各半兩作一貼與之又下漆粟者一合許遂安

9. 大便

1) 痢疾宜下

중경이 이질을 치료할 때 하법을 쓸 수 있는 경우에는 모두 승기탕을 가감하여 설사시켰다. 대황의 차가운 성질은 달리는 것을 좋아하는데, 따뜻한 성질의 후박으로 보좌하여 체기를 잘 내려가게 하였고 감초의 단맛으로 부드럽게 하였다. 탕액을 마셔서 장위를 씻어내면 점점 윤택하고 가뿐해지며 적이 없어지면 이질이 멎게 된다.

仲景治痢可下者悉用承氣等湯加減下之大黃之寒其性善走佐以厚朴之溫善行滯氣緩以甘草之甘飮以湯液灌滌腸胃滋潤輕快積行卽止

2) 蘇痲粥

어떤 나이든 부인이 갑자기 배가 아프고 머리가 아프면서 속이 메슥거려 먹지 못하였다. 이것이 바로 노인의 풍비이다. 장부가 막히고 기가 가슴속에 모여 배가 불러 오르고 속이 메슥거려 먹으려 하지 않고, 위로는 머리 꼭대기에 이어져 머리가 아프고 정신이 맑지 못하게 된다. 이 죽을 2번 마시면 기가 새어 나가며 뭉친 대변이 10여 개가 나오면서 장부가 소통되고 모든 질병이 저절로 없어진다.

一老婦忽爾腹痛頭痛惡心不食正是老人風秘藏府壅滯氣聚胸中則腹脹惡心不欲食上至於巓則頭痛神不淸服此粥兩啜而氣泄下結糞十餘枚藏府流暢諸疾自去矣〈本事〉

10. 頭面

1) 風頭旋

어떤 어린이가 7년 동안이나 머리를 흔들고 3년 동안이나 하혈을 계속하여 여러 가지 처방으로 치료하였으나 효과가 없었다. 그리하여 나는 간에 혈액이 성하고 밖으로부터 풍열이 침범했기 때문이라고 생각하였다. 즉 간은 목에 속하는데 목이 지나치게 성하면 비토가 간목의 억제를 받게 된다. 그런데 비와 폐는 모자관계로 모두 간이 이기는 바가 되어 대변으로 피가 계속 나와 멈추지 않는 것이다. 그리하여 간을 덜어내고 풍을 몰아내며 비를 보하는 약 몇 첩을 먹였더니 나았다. 후에 10여 일이 지나서 대변으로 피가 나오던 것은 멎고 흰 고름이 나오다가 병이 나았다.

有一子患七年搖頭三年下血百方無效予思之乃肝血液盛外有風熱乘之肝屬木木盛而脾土爲木所剋脾與肺是子母俱爲肝所勝而血遂漬於大便故便血不止遂處一方但損肝祛風而益脾只數服而愈後十餘日血止而下白膿遂得以安

2) 面寒

한 늙은 여자가 얼굴이 시려서 바람을 싫어하는데 여러 가지 치료를 다하였으나 효과가 없었다. 이 환자는 나이가 많았는데 평상시에 차와 과실을 많이 먹었기 때문에 양명경의 기가 위로 올라와 잘 퍼지지 못하여 병이 생긴 것이다. 그러므로 먼저 부자이중탕으로 중기를 덥게 하고 그 다음 승마부자탕으로 치료하였기 때문에 나았다.

一老尼患面寒不敢當風行諸治不效此人年高素食茶果陽明之氣不能上榮故也先以附子理中湯溫其中氣次用升麻附子湯治之而愈〈入門〉

3) 面見五色

한 부인이 지나치게 근심하고 생각하면서 음식을 절도 없이 먹었기 때문에 얼굴이 윤기 가 없고 검게 되었는데 입술 둘레가 더 심하였다. 마음이 매달린 것 같은 것이 마치 배고픈 것 같았다. 이는 심폐의 양기가 허해서 영위로 하여금 바깥으로 광택을 잘 내지 못하게 하고, 간과 신의 음기가 양으로 위로 넘쳐나기 때문에 검은 색이 얼굴에 나타난 것이다. 또한 비의 영화는 입술에 나타나는데 지금 신이 비를 업신여겼기 때문에 입술에 검은 색이 나타난 것이다. 충화순기탕으로 양명의 생발지기를 돕도록 몇 첩을 썼더니 나았다.

一婦人因憂思飮食失節得面色黧黑不澤環脣尤甚心懸如飢此心肺之陽氣虛不能行榮衛而光澤於外肝腎陰氣上溢於陽中故黑色顯於面又脾之華在脣今水來侮土故黑色見於脣以冲和順氣湯助陽明生發之氣數服而愈〈寶鑑〉

4) 加味消毒飮

어떤 사람이 목덜미 한쪽에서 눈까지 부어서 절반 쪼갠 박처럼 되었고 맥은 홍대하였다. 대인이 보고 "〈내경〉에 '얼굴이 부은 것은 풍(風)때문'이라고 씌어 있다. 이것은 풍사가 양명경에 침범했기 때문이다"고 하였다. 기와 혈이 다 많은 양명경에 풍사가 침범해서 부었을 때에는 땀을 내는 것이 좋다. 그리하여 먼저 통성산에서 망초, 대황을 빼고 생강, 총백, 두시를 넣어서 달여 먹인 다음 땀을 약간 내게 하였다. 그 다음 풀대로 콧속을 찔러 주어 피가 나오게 하였더니 부은 것이 곧 내렸다.

一人頭項偏腫連一目若半壺其脉洪大戴人曰內經云面腫者風此風乘陽明經也氣血俱多風腫宜汗先與通聖散去硝黃入薑葱豉同煎服微汗以草莖刺鼻中出血其腫立消〈子和〉

11. 眼

1) 消風散

갓난아이가 두 눈이 붉게 되고 눈 가장자리가 벌겋게 짓무르면서 3~4살이 될 때까지 낫지 않은 것은 소풍산(처방은 두문에 있다)을 상백피 달인 물에 타서 먹이는 것이 좋다.

小兒初生雙目紅而眶邊赤爛至三四歲不愈宜消風散(方見頭部)以桑白皮煎湯調下〈入門〉

2) 眼疼

어떤 사람이 눈동자가 아프면서 눈썹 뼈와 이마 모서리까지 다 아팠는데 밤이 되면 더 심하였다. 고한한 약을 눈에 넣었는데 더 심해지고 여러 가지 약을 써도 낫지 않았다. 궐음경과 소양경에 뜸을 뜨면 아픈 것이 멎었다. 그러나 15일이 지나서 또 도졌다. 그리하여 곧 하고초산을 찻물에 타 먹였는데 처음 먹었을 때에는 통증이 절반 이상 덜어졌고 4~5일 후에 다 나았다. 그 후에도 써보았는데 잘 들었다.

一人目珠疼連眉稜額角皆痛遇夜則甚點苦寒藥則反甚諸藥不效灸厥陰少陽則痛止半月復作遂以夏枯草散茶淸調下初服疼減太半四五日良愈後試亦驗〈綱目〉

12. 鼻

1) 鼻淵

어떤 사람이 탁하고 더러운 냄새가 나는 콧물을 흘리는데 맥은 현소하였다. 그리고 오른쪽 촌맥은 활하고 왼쪽 촌맥은 삽하였다. 그리하여 먼저 상성, 삼리, 합곡 혈에 뜸을 뜬 다음 황금(술에 법제한 것) 2냥, 창출, 반하 각 1냥, 신이, 세신, 천궁, 백지, 석고, 인삼, 갈근 각 5돈 등 위의 약들을 썰어서 7첩으로 나누어 먹었는데 다 나았다.

一人鼻流濁涕有穢氣脉弦小右寸滑左寸澁先灸上星三里合谷次以酒芩二兩蒼朮半夏各一兩辛夷細辛川芎白芷石膏人參葛根各五錢右剉分七貼服之全愈〈丹溪〉

13. 口舌

1) 口臭

어떤 사람이 병으로 입에서 화장실 냄새가 몹시 나 친척들도 같이 말하지 못했다. 대인이 "폐금은 원래 비린내를 주관하는데 지금 폐금이 화의 억제를 받고 있다. 화는 냄새를 변냄새에 해당하므로 이렇게 된 것이다. 이것이 오래되면 썩은 냄새로 변하는데 썩은 냄새는 신이 주관한다. 이것은 화기가 극도에 달하면 반대로 수화를 겸하기 때문이다"고 하였다. 병이 상에 있으면 토해야 하므로 다조산(처방은 구토문에 있다)을 써서 토하게 하였는데 병이 10분의 7이 덜어졌다. 그 다음 밤에 주거환(처방은 설사문에 있다)을 먹여서 5~7번 설사하게 하였는데 아침이 되자 냄새가 없어졌다.

一人病口臭如登厠雖親戚莫肯與對語戴人曰肺金本主腥金爲火所乘火主臭應便如是也久則成腐腐者腎也此亢極則反兼水化也病在上宜涌之以茶調散(方見吐門)吐之去其七分夜以舟車丸(方見下門)下五七行比朝而臭斷〈子和〉

14. 咽喉

1) 急喉痺

손조(孫兆)가 번원종(潘元從)의 급후비를 치료할 때에 약 반 돈을 목구멍에 불어넣었는데 조금 있다가 피고름을 토하고 곧 나았다. 번원종이 감사하다고 하며 몹시 위급한 병이었는데 선생이 아니었으면 고치지 못했을 것이라고 하였다. 그리고 금 1백냥을 주면서 그 처방을 알려 달라고 하였다. 그러나 손조는 저아, 조각, 백반, 황련을 각각 같은 양을 기왓장 위에 놓고 약한 불기운에 말려 가루를 낸 것이라고 알려 주고는 돈을 받지 않았다고 한다.

孫兆治潘元從急喉以藥半錢吹入喉中少頃吐出膿血立愈潘謝曰大急之患非明公不能救非藥不能療贈金百兩願求其方孫曰猪牙皂角白礬黃連等分瓦上焙爲末耳旣授以方不受所贈〈回春〉

2）乳哦

어떤 부인이 목구멍에 유아가 생겼는데 침 맞기를 싫어하였다. 범구사가 "나에게 한 가지 약이 있는데 반드시 새 붓으로 점을 찍어야 한다"고 하고는 붓대 끝에 침을 꽂아서 찔러 피를 빼냈는데 곧 나았다.

一婦人患喉生蛾不肯鍼范九思云我有一藥須新筆點之乃藏鍼在筆頭內刺血出卽愈〈入門〉

15. 頸項

1）項强

어떤 사람이 목이 뻣뻣하여 목을 잘 돌리지 못하고 움직이면 약간씩 아프고 맥은 현삭하면서 실하였는데 이것은 담열이 태양경에 침범하여 생긴 것이다. 그래서 이진탕(처방은 담음문에 있다)에 황금(술에 법제한 것), 강활, 홍화를 넣어서 두 번 먹였는데 나았다.

一人項强不能回顧動則微痛脉弦數實作痰熱客太陽經治用二陳湯(方見痰飮)加酒芩羌活紅花二服愈〈丹心〉

2）木瓜煎治項强

어떤 사람이 이 병에 걸렸는데 오후가 되면 발작하였다가 저녁때가 되어야 안정되곤 하였다. 그리하여 나는 이 병은 발에서부터 생긴 것이라고 보았다. 그것은 족태양의 경근은 발에서부터 시작되어 목에까지 이르렀고 힘줄은 간경과 배합되며 또한 해가 남쪽으로부터 서쪽으로 기울어질 때는 음기가 왕성하고 양기가 쇠약해지는 때이기 때문이다. 영보필법에 "해가 남쪽에서부터 서쪽으로 기울어질 때는 벌써 신기가 끊어지고 간기가 약해진 때이다"고 씌어 있다. 그러므로 이때에는 간신 2장기가 음기를 받게 되어 병이 생긴다. 그래서 이 약을 세 번 먹였는데 나았다.

有人患此證自午後發至黃昏時定予曰此患必從足起盖足太陽之筋自足至項筋者肝之合也自离至兌陰旺陽弱之時故靈寶畢法云离至乾腎氣絶而肝氣弱肝腎二藏受陰氣故發於是時授此方三服而愈〈本事〉

3) 椒附散治項强

어떤 사람이 목덜미의 근육통이 등과 어깻죽지 쪽으로 뻗쳐서 목을 돌리지 못하였다. 여러 가지 풍을 치료하는 약을 먹였으나 낫지 않았다. 나는 〈천금수〉에 신기가 등을 공격하여 뻣뻣한 증을 생각해내고 이 처방을 한 번 한번 먹고 나았다. 대체로 신기는 허리에서 척추를 끼고 위로 조계혈에 이른 후에 이환궁으로 들어간다. 조계혈은 반운법에 정통하지 못한 사람은 통하게 할 수 없다. 지금 역행하여 이에 이르러 통하지 못한 것이니 천초를 써 인경 귀경시키면 편안해 진다. 기가 위로 치미는 것은 천초를 써 기를 아래로 내려가게 하므로 먹으면 곧 낫는다.

一人患項筋痛連背胛不可轉移服諸風藥皆不效予憶千金髓有腎氣攻背强一證與此方一服差盖腎氣自腰夾脊上至曹溪穴然後入泥丸宮曹溪一穴非精於搬運者不能透今逆行至此不得通用椒以引歸經則安矣氣上逆椒下達故服之卽愈〈本事〉

16. 背

1) 背痛

어떤 남자가 한줄기의 통증이 어깻죽지에서 어깨로 올라갔다가 앞가슴 앞 양 협부까지 이어졌다. 그 통증이 밤낮으로 멎지 않았다. 맥을 짚어 보니 현삭한데 중안하면 활대하고 좌측맥이 우측맥보다 더 컸다. 나는 어깻죽지는 소장경에 속하고 가슴과 옆구리는 담경에 속하니 이것은 지나치게 사색하여 심을 상한 것이라고 생각하였다. 이것은 아직 심에는 병이 생기지 않고 소장에 먼저 병이 생긴 것이므로 병이 어깻죽지에서부터 일어난 것이다. 여러 가지로 사고하면서 결단하지 못하면 담으로 들어가기 때문에 통증이 가슴과 협부에 이르러 그친 것이니 소장의 화가 담목을 올라탄 것으로 자가 와서 모에 올라탄 것이니 이는 실사다. 물어보니 과연 모사하던 것이 이루어지지 않아 병이 되었다 한다. 인삼 4푼, 목통 2푼을 달인 물로 용회환(처방은 오장문에 있다)을 여러 번 먹였는데 나았다.

一男子患背胛縫有一線痛起上肩跨至胸前側脇而止其痛晝夜不歇診其脉弦而數重取豁大左大於右予意背胛小腸經也胸脇膽經也此必思慮傷心心藏未病而小腸府先病故痛從肩胛起及慮不能決乃歸之膽故痛至胸脇而止乃小腸火乘膽木子來乘母是爲實邪詢之果因謀事不成而病用人參四分木通二分煎湯呑龍薈丸(方見五藏)數服而愈〈丹溪〉

17. 胸

1) 七情心痛

식성사후는 아버지가 적에게 피살되었다는 말을 듣고 몹시 슬퍼하면서 울었다. 울고 난 다음에 갑자기 심통을 느꼈는데 날이 갈수록 그치지 않고 한 달 정도 지나자 사발을 엎어 놓은 것 같은 덩어리가 생기면서 크게 아파 참을 수 없었다. 여러 가지 약을 썼으나 효과가 없었다. 대인은 어떤 사람을 불러다가 허튼 말로써 환자를 웃기게 하였더니 그는 웃음을 참지 못해 얼굴을 벽 쪽으로 돌리고 며칠 동안 있었다. 그 후 가슴에 뭉쳐 있던 덩어리가 모두 없어졌다고 하였다. 대인은 "걱정하면 기가 뭉치고 기뻐하면 기가 흩어진다. 또한 기뻐하는 것은 슬퍼하는 것을 이긴다고 〈내경〉에 이 법이 있다"고 하였다. ○ 가미사칠탕(처방은 신문에 있다), 분심기음(처방은 기문에 있다)을 쓴다.

息城司侯聞父死于賊乃大悲哭哭罷便覺心痛日增不已月餘成塊狀如覆盃大痛不堪百藥無效戴人至學巫者雜以狂言以謔病者至是大笑不忍回面向壁數日心中結硬皆散戴人曰憂則氣結喜則氣散又云喜勝悲內經自有此法〈入門〉 ○ 宜用加味四七湯(方見神門)分心氣飮(方見氣門)

2) 水結胸

어떤 사람이 갑자기 미열이 나고 명치 밑이 그득하며 머리에서 땀이 났다. 여러 의사들은 이 병을 습병이라고도 하고 혹은 식적이라고도 하였다. 그러나 손조는 이 병을 수결흉이라 하고 반하복령탕을 써서 차도가 있었다. 여러 사람들이 그 까닭을 물었다. 손조는 "머리에서 땀이 나고 명치 밑이 그득한 것은 습병이 아니라 물이 가슴과 옆구리에 뭉친 것이다. 물이 없어지면 그 병은 응당 나을 것이다. 만일 습기가 명치 밑에 그득 차 있으면 반드시 온몸에 땀이 흐를 것이다. 만일 식적이라면 왜 머리에서 땀이 나겠는가. 그러므로 수결흉임을 알 수 있다"고 대답하였다.

一人忽患微熱心下滿頭有汗衆醫以爲濕病或以爲食積孫兆曰水結胸用半夏茯苓湯遂差衆問其故答曰頭有汗心下滿非濕病乃水結胸脇也水旣去其病當愈若濕氣心下滿自當遍身汗若食積頭豈有汗乎故知之〈綱目〉

18. 乳

1) 結核久成於嬭巖

어떤 부인이 성질이 조급한데 홀시어머니가 되었다. 자기도 모르게 젖멍울이 생겼다. 그래서 단지 청피만 끓여 먹으면서 간간이 가감사물탕에 행경락 하는 약을 더 넣어 먹었다. 이렇게 2달을 치료하고 완전히 나았다. 이것은 모두 유암 초기의 증상이므로 쉽게 나을 수 있었다.

一婦性躁難於後姑乳生隱核以單煮青皮湯間以加減四物湯加行經絡之劑治兩月而安此皆妳巖始起之證故易愈〈丹心〉

2) 乳癰年高不治

〈천금방〉에는 "유옹은 40살 이전의 여자이면 많이 치료되지만 40이상이면 치료하여도 많이 죽는다. 치료하지 않으면 자기의 수명대로 살 수 있다"고 하였다. 내가 아는 부인이 나이 70에 유옹이 생겨서 외과적 방법으로 침을 놓고 수술하였는데 얼마간은 좋았다가 그리 오래되지 않아 죽고 말았다. 그래서 〈천금방〉의 것이 믿을 만하다고 생각하였다. 그 후 여러 번 시험해 본 결과 모두 그러하였다.

千金曰女人患乳癰四十以下治之多愈四十以上治之多死不治則自終其天年予有親婦年七十生乳癰令外科用鍼刀治之時雖暫快未幾而殂方知千金之說信也歷試皆然〈資生〉

19. 脇

1) 腎邪上薄爲脇痛

어떤 환자가 옆구리가 아픈데 모두 옹이라고 했다. 양맥이 현하고 음맥은 색하였다. 향기나는 생강, 계피 등 약으로 치료하였으나 병이 더 악화되었다. 항흔이 보고 "현맥은 통증이고 색맥은 신의 사기가 성한 것이다. 신에서 위로 올라와 협에서는 내려가지 못하고 또 신은 마른 것을 싫어하는데 지금 조한 약을 과다하게 먹었으니 낫지 않고 이로울 수 없다"고 했다. 먼저 신보원을 쓰니 검은 오줌과 통증이 멎고 다시 신궁환을 먹었는데 사람들이 혹시 지나치게 먹을까 의심하였다. 항흔이 "신보원을 쓰는 것은 신사가 막을 지나 있으므로 전갈이 아니면 끌어 낼 수 없고 파두는 성질이 열하여 망초 대황을 얻어 씻어내지 않으면 열을 받으면 다시 재발한다"고 하고 크게 설사를 여러 차례 한 후 병이 나았다.

一人患脇痛衆以爲癰陽脈弦陰脈濇投諸香薑桂之屬益甚項昕見之曰弦者痛也濇者腎邪有餘也腎上薄於脇不能下且腎惡燥今服燥藥過多非得利不愈先用神保元下黑溲痛止更服神芎丸或疑其太過昕曰向用神保元者以腎邪透膜非全蝎不能引導然巴豆性熱非得硝黃蕩滌後遇熱必再作乃大泄數次病遂愈〈入門〉

20. 足

1) 脚氣

어떤 상공이 군대를 거느리고 남방으로 출전하였다가 갑자기 각기병에 걸려 온몸이 약간 붓고 손도 대지 못하게 아파하였는데, 발과 정강이가 더욱 심했다. 〈내경, 소문, 지진요대론〉에 "음사가 속에서 생기면 아래에서 발등이 붓는다"라고 하였다. 또한 〈영추, 종시편〉에서는 "모든 통증은 다 실증이다"라고 하였고, 〈내경, 소문, 음양응상대론〉에서는 "혈이 실한 것은 피를 빼주어야 한다"라고 하였다. 그리하여 삼릉침으로 부은 곳을 여러 번 찔렀더니 피가 두어 자 남짓하게 솟구쳐 오르다가 점차 실같이 가늘어지면서 멎었는데, 그 빛은 검은 자주색이었다. 한 시간정도 지나자 부은 것이 내리고 통증도 덜해졌다. 그리하여 다시 당귀점통탕을 먹였더니 그날 밤에는 잠을 잘 자고, 그 다음날에 다시 먹고 병이 나았다.

一相公領兵至南方忽得脚氣遍身微腫其痛手不可近足脛尤甚內經云飮發於中胕腫於下又云諸痛爲實血實宜決之以三稜鍼數刺腫上血突出高二尺餘漸漸如線其色黑紫頃時腫消痛減以當歸拈痛湯服之是夜得睡明日再服而愈〈寶鑑〉

2) 脚氣

염평장은 몸이 뚱뚱했는데, 각기병에 걸려서 약간 붓고 붉었으며, 정강이는 붓고 참을 수 없이 아파서 손도 가까이 대지 못하게 하였다. 그리하여 당귀점통탕 1첩을 먹였더니 통증이 반감되었다. 다시 먹었더니 붓고 아프던 것이 다 없어졌다. 그 다음 삼릉침으로 손톱 끝을 찔러 검은 피를 많이 빼내자 붉게 부었던 것도 다 없어졌다. 며칠 후에 국수를 먹자 다시 통증이 재발해 지실대황탕으로 치료했다.

廉平章體肥得脚氣微腫皆赤色足脛腫痛不可忍手不敢近投以當歸拈痛湯一貼其痛減半再服腫痛悉除又以三稜鍼刺爪甲端多出黑血赤腫全去數日因食麪復痛再以枳實大黃湯治之〈寶鑑〉

3) 足熱

어떤 사람이 복사뼈 아래가 늘 뜨거운 것같이 느껴져서 겨울에도 버선을 신지 못하였다. 그는 늘 말하기를 "나는 본래부터 건강하기 때문에 추위를 타지 않습니다"라고 하였다. 내가 말하길, "족삼음경이 허해서 그런 것이니 성생활을 끊고 음혈을 보양해야 화를 면할 것입니다"라고 하였다. 그는 웃으면서 대답도 하지 않았다. 50세 가까이 되어 위증에 걸려서는 반년 만에 죽고 말았다.

一人自踝以下常覺熱冬不可加綿於上常自言曰我禀質壯不怕冷予曰足三陰虛宜斷慾事以補養陰血庶乎可免彼笑而不答年近五十患痿半年而死〈丹心〉

4) 足冷

어떤 상공이 양다리가 다 여위어 약해졌고, 배꼽에서부터 음부까지 다 차고 정활하여 저절로 나와 녹용환을 복용했으나 차도가 없었다. 동원이 맥을 보니 침삭하면서 힘이 있었다. 상공에게 고하길, "이것은 좋은 술을 마시고 기름진 음식을 지나치게 먹어서 화기가 속에서 불어나 음기를 밖으로 내몰기 때문에 생긴 것입니다. 의사가 이것을 알지 못하고 성질이 뜨거운 약을 써서 도리어 음기는 사하고 양기는 보해 주었으니 참으로 실한 것을 더 실하게 하고 허한 것을 더 허하게 한 것입니다"라고 하면서 곧 자신환을 처방하여 두 번 먹게 하였더니 나았다. 그러자 어떤 사람이 묻자 답하길, "이 병은 상화가 치성하여 음이 있는 곳을 올라탔기 때문이므로 이런 성질이 매우 찬 약을 써서 상화를 사하고 진음을 회복시킨 것입니다. 음이 이미 제자리를 회복하면 피부 속에 있던 찬 기운은 저절로 사라지는 것입니다"라고 하였다.

一相公兩脚痿弱臍下尻陰皆冷精滑不固服鹿茸丸不減東垣診其脉沈數而有力告曰飮醇酒食膏粱滋火于內逼陰於外醫不知此投以熱劑反瀉其陰而補其陽眞所謂實實虛虛也遂處以滋腎丸再服而愈或問其故答曰是病相火熾盛以乘陰位故用此大寒之劑以瀉相火而復眞陰陰旣復其位則皮裏之寒自消矣

21. 毛髮

1) 脫毛

어떤 젊은 남자가 머리털이 다 빠져서 육미지황환을 썼더니 얼마 지나지 않아 머리털이 1촌정도 났고, 두 달 만에 이전과 같이 되었다.

一男年少頭髮盡脫用六味地黃丸不久髮生寸許兩月復舊〈回春〉

2) 脫毛

한 젊은 부인이 머리털이 다 빠져서 한 올도 남지 않았는데, 맥은 미현하면서 색하였다. 이것은 기름지고 맛좋은 음식을 먹은 것으로 말미암아 열이 생겨 습담이 가슴에 몰림으로써 머리카락 뿌리의 혈을 훈증하여 점차 마르면서 빠진 것이다. 방풍통성산에서 망초를 빼고 여기에 대황을 세 번 술에 볶은 것과 사물탕처방을 술에 법제한 것을 섞어서 1첩으로 하여 2달간 달여 먹였다. 습열이 점차 풀려 약은 쓰지 않고 담백한 식사를 하게 하면서 1년 동안 잘 조리시켰더니 이전과 같이 회복되었다.

一婦年少髮盡脫不留一莖脉微弦而濇此由厚味成熱濕痰在膈上而熏蒸髮根之血漸枯而脫用

防風通聖散去芒硝惟大黃三度酒炒兼以四物湯酒製合和作小劑煎以服兩月濕熱漸解停藥淡食調養一年而復舊〈丹心〉

22. 前陰

1) 陰縱

어떤 젊은이가 음경이 늘어지면서 부풀어 오르고 음위가 있으며, 피부가 움푹 꺼져 늘 축축하고 넓적다리에 쓸려 걷기 힘들며, 양 옆구리로 기가 역상하며 손발에는 힘이 없었다. 먼저 소시호탕(처방은 한문에 있다)에 황련을 넣어 대제로 습열을 돌려주고, 황백을 약간 넣어 역상한 기를 내리니 붓기가 점점 가라앉았다. 이렇게 된 후에 수세미외즙에 오배자 가루를 개어 붙이니 나았다.

一少年王莖挺長腫而痿皮塌常潤磨股難行兩脇氣逆上手足倦弱先以小柴胡湯(方見寒門)加黃連大劑行其濕熱少加黃栢降其逆上之氣腫漸收外以絲瓜汁調五倍子末付之而愈〈丹心〉

2) 疝病

어떤 스님이 산병을 앓았다. 냉기가 위로는 치아를 관통하고 아래로는 신을 관통하여 팽팽하게 밧줄로 당기는 것 같고 두 고환이 때로 붓고 차가웠다. 대인이 양손을 짚어보니 맥이 세약하였으므로 "이것은 추맥(秋脈)이다"고 단정하여 말했다. 이는 금기가 위에 있어야 하는데 아래로 간목의 기운을 정벌하면 목은 금을 두려워하여 펼치지 못하므로 병이 이와 같이 된 것이다. 간기가 갇혀서 고환으로 내려가 영양을 공급하지 못한 것이니 여기서의 한은 실제 한기가 있어 된 것이 아니다. 목이 금의 제압을 받고 그 기가 위토에게 전해지면 위는 양명이기 때문에 냉기가 치아까지 뚫고 올라간다. 간목은 심화의 모이다. 모가 펼쳐지지 못하면 자도 굴복하니 아래가 차갑고 수로 화하여 내려간다. 경에 "목이 울체되면 펴야 하고 토가 울체되면 빼내야 한다"고 하였다. 네 번을 토하고 설사시키니 과연 기가 고르게 되는 것을 느끼고, 고환이 가려우면서 따뜻해졌다. 대인이 "기가 이미 고환으로 돌아갔다"고 하고 회향, 봉출로 약을 만들어 한 달을 먹게 하였더니 나았다.

一僧病疝冷氣上貫齒下貫腎緊若繩挽兩睾時腫而冷戴人診兩手脈細而弱斷之曰秋脈也此因金氣在上下伐肝木木畏金抑而不伸故病如是肝氣盤礴不能下榮於睾丸故其寒實非寒也木受金制傳之胃土胃爲陽明故上貫齒肝木者心火之母也母旣不伸子亦屈伏故下冷而水化乖之經曰木鬱則達之土鬱則泄之令涌泄四次果覺氣和睾丸痒而煖戴人曰氣已入睾中矣以茴香蓬朮之藥使服之一月而愈〈子和〉

23. 吐

1) 倒倉法

선철들이 만병원, 온백원을 만들어 공법과 보법을 함께 시행하여 효과가 없었던 것은 아니지만 도창법 만큼 빠른 효과를 보지는 못했다. 누런 수소의 기름진 고기 20근이나 15근과 장류수를 솥에 넣고 푹 삶는다. 물이 줄어들면 뜨거운 물을 첨가해 붓는다. 찬물을 부으면 안된다. 문드러진 고기가 풀어져 끓는 물에 녹아 액체가 될 정도가 되면 천으로 걸러 찌꺼기를 버리고 국물만 모은다. 다시 솥에 넣고 약하지도 세지도 않은 불로 호박색이 될 때까지 졸인다. 매번 한 보시기를 마시고 또 마셔서 수십 보시기를 마신다. 겨울에는 중탕하여 데워 마신다. 병이 상초에 있으면 많이 토하게 하고 병이 하초에 있으면 많이 설사하게 하고, 병이 중초에 있으면 많이 토하고 설사하게 한다. 이것의 효과는 전적으로 도창법을 시행하는 방법에 달려 있는데, 나오는 것을 보아 병의 뿌리가 다 뽑힐 때까지 한다. 토하고 설사한 뒤 갈증이 날 때는 끓인 물을 마시면 안 되고, 자기 소변을 1~2사발 마셔야 한다. 이것을 윤회주라고 한다. 갈증을 멎게 할 뿐만 아니라 남은 찌꺼기를 씻어낸다. 이것을 마신 후 배가 많이 고프면 묽은 죽을 먹어야 한다. 3일 후 비로소 채소를 넣은 국을 준다. 보름 후 정신이 깨어나는 것을 느끼고 몸이 가볍고 튼튼해지며 고질병이 다 사라진다. 그 후 5년 동안 쇠고기를 먹으면 안 된다. 이 처방은 서역의 지인에게서 나온 것이다. 중년 이후에 1~2번 시행하면 질병을 물리치고 오래 사는 데 도움이 될 것이다.

先哲製爲萬病元溫白元等劑攻補兼施非不工巧然不若倒倉之爲便捷也黃牡牛肥肉二十斤或十五斤取長流水於大鍋內煮爛水耗則添熱湯不可用冷水以肉爛成渣融入湯中爲液爲度綿濾去滓取汁再入鍋中文武火熬至琥珀色則成矣每飮一鍾少時又飮如此積數十鍾冬月則重湯溫飮病在上欲其吐多病在下欲其利多病在中者欲其吐利俱多全在活法視所出之物可盡病根則止其吐利後或渴不得飮湯取自己小便飮一二椀名曰輪廻酒(一名還魂湯)非惟止渴抑且可以滌濯餘垢行後覺飢甚與淡粥食之三日後始與小菜羹半月後覺精神渙發形體輕健沈痼悉安矣其後須五年忌食牛肉方出於西域之至人於中年後可行一二次却疾養壽之一助也〈東垣〉

24. 風

1) 薰法

당나라의 왕태후가 중풍으로 말을 제대로 하지 못하고 맥이 침하여 입을 벌리지 못하였다. 허윤종이 "약을 넘길 수 없으니 탕약의 김을 쏘이면 약이 주리로 들어가 하루가 지나면 나을 수 있습니다"라고 하였다. 황기방풍탕을 진하게 달인 물 몇 말을 침대 밑에 두고 안개같은 김을 쏘이니 저녁에 말할 수 있었다.

唐王太后中風不能言脉沉而口噤許胤宗曰旣不能下藥宜以湯氣熏之藥入腠理周時可差濃煎黃芪防風湯數斛置于床下氣如烟霧熏之其夕便得言〈衍義〉

25. 寒

1) 陽明病惡候

어떤 사람이 상한으로 대변이 잘 나오지 않고 해 질 무렵에 조열이 나며 손으로 옷깃을 쓰다듬고 양 손으로 허공을 저으며, 직시하며 숨이 찼다. 모든 의사들이 다 도망갔으니 참으로 나쁜 증후이다. 중경의 책에는 증상은 있으나 치법은 없고 다만 "맥이 현하면 살고 맥이 색하면 죽는다"고 하였다. 그 말을 무시하고 치료해보고자 소승기탕을 한 번 복용하게 하니 대변이 잘 나오면서 여러 가지 증상이 점점 사라지고 맥이 미현해지면서 보름만에 나았다. 누군가 묻기를 "맥이 현하면 사는 것은 왜 그런가?" 하니, 내가 "전중양이 말하기를 '손으로 옷깃을 찾고 물건을 잡는 것은 간열이 있기 때문이다'라고 하였으니 이 증상은 옥함경의 양명부에 나열되어 있다. 양명은 위이고 간에 열사가 있어 위경으로 침범한 것이기 때문에 승기탕으로 설사시킨 것이다. 또한 현맥이 나타나면 간기가 고르게 되어 위가 극을 받지 않게 되니 이것이 살 수 있는 까닭이다"라고 하였다.

一人病傷寒大便不利日晡發潮熱手循衣縫兩手撮空直視喘急諸醫皆走此誠惡候仲景雖有證而無法但云脉弦者生脉濇者死謾且救之與小承氣湯一服而大便利諸疾漸退脉且微弦半月愈或問曰脉弦者生何也予曰錢仲陽云手尋衣領及捻物者肝熱也此證在玉函列於陽明部盖陽明者胃也肝有熱邪淫于胃經故以承氣瀉之且得弦脉則肝平而胃不受剋此有生之理也〈本事〉

2) 陽明虛證宜補

어떤 사람이 상한으로 발광하여 달리려하고 맥이 허삭하여 시호탕을 썼으나 도리어 증상이 심해졌다. 그래서 인삼, 황기, 당귀, 백출, 진피, 감초를 달여 한 번 복용하니 미치는 것이 진정되고 다시 복용하니 편안하게 잔 후 나았다.

○일찍이 옷을 찾고 침대를 더듬는 여러 사람에게 기혈을 대보하는 약제를 썼는데 오직 한 사람은 살이 떨리고 맥이 대하여 보제 중에 약간 계지를 가하였더니 맥이 화해롭게 되면서 나았다.

一人傷寒發狂欲走脉虛數用柴胡湯反劇以參芪歸朮陳皮甘草煎湯一服狂定再服安睡而愈〈海藏〉

○嘗治循衣摸床者數人皆用大補氣血之劑惟一人兼瞤振脉代遂於補劑中略加桂亦振止脉和而愈〈綱目〉

3) 傷寒陰毒

어떤 사람이 상한을 만나서 팔다리가 싸늘하고 배꼽 아래가 툭툭 뛰면서 아프고 몸은 매를 맞은 것같이 아팠다. 이것은 상한음독이기 때문에 급히 금액단과 내복단(처방은 아래에 있다) 등을 먹였다. 그러자 맥이 곧 침활해졌다. 비록 증은 음증이나 양맥이 나타나므로 살 수 있다. 그리하여 배꼽 아래에 뜸 100장을 뜨니 곧 손발이 더워지고 양기가 회복되어 땀이 나면서 풀렸다.

一人傷寒四肢逆冷臍下築痛身疼如被杖盖陰毒也急服金液丹來復丹(方並見下)等藥其脉遂沈而滑證雖陰而有陽脉可生仍灸臍下百壯乃手足溫陽回得汗而解〈本事〉

4) 陰中伏陽

어떤 사람이 상한에 걸렸는데 6맥이 침복하면서 나타나지 않았으나 뼈에 닿을 정도로 누르면 힘이 있는 듯 하였고 머리가 아프며 몸이 뜨겁고 번조하며 손발 끝이 다 차고 가슴이 그득하며 메스꺼워하였다. 의사들이 다 알지 못하는데 허학사(許學士)가 진찰하고 나서 "이 병은 음중복양이다. 중경의 치료법 가운데는 이런 증에 대한 것이 없다. 만약 성질이 더운약을 쓰면 음이 막혀 진양을 인도하지 못하고 오히려 열이 생긴다. 만약 성질이 찬 약을 쓰면 진화가 더 없어진다. 반드시 음기를 헤쳐 버리고 진화를 인도할 약을 써야 한다"고 하였다. 반음단 2백알을 소금 끓인 물을 차게 해 한 번에 먹였다. 그러자 갑자기 번조하고 광증이 나면서 열이 나며 손발을 내저었다. 그러자 허학사가 "이것은 소위 환양이라고 하는 것이다"고 하였다. 잠시 후 약간 진정되고 얼마 동안 자더니 땀이 나면서 몸이 식었다.

一人患傷寒六脉沈伏不見深按至骨則若有力頭疼身溫煩躁指末皆冷胸中滿惡心醫皆不識許學士診之曰此陰中伏陽也仲景法中無此證若用熱藥則爲陰所隔不能導引眞陽反生客熱若用冷藥則眞火愈消須用破散陰氣導達眞火之藥用返陰丹二百粒作一服冷鹽湯下不時煩躁狂熱手足躁擾許曰俗所謂換陽也須臾稍定略睡汗出身冷矣〈本事〉

5) 懊憹怫鬱

어떤 사람이 상한에 걸린 지 8~9일이 되어 몸에 열이 나고 땀은 나지 않으며 수시로 헛

소리를 하고 때에 따라 설사시켰으나 3일 동안 대변을 보지 못하였다. 이것은 조도, 번도, 한증도, 아픈 증도 아닌데 밤이 되면 누워 자지도 못하였다. 아무리 생각해도 알 수가 없었다. 허학사가 진찰하고 나서 "이것은 오노과 불울 2가지 증상이 겹친 것인데 뱃속에 마른 대변이 있다"고 하고 승기탕을 써 마른 대변 20여 덩어리를 눈 다음 풀렸다. 중경이 "양명병 때 설사를 시켜도 가슴 속이 몹시 답답하면서 괴롭거나 조금 답답한 것은 뱃속에 마른 대변이 있기 때문이다"고 하였다. 또한 "오줌이 잘 나가지 않고 대변보기 힘들며 때로 약간씩 열이 나면서 속이 답답한 것도 마른 대변이 뱃속에 있기 때문이다"고 하였다. 〈내경〉에 "위(胃)가 고르지 못하면 편안하게 누워 자지 못한다"고 하였는데 이는 밤에 잠을 못자는 것이다. 위 속에 마른 대변 덩어리가 단단하게 있으면 반드시 헛소리를 하는데 번도, 조도, 한도, 통도 아니다. 이것은 가슴 속이 몹시 답답하고 못 견디게 괴롭기 때문에 그런 것이다.

有人傷寒八九日身熱無汗時時譫語時因下後大便不通已三日矣非躁非煩非寒非痛終夜不得臥但心中無曉會處許學士診之曰此懊憹怫鬱二證俱作也胃中有燥屎服承氣湯下燥屎二十枚得利而解仲景云陽明病下之心中懊憹微煩胃中有燥屎也又云小便不利大便難時有微熱怫鬱有燥屎也內經曰胃不和則臥不安此夜所以不得眠也胃中燥大便堅者必譫語也非煩非躁非寒非痛所以心中懊憹也〈本事〉

6) 陰陽易證

고자헌이 상한병을 앓다가 막 나을 무렵 화타가 맥을 보고 말하길, "아직 허약하고 회복되지 않아서 양기가 부족하니 힘든 일은 하지 말아야 합니다. 다른 힘든 일은 그래도 괜찮으나 여자와 관계하면 즉사할 것인데, 죽을 때는 혀를 몇 치 빼물고 죽을 것입니다"라고 하였다. 그의 아내가 병이 나았다는 말을 듣고 백여 리 밖에서 달려와 살펴보고 며칠 밤 있는 동안에 방사를 치르고 나서 그는 과연 혀를 몇 치 빼물고 죽었다.

顧子獻病傷寒新差華佗診脉曰尙虛未復陽氣不足勿爲勞事餘勞尙可女勞卽死死當吐舌數寸其妻聞病差從百里來省之住數宿果爲勞事遂吐舌數寸而死〈活人〉

7) 脉不鼓擊不可下

한 소년이 상한병으로 눈이 충혈되고 번갈이 나며, 맥이 한번 숨쉬는 동안에 7~8차례나 뛰었다. 그래서 의원은 승기탕을 써서 설사시키려 하는데, 동원이 우연히 왔다가 진찰해보고 크게 놀라 말하기를, "이 아이를 죽일 뻔했소. 저 의원은 맥이 삭한 것을 열로 보았는데, 지금 맥이 7차례나 뛰는 것으로 보아 이는 열이 몹시 심한 것이다. 그러나 〈내경〉에서 '맥은 따르지만 병이 반대인 것은 어떻게 하는가? 기백이 말하기를 맥이 지하면서 따르면 맥을 눌러 고동치지 않으니 양은 모두 이렇다'고 했으니, 이는 음성격양이 바깥에서 된 것이지 열이 아니다. 생강 부자를 가져오면 내가 열인한용하는 치법의 약을 쓸 것이다"고 하였다. 약을 먹기 전에 환자의 손톱은 이미 파래졌는데, 약 8냥을 단번에 먹고 나서는 땀이 점점 나면서 나았다.

一少年傷寒目赤煩渴脉七八至醫欲用承氣湯下之東垣偶來診之大駭曰幾殺此兒彼以脉數爲熱今脉七至是極熱也殊不知內經云病有脉從而病反者何也岐伯曰脉至而從按之不鼓諸陽皆然此陰盛膈陽於外非熱也取薑附來吾以熱因寒用之法治之藥未就而病者爪甲已靑遂頓服八兩汗漸出而愈〈東垣〉

8) 外感內傷虛證宜補

70세 된 한 부인이 상한에 걸려서 신열과 오한이 났으므로 여러 의원들이 약으로 발산시켰으나 10일이 지나도록 효험이 없고, 식사량은 점차 줄었으며, 까무러쳐 정신을 잃고 말을 하지 못하며, 눈을 뜨지 못하고 목구멍에만 숨이 약간 있었으나 끊어질 듯하며, 육맥이 허미하였다. 인삼을 진하게 달여 서서히 부어 연이어 몇 번 먹였더니 깨어났다. 그 후 14년이나 살다가 죽었다. 대개 인삼은 원기가 돌아갈 곳이 없는 것도 회복시켜 준다더니 과연 기사회생시키는 공이 있었던 것이다. 〈의설〉에 "어떤 사람이 상한으로 괴증이 되었을 때 인삼탕만을 복용하고도 콧마루에서 땀이 나고 나았다"라고 하였는데, 이와 같다.

一婦年七十患傷寒發熱惡寒諸醫以藥發散旬日不效飮食漸少昏沈不省口不能言眼不能開咽喉有微氣有欲絶之候六脉虛微若無以人參濃煎湯徐徐灌之連用頓甦又歷十四年而卒夫人參廻元氣於無何有之鄕果有起死廻生之功醫說載一人傷寒成壞證只服人參湯鼻梁出汗而愈與此同〈回春〉

26. 火

1) 積熱惡寒

어떤 부인이 몸이 차고 오한이 있어 6월에 가죽옷을 겹으로 입어도 한기를 느끼고 설사가 멎지 아니하며, 맥은 줄을 당기는 것처럼 힘이 있었다. 내가 차가운 수건으로 가슴에 대고 새로 길어온 물을 부으니 환자가 사람을 죽인다고 소리쳤다. 그래도 중지하지 않고 계속하여 30~40통을 부으니 몹시 떨면서 땀이 나고 1~2일 동안 의식이 혼미하여 노곤히 있다가 아픈 것이 모두 제거되었다. 漢나라의 화타와 북제(北齊)의 서문백도 추위를 심하게 타는 환자를 치료할 때 한겨울의 냉수로 발산시켰는데 그 방법이 이와 같다.

一婦人身冷惡寒六月重裘猶覺寒泄注不止脉如橫繩有力予以凉布熨心以新汲水淋之其人呼

叫殺人猶不止連灌三四十桶大戰汗出昏困一二日而所苦皆除漢華佗北齊徐文伯亦治痼寒人候冬寒月以冷水發之此其法也〈子和〉

27. 內傷

1) 脾結不食

어떤 처녀가 일로 놀라 생각이 비에 뭉쳐서 반 년 동안 음식을 먹지 못하고 다만 하루에 익힌 마름이나 대추 몇 개를 먹었고, 탄자대 만한 만두를 먹을 뿐 죽과 밥은 아주 싫어했다. 나는 비기가 실한 것은 지실이 아니면 비기를 열지 못할 것이라고 생각하고 온담탕(처방은 몽문에 있다)에 죽여를 빼고 수십 첩을 쓰니 나았다.

一室女因事忤意鬱結在脾半年不食但日食熟菱棗數枚遇喜食饅頭彈子大深惡粥飯子意脾氣實非枳實不能開以溫膽湯(方見夢門)去竹茹與數十貼而安〈丹心〉

2) 心痛

어떤 사람이 심통으로 뜨거운 약을 지나치게 먹어 목이버섯 썩은 물 같이 시고 쓴맛이 나는 검은 물을 토하였다. 명치가 아픈 것은 나았으나 자주 신물이 생기고, 비괴가 가슴에서 목구멍까지 치고 올라와서 매우 괴로웠다. 초한 황련을 진하게 달여 늘 1~2 숟가락 복용하였더니 저절로 나았다.

有人因心痛服熱藥過多涌出酸苦黑水如爛木耳汁者心痛旣愈仍頻作酸塊痞自胸築上咽喉甚惡取炒黃連煎濃汁常服一二匙自安〈回春〉

28. 虛勞

1) 陰虛暴絶治法

음이 먼저 줄어들고 양이 갑자기 끊어진 것을 치료한다. 거의 60이 된 어떤 사람이 한여름에 체하여 설사하는데다 또 성교를 하였다. 어느 날 저녁에 변소를 가서 양 손을 늘어뜨린 채 두 눈은 뜨나 정기가 없고, 소변이 저절로 나오며, 비오 듯 땀이 흐르고, 목구멍에서 그르렁그르렁 소리가 나며, 호흡이 아주 약하고, 맥은 대하면서 질서가 없어 매우 위급하다고 생각해 급히 人參膏를 달여 먹이고 기해혈에 뜸을 18장 뜨니 오른손이 움직이고, 또 3장을 뜨니 입술이 약간 움직였다. 계속하여 인삼고를 3잔 부어주니 자정이 넘어 눈을 움직였고, 인삼고를 2근을 다 먹이니 비로소 말을 하고 죽을 찾았으며, 5근을 먹이니 이질이 멎었고, 10근을 먹이니 나았다.

治陰先虧而陽暴絶者一人年近六十仲夏患滯下又犯房勞忽一晩走厠間兩手舒散兩眼開而無光尿自出汗如雨喉如曳鋸呼吸甚微脉大而無倫次可畏之甚急煎人參膏且灸氣海穴十八壯右手能動又三壯脣微動連灌參膏至三盞夜半後眼能動盡人參二斤方能言而索粥盡五斤痢止十斤而安〈丹溪〉

29. 癨亂

1) 霍亂後轉筋

양명은 위와 대장에 속하고 종근을 기른다. 갑자기 토하고 설사하면 진액이 빨리 빠져 나가 종근에 영향을 공급하지 못한다. 그래서 가벼울 때는 두 다리의 근만 뒤틀리고, 중할 때는 온몸이 뒤틀리고 뱃속까지 뒤틀리며, 손발이 싸늘해져서 바람 앞의 촛불처럼 매우 위험해진다. 매우 급할 때는 소금을 배꼽에 채우고 몇 장이든 상관하지 말고 쑥뜸을 뜬다. 이미 죽었더라도 가슴속에 따뜻한 기운이 있으면 곧 살아난다. 급히 목유산(처방은 위에 보라)에 회향, 감초, 자소엽을 넣어 달여 먹이고, 다시 마늘을 갈아서 양 발바닥 가운데에 바르면 정신이 혼미하여 위태롭고 뱃속까지 뒤틀리는 사람에게도 효과가 있다.

陽明屬胃與大腸以養宗筋暴吐暴瀉津液驟亡宗筋失其所養故輕者兩脚轉筋而已重者遍體轉筋入腹手足厥冷危甚風燭矣倉卒之際以鹽塡臍中灼艾不計壯數雖已死而胸中有煖氣者立甦急用木萸散(方見上)加茴香甘草紫蘇葉煎服再硏大蒜塗兩脚掌心則雖昏危入腹者亦效〈入門〉

2) 霍亂後虛煩

곽란 후에 허번으로 잠을 못자거나 열이 나고 갈증이 있을 때는 죽엽석고탕(처방은 한문에 있다), 삼호삼백탕, 기제탕을 써야한다.

霍亂後虛煩不得眠或熱渴宜竹葉石膏湯(方見寒門)參胡三白湯旣濟湯〈諸方〉

30. 咳嗽

1) 早晨咳嗽

새벽에 기침이 많은 것은 위속에 식적이 있기 때문이다. 이때가 되면 화기가 폐 속으로 흘러드니 사백산에 지모를 넣은 것이나 이모산을 쓴다.

早晨嗽多者胃中有食積至此時火氣流入肺中瀉白散加知母或二母散(五更嗽同)

2) 午前咳嗽

오전에 기침이 많은 것은 위속에 實火가 있기 때문이니 단석고환(처방은 화문에 있다)에 지모, 패모를 가하여 쓴다.

上半日咳多者(午前也)胃中有實火單石膏丸(方見火門)加知母貝母

3) 午後咳嗽

오후에 기침이 많은 것은 음허에 속한다. 사물탕에 지모, 초한 황백을 넣어서 먼저 화를 내린다.

午後嗽多屬陰虛四物湯加知母炒黃栢先降其火

31. 火喘

1) 火喘

어떤 늙은이가 천식증이 있고 피가래를 토했는데 가만히 있으면 숨이 차지 않고 조금 움직이면 숨쉬기 가빠서 헐떡거렸다. 그래서 자신환(처방은 소변문에 있다)을 한번에 70~80알씩 빈속에 먹였는데 증상이 많이 나았다. 이는 충맥의 화사를 없애기 때문에 효과가 있다.

有老人素有喘或吐唾血痰平居則不喘稍行動則氣促喘急以滋腎丸(方見小便)空心服七八十丸其證大減此泄衝脉之火邪故如此其效也〈東垣〉

2) 麥門冬湯

어떤 부인이 평소에 가래나오는 기침을 하였는데, 하루는 갑자기 몹시 숨이 차면서 가래가 샘물 솟듯이 나오고 몸에 기름 같은 땀이 나오면서 맥은 부홍해지고 당장 숨이 끊어질 것같이 되었다. 급히 맥문동 4돈, 인삼 2돈, 오미자 1돈반을 1첩으로 하여 달여 먹였다. 그러자 숨차던 것이 멎고 땀도 나오지 않았다. 이 약을 3첩을 먹이니 가래도 적어졌다. 다시 과루인 1돈반, 백출, 당귀, 백작약, 황금 각 1돈을 넣어서 20여 첩을 먹이니 나았는데 이것은 맥문동, 오미자, 인삼의 효과였다.

一婦素有痰嗽忽一日大喘痰出如泉身汗如油脉浮而洪似將命絶速用麥門冬四錢人參二錢五

味子一錢半煎服一貼喘定汗止三貼痰漸少再加瓜蔞仁一錢半白朮當歸芍藥黃芩各一錢服二十餘貼而安此門冬五味人參之功也〈本草〉

32. 水喘

1) 平氣散

본래 살이 찐 어떤 부인이 장마철 때 술과 소젖을 마신 다음 배가 붓고 숨이 차며 가슴이 그득하고 숨소리가 집 밖에서까지 들을 수 있게 되었으며 편안히 눕지 못하고 대소변이 나오지 않았다. 기구맥이 인영맥보다 2배나 크면서 침완하고 힘이 있었다. 이것은 습열이 지나치게 성해서 생긴 천식이다. 사기가 성하면 실증이 되는데 실증이 되면 설사시켜야 한다. 이 약을 한번 먹이니 절반 정도 나았고 두 번 먹이니 숨찬 것은 멎었다. 그러나 가슴이 그득하고 입이 마르며 때로 기침이 났다. 다시 가감사백산(加減瀉白散)을 먹였는데 다 나았다.

一婦人本肥盛霖雨時因飮酒及潼乳得腹脹喘滿聲聞舍外不得安臥大小便澁滯氣口脉大兩倍於人迎沈緩有力此因濕熱大盛而爲喘邪氣盛則實實者宜下之用此藥一服減半再服喘止但有胸滿口乾時時咳嗽再與加減瀉白散全愈〈寶鑑〉

33. 哮症

1) 哮症

한 소년에게 효증이 있었는데 음력 10월이면 한번씩 발작하였다. 그때가 바로 9월에서 10월로 넘어가는 때이므로 땀을 내거나 설사시킬 수 없고 온산시켜야 한다. 마황, 황금을 매첩마다 1돈반씩을 가루 내어 생강즙에 타서 물에 달여 잠잘 때 먹이고 소위단(처방은 담음문에 있다) 12알을 침으로 삼키게 하였다.

一少年病哮十月則發一遍正當九月十月之交此疾不得汗泄宜溫散麻黃黃芩每貼用一錢半爲細末入薑汁水煎臨臥時服之與小胃丹(方見痰門)十二丸津嚥下〈丹心〉

34. 浮腫

1) 結陽證

사지가 붓는 것은 모든 양이 사지에서 사기를 받기 때문이다. 요즘 사람들은 손발의 관절이 붓고 아픈 것을 오로지 풍으로 여기고 치료하는데 잘못된 것이다. 서각탕을 주로 쓴다.

四維發腫諸陽受氣於四肢也今人見手足關節腫痛全以爲風治者誤矣犀角湯主之〈正傳〉

35. 脹滿

어떤 사람이 창만을 앓았는데 밤에 더욱 심하고 맥은 현세하였다. 이것은 바로 탁기가 위에 있어 창만이 된 것이다. 먼저 중완에 뜸을 떠서 위의 생발지기를 이끌어 양도로 올라가게 한 후, 목향순기탕을 복용시켰더니 잘 나았다.

一人患脹夜分尤甚脉弦而細正是濁氣在上生䐜脹也先灸中脘(穴名)引胃中生發之氣上行陽道後以木香順氣湯服之良愈〈寶鑑〉

1) 脹滿泄瀉

복창을 오래 앓은 후 갑자기 몇 되의 설사를 하면서 밤낮으로 멎지 않았다. 이 때 약을 먹어도 효험이 없는 것은 기가 빠졌기 때문이니 가장 치료하기가 어렵다. 이 때 익지인을 진하게 달여 먹었더니 곧 나았다.

腹脹經久忽瀉數升晝夜不止服藥不驗乃爲氣脫最難救取益智仁濃煎湯服之立愈〈入門〉

36. 癰疽

1) 癰疽入囊

옹저가 음낭으로 퍼진 것을 일찍이 몇 명 치료하였는데 모두 간경에 습열이 들어가서 생긴 것으로 보고 치료하였다. 그리하여 음을 보하는 약을 보조약으로 썼는데 곪아 터져서 피부가 벗겨지고 고환이 겉으로 나와 매달렸던 것들도 다 죽지 않고 나았다.○자소엽을 말려 가루로 만들어 붙이고 마르면 향유로 습윤하게 하고 피부가 벗겨진 사람은 청박하잎으로 싸주면 피부가 스스로 자란다.

癰疽入囊者曾治數人悉以濕熱入肝經處治而用補陰藥佐之雖膿潰皮脫睾丸懸掛者皆不死○取紫蘇葉焙乾爲末付之如燥香油潤之皮脫者靑荷葉包之其皮自生〈丹心〉

2) 艾灸治驗

어떤 환자가 발배가 생긴 지 1달이 지났는데 치료하여도 증상이 점차 더 심해졌다. 그래서 장생이라는 사람이 헌데 위에 뜸을 150장 뜨고 통증을 알면 그치라고 가르쳐 주었다. 다음날 검게 된 딱지를 떼어버렸더니 고름이 다 나오고 새살이 벌겋게 살아나면서 다시 아프지 않았다. 그 다음부터 하루에 한 번씩 고약을 갈아붙이면서 검게 썩은 살을 뜯어냈는데 1달이 지나서 전과 같이 돌아왔다.

一人發背醫療逾月勢益甚有張生者教以艾灸其上至一百五十壯知痛乃止明日鑷去黑痂膿盡潰肉理背紅不復痛乃以膏藥貼之日一易易時剪去黑爛月餘乃平復〈本事〉

37. 婦人

1) 姙娠惡阻

어떤 부인이 임신 2개월에 토하고 머리가 어지러워하므로 인삼, 백출, 천궁, 진피, 백복령 등을 달여 먹였다. 그러나 더 심해지면서 맥이 현하였는데 특히 왼쪽 맥이 더 심했다. 이것은 성을 지나치게 내서 생긴 오저증이다. 그래서 물어보았더니 과연 그렇다고 하였다. 간기가 이미 역한데다 태기를 끼고 있어 인삼과 백출로 보하는 것은 아주 잘못된 것이다. 복령탕에 억청환(처방은 화문에 있다) 30알을 타서 여러 차례 먹였더니 나았다.

一婦孕兩月嘔吐頭眩用參朮川芎陳皮茯苓服之愈重脉弦左爲甚此怒氣所激惡阻病也問之果然肝氣旣逆又挾胎氣參朮之補大非所宜以茯苓湯下抑青丸(方見入門)三十粒數服而愈〈丹心〉

2) 流産

어떤 부인이 임신 3개월 전후로 반드시 유산하였다. 그래서 내가 백출을 진하게 달인 물에 황금가루를 1돈씩 타 먹으라고 가르쳐주었다. 그러자 30~40첩을 먹고 유산하지 않았다. 대개 임신 3개월이면 바로 相火에 속하기 때문에 유산하기 쉬운 것이다. 그렇지 않다면 황금 백출이 어떻게 태를 보호하는 묘한 약이 될 수 있었겠는가?

一婦人有孕至三月左右必墮予教以濃煎白朮湯調黃芩末一錢服三四十貼遂得保全盖孕至三月正屬相火所以易墮不然何以黃芩白朮爲安胎妙藥耶〈丹心〉

3) 産後發熱

어떤 부인이 해산 후에 음문으로 무엇이 나왔는데, 마치 사발을 마주 엎어 놓은 것 같은 것이 두 갈래로 갈라져 있었으니, 그것은 자궁이었다. 이것은 반드시 기혈이 허약하여 처져 내려온 것이므로 승마, 당귀, 황기의 양을 많이 해서 2첩을 먹였더니 한나절이 지나서 들어

갔으나 손바닥만한 것 하나가 말라 터져 자리 위에 떨어져 있었다. 그 부인은 장이 떨어진 줄 알고 겁이 나서 울고 있었다. 나는 생각하기를, "그것은 장이 아니라 조박이며, 살이 터져 떨어졌다 하더라도 보완할 수 있는 것이니, 만약 기혈이 충실해지면 반드시 완전하게 살아날 수 있을 것이다"라고 보고 보중익기탕(처방은 내상에 있다)에서 시호를 빼고 연달아 2~3첩을 대제로 만들어 먹였더니 잠시 후에 그것이 들어갔다. 그 뒤에 사물탕에 인삼을 가하여 100여 첩을 연달아 먹였더니 3년 후에 다시 자식을 낳았다.

一婦人産後陰戶中下一物如合鉢狀有二岐此子宮也必氣血弱而下墜遂用升麻當歸黃芪大料二貼與之半日已收但乾破一片如掌大落在席上其婦恐腸破哭泣予思之此非腸胃乃糟粕也肌肉破尙可補完若氣血充盛必可生滿用補中益氣湯(方見內傷)去柴胡連進二三大劑一饗而收後以四物湯加人參百餘貼連服三年後復生子〈丹心〉

38. 小兒

1) 驚風治驗

어떤 어린이가 구토설사해서 여러 의사들이 약을 썼으나 낫지 않고 허해져서 만경풍이 되었다. 그 증상은 혼곤해서 눈을 채 감지 않고 자며 손발이 오그라들거나 힘없이 늘어지며 몸이 싸늘하였다. 전씨는 과루탕(처방은 본서에 있다)을 써주었다. 그랬더니 아이는 곧 눈을 뜨고 몸이 따뜻해졌다. 그 아이가 또 대소변을 보지 못해서 여러 의사들은 소변을 잘 나가게 하는 약을 썼다. 전씨는 "소변을 누게 하는 약을 쓰는 것은 적당치 못하다. 소변을 누게 하면 반드시 몸이 싸늘해질 것이다"고 하였다. 과연 1~2일 후에 그 어린이의 몸이 싸늘해졌다. 전씨는 "음식을 먹지 못하여 위가 허해졌는데 또 대소변을 잘 누게 하면 비위가 다 허해져서 반드시 몸이 싸늘해지고 눈을 뜨면 죽는 법인데 지금 이 아이는 다행히 태기가 실하기 때문에 쉽게 쇠약해지지 않았다"고 하였다. 그래서 익황산(처방은 오장에 있다), 사군자환(처방은 본서에 있다)을 네 번 먹였더니 후에 과연 음식을 먹게 되었다. 그 후 또 말을 못해서 여러 의사들이 실음으로 치료하였다. 그런데 전씨는 "이것은 성질이 찬약으로 소변을 누게 하여 비와 신이 모두 허해졌기 때문이다. 지금 비는 실해졌으나 신이 아직 허하기 때문이다"고 하고 육미지황원을 1달 동안 썼더니 나아서 목소리가 전과 같아졌다.

一小兒吐瀉諸醫以藥下之至虛變成慢驚其候昏睡露睛手足瘈瘲而身冷錢氏與瓜蔞湯(方見本書)其兒卽開目而身溫其兒不大小便諸醫以藥利之錢曰不當利小便利之必身冷一二日果身冷錢曰不能食而胃虛若利大小便則脾胃俱虛當身冷而開目卽死今幸胎氣實而難衰也用益黃散(方見五藏)使君子丸(方見本書)四服後果能飮食後又不語諸醫作失音治之錢曰此因凉藥利小便致脾

腎俱虛今脾已實腎尙虛用六味地黃元一月而痊聲音如故〈錢乙〉

2) 吐瀉論證

5살인 아이가 토하고 설사하며, 열이 심하고 음식 생각이 없었다. 전씨가 보고 말하기를, "이 아이는 눈에 검은자위가 적고 흰자위가 많으며, 안색이 하얗게 번들거리니 반드시 병이 많을 것이다. 안색이 하얗게 번들거리면 정신이 약한 것이다. 검은자위가 작은 것은 신허한 것이다. 검은자위는 수에 속하는데, 본래 약하고 허하기 때문에 병이 많은 것이다. 장성하더라도 반드시 살과 피부가 튼튼하지 않고 추위와 더위를 견디지 못하며, 쉽게 허해졌다 쉽게 실해졌다 하고 비위도 약하니 함부로 주색을 즐기면 안 된다. 잘 보양하지 않으면 장년을 넘기지 못한다. 얼굴에 늘 정신의 광택이 없는 것은 부인이 피를 흘린 상태와 같다. 지금 토하고 설사하며, 먹지 못하고 열이 심한 것은 음식에 상했기 때문이다. 또, 허겁한데는 설사시키면 안 된다. 설사시켜 허한 기운이 폐로 들어가면 기침하고, 심으로 들어가면 놀라며, 비로 들어가면 설사하고, 신으로 들어가면 더욱 허해진다. 다만 소적환으로 소화시켜야 하는데 식적이 약간 있기 때문이다"라고 하였다.

一五歲兒吐瀉壯熱不思食飮錢氏見曰此兒目中黑睛少而白睛多面色晄白必多病夫面色晄白者神怯也黑睛小者腎虛也黑睛屬水本怯而虛故多病也縱長成必肌膚不壯不耐寒暑易虛易實脾胃亦怯更不可縱恣酒色若不保養不過壯年也面上常無精神光澤者如婦人之失血也今吐利不食壯熱者傷食也又虛怯不可下下之虛入肺則嗽入心則驚入脾則瀉入腎則益虛但以消積丸磨化之爲微有食積也〈錢乙〉

3) 紅絲瘤

어떤 사람이 자식을 낳았는데 온몸에 홍사류가 생겨 죽었고, 그 후 3~4명의 자식을 낳았으나 모두 그러하였다. 동원이, "당신은 신속에 화가 잠복해 있고, 정속에 붉은 선이 많이 있다. 그 기가 자식에게 전해지기 때문에 이병이 있는 것이다. 민간에서 말하는 태류가 이것이다"하였다. 살펴보니 과연 그 말과 같았다. 자신환을 몇 번 복용하여 신속에 있는 화를 사하고 술, 고기와 신열한 음식을 금하며, 처에게는 육미지황환으로 음혈을 기르게 하였다. 그 후에 수태한지 5개월이 지나 황금, 백출로 산제를 만들어 복용한 후 자식을 낳았는데 이 병에 걸리지 않았다.

一人生子遍身生紅絲瘤不救後生三四子皆然東垣曰汝腎中伏火精中多有紅絲以氣相傳生子故有此疾俗名胎瘤是也令視之果如其言遂以滋腎丸數服瀉腎中火邪忌酒肉辛熱之物其妻以六味地黃元養其陰血後受胎五月以黃芩白朮作散與服而生子前疾不復作矣〈東垣〉

4) 藥毒成淋

어떤 아이가 갓 태어나서부터 임병을 앓았다. 5~7일에 반드시 1번 발작하되, 발작하면 매우 아프고 기장이나 좁쌀 같은 것을 1잔 정도 싸고 나면 괜찮아졌다. 그 아비가 틀림없이 하초로 들어가는 약을 많이 먹어 태에 독이 남아 자식의 명문에 들어가 그런 것 같았다. 자설과 황백가루를 섞어 오자대로 환을 만들고 볕에 바짝 말려 뜨거운 물에 100알을 먹였다. 또 반나절이 지나 다시 통증이 심하여 허리와 배까지 미치고 기장이나 좁쌀 같은 것을 1사발쯤 쌌는데, 병세는 10분의 8이 경감되었다. 또, 진피 1냥, 길경, 목통 각 5돈씩을 1첩으로 하여 먹였더니 다시 기장이나 좁쌀 같은 것을 1홉 씩 싼 후 괜찮아졌다. 아버지가 조열한 것을 먹어도 자식이 병이 드니 항차 어머니가 먹으면 어떠하겠는가? 이것을 적어서 동원의 홍사류에 관한 일을 증명했다.

一童子自初生患淋五七日必一發發則大痛下如黍粟者約一盃然後定意其父必多服下部藥遺毒在胎留於子之命門而然以紫雪和黃栢末丸梧子大晒極乾熱湯下百丸又半日痛大作連腰腹乃下如黍粟者一椀許病減十分之八又與陳皮一兩桔梗木通各五錢作貼與之又下如黍粟者一合而安父得燥熱且能病子況母得之者乎書此以證東垣紅絲瘤之事〈丹心〉

Chapter 5

한방 의료정보시스템

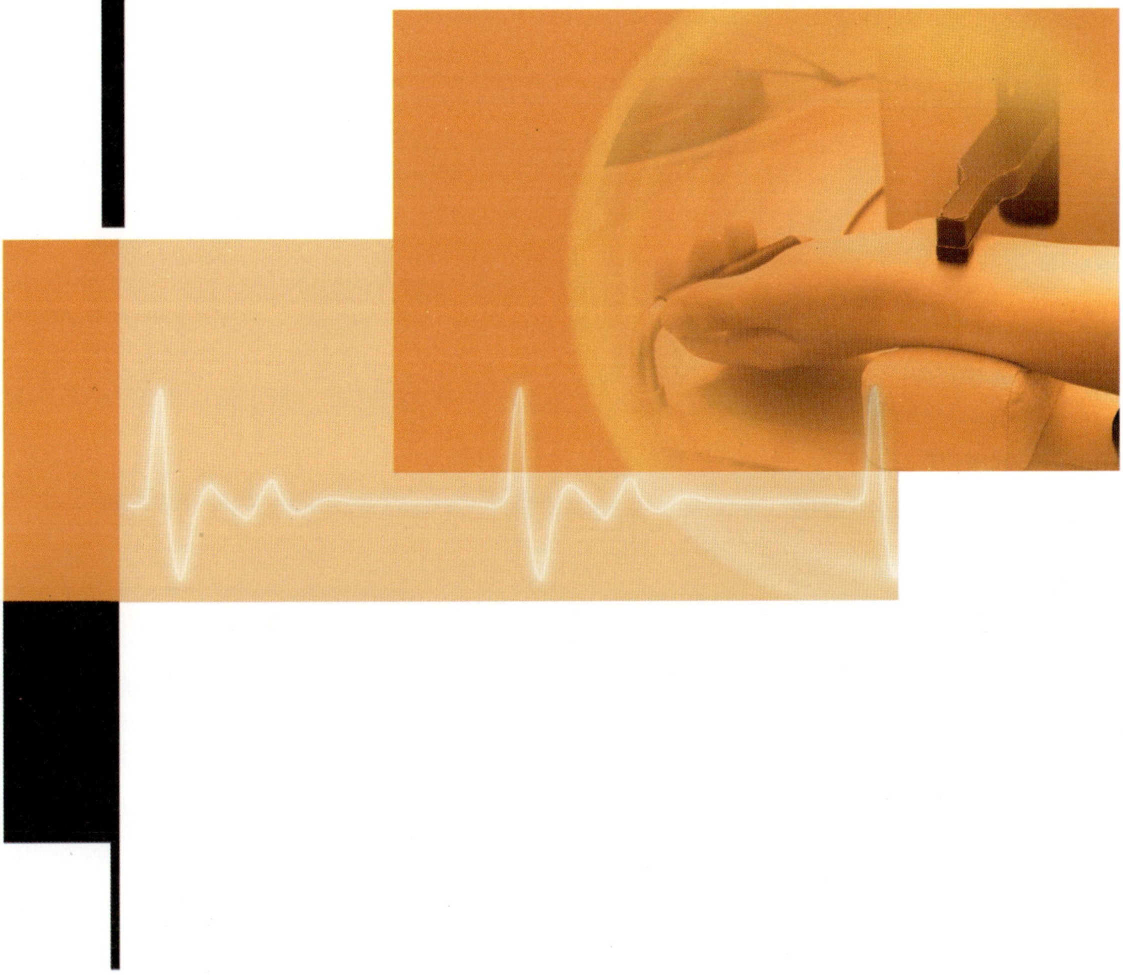

개요

컴퓨터와 정보통신의 발달에 따라, 종이에 手記로 작성하던 종래의 진료부가 점차 전자진료부로 바뀌어가고 있다. 아직 법령의 제한으로 전자진료부가 종이 진료부를 완전히 대체할 수 없는 상황이지만, 전자진료부를 통해 정보의 이용 효율을 크게 높일 수 있기 때문에 임상현장에 적극적으로 도입되고 있다. 한방 의료영역에서도 이러한 추세는 마찬가지인데, 여기서는 전자진료부를 중심으로 한방 의료영역에서 주목할 만한 의료정보시스템의 각 영역을 살펴보고 그 의의를 정리해 보기로 한다.

디지털 의료 데이터의 양대 유형

진료 환경에서 환자를 통해 수집되는 의학적 자료는 크게 두 가지로 구분할 수 있다. 하나는 심전도, 맥파 그래프, 안면 영상 등 언어나 기호로 온전히 대체될 수 없는 자료이고 다른 하나는 환자의 증상명, 투약 내용, 체질 등 언어나 기호로 표현되는 자료이다. 전자를 흔히 수치적 자료(numeric data)라 하며 후자를 흔히 기호적 자료(symbolic data)라고 한다.

넓은 의미에서의 의료정보시스템은 이 두 가지 유형의 자료를 다루는 일체의 하드웨어 및 소프트웨어를 말하지만, 통상적인 의미에서 의료정보시스템이라 하면 기호적 자료를 다루는 하드웨어와 소프트웨어(특히 소프트웨어)를 지칭한다. 수치적 자료를 수집하고 처리하는 시스템은 센서와 신호처리 시스템에 해당하는데 이에 대해서는 흔히 일반 의료기기 부문에서 취급한다. 여기서도 기호적 자료를 다루는 각종의 시스템을 중심으로 그 내용과 의의를 설명하기로 한다.

의료정보시스템의 영역과 그 내용

의료정보시스템의 가장 중요한 부분은 전자진료부, 즉 전자의무기록(EMR; electronic medical recording)이라 할 수 있지만 이 밖에도 많은 요소들이 의료정보시스템의 구성 내용을 이루고 있다.

1. 병원의료정보시스템(HIS) 구성 영역

병원의료정보시스템(HIS; hospital information system)은 병원에서 다루는 일체의 디지털 데이터를 관리하는 시스템으로서, 그 중심에는 의료정보 자체를 다루는 몇 가지 계열의 소프트웨어가 있고, 병원의 행정이나 재무를 담당하는 소프트웨어도 병원의료정보시스템의 구성요소가 된다. 병원의료정보시스템은 원래 병원급의 의료기관을 위해 만들어진 것이지만 이 시스템의 일부 요소는 의원급 의료기관에도 그대로 사용되고 있다. 예를 들어 전자진료부(EMR)나 처방전달시스템은 의원급 의료기관에서도 의료정보시스템의 중심을 이룬다.

1) 의료정보 영역

(1) 전자진료부 or 전자의무기록(EMR; electronic medical recording)

전자진료부는 환자의 인적사항과 초진기록, 경과기록 등을 포함한 의료정보시스템의 주요 요소이다. 전자진료부는 종래의 종이 진료부를 대신하기 위해 도입된 것이지만 입력의 편의를 위해 다양한 입력 방식(체크 박스 또는 아이콘 선택 방식, 펜입력 방식 등)과 의료기기 취급 정보와의 연동 형식을 가지고 있다.

(2) 처방전달시스템(OCS; order communication system)

대개의 의료기관에서 처방의 작성과 조제는 서로 다른 사람이나 서로 다른 부서에 의해 이루어지므로 이를 온라인으로 전달하기 위한 시스템이 필요하며, 이를 구현한 시스템이 처방전달시스템이라 할 수 있다. 처방전달시스템은 약물 치료의 처방 작성과 전달을 위해 사용되는 것이 보통이지만 의사와 시술자가 분리된 각종 처치에도 적용할 수 있다.

(3) 의료영상저장전송시스템(PACS; picture archiving and communication system)

의료영상저장전송시스템은 통신망을 기반으로 의료 목적에 사용되는 영상 정보의 저장(archiving), 판독(reading) 및 검색(viewing) 기능 등의 수행을 통합적으로 처리하는 시스템으로서, 기호적 정보가 아닌 수치적 정보를 관리 대상으로 하고 있지만, 영상 자체에 대한 신호처리를 수행하는 소프트웨어가 아니고 영상에 관련된 기호적 정보를 기반으로 영상을 관리하기 위한 시스템이므로 의료정보 영역의 시스템으로 취급한다. 한의학 영역에서는 설진 정보를 다루기 위한 시스템이 초보적인 의료영상저장전송시스템이라 할 수 있으며〈그림 1〉, 향후 안면 영상을 비롯하여 홍채 영상 등 각종 망진 자료와 생혈액 분석, 적외선체열검사 및 체표의 전기적 특성 정보 등의 영상화가 가능한 각종 검사를 다루는 의료영상저장전송시스템이 한의 영역에 도입될 것이다.

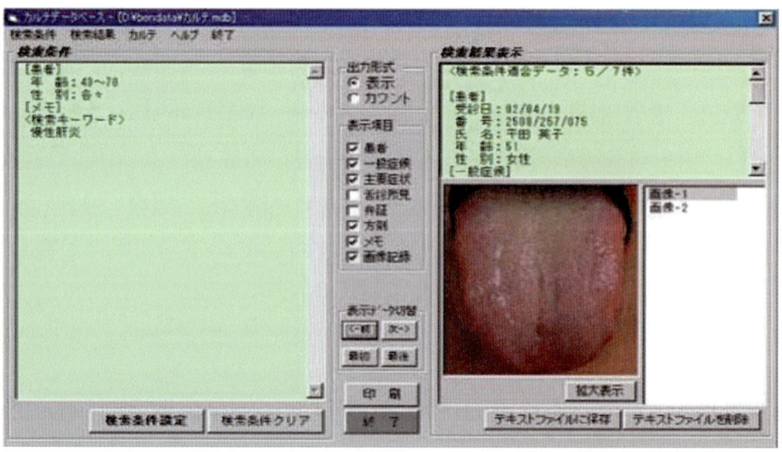

그림 1. 일본의 한의진료지원 소프트웨어인 변증론치 7판의 설진 영상 검색 화면

(4) 기타의 병원의료정보시스템 구성 요소

이 밖에 병원의료정보시스템을 구성하는 요소로는 진단검사정보시스템(LIS; laboratory information system), 간호정보시스템(NIS; nursing information system) 등이 있다. 이들은 각각 진단검사의학과(임상병리과)의 각종 검사결과와 간호 업무에 관련된 각종 의료 정보를 처리한다.

2) 일반 관리 영역; 원무행정시스템, 병원경영정보시스템 등

병원의 업무 중에는 의료 정보를 다루는 업무 외에 각종 인사 행정 업무와 물류, 재무 업무들도 있다. 병원 업무의 전산화를 위해서는 이러한 업무를 처리하는 시스템 역시 필요하며, 이러한 영역에 포함되는 원무행정시스템이나 병원경영정보시스템들도 병원정보시스템을 구성하는 요소가 된다.

이상에서 설명한 병원정보시스템의 각 요소들은 종래에 독자적으로 개발되고 개별적으로 현업에 적용된 사례가 많았으나 현재는 흔히 이들 요소 중의 일부 또는 전부가 하나의 전산 시스템으로 통합되어 운용되는 경우가 많다.

2. 의학적 의사결정 지원시스템 (CDSS; clinical decision support system)

관리직 종사자들의 중요한 업무중 하나는 매 시점 적절한 선택, 즉 가능한 최적의 의사 결정을 내리는 것이다. 이러한 의사결정을 지원하기 위한 각종의 지능적 도구(소프트웨어)들이 개발되어왔다. 이러한 도구중 대표적인 것에는 전문가시스템(expert system), 인공지능시스템, 지식경영시스템(knowledge management system) 등이 있으며, 이들 시스템 중 일부는 애초에 스스로 판단을 내리는 것을 개발 목표로 하였으나 사실상 이 소프트웨어들은 인간의 의사결정을 보조하는 수단으로 사용되고 있다. 따라서 이들을 의사결정 지원시스템이라 부른다.

의사결정 지원시스템은 보통 회사의 경영을 지원하고자 만들어지지만, 의료인 역시 진단과 처치 과정에서 각종의 의사결정을 하게 되는데, 이러한 의학적 판단을 돕기 위한 각종 지식 처리 도구들이 개발되었고, 이들을 일반적 의사결정 지원시스템과 구분하여 의학적 의사결정 지원시스템(CDSS)이라 부른다.

1) 진단 전문가시스템(Diagnosis expert system)

정확한 질병 진단을 하기 위해서는, 직관적 판단도 중요하지만 이와 함께 방대한 지식을 종합적으로 운용하여야 할 경우가 많다. 따라서 컴퓨터의 정보 저장 기능과 검색 기능을 활용하면 질병 진단에 많은 도움을 얻을 수 있는데, 이러한 취지에서 개발된 소프트웨어들이 진단 전문가시스템이다. 충분히 보급되었다고는 할 수 없지만 진단 전문가시스템은 이른바

'인공지능' 분야에서 비교적 성공적인 사례로 꼽히고 있다.

한의학 영역에서는 질병 진단보다는 주로 辨證을 위한 진단 전문가시스템이 개발되었다. 국내에서 개발된 사례로는 (주)오투유의 '오엠에스프라임'을 들 수 있으며 (주)한메디의 '오케이원클릭차트' 역시 변증전문가시스템을 내장하고 있다〈그림 2〉. 후자의 경우 사용자가 主訴症을 입력한 후 대화상자의 '진단시작' 버튼을 누르면, 최소 개수의 질문을 통해 변증 결론에 이를 수 있는 증상을 컴퓨터가 선별하여 사용자에게 제시한다. 제시된 증상들이 환자에게 나타나는지 사용자가 답하면 이를 토대로 컴퓨터는 다시 적절한 질문(확인할 증상)을 찾아 사용자에게 제시하고, 이러한 과정을 반복하여 어떠한 증의 변증 요건이 만족되었을 경우 컴퓨터는 진단 결과를 제시한다. 변증과정에서는 증의 層次 관계에 따라 한 가지 증으로 진단되었더라도 보다 세부적인 변증 결과를 얻어야 할 경우가 있는데, 이럴 경우 진단을 종료하지 않고 보다 하위의 증을 탐색하는 과정을 계속해서 진행할 수도 있다. 예를 들어 어떤 증례가 血虛證으로 진단되었을 경우 여기에서 변증 과정을 종료할 수도 있지만 사용자의 의사에 따라 증례가 肝血虛證인지, 心血虛證인지 구분하는 과정을 진행할 수도 있다.

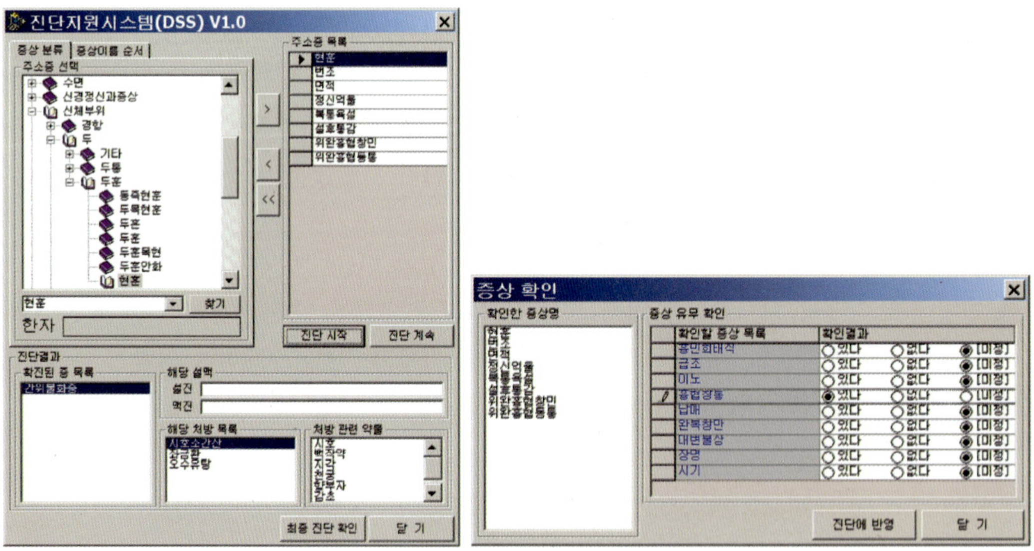

그림 2. (주)한메디 개발 오케이원클릭차트의 진단지 원시스템(좌), 오케이원클릭차트 내장 진단지원시스템의 문진 항목 제시 대화상자(우)

변증 전문가시스템이 구동되기 위해서는 각 증의 진단 기준이 명확하게 정의되어 있어야 한다. 〈그림 3〉은 위 프로그램에서 특정 증의 진단 기준을 등록하는 화면을 보여주고 있다. 여기서는 5개 증후를 한 조로 이들 중 몇 개의 증후가 출현하면 되는지 정의하고 이들을 다시 '그리고(and)'나 '또는(or)'으로 연결하여 해당 증의 진단 기준을 등록하도록 하고 있다.

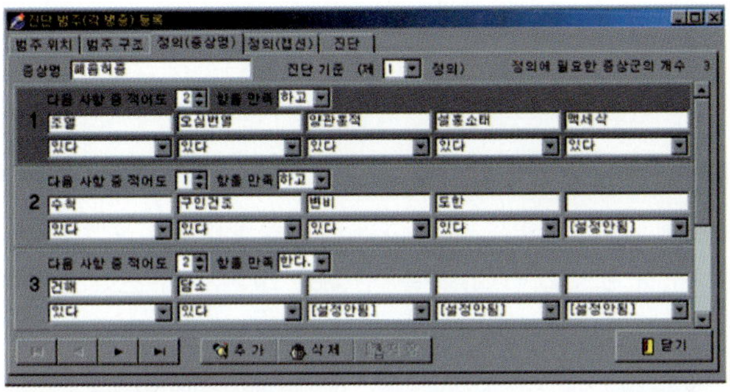

그림 3. 오케이원클릭차트내 특정 證型 진단기준 등록화면

변증 전문가시스템은 이 밖에도 다양한 형태로 증후를 확인하고 판단을 내리는데, 〈그림 4〉는 일본에서 개발된 프로그램인 변증론치 7판의 증 진단 과정을 보여주고 있다. 앞의 예와 달리 이 프로그램에서는 각 증후들이 병성 요소(病性要素-寒, 熱, 虛, 實 등)와 병위 요소(病位要素 - 臟腑)와 어느 정도의 연관도를 가지고 있는지를 토대로 하여 이들 요소를 조합한 후 변증 결론을 도출하는 방식을 취하고 있다.

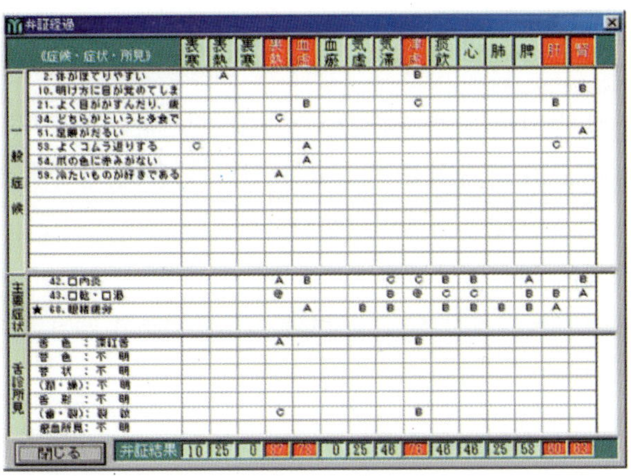

그림 4. 변증론치 7판의 변증 과정

설문을 통해 확인된 증후들이 왼쪽에 나열되어 있고 이들이 각종 병위(病位), 병성(病性) 요소들과 어느 정도의 연관도를 가지고 있는지를 표로 나타내었다. 각 요소와의 연관도를 합산하여 높은 점수를 받은 요소를 붉은 색으로 표시하고 있다. 이 경우는 결과를 종합하여 볼 때 간신음허증(肝腎陰虛證)으로 판단할 수 있는 사례이다.

3. 의학적 지식공학 도구

위에서 설명한 진단 전문가시스템은 의학적 지식을 가공하고 활용하기 위한 대표적인 소프트웨어 시스템이라 할 수 있는데, 이 밖에도 의학 영역의 지식을 처리, 활용하기 위한 각종 도구들이 개발되고 있다.

한의 영역에서 아직 지식공학 도구가 개발된 사례는 많지 않지만, 다음 그림에 도시한 예는 이러한 의학적 지식공학 도구의 예로 볼 수 있다. 이것은 '오케이원클릭차트'에 내장된 한의 처방분석 프로그램으로서 어떤 처방의 구성 약물이 어떤 臟腑에 주로 작용하는지〈그림 5, 좌측〉, 구성 약물의 藥性의 분포가 어떠한지〈그림 5, 우측〉 분석해 주기도 하고, 처방을 구성하고 있는 약물 짝, 즉 藥對로서 어떠한 것이 있는지 보여주기도 하며, 서로 다른 효능을 갖는 약물들이 어떻게 어우러져서 종합적인 효능을 도출해 내는지 구조화하여 보여주기도 한다.

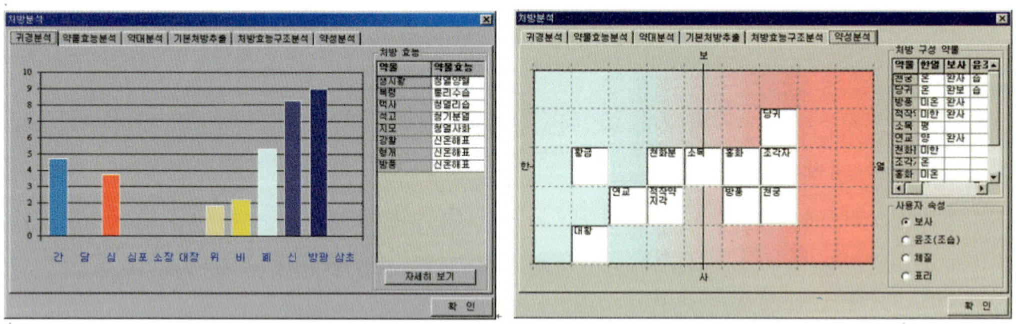

그림 5. 오케이원클릭차트내 처방의 장부, 약성별 분석화면

한편 한의 진료를 위한 용어들의 관계를 구조적으로 정의하여 의료 정보의 의미적 검색 정확성을 높이고 파생 지식의 자동 생성을 꾀하고자 한의학 용어 체계를 전산학적 입장에서 구조화하려는 시도가 있는데, 이의 대표적인 사례가 한의학 온톨로지(ontology) 구축이다. 현재 한의학 온톨로지 구축은 일반적인 온톨로지 구축 도구를 사용하여 이루어지고 있으나 그 결과는 한의학에 특화된 각종 의료정보를 제공하는 데 유용하게 사용될 수 있을 것이다.

4. 문헌 검색 도구

환자에 대한 최적의 의학적 판단을 내리거나 현재의 의료 형태를 개선하기 위해 의료인은 서적과 논문에 대한 검색을 해야 할 경우가 많다. 이를 위해 과거에는 자료가 있는 곳으로 가서 필요한 자료를 일일이 찾아보는 수고를 해야 했으므로 접근할 수 있는 자료의 범위에도 제한이 많았고 검색에도 많은 시간이 걸렸으나 오늘날에는 컴퓨터와 통신망의 발달로 방대한 자료를 매우 짧은 시간에 검색할 수 있게 되었다.

한의학 영역에서는 주로 원전 자료를 검색하기 위한 컨텐츠(DB)와 검색 소프트웨어가 제작된 바 있다. 종래에는 이러한 작업의 결과가 주로 CD를 매체로 DB와 탐색엔진이 통합된 형태로 보급되었으나, 최근에는 대개 인터넷을 통한 온라인 검색이 주를 이루고 있다.

5. 인터넷의 활용

과거 의료정보는 하나의 컴퓨터에 저장되어 활용되거나 하나의 의료기관 또는 서로 연계된 몇 개의 의료기관 사이에서 교환될 뿐이었으나, 오늘날에는 인터넷의 발달로 세계 어디서나 자유롭게 의학적 컨텐츠를 게시하고 공유할 수 있게 되었다. 한의계에서도 인터넷의 활용이 증가하고 있는데 대표적인 사례를 들자면 다음과 같은 것이 있다.

1) 의료기관 웹사이트

의료기관 웹사이트는 종래 의료광고의 규제가 엄격했던 시기에 각 의료기관을 홍보할 수 있는 거의 유일한 수단으로 사용되기도 했다. 최근 의료광고의 규제 완화로 이러한 의미는 다소 줄어들었다고 할 수 있으나, 환자들에게 적절한 의료 지식을 홍보하고 각 의료기관에 특화된 온라인 공간을 유지하기 위해 여전히 그 활용이 줄어들지 않고 있는 추세이다.

2) 한방산업 전자상거래

한방 관련 산업의 성장으로 한방산업 생산품을 거래하기 위한 온라인 상점이 다수 만들어지고 있다. 한방화장품, 한방 소모품, 가정용 한방의료기 등을 판매하는 온라인 매장 외에 한방의료기관과 진료 재료(약물 및 소모품)의 거래를 위한 온라인 매장(B2B site; business to business site)도 만들어지고 있다. 한방산업의 성장에 따라 한방산업 생산품의 온라인 시장 규모도 점진적으로 성장할 것으로 보인다.

3) 문헌 검색

학술적 연구와 진료의 근거 탐색을 위해 한의 영역에서도 문헌 검색의 중요성이 점점 증가하고 있다. 고문헌 자료는 종래에 CD 등의 매체를 통해 보급된 바 있고 현재는 현대 문헌 자료와 함께 온라인 검색 사이트를 통해 접근이 가능해졌다. 국내의 한의학 학술 논문 검색 사이트로는 한의학연구원의 한의학술논문DB(http://210.218.196.134/kiom/thesis/)와 제한동의학술원의 한의학문헌정보서비스(http://omis.kyungsan.ac.kr/)가 있으며 한국학술정보(http://kiss.kstudy.com/)나 한국과학기술정보연구원(http://www.kisti.re.kr) 등의 일반 논문 검색 사이트를 통해서도 검색할 수 있다. 중국의 문헌 검색을 위해서는 중국지망(中國知網; http://www.cnki.net)이 매우 강력한 수단을 제공한다. 여기서는 2006년 현재 약 70만 건의 중의학 논문을 검색하고 원문을 열람할 수 있다. 일본의 동양의학 논문 검색을 위해서는 의학중앙잡지(http://www.jamas.gr.jp/)를 활용하는 것이 좋다.

한의전자진료부

전자진료부는 병원정보시스템의 일부를 구성하는 요소로 활용되기도 하지만 한방의료 영역에서는 한의원의 의료정보 처리를 위한 전자진료부가 단품 소프트웨어로서 시장을 형성하고 있다. 현재 비교적 규모가 큰 국내 한방병원의 경우에는 주로 대기업에 의해 해당 병원에 특화된 병원정보시스템이 주문 제작되고 있고 제품화된 한의전자진료부는 주로 한의원을 위한 상품으로 출시되어 있다.

이들 소프트웨어는 간략한 전자의무기록 기능을 제공함과 동시에 건강보험관리공단, 건강보험심사평가원과의 데이터 교환을 위한 전자자료교환(EDI; electronic data interchange) 기능을 제공하는 경우가 대부분이다. 보험금 지급 청구를 위해서는 표준화된 한의상병명(1994년 개정)과 한의 치료행위명을 기입해야 하기 때문에 초보적인 의학 정보 통계와 한방의료의 표준화에 기여하는 측면이 있으나, 아직 상세한 진단 근거 자료는 정확하게 수집되고 있지 않기 때문에 국내의 한의 전자진료부가 주로 후자의 기능을 위해 활용되고 있는 현실은 개선되어야 한다고 본다. 전자진료부를 비롯한 국내의 주요 한방의료 관련 소프트웨어를 정리하면 다음과 같다〈표 1〉.

표 1. 국내 한방의료관련 소프트웨어 요약

구분		전자진료부							전문가시스템		기타
품명		한의사랑	OK원클릭차트	한의차트	한방친구	한의e차트	한의박사	허니맨	OMS-Prime	QSCCII	통증차트 시스템
제조사		(주) 한의사랑	(주) 한메디	네오 미플러스	(주) 두인컴	미르아이에스씨(주)	메디넷코리아	소갑석 (개인)	동의표준 (舊오투유)	舊쏘드메 디컴	(주)아이엘아이소프트
전자진료부	EMP	○	○	○	○	○	○	○	△	×	△
보험청구	EDI	○	○	○	○	○	미상	미상	×	×	×
재고관리		×	미상	○	×	미상	×	×	×	×	×
처방전달시스템	OCS	×	○	탕전실 모듈 운용	×	탕전실 모듈 운용	×	×	×	×	×
의료영상저장전송 시스템	PACS	○	△	△	△	×	×	×	×	×	×
전문가 시스템	Expert System	×	○	×	×	×	△	○	○	○	×
지식지원		12종 처방집 검색	5종처방집 검색	미상	미상	미상	50여종 DB제공	약물, 침구 다양한 검색 제공	증에 관련된 약물, 침구, 식이등 정보 제공	×	근막동통 증후군, 운동처방 DB제공
지식공학 도구		처방분석시스템				미상					
의료기기 연동		×	×	네오미스 하드웨어와 연동(추정)	○	×	×	×	×	×	×
웹사이트	www.hysr.co.kr	www.okmedi.net	www.neomiplus.com	www.neomipuls.com	www.dooincom.com	www.sunlin.haniemr.co.kr	www.mnkorea.co.kr		www.omstandard.com		www.ilisoft.co.kr
비고				(주)네오미스 자회사		웹 기반 전자진료부		프리웨어	변증전문가 시스템	사상체질 감별 프로그램, 현재 프리웨어	영역특화 제품

주: 한방병원용 소프트웨어는 집계되어 있지 않음. 비트컴퓨터, LG CNS 등 개별 업체와의 계약을 통해 주문제작된 것이 대부분임.
범례: ○ 지원함. × 지원하지 않음. △ 해당 기능의 일부를 지원함.

한의학 영역에서의 전자진료부 응용과 의의

흔히 한의학은 오랜 역사를 통해 방대한 임상 자료를 축적해 왔다고 말하지만 고문헌의 한의학 자료들은 저술 당시의 시대적 한계 때문에 오늘날의 의료 수요를 만족할 만큼 구체화된 정보를 담고 있지 못한 경우가 많다. 실제로 종래에 한약이나 침의 효과로 막연하게 인정되었던 내용 중, 어떤 것은 통제된 조건에서의 임상시험을 통해 부정된 것도 있다. 한의학이 오늘날의 의료 수요를 충당하려면 전승된 믿음이 아닌 임상에서의 근거를 통해 진료가 이루어지는 형태로 나아가야 할 것이다. 이런 전환을 이루기 위한 노력으로 여러 가지를 생각해 볼 수 있지만, 전자진료부를 활용하는 것은 짧은 시간 안에 이러한 요구를 충족할 수 있는 매우 효과적인 대책이라 할 수 있다.

특히 이러한 이점은 많은 수의 한의사들이 전자진료부를 공유할 경우 커지게 된다. 다만 각각의 전자진료부 제품이 일정한 규격, 즉 필수적으로 입력해야 하는 내용이 상호 동일해야 한다는 조건을 만족하도록 할 필요가 있다. 한의학 영역에서 이처럼 많은 수의 전자진료부가 공유됨으로써 연구 성과를 얻을 수 있는 분야는 다음과 같다.

1. 증후 군집의 연구; 일반 증의 연구

다양한 환자들로부터 증상의 군집이 어떻게 나타나는지 실증적으로 조사할 수 있다. 현행 한의학 교재에 수록되어 있는 각종 證들은 다분히 선험적인 지식을 바탕으로 설정된 증후 조합이다. 따라서 이러한 증후 조합이 실재하는 것인지 검증할 필요가 있으며 전통적인 변증 체계에서 다루지 않았던 증후 조합으로는 어떤 것이 존재하는지 탐색할 필요가 있다. 이 두 가지 요구를 위해 전자진료부는 매우 좋은 수단이 된다.

2. 증후 반응의 연구; 方證 연구

각각의 증상들이 특정 처방에 대해 어떻게 반응하는지 알 수 있으며 이를 통해 각 처방의 실제적 적응증, 즉 실재하는 方證을 찾아낼 수 있다. 과거 수많은 의가들의 임상 경험을 통해 한방 처방의 적응 대상이 되는 증후 조합, 즉 방증에 관한 많은 정보가 축적되었으나 이러한 방증들이 모두 실제 상황을 반영하고 있다고 할 수는 없다. 실증적 연구 사례를 보면 어떤 처방의 방증을 구성하는 증후들 중 어떤 것은 그 처방의 투여에도 별다른 반응을 보이지 않는다고 한다. 이처럼 처방에 실제로 반응하는 증후 군집을 찾아내기 위해서는 약물 반응에 관한 방대한 실증 자료 수집이 필요한데, 이러한 목적에도 전자진료부는 잘 부합한다. 침구 치료에 대한 반응을 연구하는 데도 전자진료부는 좋은 수단이 될 수 있다.

3. 질병별 변증 分型 연구

전자진료부를 도입함으로써 질병별로 어떠한 증이 자주 출현하는지, 각각의 병에서 증의 구체적 형태는 어떻게 달라지는지 실증적으로 조사할 수 있다. 요컨대 전자진료부의 전면적 도입은 향후 한의학의 변증시치를 실증적 기반 위에 올려놓는 데에 훌륭한 기반을 제공하게 될 것이다.

참고문헌

1. 대한의료정보학회. 보건의료정보학. 현문사. 2003.
2. 오구리 하지메 저, 김영설 역. 의료정보론:병원전산화. 고려의학. 1996.
3. Patrice Degoulet 저, 신영수 역. 임상의료정보학 입문. 고려의학. 1997.
4. 지경용 외 16인. 유비쿼터스 시대의 보건의료. 진한엠엔비. 2005.
5. 김광중, 김완희. 장부학의 이론과 임상. 일중사. 1996.
6. 秦玉龍. 實用中醫信息學. 中國醫藥科技出版社. .2001.
7. 蔣永光. 中醫藥情報信息方法. 中國醫藥科技出版社. 1999.

찾아보기 _ 국문

■ ㄱ ■

■ ㄴ ■

■ ㄷ ■

■ ㅅ ■

■ ㅇ ■

■ ㅈ ■

■ ㅋ ■

■ ㅌ ■

찾아보기 _ 영문

■D■

■E■

■ F ■

■ G ■

■ H ■

■ I ■

■ J~L ■

■ M ■

■ N ■

■ O ■

■ P ■

■Q~R■

■S■

■ T ■

■ U~V ■

■ W ■

■ 기타 ■